Widmung

Für meine verehrten Leserinnen und Leser,
die sich gerade um ihre Gesundheit bemühen –
mögen Sie genesen, sodass Sie sich wie die ruhige, schöne, kraftvolle
und großartige Person fühlen können, die Sie wirklich sind!

Izabella Wentz

Die Nebennieren im Griff

Izabella Wentz

Die Nebennieren im Griff

Grundlos müde, ausgelaugt und gestresst?

Das 4-Wochen-Programm bei Nebennierenschwäche

Übersetzt aus dem Amerikanischen
von Rotraud Oechsler

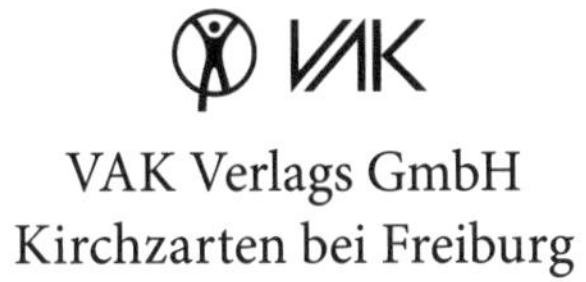

VAK Verlags GmbH
Kirchzarten bei Freiburg

Titel der englischen Originalausgabe:
The Adrenal Transformation Protocol

ISBN 9780593420775

Haftungsausschluss
Weder Verlag noch Autor haben das Ziel, der Leserin, dem Leser fachliche Beratung oder Dienstleistungen anzubieten. Die in diesem Buch enthaltenen Konzepte, Verfahren und Vorschläge sollen den Besuch in Ihrer Arztpraxis nicht ersetzen. Alle Belange im Zusammenhang mit Ihrer Gesundheit erfordern ärztliche Aufsicht. Weder Autor noch Verlag sind haftbar oder verantwortlich für Einbußen oder Schäden, die vermeintlich durch Informationen oder Vorschläge in diesem Buch entstehen.
Die Namen und alles, was zur Identifizierung der in diesem Buch erwähnten Personen führen könnte, wurden zum Schutz ihrer Privatsphäre geändert.
Die in diesem Buch enthaltenen Rezepte wurden entsprechend den Zutaten und Verfahren erstellt. Ihre spezifischen gesundheitlichen oder allergiebedingten Bedürfnisse, die vielleicht überwacht werden müssen, liegen außerhalb der Verantwortung des Verlages. Ebenso wenig ist der Verlag für Nebenwirkungen verantwortlich, die Sie eventuell aufgrund der in diesem Buch enthaltenen Rezepte bekommen, ob Sie sie wie angegeben zubereiten oder gemäß Ihren persönlichen Ernährungsbedürfnissen oder nach Ihrem Geschmack abändern.

Bibliografische Information der Deutschen Nationalbibliothek
Die Deutsche Nationalbibliothek verzeichnet diese Publikation in der Deutschen Nationalbibliografie; detaillierte bibliografische Daten sind im Internet über http://dnb.d-nb.de abrufbar.

VAK Verlags GmbH
Eschbachstraße 5
79199 Kirchzarten
Deutschland
www.vakverlag.de

Übersetzung: Rotraud Oechsler
Lektorat: Sibylle Duelli
Layout: Richard Kiefer, VAK
Umschlag: Kathrin Steigerwald, Hamburg
Illustrationen: Tina Chan
Bilder: Dave Kinzel
Satz: FotoSatz Pfeifer GmbH, Krailling
Druck: Friedrich Pustet GmbH & Co KG, Regensburg
Printed in Germany
ISBN: 978-3-86731-273-8

Inhaltsverzeichnis

Einführung

Ihre Symptome sind real – und reversibel

Wie hat Ihr Leben ausgesehen, bevor Sie krank wurden? Diese Frage stelle ich als im Bereich der funktionellen Medizin Tätige meinen Patientinnen und Patienten gerne, um ihnen zu helfen, die Ursache ihrer aktuellen Symptome zu bestimmen und mit ihnen einen wirksamen Genesungsplan zu entwickeln. Die funktionelle Medizin ist ein patientenorientierter Behandlungsansatz, der auf die Krankheitsursachen, nicht einfach nur auf die Symptome ausgerichtet ist.

Die Antwort ist in vielen Fällen: „Ich hatte eine ungeheure Menge Stress zu bewältigen."

Ob es sich um den Stress des modernen Alltagslebens handelt, den positiven Stress, den man sich macht, wenn man etwa in einem Studium steckt, ein neues Unternehmen gründet oder gerade ein wunderbares Baby bekommen hat oder um Stress, der einem Kummer bereitet, wie eine Scheidung, ein Todesfall in der Familie oder wenn man Opfer eines Verbrechens geworden ist, Stress kann uns dauerhaft begleiten und zu einer Krankheit führen (oder eine bestehende verschlimmern).

Es heißt immer: „Was uns nicht umbringt, macht uns stärker", aber aufgrund der Menschen, die ich täglich zu sehen bekomme, ist die treffendere Aussage für viele von uns vielleicht eher: „Was uns nicht umbringt, kann im Körper bleiben und unsere Stressreaktion überfordern", was zu einer Menge chronischer Stresssymptome führen kann, die uns belasten.

Wenn Sie mit diesem Buch beschäftigt sind, könnte es gut sein, dass es nicht gerade optimal läuft. Vielleicht haben Sie mit Erschöpfung zu kämpfen oder damit, dass Sie nicht erholsam schlafen. Vielleicht haben Sie Probleme damit, sich an alltägliche Dinge zu erinnern und leiden an einem stark „vernebelten Gehirn“. Vielleicht sind Sie launischer als Sie sein möchten oder der Alltag überfordert Sie schnell. Vielleicht haben Sie mit Ihrem Gewicht zu kämpfen, mit Schlaflosigkeit, Hormonstörungen, chronischen Schmerzen und eventuell sogar mit Ihrer Libido.

Doch wenn es Ihnen wie mir und den Tausenden von Menschen geht, um die ich mich in den letzten zehn Jahren gekümmert habe, dann hat die Schulmedizin Ihnen nicht viel Hoffnung gemacht. Sie haben vielleicht zu hören bekommen, dass diese Symptome „normal“ seien oder sich „nur in Ihrem Kopf“ abspielen, doch lassen Sie mich klarstellen: Diese Symptome sind nicht „normal“. Sie kommen häufig vor. Aber nur weil sie häufig vorkommen, heißt das nicht, dass sie normal sind oder dass Sie sie hinnehmen müssen. Ich möchte Ihnen auch versichern, dass Sie nicht verrückt sind, dass die Symptome sich nicht einfach „nur in Ihrem Kopf“ abspielen und dass Sie hier an der richtigen Stelle sind. Ich bin hier, um Sie an die Hand zu nehmen und Ihnen aus diesem Meer von Überforderung herauszuhelfen, sodass Sie all das abwerfen können, was nicht zu Ihnen gehört, damit Sie Ihr Licht wieder großartig leuchten lassen können.

Zu der Konstellation frustrierender Symptome, die ich gerade beschrieben habe, gehören: tagsüber müde, aber nachts „müde und aufgedreht“ zu sein sowie Gefühle von Ängstlichkeit, Schlaflosigkeit, ein nicht erholsamer Schlaf, Stimmungsschwankungen, ein schlechtes Gedächtnis, verringertes sexuelles Verlangen, Süßhunger, Schmerzen, ein vernebeltes Gehirn, Burnout, Überforderung und Erschöpfung. Alle sind typisch für ein Syndrom, das in der Alternativmedizin sehr gut bekannt ist und allgemein als Nebennierenschwäche bezeichnet wird. Laut alternativmedizinischer Theorien entwickeln sich diese Symptome infolge von chronischem Stress und die Maßnahmen dagegen bestehen in der Unterstützung der Nebennieren, der kleinen hormonbildenden Drüsen, die auf den Nieren sitzen und unsere Stresshormone freisetzen.

Ich begann mich 2009 mit der Welt der alternativen Medizin und der Nebennierenschwäche zu beschäftigen. Ich war eine junge Apothekerin, die fast zehn Jahre lang mit vielen frustrierenden Symptomen zu kämpfen hatte, ohne dass diese durch die Schulmedizin behoben wurden. Als mein integrativ arbeitender Arzt zum ersten Mal vorschlug, ich solle mich auf eine Nebennierenschwäche untersuchen lassen, suchte ich den Begriff im Internet und fand eine „seriöse Quelle“, die behauptete, die Nebennierenschwäche sei eine erfundene Krankheit, die es gar nicht gebe.

Als skeptische Apothekerin, der beigebracht wurde, dass „natürliche Arzneimittel nicht wirken“, schob ich die Untersuchung meiner Nebennieren beiseite. Ich hatte gerade mal einen Vorstoß in die Welt der alternativen Medizin unternommen und hatte immer Angst davor, dass Menschen versuchen, mich auszunutzen und es auf mein Geld abgesehen hatten, wobei ich nicht erkannte, dass es auf dieser Welt zwar immer Menschen mit üblen Absichten gibt, doch die meisten Behandler, die ich aufsuchte, einfach versuchten, mir zu helfen.

Ich wimmelte ihren Rat ab und dachte, ich wisse es besser. Schließlich hatte ich einen Doktortitel in Pharmazie und hatte gelernt, dass die alternative Medizin nichts brachte. Doch trotz all der Jahre, die ich mit dem Studium der Gesundheit verbracht hatte, lief ich erschöpft herum, war reizbar und schreckhaft, hatte häufig Panikattacken und zeigte in meinen Zwanzigern sogar Anzeichen einer prämaturen Ovarialinsuffizienz, also eines ungewöhnlich frühen Eintritts in die Menopause. Ich hatte auch verrückte Blutzuckerschwankungen, durch die ich mich schwach und benommen fühlte und mein Blutdruck war so niedrig, dass sich mein Arzt oft wunderte, dass ich überhaupt noch herumlaufen konnte.

Schließlich kam ich an den Punkt, an dem ich schier verzweifelte und trotz meiner vorherigen eisernen Überzeugungen eine Riesenüberraschung erlebte. Bei einem Speicheltest für meine Nebennieren erfuhr ich, dass ich tatsächlich eine Nebennierenschwäche hatte und siehe da, durch die empfohlenen Behandlungen ging es mir nach kurzer Zeit sehr viel besser. Meine Angstzustände lösten sich buchstäblich in nichts auf, und ich hatte in mehr als zehn Jahren keine Panikattacke mehr. Meine anderen Symptome, also, die Erschöpfung, Reizbarkeit, das vernebelte Gehirn und der niedrige Blutdruck ließen immer weiter nach, bis sie nur noch eine entfernte Erinnerung waren.

Wir wissen heute, dass der Begriff „Nebennierenschwäche“ die Ursache hinter diesem Symptomkomplex physiologisch nicht korrekt beschreibt; genauere Bezeichnungen sind „Fehlfunktion der

Hypothalamus-Hypophysen-Nebennierenrinden-Achse (HPA-Achse)" oder (was ich bevorzuge) „gestörte Stressreaktion". Doch die Symptomenkonstellation existiert und es gibt fundierte Behandlungsmethoden, die helfen können. Die Ursachen der Nebennierenschwäche und die Kontroversen bezüglich der korrekten Terminologie bespreche ich in späteren Kapiteln eingehender, doch der Einfachheit halber nutze ich den allgemein akzeptierten Begriff „Funktionsstörung der Nebennieren", um diese Symptomengruppe zu beschreiben.

Durch meinen eigenen Genesungsweg und indem ich andere Menschen auf ihrem unterstütze, habe ich festgestellt, dass wir viele dieser frustrierenden Symptome deutlich verringern oder sogar ganz beseitigen und gleichzeitig die Stärke und Widerstandskraft des Körpers aufbauen können. Ich habe auch festgestellt, dass gewisse Lebensgewohnheiten, auf die die integrative Medizin Wert legt, zwar tatsächlich helfen, dass man jedoch oft noch tiefer einsteigen muss, um die Stressreaktion vollständig wiederherzustellen und dass viele der Empfehlungen unter den richtigen Umständen wohl hilfreich sind, aber nicht bei allen Menschen gleichermaßen wirken.

Während Sie das lesen, möchte ich, dass Sie wissen, dass Ihre Symptome hundertprozentig real und hundertprozentig reversibel sind, aber Sie müssen vom Geist und vom Herzen her aufgeschlossen sein und sich wirklich für Ihre Genesung einsetzen (denn das haben Sie verdient!). Das Programm in diesem Buch, das schon Tausenden von Menschen geholfen hat, ihre Gesundheit dramatisch zu verbessern, ist so konzipiert, dass es für Sie leicht ist, zu den Ursachen Ihrer Symptome vorzudringen und sich aus jedem Blickwinkel um Ihre Genesung zu kümmern, dabei werden Sie mit ein paar einfachen Veränderungen in Ihrer Lebensweise vertraut gemacht, die Ihnen helfen, sich täglich glücklicher, ruhiger und energiegeladener, klar im Kopf und lebendig zu fühlen.

Mit jeder Veränderung beginnen auch Ihre Symptome sich zu verändern. Es wird Ihnen jeden Tag immer besser und besser gehen und sobald Sie frei von diesen Symptomen sind, die sich manchmal wie Ketten anfühlen, die Sie hinunterziehen, werden Sie in der Lage sein, aus dieser Überforderung auszusteigen. Und darunter werden Sie den wunderbaren, ruhigen, energiegeladenen und starken Menschen entdecken, der Sie wirklich sind.

Ich freue mich sehr, dass Sie dieses Buch zur Hand genommen haben und kann es gar nicht erwarten, Ihnen diese bewährte Anleitung zu geben, wie Sie selbst die Verantwortung für Ihre Gesundheit und Ihr Wohlbefinden übernehmen können.

Haben Sie eine Nebennierenschwäche?

Eine komplette Auflistung der Symptome finden Sie in Kapitel 3; nehmen Sie sich vorerst diese Liste vor, um zu schauen, ob Sie irgendwelche davon bei sich erkennen. Zu den Symptomen einer schlechten Nebennierenfunktion können folgende gehören:

- Gefühl der Überforderung
- Gefühl von Müdigkeit trotz ausreichendem Schlaf
- Ein- oder Durchschlafprobleme
- Schwierigkeiten, morgens aus dem Bett zu kommen
- Abhängigkeit von Koffein
- Verlangen nach Salzigem (also das „Ich-habe-gerade-eine-ganze-Tüte-Chips-gegessen-Syndrom")
- Verlangen nach Süßem
- Alltägliche Aktivitäten erfordern vermehrte Anstrengungen
- Intoleranz gegenüber sportlichen Belastungen
- niedriger Blutdruck
- Gefühl von Schwäche/Benommenheit bei schnellem Aufstehen aus dem Sitzen oder Liegen
- Schreckhaftigkeit
- vernebeltes Gehirn oder Konzentrationsprobleme
- Durchfälle und Verstopfung im Wechsel
- niedriger Blutzuckerspiegel (der sich oft als Verärgerung zeigt, wenn man hungrig ist oder, wie ich es nenne, als „Hungerärger")
- vermindertes sexuelles Verlangen
- verminderte Fähigkeit, mit Stress umzugehen
- verlängerte Genesungszeit
- leichte Depressionen
- weniger Lebensfreude
- schlechteres Befinden, wenn Mahlzeiten ausgelassen werden
- verstärktes prämenstruelles Syndrom (PMS)

- verminderte Entscheidungsfähigkeit
- verminderte Produktivität
- schlechtes Gedächtnis

Klingt etwas davon bekannt?

Wenn Sie drei oder mehr von diesen Symptomen haben und wenn diese sich nach einer Zeit von akutem oder chronischem Stress, Schlafmangel, einer Infektion oder einer Giftbelastung entwickelt haben, dann besteht das Risiko einer Nebennierenschwäche. Sie tritt im Allgemeinen auf, wenn Ihre HPA-Achse nicht in der Lage ist, wirksam mit Stressreaktionen umzugehen. Die HPA-Achse beschreibt die interaktive Feedback-Schleife, die zwischen diesen drei endokrinen oder hormonbildenden Drüsen stattfindet. Bricht die Kommunikation zwischen ihnen zusammen, können Ihre Nebennieren und deren Fähigkeit, wichtige essenzielle Hormone zu bilden, in Gefahr geraten.

Ich weiß, dass alle diese Symptome übermächtig erscheinen mögen und es so aussieht, als sei zu viel zu bewältigen. Doch die gute Nachricht ist, dass diese Bewältigung nicht kompliziert sein muss. Wenn Sie damit beginnen, die Nebennieren zu unterstützen – durch wenige Veränderungen in der Ernährung, durch die Einnahme der richtigen Nahrungsergänzungen – können Sie tiefgreifende Verbesserungen Ihrer Symptome erreichen. Sie brauchen – wenn das möglich ist – nur einige der Teilnehmerinnen am Transformationsprogramm für die Nebennieren zu fragen; das ist das Gruppenprogramm, das ich 2019 konzipiert habe und das die Grundlage dieses Buches bildet (oder das ATP (von engl. Adrenal Transformation Protocol), wie wir es gerne bezeichnen)!

Nach Abschluss dieses Programms berichtete Angie G., sie fühle sich „jetzt so kraftvoll, ich bin bereit, den Tag in Angriff zu nehmen. Meine Ängste sind jetzt so gut wie weg. Mein Alltag überfordert mich nicht und ich kann Aufgaben erledigen, ohne dass ich endlos dafür brauche. Ich möchte mehr Dinge in meinem Leben machen und mich wieder mit Menschen treffen!“

Constance B. fühlte sich auch wieder voller Energie und sagte: „Ich bin nicht müde. Ich fühle mich klarer im Kopf. Ich scheine stressresistenter zu sein und fühle mich viel ruhiger… Das Leben ist generell viel anregender für mich.“

Anastasia V. fühlte sich besser als in den letzten zehn Jahren mit „mehr Energie, um meinen Tag anzugehen. Viele meiner Schmerzen im Körper sind weniger geworden. Ich schlafe jede Nacht und die ganze Nacht über sehr gut!"

Können Ihre Symptome beseitigt werden?

Durch viele Jahre der Forschung, der Befragung von Patienten und die Arbeit mit Tausenden von Klienten habe ich festgestellt, dass die Transformation der Nebennieren wesentlich für eine optimale Gesundheit ist. Während die Ursachen von chronischen Stresssymptomen zahlreich sind, bricht der Körper auf eine sehr vorhersagbare Weise zusammen, und ich habe festgestellt, dass er auf eine sehr vorhersagbare Weise wieder aufgerichtet werden und wachsen kann.

Der Körper reagiert immer gleich, ungeachtet der Stressursache. In Extremfällen müssen wir vielleicht etwas genauer nachforschen, um die Stressursachen zu finden, doch für diesen Zeitraum möchte ich Ihnen eine Methode nennen, wie Sie die Stressbelastung für Ihren Körper verringern können. Ihre chronischen Stresssymptome sind ein Hinweis darauf, dass die wichtigsten Körpersysteme, die uns gesund und bei blühender Gesundheit halten – die Nebennieren, der Darm und die Leber –, beeinträchtigt sind. Diese drei Systeme müssen eventuell ins Gleichgewicht gebracht werden, um die nötige Balance im Körper wiederherzustellen. Da der Körper ein System ist und da sich die Nebennieren auf viele Körperfunktionen auswirken, auch auf seine Fähigkeit, seine Ressourcen zu verschieben, um sich auf die Erhaltung und Genesung zu konzentrieren, gehört die Unterstützung der Nebennieren zu den ersten Maßnahmen, die ich empfehle. In ungefähr 80 Prozent der Fälle kommt es zur vollständigen Beseitigung der chronischen Stresssymptome und dazu, dass die beiden anderen Systeme sich selbst ins Gleichgewicht bringen, wenn wir uns mit den Nebennieren befassen. In den verbleibenden 20 Prozent der Fälle müssen zur Besserung der Symptome eventuell individuelle Ursachen, der Darm und/oder die Leber ebenfalls berücksichtigt werden, um eine Linderung der Symptome zu erzielen.

Meine Methode bezüglich der Transformation der Nebennieren (ATP) hat sich im Laufe der Zeit entwickelt; es geht über die althergebrachten alternativen Programme für die Nebennieren hinaus und ist, wie ich festgestellt habe, umfassender und wirksamer, doch gleichzeitig für die meisten Menschen leichter zugänglich und nachhaltiger. Das ATP ist so konzipiert, dass es das Nervensystem beruhigt und die Nebennieren nährt und wieder ausgleicht, wodurch gleichzeitig viele frustrierende Symptome verringert oder beseitigt werden und unser Körper so verändert wird, dass er nicht nur überlebt, sondern gedeiht. Innerhalb von Wochen, manchmal Tagen nach Beginn der Ernährungsumstellung und der Einnahme der Ergänzungsmittel sollten Sie einige wirklich erhebliche Verbesserungen feststellen, zu denen die folgenden gehören:

- Weniger Einbrüche des Blutzuckerspiegels und weniger „Hungerärger"
- Das Gefühl, Ihre Emotionen besser unter Kontrolle zu haben
- Weniger Angstzustände, ein Gefühl der Ruhe und weniger Sorgen
- Leichteres Einschlafen und bessere Schlafqualität, sodass Sie erfrischter aufwachen können
- Mehr Freude und Glücksgefühle!
- Größere Fähigkeit, Stress zu handhaben und besser damit umzugehen
- Ein gesunder und stabiler Blutdruck
- Ein verbessertes Hormongleichgewicht
- Klareres, schärferes Denkvermögen … kein vernebeltes Gehirn mehr!
- Jede Menge Energie!
- Die Menschen in Ihrem Leben werden weniger lästig (na ja, nicht wirklich, aber Sie empfinden es sicher so, wenn Ihre Nebennieren ausgeglichen sind).

Zusätzlich beginnt das ATP, Ihren Körper in den Erholungsmodus zu bringen und hilft dabei, Ihre Stressreaktion auszugleichen sowie allmählich Stärke und Widerstandskraft aufzubauen, um in Zukunft zu verhindern, dass übermäßiger Stress Ihre Nebennieren überfordert. Sie werden Ihre individuellen Auslöser für Nebennierenprobleme kennen – und wissen, wie Sie sie vermeiden können – und Sie haben eine viel bessere Basis, um Stress zu widerstehen, wenn er (unvermeidlich) auftritt.

Sie haben vielleicht das Gefühl, als wäre Stress eine Konstante in unserem Leben und dass wir nichts tun können, um die Dinge zu verändern oder besser zu machen, aber mit der richtigen Sorgfalt und Unterstützung können wir aufblühen, selbst in der modernen Welt. Wenn wir auf Notstrom laufen, ist jeder Tag schwierig und wir haben das Gefühl, als trügen wir die Last der Welt auf unseren Schultern. Aber Sie sollen wissen, dass es einen Ausweg gibt, und ich habe die Ehre, Sie auf diesem Weg anzuleiten. Es mag zwar unheimlich sein, einen neuen Genesungsweg zu beginnen, doch das ist es absolut wert, und ich bin an Ihrer Seite, um Ihnen bei jedem Schritt Hoffnung und Ermutigung zu geben.

Ich tue das, weil ich so vielen Menschen wie möglich helfen will, ihre Gesundheit und ihr Verständnis davon, was in ihrem Leben möglich ist, zu verändern. Ich möchte, dass absolut alles für Sie möglich ist. Ich möchte, dass Sie Ihren Leidenschaften nachgehen und Ihre Träume verwirklichen. Ich möchte, dass Ihr Glas so voll ist, dass Sie davon etwas abgeben können. Ich möchte, dass sich Ihr Leben wie Freude und nicht wie eine Belastung für Sie anfühlt. Ich möchte, dass Sie das tun, was Sie befeuert und Glück in Ihr Leben bringt. Ich möchte, dass Sie wissen – und glaube es von ganzem Herzen –, dass Sie Kraft haben und dass eine wirkliche Genesung möglich ist.

Indem Sie dieses Buch zur Hand genommen haben, haben Sie den ersten Schritt getan, um Ihre gesundheitlichen Ziele zu erreichen und die Stresssymptome abzubauen, die Sie daran hindern, so zu sein, wie Sie sein sollten. Blättern Sie um und lassen Sie uns den nächsten Schritt gemeinsam machen!

Wie Sie dieses Buch am besten nutzen

Für diejenigen unter Ihnen, die das Warum hinter dem Was verstehen möchten, erklärt Teil 1 die Wissenschaft, die hinter dem ATP steckt und bietet inspirierende Geschichten und praktische Strategien, um das Beste aus dem Protokoll zu schöpfen. Wenn Sie zu den Menschen gehören, die schon loslegen wollen, können Sie gerne gleich zu Teil II übergehen. Doch um die besten Ergebnisse zu erzielen, möchte ich Sie ermutigen, Teil I nicht auszulassen und besser verstehen zu lernen, was in Ihrem Körper vor sich geht und wie Sie ihn auf Ihrem Genesungsweg am besten unterstützen.

TEIL 1

LERNEN SIE IHRE NEBENNIEREN KENNEN UND WIE SIE SIE AM BESTEN UNTERSTÜTZEN

Kapitel 1

Meine Nebennieren-Erfolgsgeschichte – wie Tausende gesund wurden und Sie das auch können

Wenn Menschen mich heute sehen, sagen sie mir, sie können einfach nicht glauben, dass ich jemals krank war, und um ehrlich zu sein, die meisten Menschen wussten gar nicht, dass ich hinter meinem Lächeln an zahlreichen mysteriösen Symptomen litt. Sie begannen während meines ersten Studienjahres und wurden mit jedem Jahr schlimmer. Mehr als zehn Jahre lang ertrug ich eine Reihe von chronischen Symptomen: lähmende Müdigkeit, das Reizdarmsyndrom (RDS), Angstzustände, Panikattacken, Herzrasen, Säurereflux, chronischen Husten, Haarausfall, trockene und stumpfe Haut, Gewichtszunahme, Kälteempfindlichkeit, Allergien, das Karpaltunnelsyndrom in beiden Armen, ein vernebeltes Gehirn, Beeinträchtigungen beim Umgang mit Emotionen sowie Muskel- und Gelenkschmerzen. Natürlich suchte ich Hilfe bei verschiedenen Ärzten, doch ich bekam immer die gleichen Antworten:

„Sie werden einfach älter." Diesen „Geheimtipp" bekam ich, als ich gerade mal in den Zwanzigern war.

„Vielleicht brauchen Sie ja Antidepressiva." Doch ich bin nicht depressiv. Ich habe einfach diese seltsamen Panikattacken, die aus dem Nichts kommen.

„Ihre Laborbefunde sind normal." Aber sie machten nicht die richtigen Untersuchungen, und damals wusste ich es nicht besser.

Im Jahre 2009, nachdem ich schließlich jemanden gefunden hatte, der bereit war, umfassendere Laboruntersuchungen zu machen, bekam ich die Diagnose Hashimoto-Thyreoiditis. Das heißt, ich hatte eine Autoimmunerkrankung, bei der das Immunsystem die Schilddrüse als Fremdkörper wahrnimmt und schließlich soviel Schaden an ihr anrichtet, dass die ordnungsgemäße Funktionsfähigkeit der Schilddrüse nicht mehr gewährleistet ist und sie nicht mehr genügend Schilddrüsenhormone bilden kann.

Schilddrüsenhormone steuern den Stoffwechsel, die Herzfrequenz, die Verdauung, den Blutdruck, den Menstruationszyklus und die Körpertemperatur und haben noch andere wichtige Aufgaben. Jede einzelne Körperzelle ist auf irgendeine Weise von Schilddrüsenhormonen abhängig, sodass wir es überall zu spüren bekommen, wenn die Schilddrüse aus dem Gleichgewicht geraten ist.

Als Apothekerin wusste ich ein paar Dinge über die Schilddrüse, aber ganz ehrlich, ich dachte, eine Unterfunktion sei ein ziemlich langweiliger Zustand, für den es nur ein Medikament zur Behandlung gibt (Levothyroxin). Hätten Sie mir gesagt, dass ich eines Tages zur „Schilddrüsen-Apothekerin" werden würde, hätte ich sicher herzlich gelacht! Doch das Universum hatte natürlich seinen eigenen Plan. Nach meiner Diagnose war ich unzufrieden damit, dass die einzige Empfehlung der wohlmeinenden Schulmedizin in der Einnahme von synthetischen Hormonersatzpräparaten für die Schilddrüse bestand. Natürlich unterstütze ich *als Apothekerin* die Einnahme von Medikamenten bei Bedarf voll und ganz, wenn sie zur Verbesserung der Ergebnisse nötig sind, doch im Studium wurde mir auch die Bedeutung von Veränderungen in der Lebensweise beigebracht.

Ich war ganz erpicht darauf, mit den Medikamenten zu beginnen und sie halfen auch, doch es ging mir immer noch nicht hundertprozentig gut. Ich wollte alles in meiner Macht Stehende tun, um mich wieder wie ich selbst zu fühlen, also war mein nächster Schritt ganz klar: Es galt eine Reihe von Maßnahmen in der Lebensweise zu finden, die mir zu einer hundertprozentigen Besserung verhelfen würden.

Ich durchforstete die neueste wissenschaftliche Forschung, die Patientenforen im Internet und verschiedene Gesundheitsbücher.

Ich konsultierte zahlreiche medizinische Fachleute aus verschiedenen Fachbereichen und mit verschiedenen Heilmethoden. Ich machte mich selbst zu einem Versuchskaninchen und wertete die Ergebnisse verschiedener Maßnahmen aus. Nach zahlreichen Erfahrungen mit Versuch und Irrtum konnte ich meine Gesundheit erheblich verbessern und einen Rückgang meiner Krankheit erreichen, da ich mich um die vielen aus dem Gleichgewicht geratenen Faktoren kümmerte, die es bei Hashimoto über einen Mangel an Schilddrüsenhormonen hinaus auch noch gab. Dazu gehören Nahrungsmittelunverträglichkeiten, Blutzuckerschwankungen, Infektionen, eine Darmdurchlässigkeit, Nährstoffmängel, eine beeinträchtigte Fähigkeit, Toxine auszuschalten und nicht zuletzt eine gestörte Stressreaktion, die bekanntermaßen auch zu einer Nebennierenschwäche gehört. Ich weiß, dass es zu einer tiefgreifenden Gesundung kommen kann, wenn man sich um diese Probleme kümmert, und es war mein Ziel, die Informationen aus der aufkommenden Forschung, den theoretischen Erkenntnissen und den Tests der funktionellen Medizin sowie aus meinen persönlichen Erfahrungen und denen von Klienten zu verfügbaren Selbsthilfe-Empfehlungen für Menschen wie Sie herauszufiltern, die sich selbst helfen wollen.

Heute bin ich in der Lage, anderen bei ihrer Genesung zu helfen, weil ich mich selbst geheilt habe. Doch um das zu erreichen, musste ich etwas von meinem Ego und Skeptizismus aufgeben, die anfangs meine eigene Gesundung verzögerten.

Als mein Arzt für integrative Medizin vorschlug, dass ich mich auf eine Nebennierenschwäche testen lassen solle, war ich skeptisch. Wie die meisten schulmedizinisch ausgebildeten Gesundheitsfachleute kannte ich nur eine Art von Nebennierenproblem, die Addisonsche Krankheit, eine lebensbedrohliche Autoimmunerkrankung, die eine lebenslange Einnahme von Medikamenten erfordert.

Als ich bei „Dr. Google“ recherchierte, las ich, dass die „Nebennierenschwäche“ als erfunden galt, als „Quacksalber“-Diagnose. Ich dachte, ich wüsste es besser und wollte nicht ausgetrickst werden, daher schob ich die Testung meiner Nebennieren lange Zeit auf. Erst als ich mit einem anderen Apotheker, Carter Black, einem approbierten Kollegen (der später ein wunderbarer Freund und Mitarbeiter werden sollte), über meine anhaltenden Symptome sprach und er einen Test der

Nebennieren vorschlug, beschloss ich, das auszuprobieren. Vielleicht war ich offener dafür, weil wir eine ähnliche Ausbildung genossen hatten und er nicht versuchte, mir etwas zu verkaufen oder vielleicht war es einfach der richtige Zeitpunkt. Ich stelle mir gerne vor, dass es Schicksal war. Der entsprechende integrativmedizinische Test ergab tatsächlich, dass ich eine Nebennierenschwäche im fortgeschrittenen Stadium hatte. Ich richtete mich nach den empfohlenen Maßnahmen und erlebte, dass sich mein Energiespiegel, mein emotionaler Zustand, die Blutzuckerprobleme und das hormonelle Gleichgewicht unglaublich besserten – und zwar schnell! Mir ging ein Licht auf: Das funktioniert und hilft tatsächlich!

Der Ansatz der funktionellen Medizin

Ich wollte mehr über das „Wie und Warum" hinter diesen Strategien wissen, also beschäftigte ich mich eingehender mit der Physiologie der Stressreaktion des Körpers, las jedes Buch, das ich zum Thema finden konnte und belegte jeden Kurs, der sich damit beschäftigte. Ich schrieb mich für ein sechsmonatiges Mentoren-Trainingsprogramm bei Dr. Dan Kalish ein, einem der führenden Fachleute auf dem Gebiet der Stressreaktionen, und befasste mich eingehend mit den Schriften von Dr. James L. Wilson, der den Begriff „Nebennierenschwäche" geprägt hatte sowie von Dr. Thomas Guilliams, einem Experten für Stress und die HPA-Achse sowie der Autor von *The Role of Stress and the HPA Axis in Chronic Disease Management* (zu Deutsch etwa: Die Rolle von Stress und der HPA-Achse beim Umgang mit chronischen Erkrankungen; nur in englischer Sprache) und mit dem verstorbenen William G. Timmins, einem Arzt für Naturheilverfahren, dem Gründer von BioHealth Diagnostic und Autor von *The Chronic Stress Crisis* (zu Deutsch etwa: Die chronische Stress-Krise; nur in englischer Sprache).

Laut Dr. Timmins ist die chronische Stressreaktion die Art des Körpers, sich an jede Art von Stress anzupassen. In den frühen Phasen von chronischem Stress schütten Gehirn und Hormonsystem große Mengen Kortisol aus. Im Laufe der Zeit beginnen sie jedoch, die Kortisolbildung herunterzuregulieren (das heißt, zu minimieren), um sich selbst zu schützen, was zu einem niedrigen Kortisolspiegel im Blut führt. Die Nebennieren führen eine Notfallreaktion auf Stress durch, werden aber schließlich desensibilisiert, sodass die Kortisolbildung niedrig bleibt.

Ich lernte, wie die Nebennieren mit dem Hypothalamus und der Hypophyse zusammenwirken, was als Hypothalamus-Hypophysen-Nebennierenrinden-Achse oder HPA-Achse bezeichnet wird. Kommt es zu einem Versagen im Zusammenspiel zwischen diesen Dreien, oft aufgrund von chronischem Stress, kann das die Fähigkeit des Körpers beeinträchtigen, in gesunder Weise auf Stress zu reagieren und dadurch mehrere in den Nebennieren gebildete Hormone wie etwa Kortisol, Progesteron und Östrogen aus dem Gleichgewicht bringen. Dieses Hormonungleichgewicht kann zu den Symptomen führen, die ich gehabt habe, obwohl die Nebennieren selbst tatsächlich nicht geschwächt waren.

Je mehr ich recherchierte und mich damit befasste, desto mehr lernte ich den Ansatz der funktionellen Medizin bezüglich der Nebennierenunterstützung zu schätzen, der sehr stark auf bestimmten Veränderungen in der Lebensweise beruht, wie etwa, Koffein zu meiden, so zu essen, dass der Blutzuckerspiegel im Gleichgewicht bleibt und sehr viel zu schlafen (10 bis 12 Stunden!).

Bei dieser Methode kommen auch gezielte Nahrungsergänzungen zum Einsatz, insbesondere das sogenannte „ABC“ der Nebennierenunterstützung: Adaptogene (Kräuter, die die körperliche Widerstandskraft gegenüber verschiedenen Arten von Stress erhöhen), B-Vitamine und Vitamin C. Zusätzlich kann mithilfe von Ergänzungsmitteln der jeweilige Spiegel der beiden wichtigsten Nebennierenhormone, Dehydroepiandrosteron (DHEA) und Kortisol, verändert werden. Der Hormonspiegel wird entweder direkt durch hormonelle Ergänzungsmittel wie das eben genannte DHEA sowie Pregnenolon und/oder Hydrocortison verändert und/oder indirekt mit Magnesium, um DHEA zu verstärken, mit Süßholz, um Kortisol zu erhöhen und/oder Phosphatidylserin, um Kortisol zu senken.

Dieser Ansatz hat bei mir und bei vielen meiner Klienten mit Hashimoto wirklich gut funktioniert. Als Apothekerin, die anderen leidenschaftlich gerne dabei hilft, wieder gesund zu werden, dachte ich, dass ich mehr Menschen diese Informationen über Heilmöglichkeiten zugänglich machen muss, also gab ich die Anleitung zu den Programmen, die auf diesen Grundlagen beruhen, in meinen Büchern *Hashimoto im Griff* (2013) und *Das Hashimoto-Programm: Gesund in 90 Tagen* (2017) weiter. Es erfüllte mich mit Demut, wie aus meinem eigenen Genesungsweg die Heilungsgeschichte unzähliger Menschen auf der ganzen Welt wurde, die durch meine Anleitungen ihre Gesundheit selbst in die Hand nehmen konnten.

In meinen Büchern habe ich mich sehr auf die Lebensweise und Nahrungsergänzungsmittel konzentriert, da ich nur in begrenztem Maße spezielle Ratschläge bezüglich der hormonellen Ergänzungsmittel DHEA, Pregnenolon und Hydrocortison geben konnte. Im Zuge meiner Fortbildung lernte ich, dass diese Hormone viele Kontraindikationen haben können und die richtige Anwendung und Dosierung eine entsprechende Testung erfordert; daher sollte eine Hormontherapie nur unter der Leitung von speziell dafür ausgebildeten Fachleuten vorgenommen werden. Glücklicherweise führten die Strategien zur Lebensweise und Selbstfürsorge, die ich weitergeben konnte, unter den richtigen Bedingungen trotzdem zu großartigen Ergebnissen.

Seit der Entwicklung meiner ersten Programme habe ich mich als Behandlerin enorm weiterentwickelt. Ich lerne gerne in jeder Richtung und von allen anderen Menschen etwas dazu. Ich finde immer neue Forschungsarbeiten, arbeite mit Klienten, die mich vor unvergleichliche Herausforderungen stellen, besuche Kurse, probiere neue Maßnahmen an mir selbst aus und denke darüber nach, wie ich noch mehr Menschen dazu verhelfen kann, dass es ihnen so gut wie möglich geht. In gleicher Weise wichtig ist, dass ich Mutter geworden bin, und ich muss sagen, mein Sohn ist wirklich zu meinem größten Lehrer geworden. Die Mutterschaft, die Mütter auf der ganzen Welt und die Belastbarkeit des menschlichen Geistes haben mich mit tiefer Demut erfüllt. Ich habe eine Menge über das Überleben und Gedeihen sowie die Kraft von Oxytocin (das „Hormon der Liebe“) gelernt und über die einfachen Freuden, anderen zu Gesundheit zu verhelfen. Mir ist auch klar geworden, dass manche Menschen ihre Lebensweise sehr tiefgreifend umstellen können, andere jedoch zusätzliche Heilmaßnahmen und sanfte Alternativen brauchen, um gesund zu werden.

Infolgedessen hat sich mein Ansatz, mit den Nebennieren umzugehen, ebenfalls weiterentwickelt, so wie ich. Was mir im Laufe der Zeit klar wurde, ist, dass die ursprünglichen Programme der funktionellen Medizin unter den richtigen Bedingungen wirklich sehr gut funktionieren, doch dass sie nicht immer möglich, realisierbar oder zu jeder Zeit für jedermann sicher sind. Daher habe ich zusätzliche Programme entwickelt, die unterschiedliche Wege nutzen, um positive Ergebnisse zu erzielen (und war begeistert, als ich feststellte, dass diese neuen Programme oft sogar besser funktionierten).

Meine ursprünglichen Empfehlungen für die Nebennieren aus: *Das Hashimoto-Programm*

Als ich das Programm zur Erholung der Nebennieren ursprünglich entwickelte, waren das meine wichtigsten Säulen:

- Ruhe: Mindestens zwei Wochen lang unbedingt zehn bis zwölf Stunden Nachtschlaf und das Meiden von Koffein, um den erholsamen Schlaf zu fördern.
- Stressabbau: Stressmindernde Techniken wie ein sanftes Bewegungstraining und positives Denken, um den Körper in einen Entspannungszustand zu versetzen.
- Entzündungen eindämmen: Einhaltung einer ursachenbekämpfenden Paläo-Diät, um die Zufuhr von entzündungsfördernden Nahrungsmitteln zu verringern und mehr entzündungshemmende Nahrungsmittel zu sich zu nehmen.
- Ausgleichen des Blutzuckerspiegels: Die Begrenzung von Kohlenhydraten und die Konzentration auf die Zufuhr von Fetten, Proteinen und Gemüse, um einen stabilen Blutzuckerspiegel zu erhalten.
- Ergänzen von Nährstoffen und Zugabe von Adaptogenen: Adaptogene Kräuter, Vitamine aus dem B-Komplex und Vitamin C (das „ABC“ des Nebennierenausgleichs) sowie Selen und Magnesium.

Unter den richtigen Bedingungen kann dieser Ansatz ausgezeichnete Ergebnisse liefern, doch als ich mich immer mehr in die Richtung einer Heilkundlerin entwickelte, habe ich festgestellt, dass es zusätzliche Heilmethoden gibt, die für die realen Herausforderungen des modernen Lebens besser geeignet sind und bei noch mehr Menschen zu besseren Ergebnissen führen. Das Transformationsprogramm für die Nebennieren enthält alles, was ich gelernt habe, seit ich begann, meine anfänglichen Empfehlungen für die Nebennieren weiterzuentwickeln, um Ihnen zu Gesundheit und Weiterentwicklung zu verhelfen.

Ein Wort über die hormonelle Unterstützung der Nebennieren

Ich empfehle die Einnahme der Hormone Hydrocortison, Pregnenolon und DHEA zum Ausgleich der Kortisolbildung nicht, es sei denn, Sie befinden sich in kompetenter medizinischer Überwachung. Diese Hormone können zwar hilfreich sein, wenn sie korrekt bei der richtigen Person angewendet werden, doch es ist wichtig zu wissen, dass es sich dabei um hochwirksame Medikamente handelt, die auf die individuelle Krankengeschichte, die Testergebnisse und das genetische Profil des jeweiligen Menschen abgestimmt sein müssen.

- Hydrocortison kann in der falschen Dosierung oder zur falschen Zeit die Aktivität der Hypophyse hemmen.
- Pregnenolon ist der Vorläufer viele anderer Nebennierenhormone und hat das Potenzial, sie alle aus dem Gleichgewicht zu bringen sowie kann es Flüssigkeitseinlagerung und Schmerzen in den Extremitäten verursachen.
- DHEA kann sich in Testosteron und Östrogen umwandeln sowie das Gleichgewicht zwischen diesen beiden Hormonen stören und sich darüber hinaus in andere, weniger wünschenswerte Hormone wie Androsteron umwandeln.
- Ein Testosteron- und/oder Östrogen-Ungleichgewicht kann neben anderen Symptomen zu Reizbarkeit, zystischer Akne (großen, roten, schmerzhaften und mit Eiter gefüllten Knötchen), einer unregelmäßigen Menstruation, Stimmungsschwankungen und Müdigkeit führen.
- Menschen, die eine Östrogenrezeptor-positive Krebserkrankung (Krebs, der an Östrogen bindet und es eventuell braucht, um zu wachsen), einen Tumor, der durch Östrogen befeuert wird, oder eine Östrogenempfindlichkeit hatten oder ein solches Risiko haben, sollten DHEA wegen dessen Potenzial, sich in Östrogen umzuwandeln, meiden.
- Übermäßiges Androsteron kann zu Symptomen wie Akne, Haarausfall, Stimmungsschwankungen und zu den hübschen dünnen Haaren führen, die ich persönlich hatte.

Anstatt bei Ihnen diese Hormone von außen zuzuführen und eine Überreaktion zu riskieren, arbeiten wir mit sanften Veränderungen Ihrer Lebensweise, durch die Sie wieder in Ihr eigenes individuelles Gleichgewicht kommen können.

Wann meine ursprünglichen Programme bei mir wirkten und wann nicht

Es war im Jahr 2017, vier Jahre, nachdem ich meine Nebennieren erstmals auskuriert hatte und dabei war, zwei Bücher darüber zu veröffentlichen, wie das anderen auch gelingen könnte, als ich mich wieder ganz verausgabte. Meine Arbeitsbelastung als Gesundheitsberaterin, Autorin und Unternehmerin war drastisch gestiegen. Ich hatte kurz zuvor eine Dokumentationsreihe mit dem Titel *The Thyroid Secret* (zu Deutsch etwa: *Das Geheimnis der Schilddrüse*) herausgebracht und mein zweites Buch *Das Hashimoto-Programm* veröffentlicht. Als wäre das nicht genug, schrieb ich Artikel für meine Website sowie für andere Plattformen und engagierte mich für Menschen bei allen sozialen Medien, sprach in Rundfunksendungen, Podcasts und zahlreichen anderen Medien und versuchte ein Team von mehr als 60 Mitarbeitern zu leiten. Ich war öfter auf Reisen, was dazu beitrug, dass ich fast ständig unter einem Jetlag litt und es schwierig war, regelmäßig meine Yoga- und anderen Entspannungsübungen zu machen. Ich war wie eine Kerze, die an beiden Enden brannte. Als meine Mutter eines Nachmittags anrief, um kurz Hallo zu sagen, und mich eine solche „Zumutung" verärgerte, wusste ich, dass ich wieder in eine totale Nebennierenfunktionsstörung gerutscht war und mich um meine Nebennieren kümmern musste. Also tat ich, was ich zu tun gelernt hatte.

Ich ließ Koffein weg, schlief jede Nacht 12 Stunden und unterstützte meinen Nebennieren mit dem „ABC"-Programm. Ich nahm mir eine Auszeit, entband mich von den meisten meiner Reise-, Vortrags- und Arbeitsverpflichtungen und konzentrierte mich darauf, zu entspannen und die Dinge aufzuholen, die ich glaubte, aufholen zu müssen. Zusätzlich stellten mein Mann Michael und ich einen Plan auf, um unsere geschäftlichen Aktivitäten herunterzufahren und neu zu organisieren, sodass ein besseres Gleichgewicht zwischen Arbeit und Leben – oder, wie man heute sagt, eine bessere Work-Life-Balance entstand. Und das funktionierte! Durch Befolgen meiner eigenen bewährten Methode kam es nach etwa einem Monat zu sichtbaren Ergebnissen. Nach diesem Monat befasste ich mich mit einigen weiteren Programmen, die ich von meiner Kollegin Trudy Scott gelernt hatte, der Ernährungswissenschaftlerin, Expertin für Stimmungslagen und Autorin von *The Anti-anxiety Food Solution* (zu Deutsch etwa: Ernährung gegen die Angst, nur in englischer Sprache erhältlich), um die natürliche Bildung von Neurotransmittern zu unterstützen, was infolge anhaltender sozialer Ängste, Überforderung und Motivationsmangel, die der pausenlos erforderlichen Arbeit an der neunteiligen Dokumentation geschuldet waren, nötig war . (Mehr darüber erfahren Sie in Teil III.)

Nach diesem zweiten Anfall von Burnout war es ein unbeschreibliches Gefühl, meine Energie zurückzugewinnen und den Menschen durch meine Arbeit wieder helfen zu können. Doch nicht annähernd so unbeschreiblich wie schon bald festzustellen, dass ich schwanger war und mein Mann und ich unser erstes Kind würden willkommen heißen können.

Die Schwangerschaft war zugleich eine freudige, von Demut erfüllte, beunruhigende und ermutigende Erfahrung. An manchen Tagen fühlte ich mich wie eine pummelige Fruchtbarkeitsgöttin, die mühelos ein neues menschliches Wesen erschuf; an anderen Tagen fühlte ich mich wie Humpty Dumpty aus dem gleichnamigen englischen Kinderreim, klein und dick, während ich zum Beispiel in der Schlange an der Kasse wartete. (Humpty Dumpty steht für ein kleines dickes Ei, manchmal auch für etwas Zerbrechliches, das nicht wieder zu reparieren ist; Anm. d. Übers.)

Die Mutterschaft war voller Wunder, Freude, Trauma und veränderte mein früheres Selbst. Jeder weiß, dass ein neuer kleiner Mensch das Leben erheblich verändert. Doch außer, dass ich mein süßes, traumhaftes Bündel Freude willkommen hieß, war ich gleichzeitig auch noch mit weniger erfreulichen Veränderungen im Leben konfrontiert. Mein absolut energiegeladener, Marathon laufender, früh morgens hellwacher Superheld, mein Ehemann, die Liebe meines Lebens bekam nach einer Lebensmittelvergiftung einige heftige gesundheitliche Probleme, die schließlich zur Diagnose Colitis ulcerosa führten, als unser Sohn zwei Wochen alt war, und ein paar Monate später zu einer Hämochromatose (Eisenspeicherkrankheit), die häufige Bluttransfusionen erforderte. (Entwarnung vorab: Wir schafften es, dass beide Krankheiten zurückgingen, und der Schwerpunkt meines nächsten Buches wird die Genesung von Verdauungskrankheiten sein; die Hämochromatose heilte aus, als wir in eine Gegend auf Meereshöhe zogen.) [Eine kurze Anmerkung zur Hämochromatose: Ursprünglich wurde sie für eine genetisch bedingte Krankheit gehalten, doch mit meinem Fachwissen in funktioneller Medizin fragte ich mich, ob die Umgebung eine Rolle spielen könnte. Nach langer, hartnäckiger Recherche und vielen Tests bei meinem Mann fand ich heraus, dass ein Leben in großer Höhe zu einer vermehrten Bildung von Eisen produzierenden roten Blutkörperchen führen kann. Außerdem wies das Genom meines Mannes keine üblichen Hämochromatosegene auf, aber eine genetische Variation, durch die er nicht in der Lage war, Eisen wirksam aus dem Körper zu entfernen. Im Wesentlichen bildete er mehr Eisen, baute es jedoch nicht schnell genug ab. Ich stieß auf einen obskuren ausländischen Forschungsartikel, der nahelegte, dass diese Krankheit bei Menschen mit einer nicht genetisch bedingten Hämochromatose, die hoch über dem Meeresspiegel lebten, ausheilen kann, wenn sie sich auf Meereshöhe aufhalten. Und nach nur einem Jahr Überzeugungsarbeit gaben wir dem Leben auf Meereshöhe eine Chance und tatsächlich verschwanden seine Symptome ziemlich schnell und sein Ferritinwert, ein Marker, mit dem Eisenüberlastung bestimmt werden kann, war innerhalb von vier bis sechs Monaten wieder normal – was mit der Lebensdauer eines roten Blutkörperchens von 120 Tagen übereinstimmt! Mehr Anleitung zur Optimierung des Eisenspiegels finden Sie unter Eisenvergiftung/Eisenspeicherkrankheit (Seite 427) im Anhang 1, *Erweiterte Liste der Stresssymptome* (S. 407).]

Außer der Sorge um das Wohlbefinden meines Mannes hatte ich das Gefühl, als würde mein Unterstützungssystem wegbrechen. Vor der Geburt unseres Sohnes sprang mein Mann immer aus dem Bett, lief oder machte einen Spaziergang, bevor ich wach wurde, doch nach der Geburt unseres Sohnes schlief er bis in den späten Nachmittag hinein und war zu erschöpft, um sich um ein Neugeborenes zu kümmern. Ich fühlte mich zwiespältig, denn ich wollte ihm helfen, gesund zu werden, doch ich musste auch für unser Kind da sein und mich auf meine eigene Erholung nach der Geburt konzentrieren (von der Wiederaufnahme meiner Arbeit und der Erfüllung aller anderen Pflichten der Mutterschaft ganz abgesehen).

Ich hatte weder eine Kinderfrau noch überhaupt über eine Kinderbetreuung nachgedacht, denn wir hatten geplant, dass meine Eltern von

Chicago nach Colorado ziehen und sich ein paar Tage in der Woche um unseren Sohn kümmern würden, doch leider überlegten sie es sich mit dem Umzug anders. Stattdessen kam meine wunderbare Mutter zu uns und half mir bei der Betreuung des Kindes. Da ich wusste, dass sie nur vorübergehend bleiben würde (und natürlich aus Liebe zu meinem Baby und meiner Mutter), zog ich es vor, meine Zeit mit beiden zu verbringen, anstatt dass ich mir die Zeit nahm, die ich für meine Erholung brauchte.

Unser kleiner Junge war wonnig (und wird immer süßer), ich liebte ihn mit jedem Tag mehr … und wie die meisten Babys wurde er alle paar Stunden wach. Schlafmangel ist der hauptsächliche Grund dafür, dass die Nebennieren aus dem Gleichgewicht geraten, und als mein kleiner Kerl (und meine Erschöpfung) immer größer wurde, bemerkte ich die Anzeichen dafür, dass meine Nebennieren wieder aus dem Takt kamen.

Tests bestätigten meinen Verdacht. Und nun hatte ich also ein drittes Mal mit einer Nebennierenfunktionsstörung zu kämpfen. Doch damit war ich total überfordert. Mein gesamtes erprobtes Programm, nach dem ich früher verfahren war, schien in diesem Augenblick meines Lebens unmöglich zu sein.

Kein Koffein: Ein Scherz, das ging einfach gar nicht. Ich brauchte es, um tagsüber über die Runden zu kommen. Früher hatte ich darauf verzichten können, doch es gab keine Chance, nein, nicht jetzt. Obwohl ich wusste, dass Koffein meine Nebennieren langfristig schwächen würde, konnte ich nicht darauf verzichten. Ich glaube, die meisten jungen Eltern können das nachvollziehen. ☺

Zwei bis vier Wochen lang jede Nacht zehn bis zwölf Stunden schlafen: Der Gedanke, mehr Schlaf zu bekommen, war äußerst reizvoll, aber nicht wirklich praktikabel. Mein Sohn musste auch in der Nacht versorgt und gefüttert werden. Wenn mein Mann versuchte, mir bei der nächtlichen Betreuung zu helfen, flammte seine Colitis ulcerosa durch den Schlafmangel wieder auf. Während der Schwangerschaft las ich ein Buch, in dem stand, dass Kinder mit zwölf Wochen von der nächtlichen Fütterung entwöhnt werden könnten, doch da er nur langsam zunahm und die Fütterung eine Herausforderung darstellte, wurde mir von den entsprechenden Fachleuten geraten, das nächtliche Füttern beizubehalten. Ich konnte also keine sechs Stunden, geschweige denn zwölf Stunden am Stück schlafen. Ich sage es nochmal, früher funktionierte das großartig, doch mit einem Baby klappte es eher nicht.

Nebennierenhormone, einschließlich DHEA und Pregnenolon, als Ergänzungen wirken bei manchen Menschen gut, wenn sie in der richtigen Dosierung und unter kompetenter ärztlicher Betreuung genommen werden, doch bei dem Gedanken, sie zu nehmen, fühlte ich mich nicht wohl, denn ich stillte ja noch.

Ich fragte mich, was ich tun sollte. Und wenn dieses Programm für mich unmöglich schien, wie viele andere Menschen standen wohl vor denselben Herausforderungen? Ich habe immer mein Bestes getan, um andere Menschen wieder zurück zur Gesundheit zu führen und als ich über mein eigenes Dilemma nachdachte, fielen mir auch ein paar andere Klientinnen ein, denen ich nicht hatte helfen können, trotz bester Bemühungen von ihrer und meiner Seite.

Ich erinnere mich an eine nette Frau namens Sheila, die, wie sie selbst zugab, ein „Kaffee-Junkie" war, nachts häufig wach wurde und mit Schlaflosigkeit, Angstzuständen und Schmerzen zu kämpfen hatte. Sie hatte so viele Dinge ausprobiert, damit es ihr besser ging, doch nichts schien zu helfen. Selbst als sie auf Koffein verzichtete, blieben die Schlaflosigkeit und die Angstzustände bestehen, und ihre Erschöpfung verschlimmerte sich. Ihr habe ich die Feststellung zu verdanken, dass es den meisten von uns nicht deshalb schlecht geht, weil wir ängstlich, von Koffein abhängig sind und zu wenig schlafen. Dies sind nur die Folgen und Anpassungen, die wir als Teil der Stressreaktion entwickeln.

Ich habe immer alles darangesetzt, so vielen Menschen wie möglich zu helfen und plötzlich wurde mir klar, dass meine ursprünglichen Programme, die ich für die Nebennieren entwickelt hatte, zwar unter den richtigen Umständen, aber nicht für alle wirksam waren.

Ich wusste, dass es noch eine andere Möglichkeit geben musste, also machte ich mich daran, sie herauszufinden, damit ich mir selbst und anderen helfen konnte. Ich vertiefte mich in das Thema und lernte zusätzliche Ursachen und Heilmethoden kennen, indem ich weiter recherchierte und mich fortbildete, Erkenntnisse durch brillante und großzügige Kolleginnen und Kollegen gewann und natürlich auch durch meine eigene Erfahrung und diejenige der Menschen, denen ich zu helfen versuchte. Das war die Geburtsstunde von ATP, des Transformationsprogramms für die Nebennieren. Die erste Erfolgsgeschichte erlebte ich bei mir selbst. Trotz meines Schlafmangels, der Koffeinabhängigkeit und vieler Stressfaktoren in meinem Leben gelang es mir, nicht einfach nur zu überleben, sondern wieder ganz gesund zu werden und zu bleiben und heute ist meine kleine Familie ebenfalls wohlauf.

Werden nur Menschen mit Schilddrüsenproblemen von einer Nebennierenfunktionsstörung betroffen?

Zwar erschloss sich mir die Welt der Nebennierenschwäche über die Schilddrüsengesundheit, und die meisten Menschen mit Schilddrüsenproblemen haben auch Probleme mit den Nebennieren, aber eine Schilddrüsen- oder Autoimmunerkrankung ist keine Voraussetzung für eine Funktionsstörung der Nebennieren. Probleme mit den Nebennieren können oft zusammen mit anderen Autoimmunerkrankungen auftreten, und Perioden von extremem Stress gelten als Risikofaktor für zahlreiche chronische und Autoimmunerkrankungen.
Wenn Sie das Spektrum von rätselhaften Symptomen haben, die mit überlasteten Nierennieren einhergehen, von Angstzuständen und schlechtem Schlaf bis zu einem vernebelten Gehirn, Schmerzen, einer geringen Libido und Müdigkeit und Erschöpfung, werden Sie wahrscheinlich von dem in diesem Buch dargestellten Nebennierenprogramm profitieren. Ich hoffe, mit diesem Buch das Bewusstsein für die Rolle zu steigern, die die oft übersehenen Nebennieren bei diesen Symptomen spielen können und möglichst vielen Menschen Hilfe und Unterstützung zu geben. Wenn Sie jemanden mit diesen Symptomen der Nebennierenstörung kennen, hoffe ich, dass Sie ihm dieses Buch empfehlen.

Das Pilotprogramm für die Transformation der Nebennieren und die bisherigen Ergebnisse

Nachdem ich zum dritten Mal (aller guten Dinge sind drei, stimmt's?) eine Möglichkeit gefunden hatte, um gesund zu werden, habe ich diesen Prozess zusammengefasst, sodass ich ihn anderen zur Verfügung stellen konnte.

Ich wusste, dass ein großer Teil meiner Leserschaft mit Nebennierensymptomen Hilfe brauchte und nicht immer Kontakt zu entsprechenden kompetenten Fachleuten aufnehmen konnte, doch ich wusste auch, dass ich meine klinische Einzelarbeit mit Patienten aufgrund der persönlichen Herausforderungen meines Lebens einschränken musste. Ich wollte meine Lebensaufgabe fortsetzen, Menschen bei der Wiedererlangung ihrer Gesundheit zu helfen, also setzte ich die mir zur Verfügung stehende Zeit und Energie zur Konzentration auf Gruppenprogramme ein, die viele Menschen in die Lage versetzen konnten, ihre Gesundheit selbst in die Hand zu nehmen.

Ich lernte 2011 als Beraterin für öffentliche Gesundheit, Gruppenprogramme zu entwerfen und durchzuführen. Ich erarbeitete zusammen mit Kliniken wirksame und nachhaltige Patientendienstleistungen, zu denen auch eine einzigartige Maßnahme gehörte: sie so zu schulen, dass sie selbst mit ihren gesundheitlichen Problemen umgehen konnten. Mein erstes Selbstmanagementprogramm wurde von dem Diabetes-Selbstmanagementprogramm inspiriert, das klinisch nachweisbare Verbesserungen bei Menschen mit Diabetes erbrachte. Ich konzentrierte mich hierbei eben auf Hashimoto und mithilfe meines Hashimoto-Selbstmanagementprogramms (HSMP) lernten mehr als 7600 Menschen mit Hashimoto, selbst für ihre Gesundheit zu sorgen.

Zu diesem Kurs gehörte, dass ich ihnen beibrachte, ihre eigenen Nebennierentests in Auftrag zu geben und zu interpretieren. Allerdings stellte eines meiner bevorzugten Labors, das sehr zuverlässige Nebennierentests anbot, seine Tätigkeit ein. Dadurch wurde der Zugang zu Tests und zu Fachleuten, die mit zuverlässigen Nebennierentests arbeiteten (und sie interpretieren konnten) ebenfalls eingeschränkt. Zusätzlich waren DHEA, Pregnenolon und Hydrocortison, die hauptsächlichen Mittel zur Behandlung einer Funktionsstörung der Nebennieren, nicht überall frei verkäuflich. (Für Deutschland gilt (lt. Netz): DHEA ist rezeptpflichtig, Pregnenolon als Hormonvorstufe ist rezeptfrei, aber apothekenpflichtig; Hydrocortison zum Einnehmen ist rezeptpflichtig; Cremes mit einem Gehalt bis 0,5% sind rezeptfrei, aber apothekenpflichtig. Anm. d. Übers.)

Ich wusste, dass das Programm für Menschen, die keine Nebennierentests und die Standardbehandlung nutzen konnten, abgeändert werden musste, also nahm ich die Labortests und meine Notizen über ehemalige Klienten unter die Lupe und entwarf hilfreiche Programme, die sich an ihren jeweiligen Symptomen und weniger an ihren Laborergebnissen orientierten. Daraus entwickelte ich dann ein Programm, das sich ganz an den Symptomen ausrichtete. Mein Team und ich probierten es im Januar 2020 an einer kleinen Gruppe von 213 Menschen aus und analysierten die auf Symptomen beruhenden Ergebnisse. Wir verbesserten es und wandten es im Juni 2020 bei einer größeren Gruppe von 867 Menschen an, analysierten die Ergebnisse erneut und setzten diesen Prozess zwei Jahren lang fort, bevor aus ihm dieses Buch wurde, das Sie gerade lesen. Ich wollte sichergehen, dass das Programm für möglichst viele Menschen hilfreich, sicher und wirksam ist, daher fügten wir bei jeder Anwendung neue Strategien, Lösungen und Hinweise hinzu. Bis zum 1. März 2022 wurde es insgesamt sechsmal an mehr als 2600 Menschen angewandt, die es erfolgreich durchführten. Insgesamt 349 Menschen füllten den Bogen für die Umfrage zu Beginn und am Ende aus, und ich freue mich, dass ich Ihnen die Verbesserungen vorstellen kann, von denen sie berichteten:

92 Prozent hatten weniger „Nebel“ im Gehirn.
89 Prozent verspürten weniger Müdigkeit/Erschöpfung.
89 Prozent stellten fest, dass sie weniger vergesslich waren.
86 Prozent hatten weniger Angstzustände.
85 Prozent fühlten sich weniger reizbar.
83 Prozent waren weniger kälteempfindlich.
82 Prozent waren morgens weniger müde.
81 Prozent hatten weniger Schlafprobleme.
81 Prozent hatten eine verbesserte Libido.
80 Prozent waren weniger nervös.
78 Prozent fühlten sich weniger depressiv.
77 Prozent waren emotional weniger labil.
76 Prozent hatten weniger Gelenkschmerzen.

Die Sicherheitstheorie: Das Leitprinzip meines Transformationsprogramms für die Nebennieren

Unser Körper bekommt ständig Botschaften über unsere Umwelt und passt sich ihnen an. Manche Signale weisen auf eine Bedrohung hin. Dazu gehören offensichtliche Warnsignale wie eine Infektion oder ein Gift sowie solche, die Sie vielleicht gar nicht in Betracht gezogen haben, wie etwa nicht ausreichender Schlaf, übermäßige sportliche Betätigung, ein unberechenbarer Blutzuckerspiegel, mangelhafte Ernährung, Darmdurchlässigkeit und mentaler und emotionaler Stress (soll heißen, das Leben in der modernen Welt). Wenn der Körper Gefahr wahrnimmt, reagiert er mit dem Versuch, uns zu schützen und für die besten Überlebenschancen zu sorgen.

Angesichts einer Bedrohung senkt der Körper den Stoffwechsel und die Reparaturmechanismen ab, um wertvolle Ressourcen zu erhalten und für die Kampf-oder-Flucht-Reaktion bereit zu sein, und setzt zusätzliches entzündungshemmendes Kortisol frei, das seinerseits Blutzucker freisetzt. Diese Reaktion kann unser Überleben unterstützen, wenn sie auf unmittelbare und kurzfristige Bedrohungen hin erfolgt, aber zu stressbedingten Symptomen führen, wenn die wahrgenommene Bedrohung fortbesteht und wir uns nicht sicher fühlen.

Unser Körper hat sich dazu entwickelt (oder ist großartig darauf ausgerichtet), sich an das anzupassen, was erforderlich ist, um das Gleichgewicht beizubehalten. Ein als adaptive Physiologie bezeichnetes Konzept legt nahe, dass unser Körper eine chronische Krankheit als *Anpassung* oder Reaktion auf unsere Umwelt entwickelt. Ich glaube, dass sich Probleme mit den Nebennieren, dem Immunsystem und der Schilddrüse als Anpassungsmechanismus entwickeln, um uns in Zeiten von vermeintlicher Gefahr zu schützen. Diese helfen uns zu überleben, aber damit es uns so gut wie möglich geht und wir uns entwickeln können, müssen wir herausfinden, wodurch die Gefahrensignale ausgelöst werden, sodass wir sie abstellen und unserem Körper zu verstehen geben können, dass wir in Sicherheit sind.

Die gute Nachricht ist, dass es viele Dinge gibt, die wir tun können, damit unser Körper sich sicher fühlt – was ich als das Senden von „Sicherheitssignalen" bezeichne – und jedes Element des ATP, des

Transformationsprogramms für die Nebennieren, ist so konzipiert, dass es Sie genau dabei unterstützt. Durch das, was wir essen (und nicht essen), durch die Art und Weise, wie wir handeln, und mithilfe der Strategien, die wir nutzen, um zu ruhen und die Oxytocin-Ausschüttung zu fördern, können wir wahrgenommene Bedrohungen beseitigen und Gefühle von Sicherheit und Ruhe fördern.

Warum das Transformationsprogramm für die Nebennieren anders und dadurch so hilfreich ist

Anstatt auf Tipps für eine „perfekte" Lebensweise, die nicht zu erreichen ist, konzentriert sich das ATP darauf, Sicherheitssignale zu senden und unsere Widerstandskraft aufzubauen, sodass wir uns in der modernen Welt entwickeln können. Diese Methode akzeptiert die Herausforderungen der realen Welt, die uns daran hindern, einer Art von „perfekter" Ernährung und Lebensweise hinterherzurennen, da das Streben nach Perfektion nur zu noch mehr Stress führen kann. Die grundlegenden Ideen dahinter sind folgende:

- **Es sind keine Tests erforderlich.** Um das Programm so zugänglich wie möglich zu gestalten, verzichten wir während der vier Wochen, die es dauert, auf die Speichel- und Urintests der funktionellen Medizin für die Nebennieren. Sie können zwar hilfreich sein, wenn es darum geht, mögliche Behandlungen zu verstehen, doch bei den meisten Menschen sind sie für die Beseitigung der Symptome nicht erforderlich. Ich weiß, dass diese Tests für viele Menschen nicht ohne Weiteres verfügbar sind, und mein Ziel ist es, mit dem ATP leicht umsetzbare Programme zur Verfügung zu stellen, für die keine Tests erforderlich sind, um deren Nutzen festzustellen. (Nebennierentests lassen Sie am besten bei einem Arzt durchführen, der mit funktioneller Medizin arbeitet. Anm. d. Übers.)
- **Das Weglassen von** Koffein **ist fakultativ, ebenso das lange Schlafen.** Der Nutzen von ausgiebigem Schlaf und die Einschränkung von Koffein auf ein Minimum steht zwar sicher außer Frage, aber Sie brauchen nicht jede Nacht zehn bis zwölf Stunden

zu schlafen, noch müssen Sie Koffein weglassen (gleichgesinnte Kaffeeliebhaber, Sie können jetzt erleichtert aufatmen!). Es ist mir inzwischen klar geworden, dass Schlafmangel und Koffein-Abhängigkeit Symptome einer Funktionsstörung der Nebennieren sind und nicht unbedingt deren Ursache. Um an die Ursachen zu gelangen, arbeiten wir mit einem anderen Ansatz – einen, der sich um die Gründe kümmert, was genau uns daran hindert, gut zu schlafen und warum wir so abhängig von Koffein sind. Wir konzentrieren uns auf Lösungen, die den zirkadianen Rhythmus optimieren, so können Sie tagsüber eine Menge Energie haben und nachts Ruhe finden. Nach ein paar Wochen mit dem Programm für die Nebennieren sollten Sie feststellen, dass Sie weniger abhängig von Koffein sind. Wenn Sie bereit sind, es einzuschränken, können Sie es tun, aber es ist nur eine Option.

- **Eine Hormonergänzung ist nicht notwendig.** Wir verwenden keine Hormone wie Pregnenolon, DHEA und Hydrocortison. Hormone wie Pregnenolon und DHEA werden zwar in vielen Ländern rezeptfrei verkauft, doch ihre Einnahme und Dosierung muss auf jeden einzelnen Menschen persönlich zugeschnitten und professionell begleitet werden, um eine sichere Anwendung zu gewährleisten und sie sind eventuell nicht für jeden geeignet. Stattdessen gleichen wir diese Hormone auf natürliche Weise aus, mit komplementären Heilmethoden, einschließlich der Ernährung, durch einen ausgeglichenen zirkadianen Rhythmus, Strategien zur Selbstfürsorge und persönlicher Veränderungsarbeit sowie mit gezielten Maßnahmen, die auf die Ursachen ausgerichtet sind.
- **Gezielte wirksame Ergänzungsmittel.** Das Ergänzungsprogramm für ATP geht über das sogenannte „ABC" der Nebennierenunterstützung (Adaptogene, B-Vitamine und Vitamin C) hinaus, zielt auf die zugrundeliegenden Ungleichgewichte, die bei Menschen mit Nebennierenproblemen sehr häufig vorkommen, und arbeitet mit breitgefächerten, multifunktionalen Ergänzungsmitteln, um die häufigsten Ursachen einer Nebennierenfunktionsstörung zu beseitigen (wie etwa Blutzuckerschwankungen, Schlafmangel, Entzündungen und mitochondrialer Stress). Diese sind zwar meiner Erfahrung nach nicht erforderlich, doch zu den

besten Ergebnissen kommt es, wenn Menschen Ergänzungsmittel zusätzlich zu den anderen Elementen des Programms nutzen.

- **Der Schwerpunkt liegt darauf, Ihrem Körper das Gefühl von Sicherheit zu geben.** Da ich fest davon überzeugt bin, dass sich die Funktionsstörung der Nebennieren als Anpassungsmechanismus entwickelt, weil wir uns in unserer Umgebung nicht sicher fühlen, stellt das ATP das Gleichgewicht wieder her, indem es die Signalmuster für Gefahr und die alltäglichen Gewohnheiten, die wir nicht mehr brauchen, durch neue ersetzt, die Sicherheit und Genesung unterstützen.
- **Ein Instrumentarium zur Veränderung der Denkweise.** Nicht zuletzt erfordert ein nachhaltiges hormonelles Gleichgewicht der Nebennieren oft eine tiefgreifende Veränderungsarbeit, die die Widerstandsfähigkeit aufbaut. Ohne diese riskieren wir, in dieselben alten Muster und Routinen zurückzufallen, die zu unserer Nebennierenfunktionsstörung beigetragen und uns immer wieder an den Rand der Erschöpfung gebracht haben – egal, wie sorgfältig wir eine Diät für das Gleichgewicht des Blutzuckerspiegels einhalten. Mich von meinen früheren Einstellungen zu trennen, die veralteten Glaubensmuster aus der Kindheit loszulassen und die Dinge nicht mehr zu akzeptieren, die bei mir nicht funktionieren, waren notwendige Bestandteile, um den Teufelskreis von Heilung und Erkrankung meiner Nebennieren zu durchbrechen. Wenn man, neben anderen transformierenden Praktiken, lernt, den Körper physisch und geistig zu stärken, sich selbst gegenüber auf eine mehr mitfühlende Denkweise einzulassen, sich gesunde Grenzen zu setzen und sich um ein eventuelles Trauma zu kümmern, wird die Art und Weise, wie man auf Stress reagiert, neu vernetzt und ermöglicht es einem, sich in unserer modernen Welt zu entwickeln. Hier kommt die „Transformation" des ATP ins Spiel!

Nachdem ich meine Nebennieren mit meiner neuen Methode ausgeheilt hatte, hatte ich das dringende Bedürfnis, alles, was ich gelernt hatte, an andere Menschen weiterzugeben, die eine wirksame und leichter zugängliche Möglichkeit brauchen, um ihnen zu helfen und sie in die Lage zu versetzen, die Funktionsstörung ihrer Nebennieren zu beseitigen.

Mithilfe der in diesem Buch beschriebenen Programme können Sie Ihre Symptome reduzieren und sogar beseitigen und mehr Stärke und Widerstandskraft für viele weitere Jahre erringen. Mein Ziel ist es, diese Strategien für Ihre Genesung so stark wie möglich zu vereinfachen und Ihnen viele altbewährte Tipps und Techniken aus dem wirklichen Leben, Unterstützung und Motivation mit auf den Weg zu geben. Wahrscheinlich müssen Sie wie ich mit zahlreichen Anforderungen jonglieren, die an Ihre Zeit und Ihre Aufmerksamkeit gestellt werden. Doch die Wahrheit ist: Das Programm funktioniert nur, wenn Sie es durchführen. Es kann Ihnen besser gehen, doch dazu gehören Veränderungen in Ihrer Lebensweise und in Ihrer Alltagsroutine. Nur Sie können diese Veränderungen durchführen.

Im Laufe der letzten paar Jahre hat der Online-Kurs sehr vielen Menschen geholfen, wieder gesund zu werden und nun hoffe ich, dass es Ihnen auch so gehen wird:

„Ich fühlte mich so wie vor mehr als 10 Jahren! Ich bin 57 und hatte wieder die Energie, die ich mit 27 hatte!! Ich habe draußen unglaublich viel Arbeit erledigt (wie das Zuschneiden von Büschen und Jäten – alles Dinge, die ich wegen meiner Gelenkschmerzen nicht machen konnte) und es geht mir großartig! Keine Schmerzen. Kein Energieverlust. Kein Bedarf an einem Erholungsschlaf am nächsten Tag! Mein Mann hat den Kindern erzählt, dass er mit mir gar nicht Schritt halten kann! Es war bisher immer andersherum gewesen!" – Natasha B.

„Ich habe diesen Kurs geliebt. … Ich habe mich an die Programme gehalten und spüre deutliche Verbesserungen. Der Nebel im Gehirn hat sich verzogen! Mein Gedächtnis ist besser geworden. Ich habe weniger Muskelschmerzen, vor allem nach dem Sport. Ich habe mehr Energie und kann besser schlafen. Ich kann besser mit Stress umgehen. Ich habe abgenommen. Und, ganz wichtig, ich fühle mich großartig!" – Mariana P.

Ein herzliches Willkommen allen von Hashimoto Betroffenen

Wenn Sie bereits meine vorherigen Bücher gelesen oder sich meiner Online-Gemeinschaft angeschlossen haben, fühle ich mich geehrt, dass Sie auch dieses Buch zur Hand genommen haben und weiterhin darauf vertrauen, dass ich Ihnen genauere Orientierungshilfe geben und Sie mit Programmen versorgen kann, um Sie auf Ihrem Genesungsweg zu unterstützen.

Wenn Symptome wie Müdigkeit und Erschöpfung, ein vernebeltes Gehirn, eine geringe Libido, Angstzustände und Gelenkschmerzen auftreten, kann das daran liegen, dass die Schilddrüse dafür verantwortlich ist. Viele meiner Klientinnen und Klienten mit einer Hashimoto-Thyreoiditis gehen davon aus, dass sie zusätzliche Schilddrüsenhormone nehmen müssen. Sie berichten anfänglich vielleicht, dass sie sich nach Beginn der Einnahme energiegeladener fühlen, doch in der Folgezeit geht es ihnen meist immer schlechter..., bis sie genau wieder dort angekommen sind, wo sie vor den Schilddrüsenmedikamenten waren. Dann gehen sie wahrscheinlich für eine Blutuntersuchung wieder in Behandlung, nur um sich sagen lassen zu müssen, dass ihre Laborwerte für die Schilddrüse normal sind.

Dabei ist den meisten Menschen, auch den meisten schulmedizinischen Fachleuten, nicht klar, dass der Grund für ihre Symptome tatsächlich eine gestörte Bildung von Nebennierenhormonen ist. Die Nebennieren setzen mehrere Hormone frei, die Einfluss auf eine Vielzahl von Funktionen im Körper haben, unter anderem die Stresstoleranz, Entzündungen, den Blutzucker, den Sexualtrieb und das Körperfett. Eine Funktionsstörung der Nebennieren zieht eine Kaskade von hormonellen Ungleichgewichten nach sich, einschließlich der Fehlsteuerung von Kortisol, unseres wichtigsten „Stress"-Hormons, das in einer komplizierten Feedbackschleife mit der Schilddrüse verbunden ist. In den frühen Stadien erhöht ein hoher Kortisolspiegel die Antikörperbildung und hemmt die periphere Umwandlung von T4, des inaktiven Schilddrüsenhormons, in T3, das aktive Hormon.

Gleichzeitig fördert Kortisol die Bildung von reversem T3 (rT3), einem biologisch unwirksamen Schilddrüsen-Metaboliten, der an die T3-Hormonrezeptoren bindet und sie blockiert und somit die notwendigen Reaktionen verhindert sowie zu Symptomen einer Schilddrüsenunterfunktion führen kann, trotz ausreichender Mengen von Schilddrüsenhormonen und „normaler" Laborergebnisse (insbesondere, wenn nur das Schilddrüsen stimulierende Hormon [TSH] bestimmt wird). Kortisol verhindert auch die Freisetzung von TSH und stoppt die Bildung weiterer Schilddrüsenhormone. Diese Hemmung soll zum Teil die ungestörte Kortisolbildung ermöglichen, da Schilddrüsenhormone dazu beitragen, dass Kortisol zum inaktiven Kortison abgebaut wird.

Bleibt die Nebennierenstörung bestehen, sinkt der Kortisolspiegel schließlich ab, doch es kommt zu Symptomen des ansteigenden reversen T3. Denn der Körper, der versucht, so viel aktives Kortisol wie möglich zu erhalten, verlangsamt die Schilddrüsenfunktion und die dadurch hervorgerufene Unterfunktion soll den Abbau von Kortisol verhindern.

Menschen mit einer Hypothyreose können ergänzende Schilddrüsenhormone gegen dieses Ungleichgewicht verordnet werden. Wenn jedoch nur Schilddrüsenhormone gegeben werden, ohne dass die Nebennieren Unterstützung bekommen, kann der niedrige Kortisolspiegel aufgrund der Feedback-Schleife weiter absinken. Meine Klientinnen und Klienten mit ungelösten Nebennierenproblemen berichten oft, dass es ihnen mit den Schilddrüsenhormonen anfänglich besser, im Zuge der weiteren Einnahme aber schlechter geht.

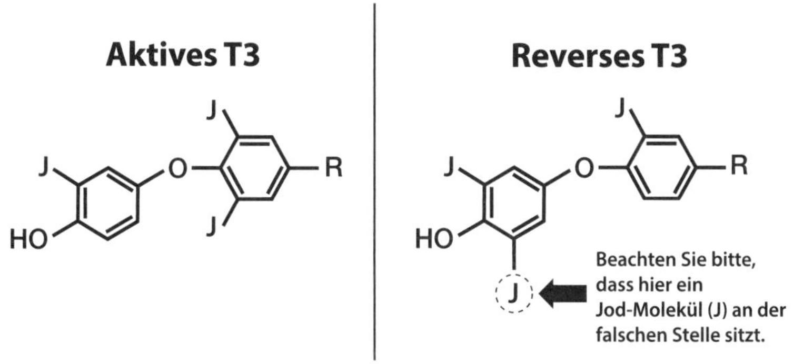

Aktives T3

J J J HO O R

Reverses T3

J J HO O R J

Beachten Sie bitte, dass hier ein Jod-Molekül (J) an der falschen Stelle sitzt.

Bei Menschen mit Hashimoto wird jedoch die Nebennierenfunktion nicht routinemäßig kontrolliert, und die meisten Blutuntersuchungen bringen die mit dieser Art der Nebennierenfunktionsstörung einhergehenden Muster, die hinter den häufigen, aber nicht normalen Stresssymptomen liegen, nicht ans Licht. Außerdem hält die Schulmedizin die Nebennierenfunktionsstörung meist nicht für eine „echte" Diagnose, deshalb werden auch keine entsprechenden Tests des Speichels oder des Urins gemacht.

Die Unterstützung der Nebennieren ist ein wichtiger Teil, um Hashimoto zu überwinden und gehört zu den ersten Maßnahmen, die ich allen meinen Klientinnen und Klienten empfehle. Da ich weiß, dass der Zugang zu Tests der funktionellen Medizin eingeschränkt sein kann, ist dieses Programm so konzipiert, dass es auf Ihren Symptomen beruht, selbst ohne dass Sie Zugang zu den Nebennierentests haben. Nach Durchlaufen der Programme

haben Klientinnen und Klienten berichtet, dass sie mehr Energie haben, abnehmen, sich stärker, ruhiger, weniger emotional fühlen und festgestellt haben, dass ihre Libido zurückkommt.
Das ATP in diesem Buch konzentriert sich tiefgehender auf die Ausheilung der Nebennieren und beruht auf allem, was ich gelernt habe, dazu gehört auch meine erweiterte Recherche und die Erfahrungen, seit ich das Erholungsprogramm für die Nebennieren schrieb, das ich in meinem 2017 veröffentlichten Buch *Das Hashimoto-Programm* aufgenommen habe.

Wie man dieses Programm am besten nutzt und zu einer Erfolgsgeschichte macht

Im Laufe des ATP-Programms werde ich Ihnen zeigen, wie Sie Ihre Stressreaktion wieder ins Gleichgewicht bringen, indem Sie Veränderungen der Lebensweise in Ihren Alltag einbauen und wie Sie die Hürden beseitigen können, die Sie eventuell daran hindern, wieder gesund zu werden. Seien Sie bereit, sich selbst mit Liebe und positiver Energie zu überhäufen! Ich möchte Sie dazu ermutigen, Verhaltensweisen anzunehmen, die Ihnen helfen, das Programm bestmöglich zu nutzen und die meiner Erfahrung nach am häufigsten zum Erfolg führen:

- **Nehmen Sie eine positive lösungsorientierte Haltung ein:** Eine hoffnungsvolle, optimistische Perspektive erleichtert die Annahme neuer Strategien und fördert zugleich Ihr Selbstvertrauen und Ihre Widerstandsfähigkeit. Wenn es Ihnen eine Zeitlang nicht gut ging, ist es ganz natürlich, sich geschlagen zu geben und auch nichts unternehmen zu wollen, weil Sie Angst haben, dass nichts funktioniert, doch denken Sie bitte daran, dass uns selbst kleine positive Veränderungen auf den Weg zur Genesung führen können.
- **Seien Sie bereit zu handeln:** Lassen Sie nicht zu, dass es durch die Analyse Ihrer Situation zur Lähmung kommt, und Sie so daran gehindert werden, eine Diät oder andere Strategien auszuprobieren.

- **Vertrauen Sie Ihrem Körper:** Hören Sie auf die Botschaften Ihres Körpers, nehmen Sie sie ernst und vertrauen Sie darauf, dass sie Sie bei Ihren Aktivitäten leiten. Dazu gehört auch, dass Sie ruhen, wenn Sie Ruhe brauchen.
- **Akzeptieren Sie die Unterstützung eines liebenden Menschen in Ihrem Leben, eines Freundes, einer Freundin, eines Familienmitglieds oder eines unterstützenden Netzwerks:** Stützen Sie sich auf die Menschen, die das Beste für Sie wollen. Sie müssen diesen Weg nicht allein gehen.
- **Seien Sie dankbar für kleine positive Ereignisse und Verbesserungen und feiern Sie kleine Erfolge:** Jede positive Veränderung Ihrer Gesundheit und Ihres Wohlbefindens ist es wert, anerkannt zu werden. Sie haben hart dafür gearbeitet!
- **Glauben Sie daran, dass Sie es wert sind:** Sie verdienen es, gesund zu sein und Sie verdienen es, zu genesen. Nehmen Sie sich Zeit, machen Sie sich die Mühe und gönnen Sie sich die Ressourcen, die es Ihnen ermöglichen, Ihre Bedürfnisse zu erfüllen.
- **„Leben" Sie:** Kosten Sie das Leben voll aus. Versuchen Sie nicht, sich aus der Welt zurückzuziehen oder Ihre Träume und Ambitionen zurückzustellen, bis es Ihnen besser geht. Wenn Sie das bisher wegen Ihrer Symptome gemacht haben, dann sollten Sie keine Angst mehr davor haben! Ich habe festgestellt, dass die Menschen, die nicht aufhören zu leben, nur weil sie ein gesundheitliches Problem haben, diejenigen sind, die schneller, tiefgreifender und grundlegender genesen.
- **Geben Sie Ihr Bedürfnis auf, jede Situation unter Kontrolle haben zu müssen**: Die Tendenz zur Kontrolle loszulassen kann schwer sein (das weiß ich aus eigener Erfahrung!), doch sie trägt zu Ihrer Stressbelastung bei und behindert Ihre Genesung.
- **Seien Sie geduldig und hartnäckig:** Ihr Gesundheitszustand verändert sich nicht über Nacht oder durch irgendeine Maßnahme. Dieses Buch führt Sie durch die Programme und hilft Ihnen, zu den Ursachen Ihrer Nebennierenprobleme zu gelangen, doch nur mit Hartnäckigkeit und Geduld werden Sie herausfinden, was Ihr einzigartiger Körper braucht, um wieder ins Gleichgewicht zu kommen.

Seien Sie vor allem freundlich und sanft im Umgang mit sich selbst. Genesung ist eine Reise. Sie brauchen nicht perfekt zu sein, damit es Ihnen besser geht. Jeder noch so kleine Schritt in Richtung Genesung ist ein Schritt in die richtige Richtung. Sie sind jetzt hier und Sie leisten bereits wichtige Arbeit!

Warum glaubt mein Arzt nicht, dass es die Nebennierenschwäche gibt?

Wenn Sie im Netz nachgesehen und versucht haben, ein paar Antworten darauf zu finden, warum Sie das Gefühl haben, nicht mehr Sie selbst zu sein, sind Sie wahrscheinlich auf den Begriff „Nebennierenschwäche" gestoßen und von all den widersprüchlichen Botschaften darüber ziemlich verwirrt.

Einerseits gibt es einige medizinische Fachgesellschaften wie die Gesellschaft für Endokrinologie, die behaupten, „es gibt keinen wissenschaftlichen Beweis, der die Nebennierenschwäche als wirkliches Krankheitsbild unterstützt", und in namhaften medizinischen Zeitschriften veröffentlichte Forschungsarbeiten, die erklären, eine systematische Überprüfung von fast sechzig Studien „beweist, dass es keine Begründung für eine ‚Nebennierenschwäche' als tatsächliches Krankheitsbild gibt. Daher ist die Nebennierenschwäche noch immer ein Mythos."

Andererseits gibt es sehr bekannte, respektierte Fachleute aus der funktionellen, naturheilkundlichen und integrativen Medizin, die ihre Existenz bestätigen, erklären, wie es dazu kommt und Behandlungsmethoden anbieten. Um die Dinge noch komplizierter zu machen, haben nun einige Fachleute der integrativen Medizin damit begonnen, die Nebennierenschwäche ebenfalls als Mythos zu bezeichnen.

Es war ziemlich interessant für mich zu erkennen, dass das, was da vor sich geht, großenteils durch eine Unstimmigkeit bezüglich der Wortwahl verursacht ist und dem damit verbundenen physiologischen Konzept, das hinter dem Bündel der realen und frustrierenden Symptome steckt. Der Begriff „Nebennierenschwäche" wurde 1998 erstmals von Dr. James L. Wilson benutzt, um die suboptimale Nebennierenfunktion aufgrund von Stress zu kennzeichnen. Der Gedanke war, dass die Nebennieren, durch Stress und die übermäßige Kortisolausschüttung überfordert, nicht mehr in der Lage sind, genügend Kortisol und andere Nebennierenhormone zu bilden.

Wilsons neuer Begriff eignete sich gut zur Beschreibung eines Bündels an Symptomen, zu dem unter anderem Müdigkeit und Erschöpfung, Schlaflosigkeit und Verlangen nach Salzigem und Süßem gehören. Er diente außerdem dazu, diesen Zustand von der Addisonschen Krankheit (auch als Nebenniereninsuffizienz bekannt) zu unterscheiden, einer seltenen, lebensbedrohlichen Störung, bei der die Nebennieren nicht genügend Kortisol bilden können. Morbus Addison wird meist durch eine autoimmune Schädigung der Nebennieren verursacht, die zu ähnlichen, aber stärkeren Symptomen führt, wie einer extremen Müdigkeit und Erschöpfung, Gewichtsverlust, Dunkelfärbung der Haut, niedrigem Blutdruck und einem niedrigen Blutzuckerspiegel.

Da wir uns mittlerweile mehr Wissen über den Körper und seine Reaktion auf Stress angeeignet haben, wurde uns klar, dass die ursprüngliche Beschreibung der Mechanismen hinter der Nebennierenschwäche nicht zutreffend ist. Die meisten Fachleute, die mit der modernen integrativen Medizin arbeiten, gehen davon aus, dass die Nebennieren durch chronischen Stress nicht „erschöpft", abgekämpft, schläfrig, müde, träge oder faul werden.

Stattdessen besagt der neu vorgeschlagene Mechanismus, dass ein Abbruch der Kommunikation zwischen den Organen der HPA-Achse zu einem Ungleichgewicht bei den Nebennierenhormonen führt. Die Nebennieren selbst können völlig gesund und absolut in der Lage sein, ihre Hormone zu bilden, doch durch den Abbruch der Kommunikation dringt die Botschaft eventuell nicht zu ihnen durch, um die Hormone zu bilden oder sie zum richtigen Zeitpunkt zu bilden. „Störung der HPA-Achse" (oder „Funktionsstörung der Nebennieren") ist nun der Begriff für das Bündel von Stresssymptomen, da er zutreffender beschreibt, was im Körper geschieht. Außerdem wird für die verminderte Kortisolbildung der Begriff „Hypokortisolismus" benutzt. Dennoch debattiert die Schulmedizin weiter über den eng gefassten Begriff Nebennierenschwäche, was zu jener faszinierenden allzu starken Vereinfachung führt, dass es diese Krankheit gar nicht gäbe.

Die mit funktioneller Medizin arbeitende Naturheilkundlerin Marcelle Pick erklärte es am besten mit den Worten: „Ich konzentriere mich auf die *Ermüdung und Erschöpfung*, die oft das schlimmste Symptom dieser Krankheit ist, die wir als Nebennierenschwäche kennengelernt haben. Und oft wird diese Müdigkeit und Erschöpfung durch eine Funktionsstörung in den Nebennieren verursacht, die zu einem unausgeglichenen Kortisolspiegel führt. Auf diese Weise ergibt dieser Begriff sehr viel Sinn. Wenn wir dafür vielleicht ‚Ermüdung/Erschöpfung aufgrund einer Funktionsstörung der Nebennieren' sagen würden, gäbe es weniger Debatten darum, ob diese Krankheit existiert oder nicht. Wie auch immer wir sie nennen, es gibt ganz reale Symptome, die durch eine Funktionsstörung der Nebennieren verursacht werden."

Die Testmethoden und die Interpretation der Testergebnisse unterscheiden sich bei schulmedizinisch und mit funktioneller Medizin arbeitenden Fachleuten ebenfalls.

Schulmediziner nutzen Bluttests und gelegentliche bildgebende Verfahren für die Nebennieren, um dort nach bestimmten Störungen wie etwa der Addisonschen Krankheit oder dem Cushing-Syndrom (einer exzessiven Kortisolbildung durch die Nebennieren) und einer übermäßigen oder nicht ausreichenden Bildung von Nebennierenhormonen aufgrund von Knötchen oder Tumoren auf den Nebennieren oder der Hypophyse zu suchen, kennen sich aber mit der breiter gefassten Definition der Nebennierenfunktionsstörung nicht gut aus. Sie arbeiten nicht mit den Urin- und Speicheltests, wie das in der funktionellen Medizin gemacht wird, da diese Verfahren meist nicht von der Krankenversicherung bezahlt werden. Zudem wird vielen Menschen mit Stress bedingten Symptomen oft gesagt, ihre Laborergebnisse seien normal, ihre Symptome seien normal oder – noch schlimmer – ihre Symptome spielen sich alle nur in ihrem Kopf ab.

Schulmedizin: Testmethode und Interpretation der Nebennierentests	Suche nach der Ursache: Testmethode und Interpretation der Nebennierentests
Bluttests auf Natrium, Kalium, den Kortisolspiegel, ACTH-Stimulationstests, eine Insulin-abhängige Hypoglykämie, 21-Hydroxlase-Antikörper (Nebennieren-Antikörper) und bildgebende Verfahren der Nebennieren zur Diagnose von Morbus Addison.	Bewertung der Symptome und Tests auf Kortisol, DHEA sowie auf andere Hormone mehrmals täglich aus dem Speichel oder aus dem Urin, um zu verstehen, nach welchem Muster der Körper über den Tag Kortisol freisetzt.
Wenn die Tests einen Morbus Addison ergeben, wird Hydrocortison, Prednisolon oder Methylprednisolon gegeben, um Kortisol zu ersetzen sowie Fludrocortison als Ersatz für Aldosteron. Die Medikamente sind überlebensnotwendig und lebenslang einzunehmen.	Wenn die Testergebnisse fehlgesteuerte Kortisol-Muster/-Spiegel zeigen, muss man sich mit der Stressreaktion befassen. Veränderungen der Lebensweise und Ergänzungsmittel werden drei Monate bis zwei Jahre lang gegeben, um die Symptome zu beseitigen, damit es uns wieder gut geht.

Absender:

Name

Straße / Hausnr.

PLZ Ort

Land

Telefon

Telefax

E-Mail

Bitte ausreichend frankieren

Deutsche Post

ANTWORT

VAK Verlags GmbH
Eschbachstraße 5
79199 Kirchzarten
Deutschland

Es ist so wichtig, Addison richtig zu diagnostizieren und die lebensrettenden Behandlungen mit Steroiden anzubieten, die der Körper nicht mehr bilden kann. Ich kenne mich zwangsläufig gut mit Addison aus, denn mein Hund Boomer ist davon betroffen, und die konventionelle Tiermedizin rettete sein Leben. Und ich weiß, dass dank einer rechtzeitigen Addison-Diagnose viele Leben gerettet werden können. Ich bin zwar sehr dankbar, dass es die Schulmedizin gibt, doch ich weiß auch, dass es eine Herausforderung sein kann, jemanden zu finden, der einem zuhört und auf eine Funktionsstörung der Nebennieren testen kann, es sei denn, es handelt sich um jemanden, der auch in integrativer oder funktioneller Medizin ausgebildet ist oder über Zivilisationskrankheiten Bescheid weiß. Zu den Gründen, warum ich das ATP ins Leben gerufen und dieses Buch geschrieben habe, gehört, dass ich Ihnen das Verständnis dafür vermitteln wollte, warum Sie Ihre Symptome haben und um Ihnen das Wissen an die Hand zu geben, das Sie brauchen, um Ihre Gesundheit wiederzuerlangen.

Was sollte Sie von all dem abhalten?

- Was Sie erleben, ist real. Ihre Symptome sind real.
- Ihr Zustand wird am besten als Funktionsstörung der HPA-Achse, Funktionsstörung der Nebennieren, beeinträchtigte Stressreaktion oder Hypokortisolismus, eine verminderte Kortisolbildung (in den fortgeschrittenen Stadien), beschrieben und nicht mit dem eng gefassten Begriff „Nebennierenschwäche“.
- Veränderungen in Ihrer Lebensweise, um chronischen Stress abzubauen und Ihre Nebennieren sowie die gesamte HPA-Achse zu pflegen, helfen Ihnen, damit es Ihnen besser geht. Im Laufe des Buches stelle ich Ihnen verschiedene fundierte und innovative Maßnahmen vor.

Sie können das

Ein neues Programm zu beginnen ist eine großartige Gelegenheit, um von vorn anzufangen! Die nächsten vier Wochen bieten Ihnen die Zeit, um das Vergangene loszulassen, von der Zukunft zu träumen und dafür zu planen. Es ist „Ihre Zeit für sich“, eine Chance, um herunterzuschalten und sich auf sich selbst zu konzentrieren. Ich setze große Hoffnungen auf Sie und Ihre Veränderung!

Wahrscheinlich haben Sie es satt, müde zu sein, sich vergeblich anzustrengen und viel Geld auszugeben, ohne dass es Ihnen viel besser geht. Ich weiß, wie sich das anfühlt, denn so weit war ich auch schon. Obwohl ich selbst Gesundheitsdienstleisterin bin, habe ich mich zu lange mit Müdigkeit und Erschöpfung, dem Reizdarmsyndrom, Säurereflux, Haarausfall, einem Karpaltunnelsyndrom und Angstzuständen herumgeschlagen. Ich zweifelte so sehr daran, dass es mir je besser gehen würde und saß nach der Arbeit auf meiner Couch, zu müde, um etwas anderes zu tun, als vor meinem Fernseher abzuhängen.

Zuerst hielten mein Freundeskreis und meine Familie mich für verrückt, weil ich unkonventionelle Dinge ausprobierte. Doch ich ließ mich nicht davon abbringen und nutzte meine Ausbildung zur Apothekerin, um die Auslöser meiner Krankheit zu überwinden, und erholte mich. Und nachdem ich endlich keine Kopfschmerzen, Gelenkschmerzen, Müdigkeit und Erschöpfung, Blähungen, Stimmungsschwankungen und Probleme mit dem Gewicht mehr hatte, konnte ich endlich das Leben beginnen, das ich leben sollte – und Sie können das auch!

Das ATP destilliert die hilfreichsten, am besten erreichbaren und umsetzbaren Ratschläge zu einem praktischen Genesungsweg, sodass Sie sofort anfangen können, Ihre Gesundheit wiederzuerlangen und sich täglich dynamischer, erfrischter und zuversichtlicher zu fühlen.

Der folgende Ausblick zeigt, worauf wir uns konzentrieren wollen, um Ihre Stressreaktion auszugleichen und Ihre Nebennieren auszuheilen und zu pflegen:

- **Den Blutzucker ins Gleichgewicht bringen:** Hier werden Sie großartige Verbesserungen feststellen, wenn Ihre Blutzuckerschwankungen der Vergangenheit angehören.
- **Die Entzündungsherde eindämmen:** Das Meiden von entzündungsfördernden Nahrungsmitteln kann die Symptome deutlich reduzieren (manchmal über Nacht).
- **Nährstoffe ausgleichen:** Schmackhafte Nahrungsmittel verhelfen Ihrem Körper wieder zur Gesundheit. Ergänzungsmittel sind zwar nicht erforderlich, doch mit den richtigen gehen zusätzliche Symptome zusehends zurück und es kommt zu optimalen Ergebnissen.

- **Wiederherstellen eines ausgeglichenen zirkadianen Rhythmus:** Nach dem zirkadianen Rhythmus zu leben verhilft Ihnen zur bestmöglichen Erholung, damit Ihr Körper beginnen kann, sich selbst wieder in Ordnung zu bringen.
- **Unterstützung der Mitochondrien:** Indem wir unsere Mitochondrien unterstützen, verhelfen wir dem Körper zur optimalen Energiebildung.
- **Stressabbau:** Sie werden Möglichkeiten finden, um den mentalen und emotionalen Stress zu verringern, indem Sie mitfühlend mit sich selbst sind und mithilfe entsprechender nachhaltiger Praktiken ein ständiges Wohlbefinden unterstützen.
- **Widerstandsfähigkeit aufbauen:** Sie lernen, Dinge loszulassen, die Sie belasten, werden flexibler und bekommen die Instrumente an die Hand, die Sie brauchen, um sich schneller zu erholen.

Egal, wo Sie sich auf Ihrem Genesungsweg gerade befinden, Sie sollen wissen, dass Sie das hinbekommen. Es wird nicht leicht, aber Sie sind es wert. Ich bin begeistert und stolz, dass ich Sie anleiten und animieren darf, während Sie an Ihrer Erfolgsgeschichte arbeiten.

Zusammenfassung der wesentlichen Punkte für Ihren Weg aus Kapitel 1

- Wenn Sie an den rätselhaften Symptomen leiden, die mit überlasteten Nebennieren einhergehen, von Angstzuständen und schlechtem Schlaf, bis zu einem vernebelten Gehirn und Verlangen nach bestimmten Nahrungsmitteln, dann werden Sie wahrscheinlich von der Unterstützung der Nebennieren profitieren. Zwar treten Nebennierenprobleme häufig zusammen mit Schilddrüsenkrankheiten und anderen Autoimmunerkrankungen auf, doch diese müssen bei einem Ungleichgewicht der Nebennieren nicht unbedingt vorliegen.
- Das ATP ist ein neuer Ansatz. Über die traditionellen Programme der funktionellen Medizin hinaus, deren Schwerpunkt auf bestimmten „Entscheidungen" hinsichtlich der Lebensweise liegt, etwa dem Weglassen von Koffein und zusätzlichen Testverfahren, ist das ATP ein gangbarer Weg (keine Tests, keine Hormonzufuhr),

um seine Gesundheit selbst in die Hand zu nehmen, zu genesen und sich weiterzuentwickeln.

- Zu Nebennierenproblemen kommt es, wenn unser Körper sich nicht sicher fühlt. Wir können ihm über die Nahrungsmittel, die wir essen (und die wir nicht essen) sowie über die Art und Weise wie wir handeln, Sicherheitssignale senden.
- Das ATP ist dazu konzipiert, um Ihnen die Veränderungen für Ihre Genesung zu erleichtern, doch nur Sie allein können diese Veränderungen umsetzen. Neben anderen stärkenden Verhaltensweisen können Sie durch eine positive Haltung und die Bereitschaft, das zu tun, Ihre eigene Erfolgsgeschichte gestalten.
- Sie können das!

Um sich mit den wissenschaftlichen Belegen zu beschäftigen, die in diesen und in allen weiteren Kapiteln zitiert werden, besuchen Sie uns bitte online unter https://thyroidpharmacist.com/atpbooksnotes.

(Anm. d. Übers. Für alle englischsprachigen Links, auf die die Autorin hinweist, sind gute Englischkenntnisse erforderlich.)

Kapitel 2

Die Ursachen einer Funktionsstörung der Nebennieren verstehen

Wenn Sie an einer Funktionsstörung der Nebennieren leiden, besteht die Gefahr, dass Sie sich nicht mehr wiedererkennen. Jessica, eine 42 Jahre alte Immobilienmaklerin mit zwei Kindern im Schulalter, hatte das Gefühl, dass sie nicht mehr der Mensch war, der sie einmal gewesen ist. Sie hatte trotz einer Diät erheblich zugenommen und ständig Schmerzen in den Gelenken sowie im ganzen Körper. Früher war sie Triathletin, doch jetzt bereitet es ihr Schwierigkeiten, ins Auto ein- und wieder auszusteigen, um ihre täglichen beruflichen Termine wahrzunehmen. Ihr Gedächtnis schien sie im Stich zu lassen, und sie machte sich Sorgen über Einkommensverluste, denn sie konnte mit ihren vielen anspruchsvollen Kunden und den ununterbrochenen Fristen nicht Schritt halten. In ihrem persönlichen Leben herrschte ebenfalls Chaos. Ihr Ehemann seit 15 Jahren, der für sie ihr Seelengefährte war, beklagte sich, dass sie jetzt überhaupt keine Libido mehr hatte. Sie stellte fest, dass sie aufbrausend war und an den meisten Tagen ihre Kinder anschrie. Sie kümmerte sich sonst immer hingebungsvoll um ihre Kinder, nahm sich sogar manchmal frei, um nach der Schule mit ihnen besondere Ausflüge zu machen, doch nun war alles anders. Nachdem sie vor Kurzem wegen einer Nichtigkeit ausgerastet war, fand sie ihre achtjährige Tochter schluchzend im Bad. Obwohl Jessica den ganzen

Tag unter Erschöpfung litt, konnte sie abends schwer einschlafen und trank oft ein paar Gläser Wein, damit sie schläfrig wurde, wachte jedoch mitten in der Nacht auf und lag stundenlang wach, bevor sie wieder einschlafen konnte!

Nach einer Reihe von Bluttests hatte ihr Arzt ihr gesagt, alles sei wieder im Normbereich, trotzdem ging es ihr jeden Tag schlechter. Sie wusste nicht genau, was sie vom ATP, dem Transformationsprogramm für die Nebennieren, erwarten konnte, wollte aber wieder zu sich selbst finden und probierte es voller Enthusiasmus aus. Nachdem sie sich danach gerichtet und ihrem Körper zahlreiche Sicherheitssignale gesendet hatte, berichtete sie begeistert von deutlichen Verbesserungen: „Ich habe mehr Energie, um den Tag anzupacken. Meine Schmerzen im Körper sind zurückgegangen. Ich schlafe jede Nacht gut und die ganze Nacht durch! Es geht mir besser als seit mehr als zehn Jahren, und ich fahre auch meine Kinder nicht mehr so oft an. Mein Mann sagt, mein Funkeln ist wieder da!"

Wie Jessica haben viele meiner Klientinnen und Klienten berichtet, dass sie sich wieder mehr wie sie selbst fühlen und auch, als sehe die Welt besser aus, nachdem sie die gezielten Maßnahmen durchgeführt haben, die ich gegen ihre gestörte Stressreaktion empfehle. Das Verrückte daran ist, dass die Menschen in nur zwei bis vier Wochen wichtige Besserungen von Symptomen feststellen, die sie jahrzehntelang gehabt hatten. Woran liegt das? Unsere Nebennieren und die Hormone, die sie bilden, beeinflussen nahezu jeden Aspekt unserer körperlichen und emotionalen Gesundheit. Sind die Nebennieren im Gleichgewicht, erhöht sich unser Energieniveau, unser Denken wird klarer und konzentrierter, die Menschen sind auf magische Weise weniger genervt, Stress wird leichter handhabbar, Schmerzen werden weniger und guter Schlaf wird normaler.

In manchen Fällen kann die Wiederherstellung der Nebennierenfunktion auch der Schlüssel zur Stärkung der Sexualhormone und der Libido sein. Wir jubelten alle, als eine unserer Teilnehmerinnen erzählte: „Als ich meinen lieben Schatz umarmte, bevor er ging, da ist es passiert!! Hallo, Schatz, ein bisschen Liebe gefällig? Ha, ha. Hey, Libido, wo bist du gewesen?! Ein kleiner Sieg."

Um zu verstehen, warum der Ausgleich der Nebennieren zu solch positiven Ergebnissen führen kann – und wie es überhaupt zu einer

Funktionsstörung der Nebennieren kommt –, ist es hilfreich, mehr über die Nebennieren und ihr Rolle im Körper zu wissen und was erforderlich ist, um sie aus dem Überlebensmodus wieder in den Lebensmodus zu bringen.

Sie brauchen nicht Biochemie zu studieren, um sich selbst heilen zu können, doch ich weiß, dass manchen Menschen ein gutes Hintergrundwissen hilft, um sich auf all die Programme einlassen zu können (oder vielleicht ist das auch nur bei mir so?).

Die Nebennieren

Die Nebennieren, die oft als unsere Stress-Drüsen bezeichnet werden, sind zwei kleine dreieckige Organe. Auf jeder Niere sitzt eine von ihnen. Wenn wir im Gleichgewicht sind, bilden sie genau die richtige Menge und die richtige Art von wichtigen Hormonen, damit wir mit Stress zurechtkommen. Der Umgang mit Stress ist überlebenswichtig. Jede Drüse besteht aus zwei separaten Teilen, einem inneren, dem Nebennierenmark, und einem äußeren, der Nebennierenrinde, die unterschiedliche Hormone bilden.

Das Mark setzt Hormone als Reaktion auf unmittelbaren Stress frei. Die beiden wichtigsten sind Epinephrin (allgemein als Adrenalin bekannt) und Norepinephrin (oder Noradrenalin), die zusammenarbeiten, um den Körper mit mehr Energie zu versorgen, die Herzfrequenz, sowie den Blutdruck und den Blutzuckerspiegel zu erhöhen. Das Mark schüttet auch geringe Mengen Dopamin aus, um Konzentration und Aufmerksamkeit zu fördern.

Aus der Rinde stammen mehrere wichtige, aus Cholesterin gebildete Hormone, die für die Funktionen des täglichen Lebens wichtig sind, dazu gehören Kortisol und DHEA. Bei gesunden Menschen folgt deren Freisetzung einem vorhersagbaren, rhythmischen, zirkadianen Muster im Laufe des Tages. Die Mengen sind morgens am höchsten, damit wir „in Gang kommen“ und abends am niedrigsten, damit wir „runterkommen“, also entspannen können.

Lassen Sie uns besprechen, was es mit diesen wichtigen Hormonen auf sich hat und wie sie gebildet werden, sodass verständlich wird, wie die passenden Veränderungen in der Lebensweise sich entscheidend auf unsere Fähigkeit auswirken, die richtige Menge an Hormonen zur richtigen Zeit zu bilden.

1. **Pregnenolon** ist das allererste Hormon, das von den Mitochondrien der Nebennierenrinde aus Cholesterin gebildet wird und gilt als „Mutterhormon", da es der Ausgangsstoff für andere Hormone ist (wie Kortisol, Aldosteron, DHEA, Östrogen, Testosteron und Progesteron). Pregnenolon scheint eine wichtige Rolle für gesundes Altern und für das Gedächtnis zu spielen. Zu den Symptomen eines niedrigen Pregnenolon-Spiegels können Vergesslichkeit, Schwierigkeiten, die Aufmerksamkeit aufrechtzuerhalten, Müdigkeit und Erschöpfung, Schmerzen, eine geringe Libido und eine trockene Haut gehören.
2. **Kortisol, ein Glukokortikoid**, ist das wichtigste Nebennierenhormon bezüglich der Unterstützung des Körpers bei der Stressanpassung. Kortisol wirkt stark entzündungshemmend, reguliert den Blutzuckerspiegel, unterstützt den Stoffwechsel, kontrolliert das Körperfett und schützt uns vor Infektionen. Sie haben vielleicht schon mal gehört, dass Kortisol (wie Cholesterin auch) „schlecht" sei. Das ist irreführend. Ein hoher Kortisolspiegel ist zwar problematisch, doch ein niedriger macht ebenso (wenn nicht sogar mehr) Probleme und kann zu belastenden (sogar lebensbedrohlichen) Symptomen führen. Wir brauchen Kortisol unbedingt – *in den richtigen Mengen.*
3. **Dehydroepiandrosteron (DHEA)**, ein Androgen, das wegen seiner Antiaging-Eigenschaften als „Jugendhormon" bezeichnet wird. Im Alter von 20 Jahren erreicht seine Bildung im Körper den Höchststand, danach nimmt es mit der Zeit ab. Zu niedrige DHEA-Mengen werden mit verminderter Knochendichte, Muskelschwund, Herzerkrankungen, Depressionen und Gelenkschmerzen in Verbindung gebracht. Da DHEA für die Bildung von Sexualhormonen wie Östrogen und Testosteron benötigt wird, wird ein ungenügender DHEA-Spiegel auch mit einer geringen Libido sowie Fruchtbarkeitsproblemen in Zusammenhang gebracht. Eine Studie von 2014 ergab, dass Frauen mit Hashimoto und einer prämaturen Ovarialinsuffizienz, das heißt, deren

Eierstöcke vor dem Alter von 40 Jahren keine normalen Östrogenmengen mehr bildeten oder keinen regelmäßigen Eisprung mehr auslösten, mit höherer Wahrscheinlichkeit einen niedrigen DHEA-Spiegel hatten.

4. **Aldosteron, das wichtigste Mineralokortikoid,** trägt zur Regulierung des Blutvolumens, des Blutdrucks und des Elektrolytspiegels bei. Zu den Elektrolyten, die zu einem normalen Flüssigkeitshaushalt beitragen, gehören Natrium, Kalium, Kalzium, Magnesium, Chlorid, Phosphat und Bikarbonat. Stimmt der Aldosteronspiegel nicht, haben wir oft ein Verlangen nach salzigen Nahrungsmitteln wie Kartoffelchips, auch bekannt als das „Ich-habe-gerade-eine-ganze-Tüte-Chips-gegessen“-Syndrom.
5. **Sexualhormone: Östrogen, Progesteron und Testosteron.** Die Eierstöcke sind zwar überwiegend für die Bildung von Östrogen und Progesteron bei Frauen sowie 25 bis 30 Prozent des Testosterons verantwortlich, doch die Nebennieren steuern auch geringe Mengen Progesteron und Östrogen und bis zu 75 Prozent des Testosterons bei Frauen zu unserem gesamten Hormonpool bei.
   a) **Progesteron** bereitet den Körper auf die Empfängnis und eine Schwangerschaft vor und reguliert den Menstruationszyklus. Es ist auch ein „Wohlfühl-Hormon“, denn es fördert die Gefühle von Ruhe.
   b) **Östrogen** ist das wichtigste weibliche Sexualhormon, steuert die sexuelle und reproduktive Gesundheit und spielt zugleich eine wesentliche Rolle für die optimale Funktionsfähigkeit von nahezu jedem Organ im Körper. Es wirkt sich sehr stark auf den Sexualtrieb und die sexuelle Erregung aus, wobei ein niedriger Spiegel mit Scheidentrockenheit, einer instabilen Stimmungslage und schlechtem Schlaf in Zusammenhang gebracht wird. Da ist sie wieder, die niedrige Libido!
   c) **Testosteron** wird meistens mit Männern in Verbindung gebracht, doch Frauen brauchen ebenfalls geringe Mengen zur Unterstützung gesunder Knochen, des Energiespiegels und für die Lust auf Sex.

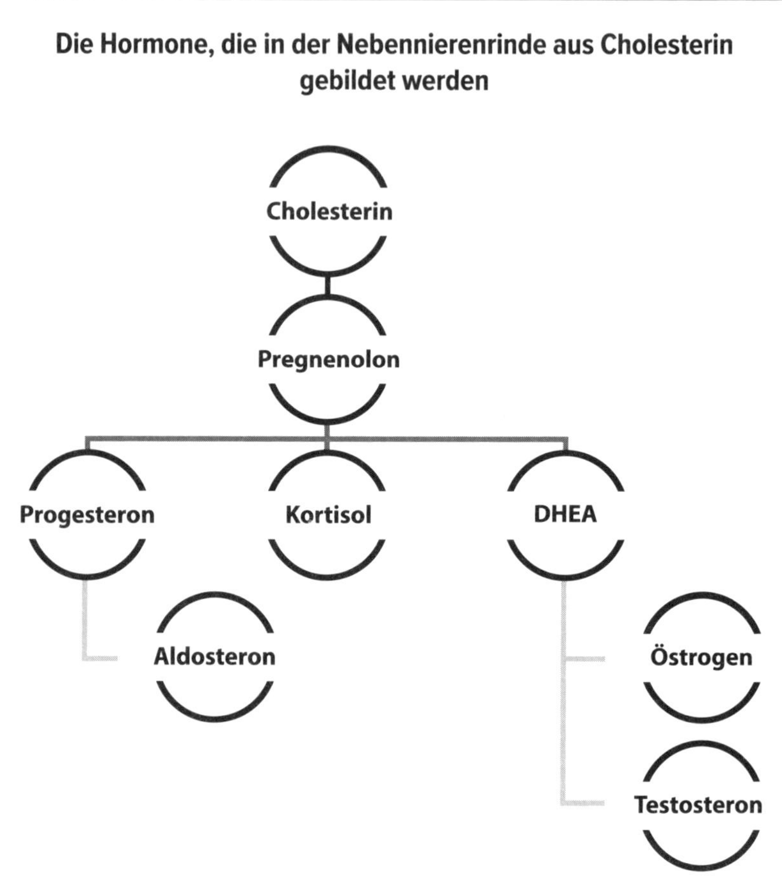

Die Hormone, die in der Nebennierenrinde aus Cholesterin gebildet werden

Sie haben vielleicht schon gehört, dass Cholesterin „schlecht" sei, doch es ist genau genommen ein wichtiger Vorläufer, der uns die Hormonbildung ermöglicht. Medizinische Fachleute wissen, dass der Cholesterinspiegel in der Schwangerschaft steigt, wenn mehr Östrogen und Progesteron gebildet werden muss; tatsächlich sind cholesterinsenkende Medikamente in der Schwangerschaft kontraindiziert, denn diese würden zu einem Mangel an den Hormonen führen, die für eine gesunde Schwangerschaft benötigt werden.

Den meisten Menschen ist jedoch nicht bewusst, dass ein Cholesterinüberschuss auch eine Reaktion des Körpers auf einen niedrigen Hormonspiegel sowie eine mangelhafte Umwandlung von Cholesterin in Pregnenolon sein könnte. Das ist ein Grund dafür, dass ich cholesterinarme Ernährungsweisen nicht empfehle; wir sollten lieber dafür sorgen, dass wir über genügend Cholesterin verfügen und dass unser Körper bestmöglich in der Lage ist, eine entsprechende Umwandlung in Pregnenolon zu gewährleisten. Für die richtige Umwandlung müssen die Mitochondrien gut funktionieren, die über die Pregnenolonbildung wachen und darüber, dass ausreichende Mengen von Trijodthyronin (T3, das aktive Schilddrüsenhormon), Sonnenlicht, Vitamin A (als Retinol), Magnesium und Kupfer vorhanden sind, die als Kofaktoren für die Umwandlung fungieren.

Es ist wichtig zu beachten, dass Menschen mit einer Schilddrüsenunterfunktion oft einen hohen Cholesterinspiegel und viele Nebennierensymptome haben, und das liegt möglicherweise an einem erhöhten Hormonbedarf, verbunden mit einem T3-Mangel für die Umwandlung von Cholesterin (und in vielen Fällen auch an anderen Kofaktoren).

Wenn die Nebennieren zu wenig oder zu viel von diesen Hormonen bilden, wenn sie sie nicht in den richtigen Mengen zur richtigen Zeit bilden oder wenn der Rhythmus hoher-Kortisolspiegel-am-Morgen-und-niedriger-Kortisolspiegel-am-Abend gestört wird, dann entwickelt sich daraus eine Funktionsstörung der Nebennieren. In der funktionellen Medizin werden die wichtigsten Muster dieser Funktionsstörung in Stadien eingeteilt: Stadium I (zu viel Kortisol), Stadium II (Kortisol-Achterbahn) und Stadium III (niedriger Kortisolspiegel). Im nächsten Kapitel bespreche ich, was in jedem dieser Stadien passiert und Sie erfahren, wie Sie Ihre Symptome nutzen können – einschließlich des Energiespiegels, des Blutdrucks, des Status der Flüssigkeitsversorgung – und Ihre Reaktionen auf aerobes Training wie Laufen, Gehen oder Radfahren, um herauszufinden, in welchem Stadium Ihre Nebennieren sind.

Vorläufig konzentrieren wir uns zunächst auf die Ursachen der Entwicklung einer Funktionsstörung der Nebennieren.

Was könnte eine ordnungsgemäße Nebennierenfunktion verhindern?

Es gibt viele Gründe, warum die Nebennieren eventuell nicht in der Lage sind, genügend Kortisol oder andere ihrer Hormone zu bilden, etwa durch eine Schädigung infolge eines Autoimmunangriffs auf die

Nebennieren oder die Hypophyse oder durch einen Tumor, eine genetische Störung oder Medikamente, die die Hormonbildung unterdrücken. Außerdem können die folgenden Ursachen zu einer solchen Funktionsstörung beitragen:

- Die Ausgangsstoffe, die für die ordnungsgemäße Hormonbildung erforderlich sind, werden knapp und das kann zusätzlich zu einem hormonellen Ungleichgewicht beitragen.
- Störungen des zirkadianen Rhythmus
- Die Mitochondrien der Nebennieren sind die produzierenden Kraftwerke, in denen alle Steroidhormone gebildet werden. Die Bildung von Nebennierenhormonen kann wegen gestörter oder geschädigter Mitochondrien erheblich sinken.

Doch die meisten Fälle einer Nebennierenfunktionsstörung sind einer gestörten Kommunikation in der HPA-Achse aufgrund von chronischem Stress geschuldet. Es ist wichtig zu beachten, dass nicht die Nebennieren selbst das Problem sind. Sie sind nicht „so erschöpft, dass sie nicht genügend Hormone bilden können" (wie der Begriff „Nebennierenschwäche" nahelegen würde), sondern es ist vielmehr so, dass der Informationsfluss zwischen den Drüsen der HPA-Achse nicht richtig funktioniert.

Lernen Sie die HPA-Achse kennen

Die HPA-Achse ist die komplizierte Feedback-Schleife zwischen dem hormonellen Kontrollzentrum des Gehirns (dem Hypothalamus), der winzigen Meisterdrüse (der Hypophyse), die die Hormonausschüttung der tatsächlichen hormonbildenden Drüsen überwacht und regelt, und den Kortisol bildenden Nebennieren.

Der Hypothalamus ist so eine Art „Chef" unserer körpereigenen Hormonproduktion. Er scannt Botschaften aus unserer Umwelt und den anderen hormonbildenden Drüsen und überprüft den hormonellen Gesamtstatus des Körpers, bevor er den „Auftrag" für mehr Hormone an die Hypophyse weiterleitet.

Die Hypophyse agiert dann als Projektmanagerin, die die einzelnen Facharbeiter koordiniert (etwa die Schilddrüse und die Nebennieren), damit sie ihre Arbeit erledigen. Sie sorgt auch dafür, dass ihnen die entsprechenden Ressourcen für ihre Arbeit zur Verfügung stehen, indem sie sich um Wachstum und Reparatur sowie um den Elektrolyt-/Flüssigkeitsausgleich kümmert.

Wenn die Kommunikation zwischen dem Hypothalamus, der Hypophyse und einem Zielorgan, das die „Arbeit" zu leisten hat, wie etwa den Nebennieren, intakt ist, verläuft der Hormonfluss reibungslos. Ist aber die Kommunikation an irgendeinem Punkt auf dem Weg gestört, geraten zahlreiche Hormone aus dem Gleichgewicht. Schauen wir uns an, was passiert, wenn die HPA-Achse ordnungsgemäß arbeitet und wie sich der Prozess enträtseln lässt.

Eine gesunde HPA-Achse bedeutet eine gesunde Stress-Reaktion

Die HPA-Achse ist verantwortlich für unseren Umgang mit Stress und so konzipiert, dass wir Fälle von akuten oder unmittelbaren Bedrohungen bewältigen. Eine intensive augenblickliche Wahrnehmung von Gefahr – von einem Bären gejagt zu werden, um ein Haar mit einem anderen Auto zusammenstoßen, ein Streit mit Ihrer Ehehälfte – aktiviert eine Kampf-oder-Flucht-Reaktion. Dieser Begriff ist Ihnen vielleicht schon geläufig, er beschreibt in Kurzform zwei häufige Verhaltensweisen der Verteidigung, nämlich aggressiv zu werden oder wegzulaufen. Es ist wichtig zu beachten, dass noch zwei weitere Reaktionen in stressigen psychischen Situationen beschrieben wurden, nämlich „erstarren" (wenn jemand angesichts einer Bedrohung bewegungs-, sprech- oder handlungsunfähig ist) und „sich unterwerfen" (wenn jemand übermäßig gefällig ist, weil er versucht, die Bedrohung abzuwenden). Für unsere Zwecke benutzen wir „Kampf-oder-Flucht" als allgemeine Bezeichnung für die Reaktion der HPA-Achse auf Stress.

Der Hypothalamus setzt eine Hormonkaskade in Gang, um den Körper über das sympathische Nervensystem auf die Reaktion gegenüber der Bedrohung vorzubereiten. Zu dieser Reaktion gehört, dass die Nebennieren zusätzliche Hormone ausschütten und der Körper aus dem Zustand des Entspannens, Verdauens und Heilens, der vom parasympathischen Nervensystem inszeniert wird, in einen Überlebensmodus übergeht. Um dem großen stressbedingten Bedarf an Adrenalin und Kortisol gerecht zu werden, zieht der Körper Energie und Ressourcen aus den nicht überlebenswichtigen Aktivitäten ab, zu denen zum Beispiel schönes Haar, die Verstoffwechselung von Nährstoffen zu Energie, die Hormonbildung, das Verdauen von Nahrungsmitteln, die Selbstreparatur des Körpers und das Gefühl von Zufriedenheit und Entspannung gehören (denn warum sollte irgendetwas davon von Belang sein, wenn ein Bär hinter Ihnen her ist!).

Ist die Bedrohungslage vorbei, beruhigt sich der Bedarf an Notfallmengen von Hormonen, und der Körper kehrt in den parasympathischen Zustand zurück und ist wieder auf Wartung und Pflege konzentriert. Das ist eine gesunde und normale Stressreaktion, die es dem Körper ermöglicht, nach akuter Anspannung wieder in einen Zustand des Wohlergehens zurückzukommen. Das ist unser Ziel und das möchten wir mit diesem Programm wiederherstellen.

Eine gestörte HPA-Achse bedeutet chronischen oder nicht verarbeiteten Stress

Zu den Problemen kommt es dann, wenn der Stress chronisch und die Kampf-oder-Flucht-Reaktion nicht mehr abgeschaltet wird. Anstatt dass der Körper wieder in einen parasympathischen Heilungsmodus zurückkehrt, bleibt er im Überlebenszustand der „Alarmstufe Rot" stecken.

Moderne Stressfaktoren wie Deadlines, finanzielle Herausforderungen, schlechter Schlaf und industriell verarbeitete Nahrungsmittel, zusammen mit heimlichen Entzündungsquellen, die von der Schulmedizin ignoriert werden, wie etwa Nahrungsmittelunverträglichkeiten oder eine nicht ausgeglichene Darmflora, reichen normalerweise schon aus, damit Menschen in einer fortgesetzten Stressreaktion bleiben und einen nicht nachlassenden Bedarf an Hormonen, insbesondere Kortisol, haben, um die Entzündungsherde einzudämmen. Wenn zum modernen Leben noch eine Serie von Ereignissen dazukommt, wie sie seit 2020 begann, eine Pandemie, der Verlust von Angehörigen, von Arbeitsplätzen und Geschäftsbereichen, die Trennung von Familien, eingeschränkte Freiheitsrechte, Rassenspannungen und die Drohung eines Weltkrieges, dann haben wir den perfekten Sturm für eine chronisch übermäßig hohe Stressreaktion.

Anfangs ist der Kortisolbedarf hoch, und die Nebennieren arbeiten auf Hochtouren, um genug zu bilden. Für mehr Kortisol wird mehr

Pregnenolon, das „Mutterhormon“, gebraucht, das auch genutzt wird, um DHEA und Progesteron zu bilden. Mit steigender Kortisolbildung sinkt die Synthese dieser anderen Hormone, wahrscheinlich ein Schutzmechanismus, der darauf abzielt, dass wir genügend Kortisol haben, um den Stress zu überleben. Doch wenn das zu lange so weitergeht, kann es zu einem Mangel an den anderen aus Pregnenolon gebildeten Hormonen kommen.

Der äußerst hohe und unmittelbare Hormonbedarf aufgrund von chronischem Stress führt dazu, dass die gesamte Stressreaktion auf Hochtouren läuft und es dadurch in der HPA-Achse zu einem Abbruch der Kommunikation zwischen den beteiligten Drüsen kommt. Übermäßiges Kortisol über zu lange Zeiträume schadet dem Körper und letztendlich passt sich die HPA-Achse aus Selbstschutz an oder fährt ihre Aktivitäten herunter und schickt den Nebennieren keine Botschaften zur Kortisolbildung mehr. Diese können nach wie vor Kortisol und DHEA bilden, aber sie setzen einfach nicht mehr so viel frei.

Langfristige Symptome

Wenn der chronische Stress anhält und die Funktionsstörung der Nebennieren von der Anfangsphase des hohen Kortisols zur späteren Phase des niedrigen Kortisols fortschreitet, können bestimmte Symptome und Zustände auftreten, unter anderem die folgenden:

- Ein niedriger Blutdruck, zu dem es in den fortgeschrittenen Phasen der Nebennierenfunktionsstörung kommt, da weniger Aldosteron gebildet wird und der Spiegel von Natrium und Wasser sinkt (es könnte sein, dass Sie sich bei einem niedrigen Blutdruck im Stehen oder beim Aufstehen schwach fühlen).
- Ein wahrnehmbarer Flüssigkeitsmangel und Verlangen nach Salzigem (her mit den Kartoffelchips!) und möglicherweise ein Ansteigen des Kaliumspiegels (das kann geringfügig sein und immer noch im Rahmen des Normbereichs liegen); vielleicht stellen Sie fest, dass es Ihnen schlechter geht, wenn Sie Nahrungsmittel mit hohen Kaliumgehalt zu sich nehmen, und dass eine vermehrte Flüssigkeitszufuhr lediglich zu einer weiteren Verdünnung von

Natrium und vermehrter Austrocknung führt (wohin Natrium auch geht, Wasser folgt ihm).

- Störungen des Menstruationszyklus, Unfruchtbarkeit, eine geringe Libido, Myome in der Gebärmutter, fibrozystische Brüste (gutartige, knotige Verhärtungen) und eine Veränderung der Immunfunktion – alles infolge eines niedrigen Progesteronspiegels.
- Ein erhöhter Cholesterinspiegel, weil der Körper den erhöhten Bedarf an diesem Material zur Hormonbildung hat oder aufgrund einer mangelhaften Umwandlung in Pregnenolon.
- Saisonal bedingte Depressionen, eine posttraumatische Belastungsstörung, Schilddrüsenunterfunktion, Asthma, Ekzeme, eine entzündliche Darmerkrankung, rheumatoide Arthritis, myalgische Enzephalomyelitis/Chronisches Fatigue Syndrom (ME/CFS), Fibromyalgie und prämature Ovarialinsuffizienz, die mit einem anormal niedrigen DHEA- und Progesteronspiegel sowie einer Funktionsstörung der HPA-Achse einhergehen.

Die Folgen der chronischen Stressreaktion: Parasympathisches gegen Sympathisches Nervensystem

Viele Funktionen in unserem Körper laufen unbewusst ab, etwa die Atmung, die Verdauung und der Herzschlag. Das autonome Nervensystem (damit ich es mir während des Pharmaziestudiums besser merken konnte, nannte ich es das „automatische“ Nervensystem) steuert diese Vorgänge und es besteht aus zwei Teilen, die im Gegensatz zueinander stehen und wie die beiden Seiten einer Münze zusammengehören:

- Das parasympathische Nervensystem: Es ist verantwortlich für den Zustand des „Ruhens und Verdauens“, in dem der Körper sich entspannen, Energie sparen, Gewebeschäden reparieren und insgesamt gesunde Körperfunktionen aufrechterhalten kann. Das ist der ideale Punkt für die Heilung des Körpers und gilt als anaboler Zustand, da der Körper sich selbst aufbaut.
- Das sympathische Nervensystem: Übermäßiges Kortisol aktiviert die Kampf-oder-Flucht-Reaktion und löst die Freisetzung von chemischen Botenstoffen aus, wodurch es zu physiologischen Veränderungen kommt, um den Körper für die Reaktion auf eine stressige Situation vorzubereiten: Die

Herzfrequenz steigt, die Atemfrequenz steigt und Blutzucker sowie Fette überfluten das Blut, um den höheren Energiebedarf zu decken. Das unmittelbare Überleben hat Priorität und alles andere, wie die Verdauung von Nahrungsmitteln, die Bildung von Fortpflanzungshormonen oder die Reparatur von Geweben wird zurückgestellt. Dieser Körperzustand gilt als katabol, es werden körpereigene Substanzen abgebaut. Es kann zwar schwierig sein zu erkennen, dass Sie in einem vom Sympathikus dominierten Zustand sind, insbesondere, wenn er schon zu lange anhält, doch ein Anzeichen dafür, dass Sie aktuell in diesem Zustand sind, ist die Empfindlichkeit gegenüber hellem Licht, da Ihre Pupillen im sympathischen Zustand tendenziell weiter werden.

Ist der Körper zu lange im vom Sympathikus dominierten Zustand, dann ist er nicht in der Lage, für Wartung und Reparatur zu sorgen. Stellen Sie sich vor, wie Ihr Haus aussehen würde, wenn Sie jeden Tag eine Party feiern (oder auch nur täglich eine Stunde zwei Kleinkinder zum Spielen bei sich hätten) und zwischendurch keine Pause einlegen würden, um wieder sauberzumachen. Das gäbe in ganz kurzer Zeit ein ziemliches Chaos! Der Körper kann sich nicht entwickeln, wenn er ständig in einem Zustand von Kampf-oder-Flucht ist, doch ein ständiger parasympathischer Zustand ist auch nicht ideal. Beide Systeme müssen gut funktionieren, damit uns alle Ressourcen zur Verfügung stehen, die wir brauchen, um vor einem Tiger davonzulaufen und um Schäden zu reparieren und Stärke aufzubauen. Gleichgewicht heißt das Zauberwort.

Was hinter den Symptomen steckt

Als wäre die mangelnde Einigkeit zwischen schulmedizinischen und ganzheitlich ausgebildeten Fachleuten über die „Nebennierenschwäche" nicht schon genug, herrscht zwischen ihnen auch Uneinigkeit über die Ursachen der Funktionsstörung der Nebennieren und wodurch es zu einem erschöpften Kortisolspiegel kommt, der manchmal als Hypokortisolismus bezeichnet wird.

In der Schulmedizin gehören zu den anerkannten Gründen für einen niedrigen Kortisolspiegel ein Autoimmunangriff auf die Nebennieren oder Schwierigkeiten der Hypophyse. In der funktionellen und ganzheitlichen Medizin habe ich verschiedene Fachleute erlebt, die behaupten, dass es keine Funktionsstörung der Nebennieren gibt, sondern dass die Symptome der Leute vielmehr eine eindeutige Ursache haben, die sie entdeckt haben oder auf die sie spezialisiert sind. Eine Kupfervergiftung, Schlafmangel, ein aus dem Gleichgewicht geratener zirkadianer Rhythmus (einschließlich einer saisonal bedingten affektiven Störung), eine Schimmelvergiftung, Schlafapnoe, ein Kindheitstrauma, eine posttraumatische Belastungsstörung, Nährstoffmängel auch an den Vitaminen A, B (insbesondere Pantothensäure und Thiamin) und C, Magnesiummangel, ein Ungleichgewicht bei den Transmittern; eine Pyrrolurie (ein Zustand, der mit einem niedrigen B_6- und Zinkspiegel einhergeht), eine Funktionsstörung der Mitochondrien und ein Mangel an Vorläufern von Kortisol aufgrund einer cholesterinarmen Diät sind einige der vermuteten Ursachen.

Meiner Erfahrung nach können zahlreiche Ursachen zu denselben Symptomen führen, ebenso wie ein und dieselbe Ursache zu verschiedenen Symptomen führen kann. Denn der Körper reagiert auf vorhersagbare Weise, wenn er unter erheblichen Stress gesetzt wird. Zuerst bildet er mehr Kortisol, dann beginnt er, die Kortisolbildung zu unterdrücken.

Im Prinzip kann alles, was der Körper als Stress wahrnimmt, zu einer Überforderung und einer gestörten Stressreaktion führen. Das ATP integriert verschiedene Heilmethoden und Lösungen, um die Stressreaktion wieder ins Gleichgewicht zu bringen und Sie ungeachtet der Ursache wieder zur Gesundheit zurückzuführen. Ich möchte Ihnen versichern, dass wir sehr grundlegend arbeiten. Das 4-Wochen-Programm wird Ihnen helfen, das Naheliegende in Ordnung zu bringen und bei Bedarf ermöglicht Ihnen Teil III, zu den Ursachen vorzudringen.

Die vier wichtigsten Arten von chronischem Stress, die Ihre Nebennieren sabotieren

Die Arten von chronischem Stress kennenzulernen, die dazu führen, dass sich der Körper unsicher fühlt und in eine übermäßige Kampf-oder-Flucht-Reaktion gerät, ist der erste Schritt, um ihren Einfluss auf uns zu reduzieren. Denken Sie daran, dass die Definition von „Stress“ sehr breit ist und all das umfasst, was das natürliche Gleichgewicht des Körpers (die sogenannte Homöostase) beeinflusst; doch er ist kein Luftschloss oder verschwommenes New Age-Konzept, sondern eine reale, messbare, vorhersagbare physiologische Reaktion auf wahrgenommene Bedrohungen, die die HPA-Achse belasten.

Es gibt vier Hauptkategorien von Stress:

1. Entzündungen (chronisch oder akut)
2. Ungleichgewichte im zirkadianen Rhythmus
3. Eine unausgewogene Ernährung
4. Psychischer Stress (vergangener und aktueller)

Schauen wir sie uns genauer an.

Hauptstressfaktor Nr. 1: Entzündungen

Eine Entzündung ist die Reaktion des Körpers auf eine Verletzung. Wenn Zellen aus irgendeinem Grund geschädigt sind, zum Beispiel durch eine Wunde, eine Infektion oder einen Giftstoff, reagiert das Immunsystem mit vermehrter Durchblutung dieses Bereichs und der Freisetzung von chemischen Substanzen und Hormonen wie Kortisol, um den Heilungsprozess der Verletzung zu unterstützen.

Dabei kann es zu einer Rötung, Erwärmung und Schwellung (also einer Entzündung kommen). Wenn Sie sich schon einmal den Knöchel verstaucht und sein schmerzhaftes Anschwellen beobachtet haben, dann haben Sie eine gute Vorstellung davon, wie eine Entzündung aussieht und sich anfühlt. Allerdings kann man nicht jede Entzündung sehen. Sie gilt als chronisch, wenn sie über lange Zeit anhält und der Körper nicht in der Lage ist, das Problemgebiet in Ordnung zu bringen.

Die häufigsten Ursachen einer chronischen Entzündung in meiner Praxis sind entzündungsfördernde Nahrungsmittel, einschließlich derer, die wir nicht vertragen sowie die Durchlässigkeit des Darms durch ein Ungleichgewicht der Darmbakterien (die Darmdysbiose), die bakterielle Überwucherung des Dünndarms (SIBO) und Darmerreger, zu denen der *Helicobacter pylori (H. Pylori)*, der fakultativ pathogene *Blastocystis hominis* (einzelliger Darmparasit) und die Überwucherung mit *Candida* (Hefepilzen) gehören.

Für das Auftreten chronischer Entzündungen kann auch eine Vielzahl von offenkundigen und weniger offenkundigen Ursachen verantwortlich sein, etwa eine Verletzung, eine Schlafapnoe (Atemaussetzer im Schlaf), Umweltgifte (Strahlung, chemische Belastung, Luftverschmutzung, Schimmel, Suchtmittelmissbrauch, Alkohol, bestimmte

Medikamente, eine Kupfervergiftung, Eisenüberlastung), virale Infektionen (zum Beispiel durch das Epstein-Barr-Virus) sowie eine Lebensweise, die durch Überarbeitung oder übermäßigen Sport oder zu wenig Bewegung geprägt ist.

Der ständige Bedarf an entzündungshemmendem Kortisol zum Ausgleich der chronischen Entzündung kann die HPA-Achse durcheinanderbringen und eine Funktionsstörung der Nebennieren auslösen.

Die Bedeutung eines gesunden Darms

Was hat der Darm mit dem Gleichgewicht der Nebennieren zu tun? Eine ganze Menge! In der naturheilkundlichen und in der funktionellen Medizin besteht ein weitgehendes Einvernehmen darüber, dass jede Krankheit (und damit jede Heilung) im Darm beginnt. Und das aus gutem Grund!

Dem Darm kommt die außerordentlich wichtige Rolle des Verdauens und Resorbierens von Nährstoffen zu, die wir zu uns nehmen, doch er unterstützt auch die Steuerung des Immunsystems und nimmt tiefgreifend Einfluss auf unseren geistigen Zustand. Der Darm, der oft als „zweites Gehirn" oder „Bauchhirn" bezeichnet wird, steht in ständigem Austausch mit dem Gehirn und bildet viele der Neurotransmitter, die die Stimmung beeinflussen, zum Beispiel das „Glücks"-Hormon Serotonin.

Der Darm beherbergt Milliarden von Bakterien und arbeitet optimal, wenn das Verhältnis zwischen probiotischen (guten) und opportunistischen (potenziell problematischen) Bakterien ausgeglichen ist. Eine nicht ausgeglichene Darmflora – in der sich mehr opportunistische als probiotische Bakterien befinden – wird als Darmdysbiose bezeichnet und kann Magenschmerzen, Verdauungsbeschwerden (Durchfall, Verstopfung, Blähungen), Säurereflux und Nahrungsmittelunverträglichkeiten verursachen. Ein Ungleichgewicht der Darmflora trägt auch zu einer anderen häufigen Darmstörung bei, der Durchlässigkeit des Darms, die auch als Leaky Gut bezeichnet wird.

Schädliche Bakterien können Giftstoffe freisetzen, die zur Lockerung der Verbindungen zwischen den Epithelzellen (Zellen, die den Dünndarm auskleiden) beitragen. In einem solchen Fall schlüpfen toxische Substanzen – nicht ganz verdaute Nahrungsmittel, Pollen, Kot, abgestorbene Zellen und Bakterien – aus dem Verdauungssystem in den Blutstrom und lösen eine Immunreaktion, ausgedehnte Entzündungsherde und die Stressreaktion aus.

Es gibt zwar zahlreiche Faktoren, die ein Ungleichgewicht im Darm verursachen können, doch ich habe festgestellt, dass sich der Darm und die Nebennierensymptome bei den meisten Menschen erheblich bessern, wenn man die „guten" Bakterien ergänzt und die Darmwand stärkt, indem man unverträgliche Nahrungsmittel weglässt, Nährstoffmängel behebt, Nahrungsmittel zu sich nimmt, die den Darm unterstützen und Probiotika und Verdauungsenzyme substituiert. Mehr über diese Strategien erfahren Sie im Rahmen des Transformationsprogramms für die Nebennieren.

Hauptstressfaktor Nr. 2: Aus dem Gleichgewicht geratener zirkadianer Rhythmus

Ich habe mich über eine lange Zeit meines Lebens müde gefühlt, selbst wenn ich jede Nacht mehr als elf Stunden im Bett war. Ich habe genau genommen zu viel geschlafen (was man als Hypersomnie oder Schlafsucht bezeichnet), doch mein Schlaf war schlecht und nicht erholsam, sodass ich dermaßen ausgelaugt aufwachte, als hätte ich überhaupt nicht geschlafen. Schlechter Schlaf (sowohl von der Qualität als auch von der Quantität her) ist für den Körper ein riesiger Stressfaktor, trägt entscheidend zu vielen gesundheitlichen Problemen bei – unter anderem zu einem Ungleichgewicht der Nebennieren – und wurde neben anderen gesundheitlichen Risiken mit Entzündungsherden, einem gestörten Blutzuckerhaushalt, Gewichtszunahme sowie einer beeinträchtigten Muskel- und Geweberegenerierung in Zusammenhang gebracht. Tatsächlich sind die Sterblichkeitsziffern ungeachtet der Todesursachen bei Menschen mit Schlafmangel um das Dreifache erhöht! Einer der schnellsten Wege, eine Funktionsstörung der Nebennieren herbeizuführen, ist der Schlafmangel. Mit Schlafentzug arbeitet sogar die Wissenschaft, um bei Labortieren eine Funktionsstörung der HPA-Achse herbeizuführen!

Schlaf ist die wichtigste Heilungszeit für Körper und Geist; wenn wir nicht genügend schlafen, leidet unsere HPA-Achse. Die meisten Erwachsenen brauchen zwischen sieben und neun Stunden Schaf (chronisch Kranke eventuell noch mehr), einschließlich ausreichendem „Tief"-Schlaf zur Regeneration des Körpers sowie REM (Rapid Eye Movement)-Schlafphasen, zur Regeneration des Gehirns, um optimal funktionsfähig zu sein. Der „tiefe“ oder langsam-wellige Schlaf fördert die Muskelregeneration und den Stoffwechsel sowie eine gute Funktion des Immunsystems, während der REM-Schlaf es dem Gehirn ermöglicht, Erinnerungen zu vertiefen, unwichtige Informationen vom vorangegangenen Tag herauszufiltern und wichtige Informationen aus dem Kurzzeitgedächtnis ins Langzeitgedächtnis zu überführen.

Viele von uns bekommen nicht genug qualitativ hochwertigen Schlaf, weil unser zirkadianer Rhythmus, die natürliche biologische 24-Stunden-Uhr des Körpers, nicht mehr im Gleichgewicht ist. Ist er in Ordnung, flutet morgens Kortisol den Körper, damit wir uns voller Energie fühlen, wenn die Sonne scheint; der Spiegel nimmt über den Tag allmählich ab und ist abends am niedrigsten, um den Schlaf zu fördern.

Wird dieser Rhythmus durcheinandergebracht und das optimale Muster der Kortisolausschüttung gestört, gibt es morgens vielleicht Probleme mit dem Wachwerden, wir sind tagsüber müde und können nicht ein- und durchschlafen. Zusätzlich steigt die Infektionsanfälligkeit, das Verlangen nach Zuckerhaltigem, es kommt vermehrt zu Verdauungsproblemen und nächtlichem Hunger. Außerdem wird der unausgeglichene zirkadiane Rhythmus mit einer saisonalen affektiven Störung in Zusammenhang gebracht (oder wie ich gerne sage, mit einem Mangel an Sonnenschein und Licht).

Beleuchtungen und Bildschirme, die die Nacht taghell erscheinen lassen können, zu viel Zeit im Haus, ein Mangel an Sonnenlicht am Morgen, ein Jetlag und Schichtarbeit können den zirkadianen Rhythmus durcheinanderbringen, unseren Schlaf negativ beeinflussen und zu einer Funktionsstörung der Nebennieren führen.

Hauptstressfaktor Nr. 3: Eine unausgewogene Ernährung

Was wir essen – oder nicht essen! – kann unseren Körper unter Stress setzen. Ein Nähstoffungleichgewicht kann man in zwei Hauptkategorien einteilen, in Nährstoffmängel und einen unausgeglichenen Blutzuckerspiegel.

Nährstoffmängel

Für eine ordnungsgemäße Nebennierenfunktion sind bestimmte Makro- und Mikronährstoffe erforderlich, und ohne eine ausreichende

Versorgung damit haben die Nebennieren Schwierigkeiten, die nötige Hormonbildung zu gewährleisten. Ein Nährstoffmangel kann auftreten:

- wenn man sich nährstoffarm ernährt (dazu gehören auch konventionell angebaute Nahrungsmittel, da festgestellt wurde, dass sie nährstoffärmer sind als die biologischen Alternativen),
- wenn man Nahrungsmittel zu sich nimmt, die weniger bioverfügbare (leicht und sofort aufgenommene und genutzte) Nährstoffe enthalten,
- bei einer kalorienreduzierten Diät,
- bei Entzündungsherden durch Infektionen oder Nahrungsmittelunverträglichkeiten,
- bei Einnahme bestimmter Medikamente,
- bei einer unausgeglichenen Darmflora,
- bei zu wenig Magensäure oder einem Mangel an Verdauungsenzymen,
- wenn nicht ausreichend Schilddrüsenhormone vorhanden sind.

Diese Nährstoffmängel erhöhen die Stressbelastung des Körpers, und die Stressreaktion dezimiert diese Nährstoffe noch weiter, denn sie lässt sie schneller verbrennen. Wird die Versorgung nicht wiederhergestellt, gerät der Körper in einen katabolen Zustand und baut sich selbst ab, um Nährstoffe für die Nebennieren bereitzustellen, was in der Folge den Stresspegel noch mehr in die Höhe treibt. Sind wir längere Zeit in diesem katabolen Zustand, kommt es wahrscheinlich zu einem schweren Nährstoffmangel und unsere Nebennierenfunktionsstörung bleibt bestehen und verschlimmert sich. Es ist ein Kreislauf, der schwer zu durchbrechen sein kann.

Zu den wichtigsten Nährstoffmängeln gehören:

- Gesunde Fette
- Protein
- Vitamin A
- B-Vitamine
- Vitamin C
- Vitamin D
- Eisen
- Magnesium
- Natrium

Ein unausgeglichener Blutzuckerspiegel

Es war mir nicht klar, dass ich auch Blutzuckerprobleme hatte, als ich mich zum ersten Mal eingehender mit den Ursachen meiner Schilddrüsen- und Nebennierenprobleme befasste (obwohl ich selbst zugab, dass ich süchtig nach Zucker war). Ich war sehr schlank – also nahm ich an, ich sei gesund. Doch ich geriet mehrmals am Tag in diesen Zustand des „Hungerärgers", da die stark kohlenhydrathaltigen Nahrungsmittel, die ich gegessen hatte, bei mir zu großen Blutzuckerschwankungen führten. Was ich nicht wusste, war, dass diese Schwankungen auch meine Nebennieren schwächten.

Der Blutzucker, oder die Glukose, wie er auch genannt wird, ist eine wichtige Energiequelle für den Körper, denn er bringt Nährstoffe zu den Organen, Muskeln und zum Nervensystem. Hauptsächlich stammt er von den Kohlenhydraten in unseren Nahrungsmitteln.

Häufige Symptome eines nicht ausgeglichenen Blutzuckerspiegels:

- Hormonelle Probleme
- Müdigkeit und Erschöpfung
- Depressionen
- Angstzustände
- Schlaflosigkeit
- Chronische Schmerzen
- Mangelhafte kognitive Funktion („vernebeltes" Gehirn, Konzentrationsschwierigkeiten)
- „Hungerärger" (Hunger macht ärgerlich)
- Nervosität
- Benommenheit

Beim Verzehr kohlenhydrathaltiger Nahrungsmittel werden die Kohlenhydrate zu Glukose abgebaut, die dann über den Dünndarm ins Blut freigesetzt wird.

Ein erhöhter Blutzuckerspiegel signalisiert der Bauchspeicheldrüse, dass sie Insulin freisetzen soll. Das ist ein Hormon, mit dessen Hilfe das Gleichgewicht wiederhergestellt wird, indem es die Glukose aus dem Blut in die Zellen bringt, wo diese zur Energiegewinnung genutzt

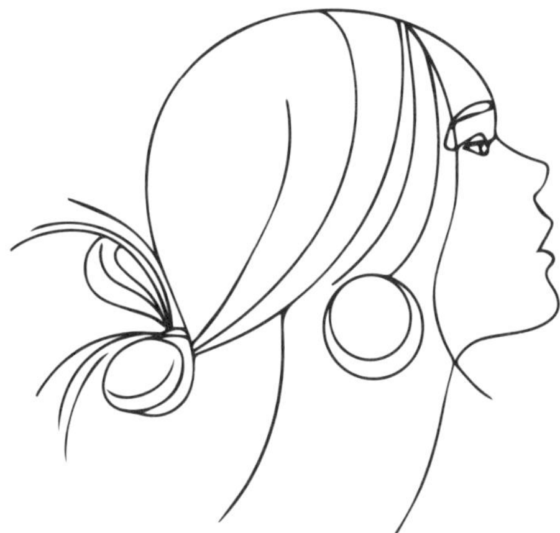

Nehmt mir die Dinge nicht übel, die ich im „Hungerärger" gesagt habe.

werden kann, und das die Leber dazu anregt, die überschüssige Glukose in ihre Speicherform Glykogen umzuwandeln.

Zu Problemen kommt es, wenn wir große Mengen Zucker konsumieren – und ich spreche hier nicht nur von Nachspeisen. Stark kohlenhydrathaltige Nahrungsmittel wie Getreide und sogar stärkehaltige Gemüse sind ebenso problematisch, und die Bauchspeicheldrüse muss größere Mengen Insulin freisetzen, um den Zuckerspiegel im Blut wieder abzusenken. Dieses anflutende Insulin kann den Blutzuckerspiegel zu stark absenken und zu Nervosität, Benommenheit, Angstzuständen, Energiemangel und Verlangen nach noch mehr kohlenhydrathaltigen Nahrungsmitteln führen. Das ist er wieder, der „Hungerärger"! Dieser Kreislauf fängt immer wieder von vorne an, da der Blutzuckerspiegel steigt und fällt. Mit der Zeit kann es dazu kommen, dass die Zellen immer weniger auf Insulin reagieren, sodass die Glukose aus dem Blut immer schwerer in sie hineingelangt. In einem solchen Fall, einer sogenannten Insulinresistenz, kompensiert die Bauchspeicheldrüse dies, indem sie immer mehr Insulin ausschüttet und versucht, den

Blutzuckerspiegel zu normalisieren, was den Anstieg – und das Abfallen – der Blutzuckerschwankungen noch verstärkt.

Der Körper hält den Blutzuckerspiegel bevorzugt in einem normalen, gleichmäßigen Rahmen, daher setzt das wilde Auf und Ab ihn und besonders die Nebennieren unter Stress, da er versucht, das Gleichgewicht wiederherzustellen. Wenn die Nebennieren unter Stress geraten, setzen sie übermäßig viel Kortisol frei und die Leber erhält die Botschaft, mehr Glukose zu bilden, indem sie Muskeln abbaut, um deren Aminosäuren zu gewinnen (dieser Vorgang wird als Glukoneogenese bezeichnet), was zu einer Hyperglykämie (zu viel Glukose im Blut) und einer Insulinresistenz führen kann. Im umgekehrten Fall, wenn wir nicht genug Kortisol haben, bildet unsere Leber nicht genügend Glukose, und das endet schließlich in einem niedrigen Blutzuckerspiegel.

Eine übermäßige Freisetzung von Kortisol führt auch zur erhöhten Bildung entzündungsfördernder Proteine, die mit einer erhöhten Immunreaktion und Autoimmunerkrankungen wie Hashimoto, Zöliakie, dem polyzystischen Ovarialsyndrom (PCOS: unregelmäßige oder ausbleibende Monatsblutungen und ein männlicher Behaarungstypus, ein sogenannter Hirsutismus sowie kleine Bläschen an den Eierstöcken, die Zysten ähneln; Anm. d. Übers.), einer chronischen Darmentzündung (IBD von engl. inflammatory bowel disease), rheumatoider Arthritis und Lupus erythematodes (Autoimmunerkrankung: Das Immunsystem greift körpereigene Immunzellen an, eine dadurch bedingte Entzündungsreaktion kann zur Schädigung von Organen führen; Anm. d. Übers.) einhergehen. Blutzuckerschwankungen werden von vielen Fachleuten, die sich auf die Behandlung dieser Autoimmunerkrankungen konzentrieren, als „Öl ins Feuer“ beschrieben.

Die Stabilisierung des Blutzuckerspiegels ist ein wichtiger Teil des Schutzes der Nebennieren vor übermäßigem Stress und für die Heilung von Autoimmunerkrankungen.

Der Hauptstressfaktor Nr. 4: Psychischer Stress (vergangener und aktueller)

Es überrascht wahrscheinlich nicht, dass psychischer Stress die Ursache einer gestörten Stressreaktion sein kann. Gefühle wie Kummer, Schuld,

Furcht, Angst, Aufregung und Peinlichkeit können als Stress eingestuft werden. Dieser Stress beruht auf unserer individuellen Wahrnehmung, nicht auf dem Wesen von Stress an sich. Zum Beispiel können große Zusammenkünfte bei jemandem, der introvertiert ist oder unter Sozialängsten leidet, viel mentalen Stress verursachen, während ein extrovertierter Mensch die Erfahrung als angenehm wahrnimmt. Situationen, die neu, unvorhersehbar sind und unsere Selbstwahrnehmung bedrohen oder an denen Gefühle von Kontrollverlust beteiligt sind, werden oft als stressig empfunden, zum Beispiel der Verlust eines Angehörigen, eine Scheidung, eine finanzielle Belastung, ein Jobwechsel oder irgendwelche alarmierenden weltbewegenden Ereignisse, mit denen wir täglich konfrontiert werden. Doch selbst manche der besten Momente in unserem Leben können als stressig wahrgenommen werden, wie etwa zu heiraten, aufs Gymnasium zu gehen oder die Familie um ein Menschlein zu vergrößern.

Alltägliche Dinge können ebenfalls Stress verursachen – eine Textnachricht von einem anspruchsvollen Chef, ein ständig vollgestopftes Haus, eine überfällige Rechnung, niemals endende Wäscheberge oder eine Sicherheitslücke im Computer kann uns schnell in den Überlebensmodus versetzen. Und da diese „Bedrohungen" an den meisten Tagen so gut wie immer vorkommen, können wir länger in diesem Modus bleiben als wir sollten.

Stress kann zwar durch Umstände entstehen, die sich unserer Kontrolle entziehen, er kann aber auch durch Glaubensmuster hervorgerufen werden, die wir über uns selbst und die Welt haben. In meinem Fall war es so, dass ich aufgrund verschiedener Erfahrungen in meinem frühen Leben zu der Überzeugung gelangte, dass die Welt nicht sicher sei, dass ich nicht gut genug sei und dass ich auf mich selbst aufpassen müsse. Das führte bei mir zu Problemen mit Vertrauen und Kontrolle sowie dazu, dass ich extrem hohe Anforderungen an mich selbst stellte und Tendenzen von Perfektionismus und Arbeitswut entwickelte. In gewisser Weise halfen mir diese Bewältigungsstrategien, im Leben voranzukommen, doch mit der Zeit begann mein Körper die Nachtschichten, das ständige Überengagement, das Koffein und die Fressorgien abzulehnen, und als ich sie weiter forcierte, bezahlte ich das mit meiner Gesundheit. Sich nicht um in Stein gemeiselte Gedankenmuster wie Perfektionismus zu kümmern, kann unsere Reaktion auf Stress vorantreiben und unseren Heilungsprozess hemmen, selbst wenn wir alle anderen Veränderungen unserer Lebensweise vornehmen … also, perfekt!

Oft zeigen Menschen, die schon manches Trauma erlebt haben, eine übermäßige Kampf-oder-Flucht-Reaktion. Traumatische Ereignisse wie ein Unfall, Missbrauch oder Überfall können uns in eine nachhaltige Kampf-oder-Flucht-Reaktion versetzen, die uns weitermachen lässt, selbst wenn Gehirn und Körper ruhen, verdauen und heilen müssen. Ein Kindheitstrauma gilt als besonders richtungsweisend für veränderte Hormonmuster im Erwachsenenalter. Wir glauben vielleicht gar nicht, dass eine Erfahrung aus unserer Vergangenheit (selbst eine, an die wir uns gar nicht mehr erinnern) uns so stark beeinflussen kann, doch der Körper erinnert sich und versucht uns durch die Stressreaktion zu schützen. Wenn das *psychische* Trauma ungelöst bleibt und unsere Emotionen unterdrückt werden, halten wir es wahrscheinlich für schwierig, die Funktionsstörung der Nebennieren zu beseitigen, auch wenn wir uns alle Mühe geben, die *physiologisch* bedingten Veränderungen in der Lebensweise vorzunehmen (Ergänzen der Nährstoffe, Ausgleichen des Blutzuckerspiegels, Eindämmen der Entzündungsherde). Wenn wir in der Kampf-oder-Flucht-Reaktion feststecken, fühlt sich unser Körper weiterhin nicht sicher. Solange wir das Gefühl sowohl der physischen als auch der psychischen Sicherheit nicht wiederherstellen, ist die Wahrscheinlichkeit groß, dass es weiter bei einem chronischen Muster der Hormonstörung in den Nebennieren bleibt. Die gute Nachricht ist, dass es viele sinnvolle Behandlungen und Therapien gibt, die uns dabei helfen, uns von unserer Vergangenheit zu lösen und unsere Gesundheit und unser Leben zurückzubekommen.

Ich weiß aus meiner eigenen Erfahrung sowie aus meiner Arbeit mit vielen Menschen, dass die Bearbeitung des psychischen Stresses der schwierigste Teil bei der Veränderung der Nebennieren sein kann. Doch das ist absolut die wichtigste Strategie und ich möchte Ihnen versichern: Wir *können* die Wahrnehmung von Stress und unsere Denkweise verändern, damit er leichter handhabbar wird und sich das zugrundeliegende emotionale Trauma besser lösen lässt, damit der Körper wieder ins Gleichgewicht kommt.

Belastende Kindheitserlebnisse

Emotionaler Missbrauch, Vernachlässigung und Störungen in der Familie, die in der Kindheit erlebt wurden und kollektiv als belastende Kindheitserlebnisse oder ACE (englisch für adverse childhood experiences) bezeichnet werden, stehen in einem direkten Zusammenhang mit einem erhöhten Risiko für chronische Krankheiten im Erwachsenenalter wie Hashimoto und anderen Autoimmunerkrankungen, Herzkrankheiten, Diabetes und Depressionen.

Wie können diese Erlebnisse so einen starken Einfluss auf die körperliche und die emotionale Gesundheit ausüben? Die Forschung legt nahe, dass ACEs zu einer längeren und übermäßigen Aktivierung der Stressreaktion führen – letztendlich zu einer Funktionsstörung der HPA-Achse –, die im Laufe der Zeit die Entwicklung des Immunsystems sowie des Nerven- und Hormonsystems beeinträchtigen kann.

Viele Menschen berichten von ACEs, wenn Sie also wissen oder glauben, dass Sie von dieser Art von Trauma betroffen sind, dann sind Sie nicht allein.

Das kann man tun, um wieder gesund zu werden

Da Sie nun eine deutliche Vorstellung davon haben, warum es zur Entwicklung von Nebennierenproblemen kommt, lassen Sie uns einen Blick auf einen Genesungsplan werfen, der mit einer Methode arbeitet, die die Ursachen aufdeckt. Durch Maßnahmen wie den Ausgleich des Blutzuckerspiegels, der Ergänzung von Nährstoffen, der Wiederherstellung des zirkadianen Rhythmus, der Eindämmung von Entzündungsherden und der Entwicklung eines Mitgefühls für sich selbst senden wir Ihrem Körper Signale der Sicherheit, um sein Gefühl zu verringern, dass er in ständiger Gefahr sei. Dadurch wird die Kommunikationsbahn der HPA-Achse wiederhergestellt, es kommt zu einer Veränderung der Nebennieren und viele der einschlägigen Symptome werden verringert oder beseitigt!

Zusammenfassung der wesentlichen Punkte für Ihren Weg aus Kapitel 2

- Ein Abbruch der Kommunikation zwischen Hypothalamus, Hypophyse und Nebennieren (der HPA-Achse) ist oft die Ursache einer Funktionsstörung der Nebennieren.
- Chronischer Stress kann zu einer ständigen Stressaktivierung oder zur Kampf-oder-Flucht-Reaktion führen. Das hält unseren Körper im Überlebensmodus und hindert ihn daran, sich zu entspannen, zu verdauen und zu genesen.
- Die vier Hauptfaktoren für chronischen Stress, die Ihre Nebennieren torpedieren und Ihre Symptome verursachen, sind Entzündungen, ein unausgeglichener zirkadianer Rhythmus, eine unausgewogene Ernährung und psychischer Stress (vergangener und aktueller).
- Das ATP befasst sich mit jedem dieser Stressfaktoren und hilft, egal, was die Ursache für das Ungleichgewicht in den Nebennieren ist. Machen Sie sich bereit für die Genesung!

Kapitel 3

So kann das Transformationsprogramm für die Nebennieren Ihnen helfen wieder gesund zu werden

Das Leitprinzip dieses Programms ist, dass Sie mit Ihrem Körper in einer Art und Weise kommunizieren, die er so versteht, dass er in Sicherheit ist – was es ihm ermöglicht und ihn dazu ermutigt, zu genesen. Wenn er sich sicher fühlt, braucht er den Überlebensmodus nicht mehr, er kann beginnen stark und widerstandsfähiger zu werden.

Damit Sie sich jeden Tag stärker und energiegeladener fühlen, nehmen wir mit ein paar erprobten Strategien die vier chronischen Hauptstressfaktoren in Angriff, die Ihrem Körper gefährliche Signale senden und Ihre Nebennieren torpedieren. Für mich und die vielen Menschen, die ich anleiten durfte, ist ein ganzheitlicher Ansatz mit verschiedenen Heilmethoden, die auf eine gesunde Funktion der HPA-Achse ausgerichtet sind, immer die effektivste Strategie, um kurz- und langfristige Ergebnisse zu erzielen. Mithilfe von schmackhaften, nährstoffdichten Nahrungsmitteln und dem gezielten Einsatz von Ergänzungsmitteln sowie mit Methoden zur Selbstfürsorge, die dazu beitragen, den Ausgleich zwischen Ruhe und Aktivität zu finden (oder wie man auch sagt, sich mehr mit dem zu beschäftigen, was Ihnen guttut!) sowie sanften Anreizen für den Aufbau von Widerstandsfähigkeit, unterstützt das ATP

Ihren Körper, aus dem Kampf-oder-Flucht-Modus in einen Genesungsmodus zu gelangen.

Wenn die Aussicht auf Veränderungen oder darauf, mit einem neuen Programm zu beginnen, Ihnen Bauchschmerzen bereitet, dann kann ich Ihnen einige der bemerkenswerten Ergebnisse von Klientinnen weitergeben, die gesundheitliche Veränderungen durchlaufen haben und nun ihren Zielen und Träumen nachgehen und Ihnen damit hoffentlich deutlich machen, wie kraftvoll kleine Veränderungen sein können. Wie Heidi P., die seit 25 Jahren an Hashimoto leidet und aufgrund ihrer Erschöpfung kaum von ihrer Couch aufstehen konnte, aber heute wieder voller Energie ist.

Oder Geneviève: „Ich wache morgens auf, fühle mich bereit, den Tag zu beginnen, anstatt mich zu fragen, ob ich überhaupt geschlafen habe!"

Und Barbara B., die die Rolle der Selbstfürsorge und des emotionalen Heilwerdens als Teil ihrer körperlichen Veränderung zu schätzen gelernt hat: „Es geht mir besser. Meine Energie ist gestiegen, meine Gelenkschmerzen sind viel besser geworden und ich habe festgestellt, dass sich der ‚Nebel im Gehirn' gelichtet hat und die Kopfschmerzen und Angstzustände nachgelassen haben. Dass es mir besser geht, ist Ansporn, das Programm weiter zu nutzen und mir viele der Dinge, die ich gelernt habe, zur lebenslangen Gewohnheit und Routine zu machen!"

Das Transformationsprogramm für die Nebennieren

Das ATP zeigt Ihnen, wie Sie Ihre Nebennieren unterstützen und Ihre normale Stressreaktion wiederherstellen, sodass Sie sich sofort ruhiger, ausgeruhter und lebendiger fühlen können. Wir verändern Ihr Energieniveau, Ihre Symptome und Ihr Verständnis davon, wer Sie sind und wozu Sie in der Lage sind. In meiner Ausbildungs- und Entwicklungszeit zur Heilkundigen habe ich so viele einzigartige und kraftvolle synergetische Heilweisen kennengelernt, die Ihnen helfen, wieder aufzublühen. Und so machen wir das:

Ergänzen

Die Ernährungslehre oder Lebensmittelpharmazie, wie ich sie gerne nenne, ist eine der wirkungsvollsten Möglichkeiten, dem Körper Sicherheitssignale zu senden. Sie erinnern sich, wenn der Körper sich unsicher oder bedroht fühlt, fällt er in den Kampf-oder-Flucht-Modus. Zu seinem Wohlbefinden müssen wir ihm Signale senden, die ihm zeigen, dass er in Sicherheit ist und ruhen, verdauen und genesen kann. Ihn mit vielen nährstoffdichten Nahrungsmitteln zu versorgen, häufig etwas zu sich zu nehmen und solche Nahrungsmittel einzuschränken, die den Blutzuckerspiegel durcheinanderbringen und Entzündungsherde auslösen, ist eine Möglichkeit, unserem Körper mitzuteilen, dass eine Fülle von Essen vorhanden ist und dass wir in Sicherheit sind. Sie beginnen mit einer Diät, die den Körper nährt und lassen gleichzeitig die häufigsten entzündungsfördernden Nahrungsmittel sowie solche, die zu einem Ungleichgewicht des Blutzuckerspiegels führen, weg. Sie werden entdecken, wie Sie Nahrungsmittel, die Sie nicht vertragen, durch viele unterstützend wirkende ersetzen können – dabei geht es nicht darum, die Zufuhr von Kalorien zu senken oder Kalorien zu zählen! – und welch riesigen Unterschied das oft in sehr kurzer Zeit für die Ausheilung Ihrer Nebennieren und die Linderung Ihrer Symptome bedeuten kann. Dutzende von einfachen, schmackhaften Rezepten machen es leicht, die Diät zu befolgen. Viele Menschen berichten von großen Durchbrüchen bei den bis dahin hartnäckigen Symptomen, nachdem sie mit dem nahrhaften, entzündungshemmenden und den Blutzuckerspiegel ausgleichenden Ernährungsprogrammen begonnen haben.

Zusätzlich können Vitamine, Ergänzungsmittel und Kräuter, wenn sie zielgerichtet eingesetzt werden, zu unglaublichen gesundheitlichen Vorteilen führen. Eine geringe Anzahl von wichtigen Ergänzungsmitteln, die zwar nicht erforderlich sind, aber sehr empfohlen werden, können Ihnen helfen, Stress abzubauen, Entzündungen einzudämmen, den Blutzuckerspiegel zu stabilisieren und die fehlenden Nährstoffe auszugleichen, um Ihre Genesung zu beschleunigen. Ich habe sechs Ergänzungsmittel ausgewählt, die dafür sorgen, dass es Ihnen besser geht. Bei manchen davon können Sie die Vorzüge bereits nach zwei oder drei Tagen feststellen. Bei anderen dauert es vielleicht etwas länger, aber Sie sollten sich allmählich stärker fühlen, mehr Energie bekommen und feststellen, dass ihre Symptome insgesamt innerhalb von Wochen verschwinden.

ATP-Erfolgsgeschichten

„Nachdem ich mit diesem Programm begonnen habe, habe ich so viel Kraft. Jetzt bin ich bereit, den Tag in Angriff zu nehmen. Ich wache weniger müde auf. Ich habe Freude. Ich habe Hoffnung. Ich bin begeistert, Dinge erledigen zu können. Meine Angstzustände sind so gut wie weg. Mein Alltag überfordert mich nicht, und ich kann Aufgaben zu Ende führen, ohne dass ich ewig dafür brauche. Ich möchte so viel mehr in meinem Leben tun, wieder mit Menschen etwas unternehmen! Mein Blutzucker hat sich stabilisiert und ich genieße die proteinreichen Mahlzeiten und Snacks, die mir dabei helfen. Mein Leben hat sich radikal zum Guten verändert, und ich kann Ihnen nur wärmstens empfehlen, dieses Programm für sich auszuprobieren, wenn Sie Ihr Leben in kurzer Zeit verändern wollen!" – Beth G.

„Dass meine Angstzustände weniger geworden sind, schreibe ich den Ergänzungsmitteln zu. Sie sind sehr passend, sehr klug konzipiert, um den Körper auf sanfteste Weise zu unterstützen. Nichts ist zu viel, aber es fehlt auch nichts ... Meine Angstzustände gingen weg, weil ich meinen Körper richtig ernährt habe, und durch die Ergänzungsmittel habe ich die Mangelerscheinungen, die ich hatte, in den Griff bekommen." – Tatjana S.

„Ich glaube, die Umstellung meiner Ernährung hat die sichtbarsten Verbesserungen gebracht... Dieses Programm hat mir geholfen, die Knieentzündung nach einem Sturz vor vielen Jahren loszuwerden. Ich habe etwas mehr als drei Kilo abgenommen. Nach der ersten Woche der Ernährungsumstellung konnte ich schon einen Unterschied feststellen. Mit den Ergänzungsmitteln und der veränderten Ernährung fühle ich mich wie vor mehr als 20 Jahren, wenn ich genug Ruhe bekomme. Mein Körper befindet sich im Heilungsprozess, und Ruhe muss meine erste Priorität sein. Ich habe abgenommen und keine Gelenkentzündungen mehr. Es geht mir wirklich besser, wenn ich genügend Ruhe habe." – Rhonda C.

Neue Energien tanken

Eine Umstellung der Ernährung kann den Energiepegel enorm steigern, doch wir können noch mehr tun, um Müdigkeit und Erschöpfung zu bekämpfen, die Stimmung zu verbessern, das Denkvermögen zu schärfen und besser zu schlafen. Ich gebe Strategien an Sie weiter, die sicherstellen, dass Ihr Flüssigkeitshaushalt stimmt und die Elektrolyte im Gleichgewicht sind, denn das ist entscheidend für die optimale

Funktion jeder Zelle. Selbst ein geringer Flüssigkeitsmangel bedeutet, dass eine Verlangsamung im ganzen System zu Schläfrigkeit, Muskelschwäche, unklarem Denken und Stimmungsschwankungen führen kann. Wir können das in Ordnung bringen! Sie werden auch feststellen, wie einfache Veränderungen in der Lebensweise und die zeitliche Planung bestimmter täglicher Aktivitäten das Energieniveau steigern und zugleich den Hormonspiegel ausgleichen sowie Verdauung, Schlaf und Libido durch die Unterstützung der Mitochondrien und die Wiederherstellung eines ausgeglichenen zirkadianen Rhythmus verbessern können. Sie werden sehen, wie ein guter Schlaf es Ihnen ermöglicht, richtig zu genesen – und erfrischt aufzuwachen!

ATP-Erfolgsgeschichten

„Die Anpassung meiner Ernährung und die zusätzliche Einnahme von Ergänzungsmitteln haben meinem Körper neue Kraft gegeben! Ich fühle mich energiegeladener und schlafe nun tief und länger. Das bedeutet, ich wache erfrischt auf und kann mit Schwung aus dem Bett steigen, was vorher für mich undenkbar war!" – Janie G.

„Nachdem ich diese Maßnahmen in Bezug auf die Lebensweise ein paar Wochen eingehalten habe, begann ich mich tagsüber energiegeladener zu fühlen und war produktiver. Mein Energieeinbruch am Nachmittag wurde besser und ich war den Tag über geistig klarer." – Zee M.

Regenerieren

Wir werden die heilende Kraft von angenehmen Aktivitäten mobilisieren, bei denen Sie sich wohlfühlen. Sie senden Ihrem Körper Signale der Sicherheit, indem Sie sich selbst besonders liebevoll und mitfühlend behandeln. Wir wissen alle, dass die Aktivitäten, Gedanken und Emotionen, die uns ein gutes Gefühl geben, dazu beitragen, runterzuschalten, zur Ruhe zu kommen und sich zu erholen, doch viele von uns haben das Gefühl, als wäre dafür eine Erlaubnis nötig. Betrachten Sie dies als Ihre Verordnung, sich mit angenehmen Aktivitäten zu beschäftigen, die Ihnen Freude machen! Sie werden verschiedene Möglichkeiten zur Förderung von Oxytocin, des Hormons der Liebe, entdecken, zum Beispiel die körperliche Berührung, die Aromatherapie und den Sonnenschein;

motivieren Sie sich mit positiven Gedanken und Affirmationen und spüren Sie die heilende Kraft des kreativen Tuns.

ATP-Erfolgsgeschichten

„Dieses Programm verändert das Leben. Positives Denken, Versöhnlichkeit, Ergänzungsmittel. So viele Dinge halfen mir insgesamt, und dann spürte meine Familie meine Veränderung und veränderte sich auch!! Ich bin so dankbar für dieses Programm. Du hast unser Leben verändert!!!! Alles Liebe." – Sherry

„Ich habe mehr Freude und Hoffnung gespürt und das Gefühl gehabt, als könnte ich mehr leisten auf der Welt. Es ist aufregend, sich so gut zu fühlen! Meine Angstzustände sind so gut wie weg. ... Achtsamkeit, Yoga und Meditation haben mir sehr geholfen, Spannungen zu lösen, mich zu bewegen, stark zu bleiben und mich zu zentrieren." – Beth G.

„Mein Verlangen nach Salzigem und Süßigkeiten ist weg. Im ATP gibt es so viele Mittel und Wege, um gegen die Probleme mit den Nebennieren vorzugehen. Es hilft einem nicht nur bei der Wahl von heilsamen Nahrungsmitteln, Ergänzungsmitteln und des richtigen Trainings, sondern bietet auch sehr wirkungsvolle Übungen und Unterstützungssysteme, die dafür gedacht sind, jegliches mentale und emotionale Trauma aufzudecken und anzugehen, das zu den Problemen mit den Nebennieren beigetragen hat und vielleicht die weitere Genesung behindert." – Lori D.

Die Widerstandskraft aufbauen

In diesem Abschnitt beschäftigen wir uns mit den leistungsstarken Behandlungsmethoden zur persönlichen Veränderung. Es gibt so viele wirksame Strategien, die wir nutzen können, damit der Körper ausgeglichener auf Stress reagieren kann. Wir beginnen damit, dass wir uns auf den Körper einstimmen, um jene Übungen herauszufinden, die für Sie zur Unterstützung der Nebennieren geeignet sind und es Ihnen ermöglichen, die Atemfrequenz zu verlangsamen und so die Genesung zu beschleunigen. Ich bin zu der Überzeugung gekommen, dass Widerstandskraft nur aufgebaut werden kann, wenn man auch Entzündungsprozesse eindämmt, Gedanken und Verhaltensweisen verändert und sich bewusst macht, dass unsere überholten Bewältigungsstrategien, Ressentiments, selbsteinschränkenden Überzeugungen und ein Trauma uns eventuell davon abhalten, gesund zu werden und unsere Träume zu verwirklichen. Sie werden Möglichkeiten finden, sie loszulassen, damit aufzuhören, irgendetwas zu tolerieren, das Ihr Blut in Wallung bringt oder Sie blockiert, Sie werden lernen, gesunde Grenzen zu setzen und sich auf Ihre Ziele für eine glückliche, gesunde Zukunft zu konzentrieren. Loszulassen, was uns belastet, macht Platz für das, was wir wirklich möchten und schafft Raum dafür, dass es sich manifestieren kann.

ATP-Erfolgsgeschichten

„Nachdem ich das ATP gemacht habe, kann ich klarer denken, habe weniger Depressionen und mehr Mitgefühl mit mir selbst. ... Wenn ich bedenke, wie kurz das Programm ist, haben sich einige meiner Symptome stark gebessert. Die Klarheit und Konzentrationsfähigkeit durch das Programm haben es mir ermöglicht zu erkennen, wie meine Kindheitstraumata und meine negativen Selbstgespräche mein Immunsystem in Alarmstimmung versetzen. Ich habe das Gefühl, mein Leben ist organisierter und ich habe etwas mehr Zeit, um an meinem Selbstwertgefühl zu arbeiten. Wenn man in sich geht und seine Selbstheilungskräfte einsetzt, dann stärkt das die Zuversicht. Ich kann mich selbst mehr lieben, da ich jetzt sehe, was ich leisten kann."

– Holly

Überprüfen

Hilfsmittel und Kurzanleitungen, inklusive eines beispielhaften Probetages mit dem Programm, filtern die wichtigsten praktischen Kernpunkte des Programms heraus, sodass Sie auf das Wesentliche immer leicht zugreifen – und es umsetzen – können!

Neu bewerten und weitermachen

Nachdem Sie die elementaren ATP-Programme durchlaufen haben, ermitteln Sie die Bewertungspunktzahl für die Nebennieren noch einmal neu, und vergleichen Sie mit den Werten vor dem Start (auf Seite 101f.), um zu schauen, zu welchen Verbesserungen es seit Beginn der Maßnahmen gekommen ist und um sich potenzielle nächste Schritte anzusehen.

Für manche ist das vielleicht nur eine Kontrollmaßnahme, andere müssen sich eventuell etwas eingehender mit den Ursachen ihrer Symptome beschäftigen, damit es ihnen zu hundert Prozent besser geht. Ich bin für Sie da! Der Genesungsweg ist eine Reise, kein Rennen, und ich kann noch viele zusätzliche Methoden anbieten, um Ihnen auf Ihrem Weg zu helfen.

In Kapitel 10, *Erweiterte Ursachen und Lösungen bei Stresssymptomen*, werden spezifische Maßnahmen angeboten, die man erwägen kann, um die wichtigsten, durch die Nebennieren bedingten Symptome, wie etwa ein vernebeltes Gehirn und Müdigkeit und Erschöpfung, Schlaflosigkeit und Schlafstörungen, eine geringe Libido, Beeinträchtigungen der Stimmungslage (Angstzustände, Depressionen, Überforderung, Reizbarkeit und Stimmungsschwankungen) und Schmerzen in Angriff zu nehmen. Dazu gehören:

- Ein Überblick über potenzielle Ursachen und spezifische Strategien, die in Betracht gezogen werden können,
- Alternativen zur Ernährung, zu den Nahrungsergänzungen und zur Lebensweise, die man selbst auswählen kann,
- Empfehlungen für erweiterte Testverfahren.

Nach Durchlaufen des ATP hoffe ich, dass es Ihnen merklich besser geht, dass Sie mehr Energie haben, nicht mehr so müde und erschöpft sind und feststellen, dass Ihre Symptome erheblich zurückgehen oder ganz verschwinden. Doch auch wenn manche davon bestehen bleiben, gibt es noch Hoffnung und weitere Möglichkeiten, etwas zu tun! Nicht jeder braucht die erweiterten Programme, doch wenn Sie zu denjenigen gehören, finden Sie eine Fülle von Möglichkeiten, um auf Ihrem Genesungsweg voranzukommen.

Das sagt mein Teilnehmerkreis: Die hilfreichsten Maßnahmen

Laut einer neueren Umfrage zum Programm fanden diejenigen, die den Fragebogen ausgefüllt haben, folgende Maßnahmen am hilfreichsten (Angaben in Prozent):

Maßnahme	Hilfreich für
Ausgleich des Blutzuckerspiegels	91%
Flüssigkeitsversorgung	87%
Ernährungsumstellung	87%
Vereinfachung (s. S. 94)	81%
Selbstmitgefühl	78%
Training/heilsame Bewegung	77%
Vorsätze fassen	74%
Aufgeben bestimmter Verpflichtungen	74%
Verbesserung des Schlafs	72%
Mit Ergänzungsmitteln zu beginnen	72%
Führen eines Dankbarkeitstagebuchs	71%
Wechseln von Denkmustern und Überzeugungen	71%
Setzen von Grenzen	71%

Wie lange sollte das Programm durchgeführt werden?

In den folgenden Kapiteln habe ich die wichtigsten Elemente des Programms erläutert und empfehle, sie zunächst zu lesen und sich dann verbindlich auf seine Durchführung über mindestens vier Wochen festzulegen, um in den Genuss aller seiner Vorzüge zu kommen. Viele Menschen möchten vielleicht über die vier Wochen hinaus damit weitermachen, während andere die einzelnen Elemente lieber langsamer hinzufügen möchten. Beide Ansätze funktionieren, doch bedenken Sie bitte, dass die Maßnahmen als Ganzes eine synergetische Wirkung haben, daher werden Sie feststellen, dass die Vorteile der Maßnahmen wirklich aufeinander aufbauen.

Wenn Sie an irgendeinem Punkt das Gefühl haben, dass ein Thema oder ein Vorschlag sich als negativer Trigger erweist und Sie damit nicht zurechtkommen können, dann lassen Sie diese Aktivität bitte bleiben. Wenn ein Ergänzungsmittel oder eine Ernährungsweise für Sie nicht funktioniert, dann machen Sie damit nicht weiter. Ein Ziel dieses Programms ist, dass Sie und Ihr Körper sich sicher fühlen und dazu gehört zu einem großen Teil, dass Sie Ihrem Körper und Ihrer Intuition vertrauen können, sodass Sie auf Ihrem Weg das Beste *für sich* auswählen können.

Alle Wege führen nach Rom, heißt es, und man kann auf verschiedene Arten gesund werden. Stimmen Sie sich auf Ihren Körper ein, während Sie das Programm durchlaufen und finden Sie die Art und Weise heraus, die für Sie funktioniert. Sie müssen sich nicht akribisch daran halten oder jede einzelne Strategie nutzen, um Ergebnisse zu sehen, doch alle Menschen, die daran teilnahmen, haben festgestellt, dass die Maßnahmen tatsächlich eine synergetische Wirkung haben, und mehr Strategien schlagen sich meist in mehr Ergebnissen nieder.

Bereiten Sie sich darauf vor, mehr Verantwortung für Ihre Gesundheit zu übernehmen

Bevor Sie sich dem nächsten Kapitel zuwenden und mit dem Programm beginnen, empfehle ich Ihnen, ein paar Dinge zu tun, um sich auf die bevorstehenden Veränderungen vorzubereiten und die Voraussetzungen dafür zu schaffen, dass es Ihnen besser geht. Wenn Sie beginnen, wesentliche Umstellungen in der Lebensweise für Ihre Genesung vorzunehmen, kann es sehr hilfreich sein, ein Tagebuch zu führen, in dem Sie Ihren Weg festhalten. Machen Sie es auf die Art, die Ihnen am meisten liegt. Ich mag das gute altmodische Notizbuch, doch Sie können natürlich auch Ihren Computer, das Mobiltelefon oder eine Tagebuch-App nutzen. Ihr Gesundheitstagebuch ist dazu da, dass Sie sich Gedanken über Ihre Ziele machen, Vorsätze festlegen und die richtige geistige Haltung schaffen.

Ich habe die folgenden Übungen und diejenigen, auf die Sie im Laufe des Programms stoßen werden, entwickelt, um Ihnen zu helfen, alle negativen Gedankenmuster, die Sie vielleicht gegenwärtig haben, zu identifizieren und über Ihre persönlichen Ziele nachzudenken. Nutzen Sie für die folgenden Schritte, mit denen Sie die Verantwortung für Ihre Gesundheit übernehmen, Ihr Tagebuch, um über die Gedanken und Gefühle zu reflektieren, die sie in Ihnen auslösen und notieren Sie Ihre Antworten unter „Zum Nachdenken".

Sie können während des Programms jederzeit auf Ihre Antworten zurückgreifen, wenn Sie sich etwas motivieren wollen oder wenn Sie einfach daran erinnert werden müssen, warum Sie sich für Ihre Gesundheit engagiert und diesen Weg genommen haben.

Schritt 1: Setzen Sie Ihren Träumen keine Grenzen (und schreiben Sie diese Träume auf!)

Wenn Sie die Verantwortung für Ihre Gesundheit übernehmen, ist der erste Schritt der, dass Sie erkennen, welche gesundheitlichen Ziele Sie haben. Wenn Sie nicht wissen, wohin Sie gehen – wie können Sie dann jemals ankommen, richtig? Das Setzen eines Ziels richtet Ihren Blick auf ein gewünschtes Ergebnis, konzentriert Ihre Bemühungen darauf, es zu erreichen und vermittelt Ihnen eindeutig Sinn und Zweck in Bezug auf das, was Sie tun müssen, um es zu erreichen. Es überrascht nicht, dass das Setzen eines Ziels mit mehr Selbstvertrauen, Motivation und Erfolg verbunden ist. Bei der Zielsetzung möchten ich Sie zu Folgendem ermutigen:

Setzen Sie Ihren Träumen keine Grenzen

Glauben Sie an sich und an alles, was Sie erreichen können! Ob Sie sich mehr Energie, weniger Schmerzen, erholsamen Schlaf, weniger Panikattacken wünschen, mit Ihrem Energiebündel von einem Kleinkind (wahre Geschichte) Schritt halten, einen 5 km-Lauf machen, an einem Spinningkurs teilnehmen oder einen Abend als Paar genießen wollen, seien Sie ehrlich und haben Sie keine Angst davor mutig zu sein. Schließlich weist schon die Forschung darauf hin, dass ehrgeizige Ziele motivierender sind als leicht zu erreichende.

Seien Sie konkret

Sie möchten, dass es Ihnen besser geht, aber wie sieht das für Sie genau aus? Gibt es ein bestimmtes Symptom, das Sie gerne loswerden möchten, eine Aktivität, zu der Sie gerne in der Lage wären oder einen privaten oder beruflichen Meilenstein, den Sie gerne erreichen würden? Wenn Sie so klar und konkret wie möglich sind, wird es für Sie leichter, Ihren Fortschritt zu verfolgen und zu erkennen, wann Sie am Ziel sind. Korrigieren oder beurteilen Sie sich nicht selbst: Kein Traum ist zu oberflächlich oder töricht. Wenn er für Sie wichtig ist, dann ist er wichtig.

Schreiben Sie Ihre Ziele auf

Wenn Sie das tun, ist die Wahrscheinlichkeit größer, dass Sie Ihre Ziele erreichen. Die Forschungen der Psychologin Gail Matthews ergaben, dass Menschen, die ihre Ziele aufschrieben, um ganze 33 Prozent erfolgreicher waren als diejenigen, die es nicht taten. Das hat vielleicht etwas damit zu tun, dass eine schriftliche Aufzeichnung Ihrer Ziele Ihnen dabei hilft, Ihren Fortschritt zu verfolgen und Ihre Erfolge zu feiern und so die Wahrscheinlichkeit erhöht, Ihr Ziel zu erreichen. Und diesen Fortschritt schwarz auf weiß zu sehen, fördert das Vertrauen! Dazu kommt, dass das Aufschreiben Ihrer Ziele Ihnen mehr Hoffnung und Optimismus für die Zukunft gibt – und eine optimistische Aussicht trägt zum Heilungsprozess bei.

Zum Nachdenken: Den Träumen keine Grenzen setzen

Beginnen Sie Ihre grenzenlosen Träume, indem Sie über das Folgende nachdenken und Ihre Ziele aufschreiben. Korrigieren oder beurteilen Sie sie nicht. Seien Sie ehrlich und so konkret wie möglich. Beginnen Sie damit, die Zukunft zu schaffen, die Sie für sich haben möchten und seien Sie sich dabei absolut im Klaren darüber, wie sie aussieht.

____

____

____

____

Meine gesundheitlichen Ziele sind:
(Beispiele: Einen Pilates-Kurs zu besuchen, ohne mich danach tagelang erschöpft zu fühlen. Genug Energie zu haben, um mit Freunden zum Essen und ins Kino gehen zu können. Zehn Kilo abzunehmen und wieder in meine Lieblingsjeans zu passen. Kein Verlangen nach Süßem mehr zu haben.)

____

____

____

____

Deshalb möchte ich meine gesundheitlichen Ziele erreichen:
(Beispiele: Ich möchte mich wieder schön fühlen. Ich möchte für meine Kinder da sein. Ich möchte topp in meinem Job sein, wie ich es sein sollte. Ich möchte befördert werden.)

____

____

____

____

Jedes Mal, wenn Sie von Ihrem Weg abkommen oder in diese Versuchung geraten, sollten Sie sich diese Antworten wieder anschauen und sich daran erinnern, warum Sie etwas für Ihre Gesundheit tun möchten.

____

____

____

____

Schritt 2: Fassen Sie Vorsätze

Wenn Sie beginnen, Ihre Lebensweise zu verändern, um die Nebennieren zu unterstützen, können Sie eine optimistische und offensive Denkweise auch noch dadurch fördern, dass Sie Vorsätze fassen. Gesundheitliche Ziele etablieren sich dort, wo wir hinwollen. Vorsätze funktionieren etwas anders. Sie bestärken uns darin, wie wir dort hinkommen. Während Ziele uns dazu animieren, unseren Blick in die Zukunft zu richten, sind Vorsätze im gegenwärtigen Moment verankert und in dem Entschluss, wie wir leben oder uns zurzeit der Welt zeigen wollen. Sie sind nicht an das Erreichen konkreter Ergebnisse gebunden, sondern eher daran, wie wir in jedem Augenblick handeln. Stellen Sie sich einen Vorsatz als Richtschnur oder Absicht vor.

Wenn Sie zu Beginn Ihres Transformationsprogramms für die Nebennieren einen positiven Vorsatz fassen, kann Ihnen das helfen, Ihr Denken und Ihre Haltung zu den bevorstehenden Veränderungen darauf einzustellen; er kann zu einer wirksamen Gedächtnisstütze dafür werden, wie Sie jeden Tag angehen möchten sowie die Inspiration und Motivation auf Ihrem Weg fördern. Um einen Vorsatz zu fassen, sollten Sie darüber nachdenken, was für Sie am meisten zählt. Was möchten Sie im Zuge dieses Programms am meisten fördern? Wie würden Sie die nächsten paar Wochen am liebsten erleben?

Zum Beispiel:

- Ich nehme mir vor, eine gesündere Einstellung zu Nahrungsmitteln zu entwickeln.
- Ich nehme mir vor, mich über den Fortschritt, nicht über die Perfektion zu freuen.
- Ich nehme mir vor, Aktivitäten in meinen Alltag einzubauen, die Stress reduzieren.
- Ich nehme mir vor, in herausfordernden Situationen Hoffnung zu haben.
- Ich nehme mir vor, möglichst viele Vorteile des Programms zur Genesung zu nutzen.

Ich bin wirklich davon überzeugt, dass das Fassen von Vorsätzen vor Beginn eines Genesungsweges dazu beiträgt, den Genesungsprozess zu beschleunigen, denn wir bekommen dadurch die richtige Einstellung. Kommen Sie darauf zurück, wann immer Sie sich daran erinnern müssen, wozu Sie sich zu Beginn des Programms verpflichtet haben. Mitglieder, die auf ihrem Weg nicht vorwärtskamen, berichteten, dass diese Methode sie ermutigt und inspiriert hat, und dass sie schließlich die Empfehlungen umsetzen konnten, von denen sie wussten, dass sie sie für ihre Genesung brauchen.

Zum Nachdenken: Fassen Sie Vorsätze

Wie können Sie in den nächsten vier Wochen auftreten, um sicher sein zu können, dass Sie das bestmögliche Ergebnis mit diesem Programm erzielen? Erwägen Sie, diese Möglichkeit zu nutzen, um Ihre täglichen Tagebucheinträge zu erweitern und Ihren Vorsatz oder Ihre Vorsätze zu formulieren:

Ich nehme mir vor, ...

____

____

____

____

Schritt 3: Schaffen Sie Raum für Genesung

Scheint es so, als sei jede Minute Ihres Tages mit der Verantwortung für Arbeit, Familie und Haushalt vollgepackt und Sie haben keine freie Minute für sich? Damit sind Sie nicht allein. Viele von uns sind mehr denn je überlastet und versuchen, den Bedürfnissen aller anderen um sich herum gerecht zu werden, von den Kindern bis zur besseren Hälfte, den Schwiegereltern sowie den Kolleginnen und Kollegen, sodass für uns selbst keine Zeit bleibt. Wenn wir „auf Notstrom laufen", stehen die Nebennieren unter Stress und das führt zu einem Handlungsdruck, der Ruhe und Genesung nicht zulässt. Und dadurch können wir uns nicht mehr genügend um andere kümmern. Aus einer leeren Tasse lässt sich nichts ausgießen. Wir müssen zuerst unsere eigene Tasse auffüllen.

Am meisten von dem Programm zu profitieren heißt, in uns selbst zu investieren und uns mehr Zeit zur Selbstfürsorge zu nehmen. Die Menschen mit den besten Ergebnissen reservieren jeden Tag eine gewisse Zeit für sich selbst, um sich auf die bevorstehende Woche vorzubereiten, Ihr Gesundheitstagebuch zu führen, Stress abzubauen und zu ruhen. Das ist eine ganz besondere Zeit, um Ihrer Gesundheit volle Aufmerksamkeit zu schenken.

Sie fragen sich wahrscheinlich: *Wie soll das alles gehen, wenn die Zeit ohnehin schon so knapp ist*? Dafür findet sich an jedem Tag viel mehr Zeit, wenn Sie zeit- und energieraubende Aufgaben effizienter gestalten – oder ganz abschaffen! Erinnern Sie sich an das letzte Mal, als Ihnen das Toilettenpapier ausgegangen ist und Sie während der Stoßzeit deswegen ins Geschäft rennen mussten? Oder auf die Post für Briefmarken? Sie glauben vielleicht gar nicht, dass diese Erledigungen viel Zeit kosten, aber sie tun es wirklich und da kommt schnell etwas zusammen.

Schauen Sie sich die Aufgaben genauer an, die Sie den ganzen Tag auf Trab halten.

Was Sie tun können:

- **Abschaffen:** Handelt es sich um eine Aufgabe, die Sie sich vom Hals schaffen könnten, indem Sie beschließen, es sei an der Zeit einfach Nein zu sagen?
- **Vereinfachen:** Könnte der Prozess gestrafft werden?
- **Automatisieren:** Könnten Sie einen Dienst, eine App oder eine andere technische Möglichkeit nutzen, um regelmäßig anfallende Aufgaben zu erledigen?
- **Delegieren:** Könnten Sie die Verantwortung oder einen Teil davon an jemand anderen übertragen und eine überwachende Funktion übernehmen?

Wenn Sie erst einmal beginnen, nach Überflüssigem und Unwirtschaftlichem in Ihrem Alltag zu suchen, werden Sie wahrscheinlich sehr schnell fündig werden und vieles entdecken! Als Unternehmerin, Mutter und ein Mensch, der versucht, Raum im eigenen Leben für Heilung zu schaffen, bin ich immer auf der Suche nach potenziellen Gelegenheiten, um Zeit zu sparen. Die folgenden sind meine zehn wichtigsten Vorschläge, um wertvolle Zeit und Energie für die Selbstfürsorge freizuschaufeln:

1. Bevorraten Sie nichtverderbliche Artikel wie Toilettenpapier und Papierhandtücher oder lassen Sie sie über ein Dauerabonnement automatisch liefern.
2. Bestellen Sie (nicht verschreibungspflichtige) Medikamente, die Sie länger nehmen müssen, telefonisch und lassen Sie sie nach Hause liefern, um sich den Weg zur Apotheke zu sparen. Bitten Sie Ihre Ärztin oder Ihren Arzt, ein Rezept für ein verschreibungspflichtiges Medikament, das Sie weiter nehmen sollen, bis Sie es wieder kontrollieren lassen müssen, direkt an die Apotheke zu schicken und lassen Sie das Medikament sich von dort nach Hause liefern.

3. Manche Firmen bieten Ihnen ein Abonnement für Ihre Ergänzungsmittel und schicken sie Ihnen vereinbarungsgemäß automatisch zu, sodass Sie sie nicht immer wieder bestellen müssen.
4. Begleichen Sie Ihre Rechnung per Einzugsermächtigung.
5. Nutzen Sie den Lieferservice auf Bestellung oder als Abonnement für Lebensmittel, Fleisch von grasgefütterten Tieren oder solchen aus Weidehaltung sowie Wildfang oder Bio-Fisch und Meeresfrüchte, um die Anzahl der Einkäufe in den Geschäften zu reduzieren. (Manche Höfe bieten wöchentliche Bio-Kisten unterschiedlicher Größe an. Für Fleisch, Fisch und Meeresfrüchte empfiehlt es sich, bei den entsprechenden Händlern nachzufragen, ob ähnliche Arrangements möglich sind; Anm. d. Übers.)
6. Übertragen Sie verschiedene Haushaltspflichten an Familienmitglieder und engagieren Sie jemanden, der die Reinigung Ihres Hauses ganz oder teilweise, etwa Böden und Bad, übernimmt.
7. Sorgen Sie dafür, dass Sie auf mindestens eine Person für die Betreuung Ihrer Kinder oder der Haustiere zurückgreifen können, damit Sie nicht in letzter Minute in Bedrängnis kommen, wenn die Hauptbetreuungsperson ausfällt.
8. Seien Sie nicht ständig telefonisch, über Textnachrichten, E-Mail und Social Media verfügbar. Nutzen Sie den Anrufbeantworter, die Bitte-nicht-Stören-Funktion oder stellen Sie einzelne App-Benachrichtigungen leise. Richten Sie für Ihre soziale Medien-Apps eigene Ordner ein, damit sie nicht auf Ihrem Hauptschirm erscheinen, um sie „aus den Augen, aus dem Sinn" zu haben. Probieren Sie es aus. Sie werden überrascht sein, wie oft Sie in den ersten paar Tagen nach Ihrem Smartphone greifen!
9. Lesen Sie E-Mails jeden Tag zu bestimmten Zeiten, anstatt den ganzen Tag über.
10. Probieren Sie Wochenspeisepläne aus, um eine gesunde Ernährung weniger zeitaufwendig zu gestalten. Anstatt täglich zu kochen, können Sie alternativ jede Woche ein paar Stunden lang alle Mahlzeiten auf einmal kochen (auch Batch Cooking genannt) und Mahlzeiten in mehreren Portionen vorbereiten – das bedeutet, weniger Abspülen und Aufräumen sowie mehr Essen zur Verfügung und damit eine riesige Zeitersparnis!

Es gibt immer Aufgaben, die man abschaffen, vereinfachen, automatisieren oder delegieren kann. Weniger Verpflichtungen auf Ihrem Zettel zu haben, insbesondere am Abend, ermöglicht es Ihnen, zu einer vernünftigen Zeit schlafen zu gehen … und Sie brauchen deswegen kein schlechtes Gewissen zu haben. Wenn Sie sich überfordert fühlen, denken Sie über Bereiche in Ihrem Leben nach, an denen Sie arbeiten können. Wird Ihnen zum Beispiel viel zusätzliche Verantwortung im Job aufgehalst? Wenn dem so ist, sprechen Sie es an und schauen Sie, ob Sie einige Ihrer Aufgaben an andere delegieren können! Haben Sie zu viele soziale Verpflichtungen, ist Ihr Zeitplan randvoll mit ehrenamtlichen Tätigkeiten oder haben Sie vor kurzem einen Gefallen zu viel angeboten? Scheuen Sie sich nicht, Nein zu sagen und schlagen Sie einige Verpflichtungen aus oder verlegen sie auf einen anderen Zeitpunkt Denken Sie daran, Selbstfürsorge ist einfach genauso wichtig wie die Fürsorge für andere und ganz wichtig, damit Sie wieder gesund werden.

Schritt 4: Üben Sie Dankbarkeit

Meine Mentorin JJ Virgin brachte mir bei, dass eine der schnellsten Möglichkeiten, Überforderung zu überwinden, darin besteht, Dankbarkeit zu üben. Ich bitte Sie, würdigen Sie das Gute in Ihrem Leben. Es gibt immer etwas, wofür Sie dankbar sein können: für das Aufwachen am Morgen, für Ihr nettes Lächeln, für das Lachen Ihrer Kinder, für eine besinnliche E-Mail von jemandem aus Ihrem Freundeskreis, für die Blumen in Ihrem Garten, für die erfrischende Süße einer frischen Beere, für das Gefühl von weicher, sauberer Bettwäsche auf Ihrer Haut, für das spielerische Verhalten Ihres Hundes. Dankbarkeit zu üben, indem wir regelmäßig auf die besonderen Menschen, Momente und Erfahrungen achten, die uns umgeben und sie wertschätzen, führt mit am schnellsten dazu, dass es uns besser geht und wir motiviert bleiben. Die Überprüfung in einer Studie von 2020 ergab, dass Übungen in Dankbarkeit bei Einzelnen zu besserem Schlaf sowie zu verbesserten Markern für die körperliche Gesundheit wie Blutdruck, Regulierung des Blutzuckerspiegels und Asthma führten. Eine andere Studie ergab, dass Menschen, die Dankbarkeit üben, sich weniger gestresst fühlen.

Im Laufe des Programms ermuntere ich Sie jeden Tag, sich ein paar Minuten Zeit zu nehmen und drei Dinge aufzuschreiben, für die Sie dankbar sind, um dadurch eine positive Einstellung zu pflegen.

Heute bin ich dankbar für

1.
2.
3.

Ich liebe das und versuche, es regelmäßig zu machen. An manchen Tagen übe ich Dankbarkeit, indem ich Menschen E-Mails, Nachrichten oder ein schriftliches Dankeschön schicke, denen ich dankbar bin. Versuchen Sie das auch. Sie können auch ein schriftliches Dankeschön an sich selbst schicken oder sich Dankesgeschenke machen.

Wie auch immer Sie Ihre Dankbarkeit anderen Menschen und sich selbst gegenüber ausdrücken wollen, machen Sie das zu einem Teil Ihres täglichen Lebens. In den kommenden Wochen Danke zu sagen hilft Ihnen dabei, alle Anstrengungen wertzuschätzen, die Sie zur Wiederherstellung Ihrer Gesundheit unternehmen und alle Herausforderungen zu bewältigen, wenn sie auftreten.

Mit einer Haltung der Dankbarkeit hatten Süchte keine Chance bei Laura, die schrieb: „Wow, es geht mir richtig gut mit dieser Diät. Ich begegne meinem Verlangen nach Süßem mit Selbstliebe … und denke dabei, immer mit der Ruhe und einfach jeden Moment dankbar genießen!“ Dankbarkeit kann auch Ihre Superkraft sein.

Schritt 5: Bewerten Sie Ihre Situation – und machen Sie sich bereit zu handeln

Egal was Sie in Ihrer augenblicklichen Situation fühlen – Traurigkeit, Wut, Angst, Verwirrung, Frustration –, ich möchte, dass Sie wissen, dass das in Ordnung und absolut normal ist. Seien Sie freundlich und sanft zu sich selbst, zeigen Sie sich selbst gegenüber genauso viel Mitgefühl, wie Sie es gegenüber Angehörigen tun würden. Erlauben Sie sich, diese Emotionen zu fühlen und auszudrücken, anstatt sie zu unterdrücken. Zurückgehaltene Emotionen stehen mit einer schlechteren Funktion des Immunsystems, Stress und Angstzuständen in Zusammenhang, die meiner Beobachtung nach alle nicht hilfreich für die Genesung sind.

Geben Sie sich Zeit und Raum, diese Emotionen zu bewältigen, doch passen Sie auf, dass Sie sich nicht unentwegt darin suhlen. Zu viel Selbstmitleid verhindert die Maßnahmen, die notwendig sind, damit es Ihnen besser geht. Eine Studie der Case Western Reserve University von 2012 ergab, dass Empathie und logisches Denken sich gegenseitig ausschalten. Das heißt, wenn Sie sich selbst bemitleiden, dann können Sie vielleicht nicht die besten logischen Entscheidungen für Ihre Gesundheit treffen – oder überhaupt keine Entscheidungen.

Ich weiß, dass es schwierig sein kann, an den eigenen Zustand objektiv heranzugehen, doch sobald Sie sich die Zeit für den Kummer genommen haben, ermutige ich Sie dazu, dass Sie beginnen zu denken wie eine objektive Wissenschaftlerin oder ein Pflegemanager, die Strategien umsetzen, Ergebnisse überwachen und bei Bedarf Anpassungen vornehmen. Richten Sie Ihre Energie und Ihre Bemühungen darauf, dass es Ihnen besser geht und es wird Ihnen besser gehen.

Versuchen Sie täglich Tagebuch zu schreiben

Zusätzlich, dass Sie Ihr Gesundheitstagebuch dazu nutzen, um über die Übungen zu reflektieren, die Sie während des Transformationsprogramms für die Nebennieren bekommen, möchte ich Sie dazu ermuntern, Ihre eigene tägliche Praxis des Tagebuchschreibens zu entwickeln, die Ihnen helfen soll, Ihren Weg zu verarbeiten und sich dabei inspirieren zu lassen.

Die nachfolgende Liste enthält Vorschläge, mit denen Sie arbeiten können:

- Wie es mir heute geht
- Die Heil-Affirmation für heute (ich liebe mich selbst; ich befinde mich im Heilungsprozess)
- Drei Dinge, für die ich dankbar bin
- Um welche Zeit ich schlafen ging, um welche Zeit ich heute morgen aufwachte, wie ich geschlafen habe
- Notizen zur Selbstfürsorge
- Was ich heute gelernt habe/ Reflexion

Ich habe ein spezielles Tagebuch entwickelt, um Sie auf Ihrem Genesungsweg zu unterstützen und Sie zur täglichen Nutzung zu inspirieren. Sie sehen es auf Seite 99)

Datum: ______________________________

Heute bin ich dankbar für:

Wie es mir heute geht:

Die Heil-Affirmation für heute:

Schlafen gegangen um:

Aufgewacht um:

Wie geschlafen:

Notizen zur Selbstfürsorge:

Was ich heute gelernt habe/Reflexion:

Wie läuft's bei Ihnen? Nein, ehrlich, wie geht es Ihnen?

Ich bin in Polen aufgewachsen und kam mit neun Jahren in die USA. Und ich war schon fast 25 Jahre alt, bis ich gelernt habe, dass jemand in einem englischsprachigen Land, der fragt „How are you?“ gar nicht wirklich wissen will, wie es dem Gegenüber geht! Ich erinnere mich, dass das für mich ein großer Schock war. Als ich als beratende Apothekerin für eine Case Management Agentur (aktives Versorgungsmanagement von Patienten, Anm. d. Verlags) tätig war, kam ein Sozialarbeiter (nennen wir ihn Bob) in mein Büro und bat um Orientierungshilfe bezüglich der Medikamente, die einer seiner Klienten nahm. Bob klopfte an und sagte: „Dr. Wentz, how are you?“ Ich begann ihm zu erzählen, dass ich ein wenig müde sei, denn mein Hund habe mich in der vorigen Nacht wachgehalten – und ich sage einfach nur, dieser Herr hatte kein besonders gutes Pokerface. Er sah mich mit einem ziemlich verwirrten Grinsen an und sagte: „Okay, na jedenfalls …“ In englischsprachigen westlichen Gesellschaften gilt „How are you?“ oft als Gruß, und als Antwort wird immer ein „Okay“, „Großartig“ oder „Gut“ erwartet, gefolgt von der gleichen Frage, die höflich an das Gegenüber gerichtet wird.

Auf ähnliche Weise wird vielen von uns beigebracht, unsere Gefühle zu unterdrücken (oft von klein auf, wenn Kinder nach einem schmerzhaften Sturz von ihren Eltern gesagt wird, sie seien „okay“, nur weil diese mit den traurigen Gefühlen ihres Nachwuchses nicht umgehen können), und wir übersehen oft die frühen Anzeichen, dass wir vielleicht nicht okay, großartig oder gut drauf sind. Wir neigen dazu, unsere Symptome herunterzuspielen, aus Angst, wir könnten als Heulsuse oder Hypochonder und schlimmer abgestempelt werden. Zur Beleidigung kommt noch hinzu, dass viele Menschen mit einer chronischen Krankheit von ihren Behandelnden, die ihre Symptome bestreiten, zur Verzweiflung gebracht werden. Daher leiden viele von uns still vor sich hin.

Hier und jetzt gebe ich Ihnen die Erlaubnis, eine ehrliche Aufstellung Ihrer Symptome zu machen. Lassen Sie uns herausfinden, wo Sie im Augenblick stehen – für Ihre Genesung und um festzustellen, ob die Maßnahmen, die Sie ergreifen, Ihnen helfen.

Es gibt weiter unten auch einen Fragebogen, sodass Sie den gegenwärtigen Stand der Stressbelastung Ihrer Nebennieren ermitteln und Ihre Fortschritte während des vierwöchigen Programms verfolgen können. Ich empfehle Ihnen die entsprechende Seite zu markieren und ihn während des Programms nach jeder Woche erneut auszufüllen.

Die Beurteilung der Nebennieren

Bevor Sie überhaupt mit einem Programm zur Verbesserung Ihrer Gesundheit beginnen, empfehle ich Ihnen, sich ehrlich darüber Rechenschaft abzulegen, wie es Ihnen geht. Dadurch können Sie feststellen, ob das Programm etwas bringt. Bewerten Sie in der nachfolgenden Tabelle die Symptome, die auf Sie zutreffen, mit einer Skala von 0 bis 10, wobei 0 „kein Symptom" bedeutet und 10 für „starkes Symptom" steht.

Tragen Sie den Wert für jedes Symptom, das Sie aktuell haben, in die Spalte „Ausgangswert" ein. Wie bereits erwähnt, werden Sie das Procedere am Ende jeder Woche des vierwöchigen Programms wiederholen, um Ihre Fortschritte festzuhalten.

Sie werden feststellen, dass die Punktwerte Ihrer Symptome jede Woche sinken und schließlich nach Beendigung des in Teil II des Buches detailliert beschriebenen Programms ganz verschwinden.

Um irgendwelche verbliebenen Symptome kümmern wir uns in Teil III mit den erweiterten Programmen.

Hinweis für Schilddrüsenerkrankungen

Wenn Sie an einer Schilddrüsenerkrankung leiden, empfehle ich Ihnen, Ihre Schilddrüse alle sechs bis zwölf Wochen ärztlich überprüfen zu lassen, während Sie Ihre Lebensweise umstellen. Im Zuge der Zustandsverbesserung Ihrer Nebennieren werden Sie vielleicht feststellen, dass Ihre Schilddrüsenmedikamente besser anschlagen, daher sollten Ihre Werte überwacht werden, damit es zu keiner Überdosierung kommt.

Symptome	Ausgangswert	Nach Woche 1	Nach Woche 2	Nach Woche 3	Nach Woche 4
Ich fühle mich müde.					
Ich habe ein vernebeltes Gehirn oder habe Probleme mit der Erinnerung.					
Ich bin sensibel und habe Probleme im Umgang mit meinen Emotionen.					
Ich fühle mich ängstlich, bekümmert oder nervös.					
Ich habe Panikattacken.					
Ich fühle mich niedergeschlagen, launenhaft oder traurig.					
Ich habe Schmerzen, etwa Krämpfe, Gelenk- oder Muskelschmerzen.					
Meine Muskeln fühlen sich schwach an.					
Ich habe Schlafprobleme (entweder Einschlaf- oder Durchschlafstörungen).					
Ich schlafe nicht erholsam (ich fühle mich nicht energiegeladen).					
Ich fühle mich die meiste Zeit gestresst.					
Ich fühle mich müde, aber aufgedreht.					
Ich habe einen niedrigen Blutdruck (unter 120/80).					
Ich fühle mich schwindlig, wenn ich vom Sitzen oder Liegen zum Stehen komme.					
Ich habe Unterzucker.					
Ich werde reizbar, wenn ich Mahlzeiten auslasse oder zu lange nichts esse.					

Symptome	Ausgangswert	Nach Woche 1	Nach Woche 2	Nach Woche 3	Nach Woche 4
Ich habe Verlangen nach Salzigem.					
Ich erschrecke leicht.					
Ich leide unter Morgenmüdigkeit.					
Ich fühle mich oft überfordert.					
Meine Libido ist gering.					
Ich fühle mich oft gereizt.					
Ich habe Verlangen nach Süßem.					
Ich habe dunkle Augenringe.					
Mein Denken ist vernebelt oder ich habe Konzentrationsschwierigkeiten.					
Ich leide unter Kopfschmerzen oder Migräne.					
Ich habe häufig Infektionen (ich bin schnell erkältet).					
Ich vertrage sportliche Betätigung nicht gut und fühle mich danach völlig erschöpft.					
Ich lagere Wasser ein.					
Ich habe Herzstolpern.					
Ich brauche morgens Koffein.					
Ich vertrage Alkohol und Koffein nur in geringsten Mengen und auch andere Alltagsdrogen nicht gut (wie Tee, Tabak, Schmerzmittel).					
Ich fühle mich schwach und zittrig.					

Symptome	Ausgangs-wert	Nach Woche 1	Nach Woche 2	Nach Woche 3	Nach Woche 4
Ich habe Hand- und Fußschweiß bei Nervosität.					
Mir ist immer zu warm und ich leide unter Wärme.					
Ich schwitze nachts.					
Mir gehen die Haare aus.					
Mir ist immer zu kalt und ich leide unter Kälte.					
Ich kann trotz aller Anstrengungen nicht abnehmen.					
Ich kann trotz aller Anstrengungen nicht zunehmen.					
Ich habe Akne.					
Ich leide unter saurem Aufstoßen/Säurereflux.					
Ich habe Durchfall oder Verstopfung.					
Heilungsprozesse dauern bei mir länger.					
Ich bin entscheidungsschwach.					
Gesamtanzahl der aktuellen Symptome					
Gesamtpunktzahl					

Egal wo Sie bei dieser Bewertung jetzt stehen, bitte beachten Sie, dass Sie sich nach Beendigung dieses Programms schön, fit, ruhig und gesund fühlen können und das selbst in der Hand haben! Es kann sein, dass wir zu Beginn bei 20 Symptomen sind und 19 davon sind weg, doch weil wir auch nur Menschen sind, konzentrieren wir uns vielleicht auf dieses eine übriggebliebene Symptom und vergessen darüber, unseren ganzen Erfolg zu feiern. Ich möchte wirklich sichergehen, dass Sie während des ganzen Programms sich selbst und Ihre Fortschritte feiern, denn jede Veränderung ist ein Schritt in Richtung Genesung!

Anzeichen einer akuten Nebenniereninsuffizienz oder Addison-Krise

Die meisten Menschen mit einer Funktionsstörung der Nebennieren haben zwar keine Addisonsche Krankheit, doch ich möchte Sie vor den Anzeichen und Symptomen warnen, die auf Addison oder geschädigte Nebennieren, die nicht mehr genügend Kortisol bilden können, hinweisen, nur falls Ihr aktueller Zustand dazu passt. In einem solchen Fall muss es sofort zu einer medizinischen Notfallbehandlung kommen. Ein gefährlich niedriger Kortisolspiegel kann lebensbedrohlich sein.

- Extreme Schwäche
- Geistige Verwirrung
- Benommenheit
- Erbrechen
- Fieber
- Plötzliche Schmerzen im unteren Rücken oder in den Beinen
- Übelkeit oder starke Bauchschmerzen
- Extrem niedriger Blutdruck
- Bewusstseinsstörung oder Delirium

Ungewöhnliche, aber tatsächliche Anzeichen einer Funktionsstörung der Nebennieren

Zusätzlich zu dem Blick auf Ihre Symptome können Sie mithilfe der folgenden Selbsteinschätzung feststellen, ob Sie eine Funktionsstörung der Nebennieren haben.

- **Sind Sie reizbar?** Reizbarkeit und Überforderung sind zwei Kardinalsymptome einer Funktionsstörung der Nebennieren. Mein bester Test, um festzustellen, ob ich Probleme mit den Nebennieren habe, ist, dass ich bissig oder aufbrausend bin, mich überfordert fühle oder andere Menschen nervig finde. Ich weiß zum Beispiel immer genau, dass meine Nebennieren überfordert sind, wenn meine Mutter anruft, um sich einfach mal zu melden und ich das Gefühl habe, es sei zu viel verlangt, mit ihr zu sprechen!

- **Haben Sie einen niedrigen** Blutdruck? Menschen mit einer Funktionsstörung der Nebennieren haben oft einen niedrigen Blutdruck und/oder einen Blutdruckabfall, wenn sie aus einer liegenden oder sitzenden Position aufstehen (der Fachbegriff dafür ist orthostatische Hypotonie). Es kann bei diesen Menschen auch zu Schwindel oder Benommenheit kommen, wenn sie die Positionen wechseln. Man kann das sehr gut überprüfen, wenn der Blutdruck im Liegen und nach dem Aufstehen noch einmal gemessen wird. Dieser Test wird in der funktionellen Medizin häufig gemacht, um den Funktionszustand der Nebennieren festzustellen. Einem Menschen wird dann eine orthostatische Hypotonie zugeschrieben, wenn es innerhalb von drei Minuten im Stehen zu einem erheblichen Blutdruckabfall kommt. Zum Beispiel ist ein Rückgang von 120/80 auf 90/60 erheblich und kann bedeuten, dass die Nebennieren in ihrer Aktivität eingeschränkt sind oder ein Flüssigkeitsmangel besteht.
- **Sind Sie lichtempfindlich?** Menschen, deren Nebennieren nicht genügend arbeiten, haben eventuell oft Probleme mit der Akkommodation, also Anpassung, ihrer Pupillen. Üblicherweise dilatieren, also erweitern sie sich im Dunkeln und kontrahieren, also verengen sich im Licht. Zu den Symptomen einer Funktionsstörung der Nebennieren kann eine Lichtempfindlichkeit gehören, die Schwierigkeit, in hellem Licht zu sehen, sodass Sie an den meisten Tagen eine Sonnenbrille tragen oder, wie ich es gerne ausdrücke, sich wie ein Vampir bei Tageslicht fühlen!
- **Schwankt Ihre Körpertemperatur?** Wenn Sie zur Feststellung Ihrer fruchtbaren Tage morgens Temperatur messen, können im niedrigen Bereich schwankende morgendliche Werte eventuell auf eine Nebenniereninsuffizienz hindeuten. Sie haben vielleicht schon gehört, dass niedrige Körpertemperaturen ein Zeichen für eine Unterfunktion der Schilddrüse sind, und das ist auch richtig. Dabei sind ebenfalls niedrige Temperaturen messbar, allerdings täglich und stabil, also nicht schwankend.
- **Wollen Sie immer gleich eine ganze Tüte Chips essen?** Haben Sie schon mal eine ganze Tüte Chips auf einmal gegessen (oder

wollten das tun)? Damit sind Sie nicht allein! Das Verlangen nach Salzigem ist ein Kardinalsymptom von Nebennierenproblemen (und man ärgert sich dann natürlich darüber!). Bei Problemen mit den Nebennieren haben wir eventuell ein starkes Verlangen nach salzigen Nahrungsmitteln wie Crackern, Chips, Salzbrezeln und Oliven.

- **Haben Sie manchmal „**Hungerärger**?“** Wenn Sie eine Mahlzeit auslassen oder zu lange nichts essen, werden Sie dann ärgerlich oder reizbar? Diese Mischung aus Reizbarkeit und Ausflippen heißt „Hungerärger“ und ich würde es nicht empfehlen, sich damit anzufreunden.

Wie man sich fühlt, wenn man eine Funktionsstörung der Nebennieren hat

Eine Liste von klinischen Symptomen kann niemals wirklich ganz erfassen, was es heißt, mit einer Funktionsstörung der Nebennieren zu leben. Ich habe meine Facebook-Gruppe gebeten, mir ihre Erfahrungen mit eigenen Worten zu schildern, in der Hoffnung, dass Sie sich dann besser verstanden und weniger allein fühlen – und um Ihnen zu versichern, Ihr Zustand kann sich bessern, und Sie können sich Ihr Leben zurückholen, egal wie stark die Dunkelheit ist, die Sie gerade fühlen. Mir ist es gelungen und sehr vielen der Menschen, die ich betreut habe, sowie vielen aus meiner Leserschaft. Hier sind einige Kommentare aus der Facebook-Gruppe:

„Ich habe überhaupt keine Energie, wenn ich wach werde, ich schlafe mehr als acht Stunden und fühle mich, als würde ich noch acht Stunden Schlaf brauchen und ich habe das Gefühl, als hätte ich Zementblöcke an den Füßen. Ich habe irrationale Gefühle von Traurigkeit, Neid und Ärger, oft grundlos und unverhältnismäßig. Ich vergesse Verabredungen, ich verliere mitten im Satz den Faden und weiß nicht mehr, warum ich in ein Zimmer gegangen bin.“

„An einem Tag habe ich jede Menge Energie und Lust etwas zu tun, aber am nächsten Tag bin ich völlig fertig und habe überhaupt keine Energie. Am schlimmsten ist, dass ich die Aufgabenliste im Kopf habe und das alles erledigen möchte, aber mein Körper sagt etwas anderes.“

„Ich wache mitten in der Nacht auf, zeige körperliche Anzeichen von Angst, beschäftige mich aber geistig nicht damit. Es fühlt sich an wie ein massiver Zuckerrausch morgens um 3 Uhr, obwohl ich noch gar nichts gegessen und keinen Kaffee getrunken habe."

„Ich bin 56 und habe manchmal das Gefühl, meine 85-jährige Mutter kann mich im Alltag einfach in allem übertreffen."

„Hatte das Gefühl, als würde ich zusammenbrechen; wollte das Haus nicht verlassen. ... Bin ich sicher? Werde ich gleich sterben?"

„Als würde meine ganze Energie aus dem Körper gesogen, ein körperlicher und geistiger Absturz, direkt nach jedem kleinen stressigen Vorkommnis (selbst nach einer Diskussion mit meiner Teenager-Tochter darüber, dass sie ihr Zimmer saubermachen soll). Auch quält mich täglich ein ständig vernebeltes Gehirn. Ich wälze mich die ganze Nacht im Bett herum. An Bewegung ist gar nicht zu denken ... meine ganze körperliche Kraft fast sofort weg."

„Man ist aufgedreht, aber müde. Sportliche Betätigung, die einem mehr Energie bringen soll, nimmt sie einem ganz. ... Ein bisschen Stress raubt einem die ganze Energie. ... Man ist so vollkommen ausgelaugt, dass man tagelang mit niemandem sprechen oder Kontakt aufnehmen kann. Das isoliert einen, die Menschen verstehen einen nicht."

„Ich hatte häufig dieses Panikgefühl, als müsste ich so schnell ich kann verschwinden und vor dem Stress davonlaufen (Fluchtreaktion)."

„Ich fühlte mich müde, als wäre ich schwanger, aber ich war nicht schwanger. Ich brauchte so viel Koffein, um gerade so durch den Tag zu kommen und selbst dann konnte ich mich nicht den ganzen Tag wachhalten. ... Der Versuch zu denken fühlte sich an wie der Versuch, durch Schlamm zu waten."

„Wenn man sich von den einfachsten Dingen überwältigt fühlt. Kleinere Entscheidungen erscheinen gewaltig und an manchen Tagen neige ich zu Panik, bei der Entscheidung, welche Schuhe ich anziehen soll! Ich habe immer ungeheure Mengen von Stress bewältigt wie ein Profi, aber mein Körper kann das nicht mehr. Der Schlafmangel macht es nur noch schlimmer. Aber es gibt auch gute Tage. Meine Nebennierenprobleme haben mich gelehrt, mit mehr Intuition auf meinen Körper zu hören und mich schließlich selbst zur Priorität zu machen. Ich gehe jetzt sanfter und freundlicher mit meinem Körper um. Ich muss es."

„Ich kann nicht einmal mehr mit dem geringsten Stress umgehen. Jeder glaubt, ich mache aus allem gleich ein Drama."

Ich habe festgestellt, dass solche Selbsteinschätzungen von Symptomen und der Nebennieren-Fragebogen ausgezeichnete Gradmesser einer gestörten Stressreaktion sind und die Informationen liefern, die wir brauchen, um den Körper richtig zu unterstützen. Deshalb ist das ATP, wie ich bereits erwähnt habe, so konzipiert, dass es ohne medizinische Tests auskommt. Ich möchte Sie in die Lage versetzen, dass Sie Ihren eigenen Körper und seine Bedürfnisse verstehen, ohne sich auf Tests verlassen zu müssen. Wenn ich Ihnen durch dieses Buch nur eines mitgeben kann, dann dies, daran zu denken, dass Sie auf Ihren Körper hören sollen, denn er ist weise und stark. Wenn Sie sich auf Ihre Symptome einstellen, können Sie bemerken, wo Ihr Körper steht und was er braucht.

Lassen Sie uns also noch genauer hinhören! Wenn Sie Ihrem Körper und dem Zeitpunkt, zu dem Ihre Symptome auftreten, ein wenig mehr Aufmerksamkeit schenken, können Sie das Stadium der Funktionsstörung Ihrer Nebennieren ziemlich genau herausfinden und bestimmte Ernährungs- und Ergänzungsmittelprogramme für Ihre individuelle Situation maßschneidern. Schauen wir uns das Muster einer optimalen Kortisolausschüttung im Laufe des Tages und das, was Ihre Symptome über Ihr aktuelles Muster aussagen, genauer an.

Die Gesundheit Ihrer Nebennieren beurteilen: Von der optimalen Funktion zur fortgeschrittenen Funktionsstörung

Optimal arbeitende Nebennieren schütten am Morgen das meiste Kortisol aus, und der Spiegel sollte im Laufe des Tages allmählich und gleichmäßig sinken, bis zur Schlafenszeit nur noch sehr wenig Kortisol freigesetzt wird. Ein Kortisol-Kick am Morgen hilft uns, hellwach und voller Energie aufzustehen, bereit, unseren Tag zu meistern. Eine geringe Kortisolausschüttung zur Schlafenszeit hilft uns, abzuschalten, zu entspannen und zu schlafen.

Betrachten Sie bitte die folgende Grafik. Fällt Ihnen auf, wie die schwarze Linie dem grauen, optimalen Bereich folgt? Das würde ich als wunderbare, optimale Kortisol-Kurve eines Menschen betrachten, der morgens voller Energie aufwacht, sich während des Tages ruhig, glücklich und leistungsfähig fühlt und zur Schlafenszeit problemlos abschalten, einschlafen und durchschlafen kann. Dieser Mensch fühlt sich wohl und dahin können Sie auch kommen, wenn Sie das Programm abgeschlossen haben.

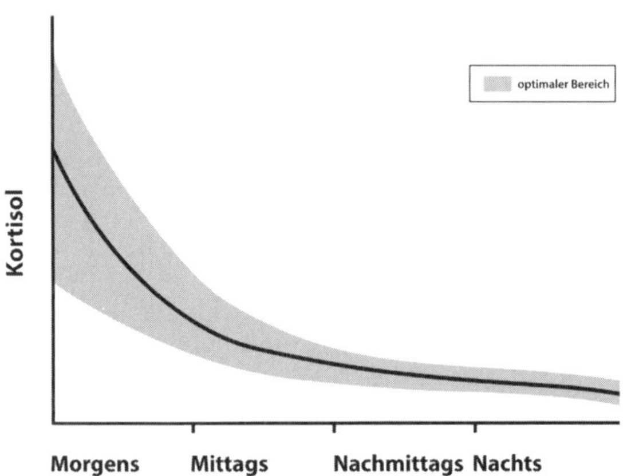

Wenn der Kortisolspiegel nicht mit diesem Muster übereinstimmt, haben wir sehr vorhersehbare Symptome. Menschen mit einer Funktionsstörung der Nebennieren können drei verschiedene Muster aufweisen und dabei handelt es sich um ein fortschreitendes Verlaufsmuster, das mit dem Stadium eines hohen Kortisolspiegels beginnt, auf das ein Stadium von abwechselnd hohen und niedrigen Spiegeln (das „Achterbahn"-Stadium) folgt und mit einem Kortisolmangel endet.

Stadium I: Die Phase des hohen Kortisolspiegels

In diesem Anfangsstadium liegt eine Überreaktion der HPA-Achse mit einem hohen Gesamtkortisol vor. Der Kortisolspiegel, der den ganzen Tag übermäßig hoch ist, auch am Abend, wenn er niedrig sein sollte, damit wir einschlafen können, führt bei vielen Menschen dazu, dass sie tagsüber Angstzustände bekommen, reizbar, rastlos und aufgedreht (aber müde) sind.

Außerdem, auch wenn man das vielleicht nicht spürt, macht der hohe Kortisolspiegel den Körper kaputt und führt zu Gelenk- und Muskelschmerzen, Schlaflosigkeit, Verlangen nach Süßem, einer verringerten Libido und er setzt das Verdauungssystem unter Stress. (Denken Sie an einen Haufen Rockstars in einem schäbigen kleinen Hotelzimmer, die Aufputschmittel intus haben, auf Hochtouren Party feiern und gar nicht bemerken, dass sie alles in Sicht- und Greifweite kaputt machen – auch ihren eigenen Körper.)

Unternimmt man nichts dagegen, geht der Körper zum Stadium II über, um sich vor den schädlichen Auswirkungen des übermäßigen Kortisols zu schützen. Meiner Erfahrung nach sind Menschen oft zu beschäftigt, um in diesem Stadium Hilfe zu suchen oder sie wenden sich meist an die Schulmedizin und bekommen dann „Heftpflaster", soll heißen, Notlösungen wie Schmerzmittel, Beruhigungsmittel zum Schlafen, Viagra-ähnliche Tabletten und Säureblocker.

STADIUM 1 DER NEBENNIERENFUNKTIONSSTÖRUNG

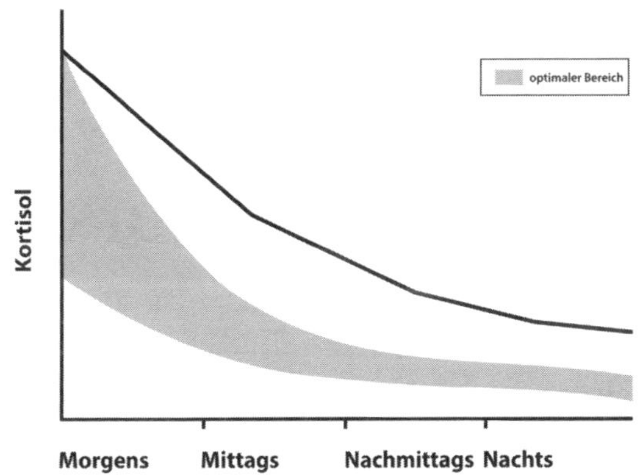

Stadium II: Die „Achterbahn"-Phase des Kortisolspiegels

Der Körper geht in einen Schutzmodus, und der Abbruch der Kommunikation zwischen dem Gehirn und den Nebennieren beginnt sich zu entwickeln. Der Körper steht immer noch unter Stress, doch es kommt nicht jedes Mal, wenn Stress wahrgenommen wird, zu derselben Notfallreaktion.

Der Gesamtkortisolspiegel ist normal, aber es gibt Schwankungen im Tagesrhythmus etwa einen außergewöhnlich niedrigen Spiegel am

Morgen und einen zu hohen später am Tag. Bei diesem umgekehrten Muster kann es Menschen schwerfallen, morgens aufzustehen und sie trödeln bis zum frühen Nachmittag herum.

Sie haben am Nachmittag mehr Energie, werden aber im weiteren Verlauf des Tages ängstlich und fühlen sich erst gegen 20 Uhr wieder ein bisschen wie ein Mensch. Direkt kurz vor dem Schlafengehen sind sie wie in Alarmbereitschaft. Sie sind zu den falschen Zeiten wach und schläfrig, was zu einem Mangel an Energie, Angstzuständen und Schlafproblemen führt.

Diese Kurve hat ein wenig Ähnlichkeit mit einer Achterbahn und die Menschen, bei denen sie so verläuft, berichten oft, dass sie emotional Achterbahn fahren und ihnen eventuell Medikamente gegen Stimmungsschwankungen, Angstzustände oder Depressionen verschrieben werden. An diesem Punkt suchen wahrscheinlich mehr Menschen Hilfe bei der integrativen Medizin, doch da das Gesamtkortisol im Test „normal" ausfällt, wird dieses gestörte Muster leider oft falsch verstanden und von Fachleuten, die neu in der integrativen Medizin sind sowie von Betroffenen, die eigenständig Speicheltests auf Kortisol machen und interpretieren, als normal betrachtet.

STADIUM 2 DER NEBENNIERENFUNKTIONSSTÖRUNG

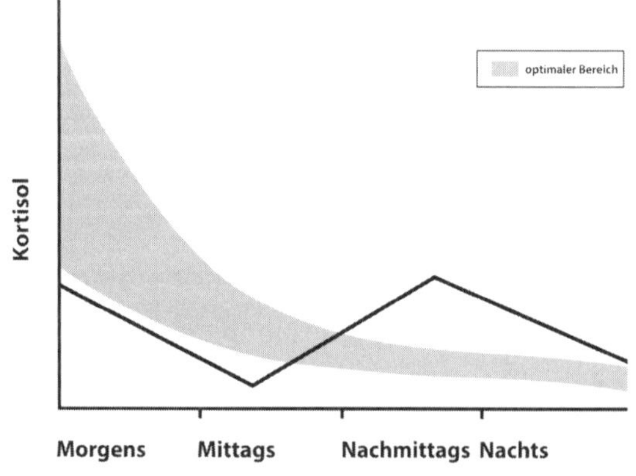

Stadium III: Die Phase des Kortisol-Mangels

Das letzte und am weitesten fortgeschrittene Stadium der Nebennierenfunktionsstörung ist die Phase des niedrigen Kortisolspiegels, die auch als Hypokortisolismus bezeichnet wird. Der Gesamtkortisolspiegel ist niedrig – den ganzen Tag über, jeden Tag. In diesem Stadium sind die Kommunikationsbahnen vollkommen zusammengebrochen.

In der naturheilkundlichen Medizin sprach man früher davon, dass die Nebennieren schwach seien und kein Kortisol mehr bilden können. Doch das ist nicht unbedingt der Fall. Können die Nebennieren mehr Kortisol bilden? Sicher. Aber tun sie das auch? Nein. Ihnen ist nicht danach. Das kommt daher, dass sie nicht mehr auf die Signale der Hypophyse reagieren.

Menschen in diesem fortgeschrittenen Stadium einer Funktionsstörung der Nebennieren sind oft den ganzen Tag müde. Sie wachen müde auf, schleppen sich die meiste Zeit durch den Tag und gehen müde schlafen.

An diesem Punkt hat der Körper bei vielen Menschen nicht genügend Zeit gehabt, wieder in Ordnung zu kommen, es fehlen die dafür erforderlichen Nährstoffe, und oft wird das chronische Müdigkeitssyndrom oder eine Autoimmunerkrankung oder Entzündungskrankheit diagnostiziert, deren Namen auf „itis" endet (Arthritis, Thyreoiditis).

Das ist das Muster der Funktionsstörung bei den meisten Menschen, mit denen ich gearbeitet habe. Meiner Erfahrung nach haben Menschen in diesem Stadium oft schon zahlreiche Fachleute konsultiert und wenig Hilfe bekommen. Auf diesem Stand war ich auch, als ich zum ersten Mal entdeckte, dass ich eine Funktionsstörung der Nebennieren hatte und ich kann Ihnen sagen, das ist kein Spaß. Zum Glück kann ich helfen, egal wo Sie sich auf dieser Kurve befinden.

Am Anfang beginnt der Kortisolspiegel unter den grauen, den optimalen Bereich zu sinken. Im Laufe der Zeit fällt der Kortisolspiegel immer weiter ab (es sei denn, man geht dagegen vor) und die Menschen sind schließlich ausgelaugt und oft koffeinabhängig. Bei Ihnen wird vielleicht das Chronische Müdigkeitssyndrom, Fibromyalgie, Hashimoto oder eine andere autoimmune Entzündungskrankheit diagnostiziert,

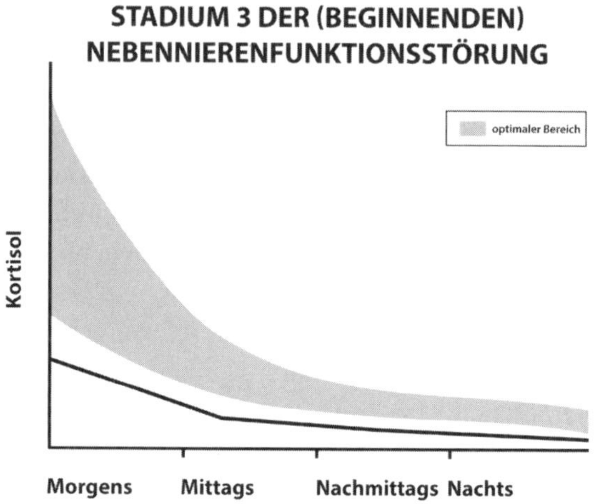

da der Kortisolspiegel zu niedrig ist, um die ungehinderten Entzündungen auszugleichen. Wie Sie sehen können, hat die Kurve an diesem Punkt größtenteils ihre Form verloren und sieht mehr aus wie eine Linie. Ich spreche in diesem fortgeschrittenen Stadium der Nebennierenfunktionsstörung von „stagnierten“ Nebennieren.

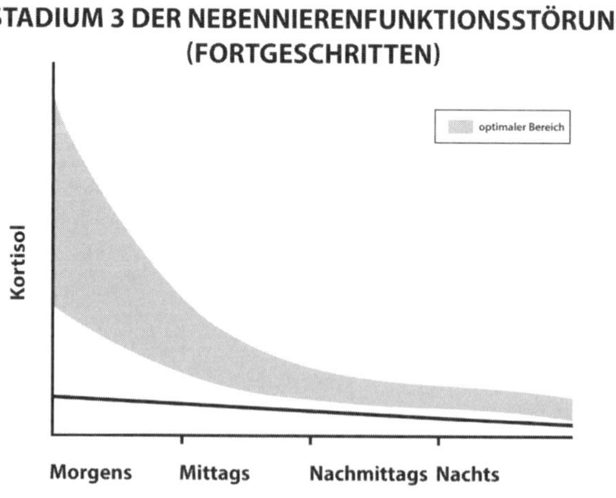

Ein niedriger Kortisolwert – statistisch gesehen

Bei vielen Berichten über Kortisol steht zwar eher im Vordergrund, dass ein übermäßig hoher Spiegel „schlecht" ist, doch ein niedriger Spiegel kann noch schlechter sein, und Kortisol, das zu den falschen Zeiten gebildet wird, kann bezüglich starker Reizbarkeit und Angstzuständen (der Art „ich habe einfach jeden angebrüllt") besonders übel sein.

Bei meiner Arbeit mit Betroffenen hatte ich hauptsächlich mit Menschen zu tun, die Hashimoto oder irgendeine andere Autoimmunerkrankung hatten. Wenn sich die Gesundheit soweit verschlechtert, dass es zu einer Autoimmunerkrankung kommt, ist der Kortisolüberschuss, das Anfangsstadium einer Funktionsstörung der Nebennieren, in ein fortgeschrittenes Stadium übergegangen, in dem die tägliche Kortisolausschüttung zu gering ist.

Bei den 148 Speicheltests für die Nebennieren, die ich bei Menschen mit Hashimoto von 2015 bis 2019 analysiert habe, habe ich festgestellt, dass alle Testpersonen zu einem gewissen Grad von einer Funktionsstörung der Nebennieren betroffen waren. Sieben von ihnen hatten einen übermäßig hohen, 91 einen niedrigen Kortisolspiegel. Ferner wich die Kortisol-Kurve bei den

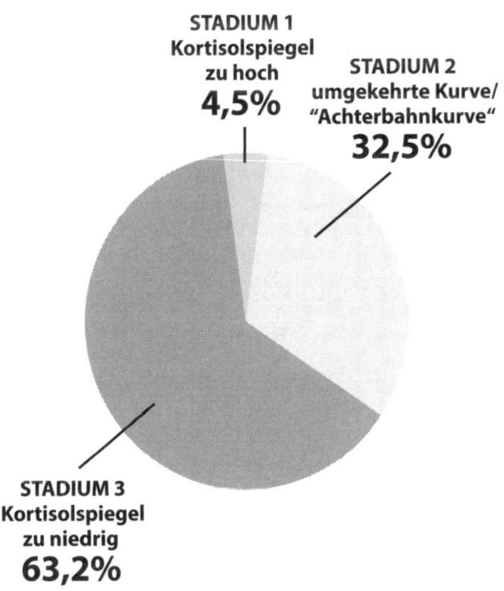

50 Menschen mit einem Spiegel im „normalen Bereich“ von der Norm ab: Entweder bildeten sie morgens zu wenig Kortisol, hatten Schwankungen bei den mittäglichen/nachmittäglichen Messwerten oder einen zu hohen Spiegel am Abend, was zu Morgenmüdigkeit, Stimmungsschwankungen um die Mittagszeit und/oder Einschlafschwierigkeiten am Abend führte.

Brauchen Sie einen Nebennierentest?

Ich habe einige hundert dieser Kortisol-Kurven für die Nebennieren analysiert, und bei den Tests von einem seriösen Labor, das mit den richtigen Referenzbereichen arbeitet, konnte ich die genauen Symptome, die die Betroffenen im Laufe des Tages hatten, richtig prognostizieren, indem ich mir einfach ihre Kortisol-Kurven anschaute. Im Laufe der Zeit veränderte der Laborbetrieb, mit dem ich zusammenarbeitete, seine Referenzwerte, und die Testergebnisse passten nicht mehr zu den Erfahrungen der Testpersonen.

Ich entschloss mich zu dem Versuch, die Tests wieder mit den früheren Referenzwerten des Labors zu interpretieren und siehe da, dadurch war die genaue Vorhersage der Symptome wieder möglich.

Ich leitete meine Klientinnen und Klienten und diejenigen Personen, die an meinem Hashimoto-Selbstmanagement-Programm teilnahmen, an, wie sie selbst Nebennierentests in Auftrag geben und interpretieren können, doch nicht alle Labortests sind gleich und Dinge können sich ändern. Und wie ich bereits erwähnt habe, ich möchte, dass Sie Ihren Körper und seine Bedürfnisse verstehen können, ohne dass Sie Tests dazu brauchen.

Da ich Hunderte von Labor-Speicheltests für die Nebennieren überprüft habe, konnte ich sehr konkrete Symptome einkreisen, aufgrund derer Ihr Kortisolspiegel prognostiziert werden kann.

Und obwohl Speichel- und Urintests für die Nebennieren zur Bestimmung des genauen Stadiums einer Funktionsstörung äußerst hilfreich sein können, brauchen Sie keinen, um mit dem ATP zu beginnen. Ich will Ihnen stattdessen zeigen, wie Sie sich auf Ihre Symptome einstellen können, um festzumachen, ob Sie einen hohen, einen niedrigen oder einen schwankenden Kortisolspiegel haben, also einen, der Achterbahn fährt.

Markieren Sie dafür Ihre Symptome auf der nachfolgenden Tabelle.

Welche Symptome einer Kortisol-Fehlsteuerung treten bei Ihnen auf?

Ein zu niedriger oder zu hoher Kortisolspiegel kann eine Reihe von Symptomen verursachen. Ihre Symptome können Ihnen anzeigen, ob Sie einen niedrigen Kortisolspiegel haben und Aktivitäten brauchen, die ihn steigern (wie helles Licht* sowie bestimmte Nahrungs- und Ergänzungsmittel) und Aktivitäten vermeiden müssen, die ihn senken (wie aerobes Training und bestimmte Ergänzungsmittel) oder ob ein hoher Kortisolspiegel vorliegt und Aktivitäten Vorrang haben, die ihn senken und auf solche verzichtet werden muss, die ihn steigern.

	Kortisolmangel ganztägig	Kortisolüberschuss ganztägig
Ich fühle mich	ausgelaugt, den ganzen Tag müde	ängstlich, Gedankenrasen, nervös, überreizt, kann mich nicht entspannen
Der Blutzuckerspiegel ist	niedrig, habe vielleicht Unterzucker	hoch
Der Blutdruck ist	niedrig oder grenzwertig oder fällt ab, wenn ich (aus dem Sitzen oder Liegen) zu schnell aufstehe, unter 120/80 mm/Hg)	hoch oder grenzwertig (über 120/80 mm/Hg)
Die Muskeln sind	schwach, müde, schmerzhaft	verkrampft und angespannt, schmerzhaft
Flüssigkeitsversorgung	Flüssigkeitsmangel, durch vermehrten Durst und häufiges Wasserlassen	Wassereinlagerung wahrscheinlicher, weil Kortisol zur Erhöhung des antidiuretischen (das Wasser im Körper zurückhaltende, Anm. d. Übers.) Hormons führt
Durch aerobes Training fühle ich mich	noch müder	entspannter und ausgeglichener
Schlaf	Auch wenn ich schnell einschlafe, schlafe ich nicht erholsam	Einschlafstörungen
Anzahl der Symptome in jeder Spalte	Kortisolmangel	
______________	Kortisolüberschuss	
______________		

* Helles Licht sollte einem zirkadianen Muster folgen, sehr viel Licht am Morgen, Dunkelheit in der Nacht.

Wie Sie erkennen, ob Ihre Symptome einem niedrigen oder einem hohen Kortisolspiegel entsprechen

- Zählen Sie Ihre Symptome in jeder Spalte.
- Stehen alle oder die meisten auf der linken Seite, ist die Wahrscheinlichkeit hoch, dass Sie einen niedrigen Kortisolspiegel haben.
- Stehen alle oder die meisten auf der rechten Seite, ist die Wahrscheinlichkeit hoch, dass Sie einen hohen Kortisolspiegel haben.
- Wer einige Symptome für einen hohen und einige für einen niedrigen Kortisolspiegel feststellt und/oder sich überfordert fühlt, Schwierigkeiten mit dem Durchschlafen hat, nicht konstant geistig leistungsfähig ist und sich wie auf einer Achterbahn fühlt, ist wahrscheinlich im Stadium II einer Funktionsstörung der Nebennieren.
- Wenn Ihre Symptome bis zum Ende des Programms noch nicht ganz weg sind, nenne ich Ihnen einige zusätzliche Strategien, damit Sie Ihre Ziele erreichen, und dazu können Labortests gehören.

Die meisten Strategien in diesem Programm werden Ihnen helfen, egal in welchem Stadium Sie sind, weil sie sich mit den Ursachen einer Kortisolfehlsteuerung befassen und sich um die Folgen dieser Veränderungen des Kortisolspiegels kümmern, sodass Sie sich wieder ausgeglichen fühlen können. Für diejenigen von Ihnen, die einen hohen oder niedrigen Kortisolspiegel haben, habe ich ein paar spezifische Strategien für Ihre individuelle Situation aufgenommen, die Sie in den entsprechenden Kapiteln vorfinden.

Fangen Sie an, gesund zu werden

Es ist in Ordnung, wenn Sie sich erst einmal überfordert fühlen, nachdem Sie diese Einschätzungen vorgenommen haben und Ihnen klar wurde, mit wie vielen Symptomen Sie fertig werden müssen. Ich möchte Sie aber daran erinnern, dass Sie schon dabei sind, Maßnahmen gegen diese Symptome zu ergreifen. Unzählige Menschen haben ihre Nebennieren mit meinen Programmen in Ordnung gebracht und konnten wieder gesund werden. Das können Sie auch. Ich führe Sie durch die dafür und für die Schaffung eines Sicherheitsempfindens in Ihrem Körper notwendigen Schritte, sodass Sie sich stark, ruhig, kraftvoll und energiegeladen fühlen können.

In meinem Gruppenprogramm über das Internet gehen wir diesen Weg gemeinsam und ich erinnere alle täglich an die Schritte, die zu unternehmen sind. Zu Beginn und während der ersten Woche wird von sehr vielen Symptomen berichtet, aber gleich in der zweiten Woche kommt es zu einer großen Veränderung, die weitere Verbesserungen in der dritten und vierten Woche nach sich zieht. Beachten Sie also bitte, dass es Ihnen besser gehen kann, aber das erfordert ein bisschen Arbeit und vielleicht eine gewisse Planung von Ihrer Seite. Ich hoffe, dieses Buch vermittelt Ihnen das Wissen und die Kraft, um wieder gesund zu werden.

Eine gescheiterte Planung ist ein geplantes Scheitern

Wenn wir an der Planung scheitern, dann planen wir das Scheitern ein. Beim Lesen der nächsten Kapitel empfehle ich Ihnen, einen Zeitpunkt festzulegen, ab wann Sie mit der Diät, den Ergänzungsmitteln und den Veränderungen in der Lebensweise beginnen wollen und der Diät und den Ergänzungsmitteln mindestens drei Wochen Zeit zu geben, um zu wirken.

Ich weiß, dass Veränderungen der Lebensweise hart sein können, und manchmal hilft es, wenn man sich mehrere kleine Teilziele setzt. In manchen Fällen können Sie vielleicht zahlreiche Ziele an einem Tag erreichen, in anderen Fällen kann es ein paar Tag dauern, bis ein Ziel ganz erreicht ist.

Vielleicht möchten Sie den ganzen Teil II und die Rezepte lesen, bevor Sie einsteigen und sich eine oder zwei Wochen Zeit nehmen, um sich auf das Programm vorzubereiten.

Ich empfehle Ihnen sehr, mit der Diät, den Ergänzungsmitteln und den Methoden zur Förderung von Oxytocin in den Kapiteln 4, 5 und 6 zu beginnen, bevor Sie beginnen, Widerstandskraft durch die Kräftigungsübungen und persönliche Veränderungsarbeit in Kapitel 7 aufzubauen. Den folgenden Musterplan, den ich auch bei Gruppencoachings verwende, können Sie übernehmen. Sie können gerne Ihr jeweiliges Zieldatum in die Spalte „Abschlussdatum“ eintragen. Denken Sie daran, dass Sie auf diesen Plan zurückgreifen können, um während der vier Wochen auf Kurs zu bleiben.

Musterplan für das Vier-Wochen-Programm

Abschlussdatum	Schwerpunkt	Seitenzahl
	Rückblick auf Teil II des Transformationsprogramms für die Nebennieren	
	Beginn des Gesundheits-/Dankbarkeitstagebuchs	
	Vorsätze fassen	
	Rückschau auf die Zusammenfassung der Ergänzungsmittel und sie beschaffen	
	Rückschau auf Rezepte und Zutaten einkaufen	
	Raum schaffen für Genesung	
	Überprüfung der Ausgangssymptome	

Plan für Woche 1

Abschlussdatum	Schwerpunkt	Seitenzahl
	Beginn der Diät	
	Bestandsaufnahme besser/schlechter	
	Denkweise/Haltung Füge Strategien hinzu, die dem Körper Sicherheit vermitteln und Oxytocin hochfahren	
	Zirkadiane Balance: Mehr schlafen	
	Überprüfung der Symptome in Woche 1	

Plan für Woche 2

Abschlussdatum	Schwerpunkt	Seitenzahl
	Zusammenstellen der Ergänzungsmittel	
	Mit den Ergänzungsmitteln beginnen!	
	Flüssigkeitsversorgung und Elektrolyte	
	Zirkadiane Balance: Lampen mit hellem Tageslicht nutzen	
	Meditation	
	Tees, die ausgleichend wirken	
	Absetzen von Koffein (optional)	
	Überprüfung der Symptome in Woche 2	

Plan für Woche 3

Abschlussdatum	Schwerpunkt	Seitenzahl
	Affirmationen	
	Kreativ werden	
	Selbstmitgefühl	
	Eigene Strategien zum Umgang mit Triggern/ auslösenden Reizen kreieren	
	Vergebung	
	Überprüfung der Symptome in Woche 3	

Plan für Woche 4

Abschlussdatum	Schwerpunkt	Seitenzahl
	Selbstbeschränkende Überzeugungen	
	Traumen/Traumata	
	Grenzen	
	Nichts mehr hinnehmen	
	Bewegung, bei der Sie sich wohlfühlen	
	Überprüfung der Symptome in Woche 4	

Nach Beendigung des 4-Wochen-Programms

Abschlussdatum	Schwerpunkt	Seitenzahl
	Lesen Sie Teil III des Transformationsprogramms für die Nebennieren	
	Planen der nächsten Schritte für die Genesung	
	Zur Behebung von verbliebenen Symptomen: Befassen Sie sich mit den Lösungen für spezifische Symptome	

Zusammenfassung der wesentlichen Punkte für Ihren Weg aus Kapitel 3

- Richten Sie sich nach dem ATP, um Ihrem Körper Sicherheitssignale zu senden, beschäftigen Sie sich mit den wichtigsten chronischen Stressfaktoren, die Ihre Nebennieren torpedieren und bauen Sie die Widerstandskraft in Ihrem Körper auf.

- Wenn Sie mindestens vier Wochen nach Beendigung des Programms immer noch Angstzustände haben, unter Reizbarkeit, einem vernebelten Gehirn, Müdigkeit, Schmerzen, Problemen mit der Libido und anderen der wichtigsten durch die Nebennieren bedingten Symptome leiden, gehen Sie zu Kapitel 10, *Erweiterte Ursachen und Lösungen bei Stresssymptomen*. Dort werden Ihnen zusätzliche, auf die Ursachen gerichtete Maßnahmen zur Beseitigung Ihrer weiterhin störenden Symptome angeboten, die Ihnen helfen, ganz gesund zu werden.
- Drücken Sie den Startknopf für Gesundung, beginnen Sie dafür mit dem Ausfüllen des Bewertungsbogen für die Nebennieren, hören Sie auf Ihren Körper, um festzustellen, welches Kortisol-Muster zu Ihren Symptomen passt, schauen Sie sich den Musterplan nochmal an und legen Sie einen Zeitpunkt fest, an dem Sie mit dem Programm beginnen – wobei Sie sich wirklich genügend Zeit lassen sollen, um sich richtig vorzubereiten!
- Schlagen Sie ein neues Kapitel auf und beginnen Sie mit Ihrer Transformation!

TEIL II

DAS TRANSFORMATIONS-PROGRAMM FÜR DIE NEBENNIEREN

Kapitel 4

Ergänzen

Ziele

- Erfahren Sie, warum nahrhaftes Essen dem Körper Sicherheitssignale sendet.
- Nutzen Sie Nahrungs- und gezielte Ergänzungsmittel, um die Stressreaktion neu auszubalancieren und Ihre Genesung zu beschleunigen.
- Essen Sie das Richtige zu den richtigen Zeiten, um Blutzuckerschwankungen zu vermeiden.
- Fangen Sie an, gesündere Gewohnheiten auszubilden, und Ihr Körper wird es Ihnen in den künftigen Jahren danken!

Willkommen beim ATP, dem Transformationsprogramm für die Nebennieren! Sie werden so viele wunderbare Veränderungen erleben und anfangen Ihre schweren Symptome loszulassen, die Sie mit sich herumgetragen haben. Sie werden Möglichkeiten entdecken, Ihrem Körper Sicherheitssignale zu senden, um die Genesung zu fördern und Widerstandsfähigkeit aufzubauen. Wenn Ihre Symptome zu verschwinden beginnen, werden Sie sich unbeschwerter, strahlender und weniger gestresst fühlen. Im Laufe dieses vierwöchigen Programms werden Sie der Person, die Sie eigentlich sein sollten, jeden Tag einen Schritt näherkommen.

Ich habe es einmal gesagt und ich werde es immer wieder sagen: Die Nahrung gehört zu den wirkungsvollsten Möglichkeiten, um dem Körper Sicherheitssignale zu senden. In diesem Kapitel bekommen Sie von mir drei wichtige Methoden an die Hand, damit Sie diese Signale senden und die Stressreaktion Ihrer Nebennieren mithilfe von Nährstoffen neu ausbalancieren können.

1. **Nährstoffdichte:** Wenn Ihre Nährstoffe erschöpft sind, ob Mikronährstoffe (wie Vitamine und Mineralstoffe) oder Makronährstoffe (wie Fette und Proteine) oder ob Sie einfach ein Kaloriendefizit haben oder nicht regelmäßig essen, wird dadurch dem Körper die Botschaft übermittelt, dass Nahrung knapp ist und wir eine Hungersnot haben. Wir werden ihm die Botschaft der Nährstoffdichte senden, indem wir nährstoffreichere und nahrhaftere Nahrungsmittel zu uns nehmen, auf Fertigprodukte verzichten, in kurzen/regelmäßigen Abständen essen, uns satt essen und Nährstoffe, die häufig durch die Stressreaktion aufgebraucht werden sowie nahrhafte und ausgleichende adaptogene (stressmindernde, Anm. d. Übers.) Kräuter ergänzen.
2. **Weniger Entzündungsherde:** Entzündungen können dazu beitragen, dass der Körper in Alarmbereitschaft versetzt wird. Wir kümmern uns um ernährungsbedingte Entzündungsherde, indem wir entzündungsfördernde Nahrungsmittel, auch Nahrungsmittelunverträglichkeiten beseitigen und gegen eine innere Hauptursache von Entzündungen – die gestörte Darmflora – mit probiotischen Nahrungsmitteln und der probiotischen Nahrungsergänzung *Saccharomyces boulardii* vorgehen.
3. **Ausgeglichener Blutzuckerspiegel:** Blutzuckerschwankungen führen zu einer Freisetzung von Stresshormonen, während ein ausgeglichener Blutzuckerspiegel hormonelle Stabilität bietet, die sich in einer stabilen Stimmungslage und einem Gefühl der Ruhe niederschlägt. Wir vermitteln dem Körper ein Sicherheitsgefühl, indem wir uns zugunsten eines ausgeglichenen Blutzuckerspiegels ernähren und zwei wichtige, den Blutzucker ausgleichende Ergänzungsmittel einnehmen: Myo-Inositol und Carnitin.

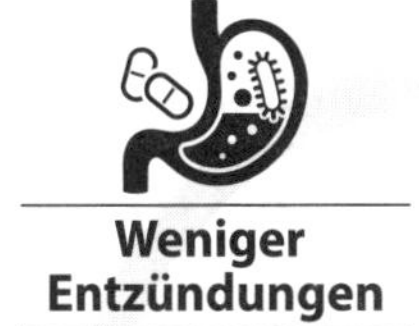

Weniger Entzündungen

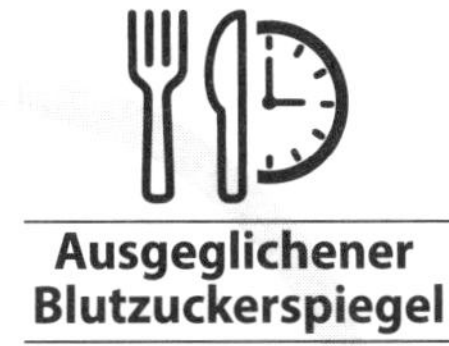

Ausgeglichener Blutzuckerspiegel

Sicherheitssignal Ernährung

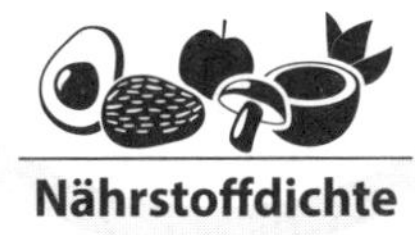

Nährstoffdichte

Ergänzen durch Nahrungsmittel

Die Welt der Ernährung ist voller konkurrierender Botschaften: Manche Fachleute empfehlen kalorienreduzierte Ernährungsweisen, Fasten, Saftfasten und die vegane/vegetarische Ernährung als Schlüssel zur Gesundheit. Andere Ernährungspläne wie die Paläo-Ernährung (Essen wie in der Steinzeit) und die ketogene Ernährung konzentrieren sich auf Fleisch, Milchprodukte mit hohem Fettgehalt und/oder weniger Kohlenhydrate. Dann gibt es ein Lager, das die Meinung vertritt, „Diäten" seien völlig nutzlos und das Ausschließen irgendeines Nahrungsmittels sei ein Zeichen einer Essstörung! Die umfangreiche Vermarktung von Diäten zum Abnehmen, Lebensmittelläden, die mit billigen industriell verarbeiteten Nahrungsmitteln vollgestopft sind und das bedingungslose Vertrauen in den USA gegenüber der amerikanischen Standardernährung SAD, von engl. Standard American Diet – ein passendes Akronym –, verursacht Stress und macht krank. Zusätzliche Aromen verstärken den Geschmack und Geschmacksverstärker tricksen Gehirn und Gaumen faktisch aus, sodass wir glauben, wir brauchen diese Nahrung oder wollen sie haben!

Werbebotschaften und in Massenproduktion hergestellte Nahrungsmittel sind nicht nur verwirrend und ungesund; sie halten uns davon ab, so zu essen, wie wir essen sollten: Viel nahrhafte Vollwertkost und Finger weg von den Nahrungsmitteln, von denen unser Körper weiß, dass er sie nicht haben will. Wenn wir alle diese Werbebotschaften aussieben und lernen, einfach auf unseren Körper zu hören, ist alles einfacher. Wir senken den physiologischen Stress und senden ihm Botschaften der Sicherheit.

Wenn ich daran denke, dass ich für das Gleichgewicht meiner Nebennieren esse, dann denke ich gerne an einen Höhlenmenschen, dem nur seine eigene Intuition (und naturbelassene Nahrungsmittel) zur Verfügung stehen. Ein solcher Mensch isst das, was ihm wirklich guttut, anstatt das, was Magenschmerzen, Blähungen oder Trägheit verursachen würde. Er isst sich satt und löscht seinen Durst mit geeignetem Wasser und Elektrolyten. Dieser Mensch lebt ohne künstliche Lichtquellen und Online-Streaming-Dienste, er isst bei Tageslicht und genießt eine tiefe Entspannung in der Nacht, ohne Serienmarathon vor dem Fernseher und Pizza nach Einbruch der Dunkelheit sowie stundenlangem Wachliegen in der Nacht (ich sage Ihnen, ich war an dem Punkt, ich habe das gemacht und würde es nicht empfehlen).

Das zu essen, was Ihnen guttut und einzuschränken, was Ihnen nicht guttut, hilft Ihnen bei der Genesung. Also, wenn es Ihnen so ähnlich geht wie es mir zu Beginn meines Genesungsweges ging, dann denken Sie jetzt wahrscheinlich, *‚ich esse doch schon, was mir guttut und nichts, was mir nicht guttut‘*. Für manche Menschen sind Chips, Kekse und Eiscreme „Wohlfühl-Futter“, und ich habe auch mit vielen Menschen gearbeitet, die sich als „die gesündeste kranke Person, die sie kennen“, identifiziert haben, weil sie wirklich versuchen, vieles zu essen, was üblicherweise als gesund gilt, etwa Getreide und fettarme Milchprodukte. Doch hier ist der Haken: Wenn wir chronische Symptome haben, ist der Zusammenhang mit Nahrungsmitteln eventuell schwer herzustellen. Denn wenn wir auf Nahrungsmittel reagieren, die wir ständig essen, teilt uns der Körper eventuell nicht sofort mit, dass wir auf etwas reagieren. Bei entzündungsfördernden Nahrungsmitteln kommt es vielmehr sehr oft zu einer verzögerten Reaktion, und es kann Stunden bis Tage dauern, bis sie sich zeigt. Somit sind die Feedback-Schleife und die Weisheit unseres Körpers von den Nahrungsmitteln, die wir zu uns nehmen, entkoppelt. Wir müssen diesen Feedback-Mechanismus wiederherstellen und daher mindestens drei Wochen lang eine Diät aus naturbelassenen Produkten einhalten, die keine der häufigsten zu Unverträglichkeitsreaktionen führenden Nahrungsmittel enthält. Menschen, die die ATP-Diät ausprobiert haben, berichten, dass es meist innerhalb von drei bis fünf Tagen zu Verbesserungen kommt (obwohl es länger dauern kann, bis die Symptome ganz verschwinden) und dass es bei der Wiedereinführung eines Nahrungsmittels nach mindestens 21 Tagen Verzicht viel leichter ist, eine mögliche Entzündungsreaktion festzustellen.

Also ..., wovon ernährt sich unser Höhlenmensch? Durch vollwertige, naturbelassene Nahrungsmittel, die roh gegessen oder ohne ausgefallene Verarbeitung gekocht werden, auch Obst, Gemüse, Proteine, Eier, Nüsse und Samen – die Nahrungsmittel also, die gejagt und gesammelt werden, nicht diejenigen, die industriell verarbeitet oder gemahlen werden, wie etwa Baguette oder Getreide, und nein, der Höhlenmensch hatte keinen Zugang zu „Frozen Yogurt", und übrigens nicht einmal zu Kühen. Klingt bekannt? Ja, das was er gegessen hätte, ähnelt der heutigen Paläo-Ernährung. Ich empfehle sie, weil sie die entzündungsfördernden Nahrungsmittel minimiert, den Schwerpunkt auf nährstoffreiche Nahrungsmittel legt, einen stabilen Blutzuckerspiegel unterstützt und leicht einzuhalten ist.

Ich hatte die Paläo-Diät für Menschen mit Hashimoto und anderen gesundheitlichen Problemen schon vor fast 10 Jahren empfohlen, als ich das ATP veröffentlichte. Bei einer Umfrage vor und nach dem Programm unter denjenigen, die es durchgeführt haben, berichteten 93 Prozent derer, die die gesamte Ernährungsumstellung durchgeführt haben, dass diese hilfreich war und 100 Prozent der Menschen, die speziell die Empfehlungen für den Ausgleich des Blutzuckerspiegels ausprobierten, dass sie geholfen haben! Wie eine Teilnehmerin, Tabitha K, sagte: „Ich glaube, die Umstellung der Ernährung brachte mir die deutlichste Besserung. ... Nach der ersten Woche konnte ich einen Unterschied feststellen. Ich fühle mich wie vor mehr als 20 Jahren ... ich habe abgenommen und meine Gelenkentzündungen sind weg."

Nahrungsmittel als Medizin zu nutzen, was ich als Nahrungspharmakologie bezeichne, kann für die Wiederherstellung Ihrer Nebennierenfunktion und die Linderung Ihrer Symptome ungeheuer viel bewirken, und das oft in sehr kurzer Zeit. Ziel der Richtlinien in diesem Kapitel ist es, das einfach und leicht zu gestalten. Ich habe auch mehr als 40 schmackhafte Rezepte zur Unterstützung der Nebennieren aufgenommen (siehe Rezepte, Seite 361), stärkende Getränke, Smoothies, Zwischenmahlzeiten und Mahlzeiten, die ausgleichend wirken und mit denen die Zusammenstellung Ihres Ernährungsplans schnell und angenehm vonstatten geht.

Eine nährstoffreiche, den Blutzuckerspiegel ausgleichende und entzündungshemmende Ernährung kann Ihrem Nervensystem auf hochwirksame Weise Botschaften der Sicherheit senden und sie ist die allererste Veränderung, die Ihnen hilft, wieder angemessen auf Stress zu reagieren. Doch wir können sogar noch mehr tun, indem wir zusätzliche Strategien aus der Ernährungswissenschaft nutzen, etwa gezielte Ergänzungsmittel und das Essen im zirkadianen Rhythmus, damit Ihr Körper sich sicher fühlt.

Vorsichtsmaßnahmen bei der Ernährung

Ich habe die ATP-Diät so gestaltet, dass sie die Wiederherstellung einer beeinträchtigten Stressreaktion bestmöglich unterstützt. Sie kann zwar an die meisten Nahrungsmittelunverträglichkeiten, Allergien und Ernährungsweisen angepasst werden, doch manche Ernährungsarten können zu Nebennierenproblemen beitragen und werden am besten gemieden, während Sie sich auf die Wiederherstellung Ihrer Nebennierenfunktion konzentrieren.

- Nahrungsmittelunverträglichkeiten oder -allergien: Wenn Sie bestimmte Nahrungsmittel nicht vertragen oder allergisch auf solche reagieren, die ich für vorteilhaft halte, essen Sie sie bitte nicht, selbst wenn sie zur ATP-Diät gehören. Machen Sie nur das, wovon Sie wissen, dass es bei Ihnen klappt und passen Sie die Rezepte nach Bedarf an.
- Stärker einschränkende Ernährungsweisen: Wenn Sie sich noch restriktiver ernähren als es das Programm vorsieht, bleiben Sie dabei. Wenn Sie sich zum Beispiel bei einer Autoimmunerkrankung entsprechend ernähren und dazu gehört, dass Sie Nüsse, Samen und andere entzündungsfördernde Nahrungsmittel weglassen, dann halten Sie sich bitte weiter daran. Essen Sie nur das, was Ihre Genesung unterstützt.

- Andere spezielle Ernährungsweisen, zum Beispiel zum Abnehmen und Rohkost: Die meisten Ernährungsarten und Vorlieben können innerhalb der Richtlinien der ATP-Diät angepasst werden, doch manche Empfehlungen sind eventuell für Menschen nicht geeignet, die Probleme mit Histamin oder Oxalat haben. In diesem Fall empfehle ich Ihnen dringend, fachkundige Hilfe zur Veränderung des Programms für Ihre Bedürfnisse in Anspruch zu nehmen.
- Fasten: Fasten kann zu einer verbesserten Insulinsensitivität führen, das heißt, eines besseren Ansprechens des Körpers auf Insulin, zu einer Erhöhung des Kortisolspiegels sowie zu einer Erhöhung von T3, einem Hormon, das die Schilddrüsenaktivität blockiert. Bei gesunden Menschen nimmt der Körper diese Veränderungen als kleinere Stressfaktoren wahr, die ihm helfen, in einen Heilungszustand, die sogenannte Autophagie, zu kommen, einer Art von Wiederverwertung und Umstellung, bei der Zellen geschädigte oder unnötige Teile aussondern und sie zu „Reparaturarbeiten" oder zur Bildung von neuen Zellen wiederverwenden. Menschen mit Nebennierenproblemen haben jedoch bereits eine gestörte Kortisolbildung, Blutzuckerschwankungen (die sich oft als Unterzucker zeigen), einen Überschuss an T3 und sind mangelernährt, daher kann Fasten schnell zu noch mehr Stress führen. Fasten empfehle ich nicht, solange wir die Schwankungen und Ungleichgewichte nicht behoben haben.
- Saftfasten: Wir nehmen zwar grüne Säfte in das Programm auf, aber wir lassen keine Mahlzeiten aus oder trinken nur Saft. Sich ausschließlich von einem Bestandteil, in diesem Fall dem Saft von Obst und Gemüse zu ernähren, und sei es auch nur für ein paar Tage, kann zu einem vermehrten Mangel an Proteinen und anderen Nährstoffen sowie zusätzlichen Blutzuckerschwankungen führen, die zu einem Ungleichgewicht in der Nebennierenfunktion beitragen und das wird vorläufig am besten vermieden. Stattdessen trinken wir Obst- und/oder Gemüsesäfte zu Mahlzeiten, die genügend Fett und/oder Protein enthalten oder wir mischen den Saft mit gesunden Fetten wie Kokosmilch oder Kokosöl, um dem Blutzuckeransturm entgegenzuwirken. Mein Rezept Fetthaltiger grüner Saft (S. 366) gehört zu den besten Möglichkeiten, eine ordentliche Portion von leichtverdaulichen Vitaminen und Fetten zur Unterstützung der Energieversorgung zu bekommen – und den vormittäglichen Knabbereien gegenzuwirken!

- Vegane/vegetarische Ernährung: Beide Ernährungsweisen können bei verschiedenen Krankheiten sinnvoll sein, doch ich habe nicht festgestellt, dass sie bei der Ausheilung der Nebennieren besonders hilfreich sind. Sie können Blutzuckerprobleme verschlimmern und zu einem Mangel an wichtigen Nährstoffen für die Unterstützung der Nebennieren beitragen, zum Beispiel Retinol (einer Form von Vitamin A), B-Vitaminen (insbesondere B_{12}), Carnitin, Chrom, Eisen, Magnesium und Omega-3-Fettsäuren sowie Vitamin D, Kalzium, Jod und Mangan. Durch eine fleischfreie Ernährung setzen wir uns auch dem Risiko von Zinkmangel und Kupferüberschuss aus, was zu Nebennierenproblemen, einer Pyrrolurie (Eiweißstoffwechselstörung) und einer Kupfervergiftung (einige der ausgewiesenen Ursachen einer Funktionsstörung der Nebennieren) beitragen kann. Zudem sind vegane/vegetarische Proteinquellen wie Hülsenfrüchte (Bohnen), Milchersatz und Milchersatzprodukte (vegan) sowie Milch und Milchprodukte (vegetarisch), Getreide und Soja zur Unterstützung bei einer Funktionsstörung der Nebennieren eventuell nicht geeignet. Eier, manche Samen und Nüsse wären die bevorzugten Proteinquellen bei einer vegetarischen Ernährung. Manche Menschen, insbesondere solche mit einer Entzündungskrankheit und/oder Autoimmunerkrankung, vertragen diese Proteine eventuell nicht, vor allem, wenn sie gerade damit beginnen, den Heilungsprozess durch die Ernährung zu unterstützen. Eine näher an der Jäger-Sammler-Zeit orientierte Ernährung mit nährstoffdichtem Fleisch ist in diesem Fall vielleicht zielführender.
- Ketogene Diät: Es wird von vielen Vorzügen einer fettreichen, ketogenen Diät mit sehr geringem Kohlenhydratanteil berichtet, auch von mehr Energie, einem ausgeglichenen Blutzuckerspiegel und weniger Schmerzen, Entzündungsherden, Migräne und oxidativem Stress. Sie kann eventuell auch zu einer besseren Gehirnfunktion und zur Regulierung der Stimmung beitragen. Doch viele Menschen mit Schilddrüsen- und Nebennierenproblemen berichten, dass es ihnen mit einer Keto-Diät schlechter geht, insbesondere beklagen sie eine stärkere Müdigkeit und Erschöpfung. Das liegt oft daran, dass diese Menschen wenig Magensäure, einen gestörten Fettstoffwechsel und/oder einen Mangel an Verdauungsenzymen haben, wodurch es für sie schwer ist, Nährstoffe aus Protein und Fett zu gewinnen. Außerdem führt diese Verdauungsschwäche oft zu zahlreichen Nahrungs-

mittelunverträglichkeiten. Werden bestimmte Veränderungen zur Unterstützung der Nebennieren vorgenommen, etwa die häufigsten unverträglichen Nahrungsmittel (wie Milch und Milchprodukte) weggelassen und Verdauungsenzyme eingesetzt (s. Stichwort Enzyme, in der *Erweiterten Liste der Stresssymptome*, S. 407), um Proteine und Fette abzubauen und zu resorbieren, kann die Keto-Diät in diesem Programm eingesetzt werden.

Der Einsatz von Ergänzungsmitteln

Die Ernährung und die Lebensweise sind die wichtigsten Maßnahmen für die Genesung von einer Nebennierenfunktionsstörung, und Sie brauchen dazu absolut keine Ergänzungsmittel. Doch die Erfahrung hat mich gelehrt, dass solche unterstützenden Mittel uns dabei helfen können, schneller gesund zu werden. Die chronische Stressreaktion führt zu einer schnelleren Verbrennung von Nährstoffen, sodass wir bei Beginn der Diät auch einen Nährstoffmangel haben. Selbst wenn wir uns biologisch und damit nährstoffreicher ernähren als mit den gleichen, aber konventionell angebauten Nahrungsmitteln, bringen sowohl Funktionsstörungen der Nebennieren als auch die Autoimmunität Verdauungsprobleme mit sich, die die Resorption beeinträchtigen und uns einen Nährstoffmangel bescheren.

Ich verwende gerne zielgerichtete Ergänzungsmittel, wenn es um die zahlreichen Missverhältnisse und Mängel geht, die bei Nebennierenerkrankungen vorkommen wie einer chronischen Entzündung, mitochondrialen Problemen, Unausgewogenheiten im Kortisolspiegel, Blutzuckerschwankungen und Nährstoffmängeln. Doch wenn wir zu viele nehmen, kann das unseren Geist, den Körper und den Geldbeutel überfordern. Daher finde ich gerne die Ergänzungsmittel heraus, die viele Vorzüge haben und Ihr Risiko senken, ein „Pillen-Junkie" zu werden.

Eine Klientin, die zu mir kam, nahm von Anfang an zwölf verschiedene Ergänzungsmittel. Ihre wichtigsten Beschwerden waren Migräne, Schlaflosigkeit, Empfindlichkeit gegenüber lauten Geräuschen und Angstzustände. Theoretisch war ihr Programm auf meine Empfehlungen zur Unterstützung des Darms, der Leber und der Nebennieren abgestimmt, über das ich in der Einführung berichtet habe. Es berücksichtigte jedoch ihr überfordertes Nervensystem nicht, das erst zur Ruhe gebracht werden musste, bevor man tiefer einsteigen konnte. Ich überprüfte die Liste ihrer Ergänzungsmittel, bat sie, alle abzusetzen und empfahl ihr, nur eines zu nehmen, Magnesiumcitrat zum Schlafengehen. Denn Kopfschmerzen und Migräne, Verstopfung, Schlaflosigkeit, Empfindlichkeit gegenüber lauten Geräuschen und Angstzustände sind alles Symptome eines Magnesiummangels, denn Magnesium gehört zu den wichtigen Nährstoffen, die bei einer Stressreaktion verbraucht werden. Bei unserem nächsten Treffen berichtete sie, dass alle ihre Symptome weg waren, auch die Migräne! Sie brauchte keine NSAR (nichtsteroidale Entzündungshemmer), Abführ- oder Schlafmittel mehr und konnte die Musik ihres Teenagers tolerieren (beachten Sie bitte, ich sagte „tolerieren" nicht „mögen" ... – leider kenne ich kein Ergänzungsmittel oder Medikament, das den meisten Frauen mittleren Alters dazu verhilft, die Musik ihrer Teenager zu mögen!).

Ich bin dafür, dass Sie die Einnahme von wenigen zielgerichteten Ergänzungsmitteln bei spezifischen Symptomen in Erwägung ziehen. Es könnte sogar sein, dass Sie in nur drei Tagen einige erstaunliche Veränderungen erleben.

ATP-Erfolgsgeschichten

„Die Ergänzungsmittel haben bei mir zu den größten Veränderungen geführt – sobald ich mit der Transformationskur anfing, begann ich mich wieder wie früher zu fühlen."

„Die Ergänzungsmittel und die Kochrezepte haben sich zur Eindämmung der Entzündungsherde als sehr hilfreich erwiesen und mir wieder zu mehr Energie, Klarheit und innerer Ruhe verholfen."

„Die Anpassung meiner Ernährung und die zusätzlichen Ergänzungsmittel haben meinem Körper zu neuer Stärke verholfen! Ich habe mehr Energie und schlafe jetzt tief und länger. Das bedeutet, ich wache erholt auf und kann mit Energie aufstehen, was für mich früher schwer möglich war!"

Ich bin so froh, dass das Internet uns eine ganze Welt von Informationen eröffnet hat und hoffe, dass ich Ihnen hier die hilfreichsten und konstruktivsten Informationen bieten kann, doch ich verstehe auch, dass noch mehr Informationen einen ohnehin schon überforderten Menschen, nun ja, noch mehr überfordern können. Daher werde ich zwar Informationen über verschiedene Ergänzungsmittel zur Unterstützung der Nebennieren für diejenigen anbieten, die selbst Verschiedenes ausprobieren wollen, aber auch mein eigenes erprobtes, gestrafftes Programm an Ergänzungen, das vielen Menschen zur Linderung ihrer Symptome verholfen hat.

Zu meinem Programm gehören nur sechs sorgfältig ausgewählte Ergänzungsmittel, mit deren Hilfe Sie das Gleichgewicht Ihrer Nebennieren wiederherstellen können und die hier nach Wichtigkeit geordnet aufgelistet sind. Lesen Sie weiter und entdecken Sie Einzelheiten darüber, welch unglaubliche Vorzüge diese in mehreren Bereichen für die Förderung der Genesung haben! In diesem Kapitel geht es um:

- Ein Ergänzungsmittel zur Unterstützung der Nebennieren, das das ABC für das Nebennierengleichgewicht (Adaptogene Vitamine, B-Vitamine und Vitamin C) sowie weitere Mineralstoffe enthält.
- Magnesiumcitrat, das wegen seiner zahlreichen heilwirksamen Vorteile oft als „Wunder-Nährstoff" bezeichnet wird.
- Saccharomyces boulardii, ein hilfreiches Probiotikum auf Hefebasis, gegen Darmentzündungen.
- Myo-Inositol zur Unterstützung eines ausgeglichenen Blutzucker- und Hormonspiegels.

In Kapitel 5 erfahren Sie zusätzlich etwas über:

- Eine Elektrolyt-Mischung zur Erhaltung einer optimalen Flüssigkeitsversorgung, zur Eindämmung von Entzündungen und für einen ausgeglichenen zirkadianen Rhythmus.
- Carnitin zur Energieversorgung, zur Förderung eines ausgeglichenen Blutzuckerspiegels und zur Unterstützung der Mitochondrien.

Ergänzungsmittel auswählen

Nicht alle Ergänzungsmittel sind gleich. Als Pharmazeutin kann ich Ihnen sagen, dass viele unwirksam und manche schlichtweg unsicher sind. Die Wahrheit ist, dass die meisten Ergänzungsmittel nicht derselben genauen Überwachung und denselben Testverfahren unterzogen werden wie Arzneimittel, da viele der Tests, die von den Pharmafirmen gefordert werden, für Ergänzungsmittelhersteller „freiwillig" sind. Aus diesem Grund verzichten die meisten von ihnen darauf, ihre Produkte zusätzlich auf Sicherheit und Reinheit zu testen.

Die Beurteilung der Sicherheit, Wirksamkeit und Kosten verschiedener Behandlungen machte einen großen Teil meiner Apothekerausbildung aus. Ich habe dieses Wissen zur Überwindung von Hashimoto sinnvoll eingesetzt, die besten Marken der Ergänzungsmittel ausgewertet und meine eigenen Ergänzungsmittel unter dem Label Rootcology entwickelt. Der Name setzt sich aus den beiden Gebieten meiner Leidenschaft und Kompetenz zusammen, den Ursachen einer Krankheit auf den Grund gehen (root ist das englische Wort für Wurzel; Anm. d. Übers.) und erfassen, wie winzige Mengen von Substanzen den menschlichen Körper beeinflussen können (-cology, deutsch -kologie, wie in Pharmakologie).

Rootcology widmet sich der Herstellung innovativer, bioverfügbarer Produkte, was mit größter Sorgfalt und unter Verwendung der qualitativ hochwertigsten zur Verfügung stehenden Rohstoffe geschieht. Sie wurden zur Herstellung der Ergänzungsmittel alle sorgfältig ausgewählt und sind alle

- glutenfrei
- frei von Milch und Milchanteilen
- sojafrei
- frei von Pestiziden
- frei von Toxinen
- von pharmazeutischer Qualität
- frei von potenziell schädlichen Füllstoffen

Zudem werden alle Rootcology-Ergänzungsmittel durch Dritte getestet, um zu gewährleisten, dass die Inhaltsstoffe auf dem Etikett sicher und wirksam sind sowie dem tatsächlichen Flascheninhalt entsprechen. Ich habe Rootcology entwickelt, um Ihnen eine zuverlässige Bezugsquelle für Ergänzungsmittel zu bieten, die für Menschen mit zahlreichen Unverträglichkeiten und chronischen Gesundheitsproblemen sicher und wirksam sind.

Im gesamten Buch und in der *Erweiterten Liste der Stresssymptome* (S. 407) finden Sie die Ergänzungsmittel, die ich empfehle, sowie die speziellen Marken, die ich verwende. Ich hoffe, diese Informationen sind für Sie auf Ihrem Genesungsweg hilfreich.

Ein paar der weiter vorne bereits genannten Ergänzungsmittel habe ich in meinem früheren Buch *Das Hashimoto-Programm* im Kapitel *Das Erholungsprogramm für die Nebennieren* empfohlen. Die zusätzlichen Ergänzungsmittel in meinem aktualisierten ATP geben wieder, was ich mir seither über die Unterstützung der Mitochondrienfunktion, den Elektrolythaushalt und den Aufbau der natürlichen Widerstandskraft des Körpers an Wissen angeeignet habe. Die Erfahrung hat mir gezeigt, dass dieses aktualisierte Programm für die meisten Menschen eine nachhaltigere und wirksamere Methode ist.

Manche Ergänzungsmittel entfalten ihre Wirkung bei Ihnen eventuell schon nach nur wenigen Tagen, bei anderen könnte es länger dauern. Wie auch immer, Sie sollten beginnen, sich stärker zu fühlen und mehr Energie zu haben und Sie sollten feststellen, dass Ihre Symptome bis zum Ende des Programms verschwinden. Haben Sie dann noch immer Symptome, bietet Ihnen das letzte Kapitel *Anleitung für zusätzliche Maßnahmen*, Strategien, die gezielt auf die spezifischen Symptome ausgerichtet sind. Die folgenden Tipps in Bezug auf Ergänzungsmittel sollten Sie im Hinterkopf behalten:

- Im Allgemeinen brauchen Sie für die meisten Ihrer Nährstoffe keinen Test, um zu sehen, ob ein Mangel besteht. Die meisten Ergänzungsmittel haben sich in der Forschung nachweislich als sicher erwiesen (unter Beachtung der Vorsichtsmaßnahmen); meiner Meinung nach sollten Sie sie ausprobieren und schauen, ob sie zu Besserungen führen. Die Ausnahmen sind fettlösliche Vitamine (A, D, E und K; für alle, die Schwierigkeiten haben, sich diese Vitamine zu merken, gibt es eine geniale Eselsbrücke, die jeder kennt: EDeKA; Anm. d. Übers.), Kupfer und Eisen, da ein Übermaß auch Probleme verursachen kann. Deshalb empfehle ich immer, vor der Einnahme von Ergänzungsmitteln ärztlichen Rat einzuholen.

(Während des 4-Wochen-Programms empfehle ich eine Ergänzung mit Eisen, Kupfer oder den fettlöslichen Vitaminen nicht.)

- Sprechen Sie auch mit Ihren medizinischen Fachleuten, bevor Sie mit neuen Ergänzungsmitteln anfangen, insbesondere, wenn Sie verschreibungspflichtige Medikamente nehmen müssen. Besonders Blutverdünnungsmittel können mit vielen Ergänzungsmitteln für die Nebennieren Wechselwirkungen haben.
- Alle Ergänzungsmittel können gefahrlos eingenommen werden, wenn Sie Schilddrüsenmedikamente nehmen müssen, doch halten Sie sich an die jeweils vorgeschlagenen zeitlichen Abstände für die Einnahme. Die entsprechende Anleitung finden Sie in der Tabelle *Zusammenfassung der Ergänzungsmittel* in Kapitel 8 (Seite 306f.) zusammen mit Dosierungsempfehlungen, Marken und sogar Anmerkungen für stillende Mütter.

Wie sicher sind die Ernährungsumstellungen und Ergänzungsmittel?

Obwohl die Ernährungsumstellungen und Ergänzungsmittel, die ich empfehle, im Allgemeinen kein Risiko darstellen und gut vertragen werden, ist es immer klug, ärztlichen Rat einzuholen, bevor Sie mit diesen Maßnahmen beginnen. Setzen Sie bitte auch nicht eigenmächtig Ihre Medikamente ab. Wenn Sie Schilddrüsenhormone nehmen, lassen Sie Ihre Hormonwerte erneut testen, nachdem Sie mit der Diät und den Ergänzungsmitteln begonnen haben, da Veränderungen in der Lebensweise dazu führen können, dass Sie manche Medikamente in geringerer Dosierung brauchen, auch Schilddrüsenmedikamente. Wenn Sie früher schon Unverträglichkeitsreaktionen auf Ergänzungsmittel gehabt haben, informieren Sie sich bitte in der *Anleitung zur langsamen Einführung von Ergänzungsmitteln für empfindliche Menschen* im Anhang 2: *Wie man das Programm anpassen kann* (Seite 440) zur weiteren Orientierung. Bitte hören Sie immer auf Ihren Körper und setzen Sie Ihre Sicherheit an die erste Stelle.

Aus dem ATP-Speiseplan wurden zwar die häufigsten entzündungsfördernden Nahrungsmittel entfernt, doch wir sind alle unterschiedlich und können eine Empfindlichkeit gegenüber jedem Nahrungsmittel entwickeln, selbst solchen, die für die meisten Menschen eine heilsame Wirkung haben. Obwohl zum Beispiel Kokosmilch viele gesunde Fette enthält und eine großartige Alternative zu Milch und Milchprodukten darstellt, haben manche Menschen über eine Unverträglichkeit von Kokos berichtet. Ich empfehle, stattdessen Milch aus Nüssen und Samen/Kernen zu verwenden. Sollten Sie feststellen, dass Sie manche der gängigsten Nahrungsmittel, die bei der ATP-Diät und in den Rezepten empfohlen werden, nicht vertragen, sehen Sie sich bitte den *Leitfaden für die Substitution bei Nahrungsmittelunverträglichkeiten* in Anhang 2 an: *Wie man das Programm anpassen kann* (Seite 440).

Wie man durch Ernährung und Ergänzung das Gleichgewicht der Nebennieren wiederherstellen kann

Wir nutzen Nahrung als Medizin und zielgerichtete Ergänzungsmittel, um gegen die häufigsten, durch langandauernden chronischen Stress verursachten Störungen vorzugehen.

Ungleichgewicht	Wie Sie sich dabei fühlen	Wie es dazu kommt	Wie wir dagegen vorgehen
Blutzuckerschwankungen	Hungerärger, gereizt, müde, ängstlich	Fehlgesteuertes Kortisol führt auch zu einer Fehlregulation von Insulin, dem Hormon, das den Blutzucker (Glukose) in die Zellen schleust und den Blutzuckerspiegel reguliert.	Eine den Blutzuckerspiegel ausgleichende Ernährung, die reich an guten Fetten und Protein ist. – Bildung neuer Gewohnheiten für den Alltag, um den Blutzuckerspiegel in Schach zu halten (Frühstück nicht auslassen!) – Mittels Ernährung und Ergänzungsmittel genügend Myo-Inositol zuführen, das den Blutzuckerspiegel im Gleichgewicht halten kann.
Fehlgesteuerte Kortisolbildung	Morgens und tagsüber müde, aufgedreht am Abend	Verschiedene Muster einer Kortisolfehlsteuerung, etwa tagsüber zu wenig Kortisol/abends zu viel, führen zu Symptomen	– Im zirkadianen Rhythmus eine Kortisolfördernde Ernährung morgens und Kortisolsenkende Maßnahmen abends.

Ungleichgewicht	Wie Sie sich dabei fühlen	Wie es dazu kommt	Wie wir dagegen vorgehen
Darmdurchlässigkeit (Leaky Gut)	Magenschmerzen, Verdauungsbeschwerden (Durchfall, Verstopfung, Blähungen), Säurereflux, Nahrungsmittelunververträglichkeiten	Der gestörte Kortisolspiegel verursacht Entzündungen im Verdauungstrakt, eine Durchlässigkeit der Darmwand und eine gestörte Darmflora.	Meiden von unverträglichen Nahrungsmitteln wie Gluten sowie Milch und Milchprodukten. Nahrungsmittel, die die Darmfunktion unterstützen. Ergänzen mit *Saccharomyces boulardii*, einer heilsamen Hefe, die pathogene Darmbakterien beseitigt.
Vitamin A-Mangel	Fertilitätsstörungen, Infektionsanfälligkeit, trockene Haut, Nachtblindheit	Die aktive Form, Retinol, wird zur Umwandlung von Cholesterin in Pregnenolon, das „Mutterhormon", benötigt und dieses wiederum zur Bildung anderer Nebennierenhormone.	Regelmäßiger Verzehr von Vitamin A-reichen Nahrungsmitteln. (Mein Rezept für Leberterrine [Seite 401] ist ganz bestimmt ein Favorit!)
Vitamin B-Mangel	Müdigkeit/Erschöpfung, Energiemangel, Angstzustände, Schlaflosigkeit	Die B-Komplex-Vitamine werden in jedem Stadium der Stressreaktion gebraucht.	Regelmäßiger Verzehr von Vitamin B-reichen Nahrungsmitteln, etwa Fleisch, Meeresfrüchte, Geflügel und grünes Blattgemüse. - Zusätzlich ein Ergänzungsmittel mit B-Vitaminen zur Unterstützung der Nebennieren
Vitamin C-Mangel	Häufig krank, langsame Wundheilung, trockene Haut, es kommt leicht zu Blutergüssen, Gelenkschmerzen.	Vitamin C wird zur Kortisolbildung benötigt.	Täglich Vitamin C-reiche Ernährung. - Steigerung durch eine Vitamin C-haltige Mischung von elektrolytischen Ergänzungsmitteln. - Zusätzlich ein Vitamin C-haltiges Ergänzungsmittel zur Unterstützung der Nebennieren.

Ungleichgewicht	Wie Sie sich dabei fühlen	Wie es dazu kommt	Wie wir dagegen vorgehen
Eisenmangel	Müdigkeit/Erschöpfung, Schwäche, Restless Legs („unruhige Beine") im Schlaf, Angstzustände, Schlafstörungen/Schlaflosigkeit, Probleme mit der Libido.	Chronischer Stress kann zu einem niedrigen Magensäurespiegel führen, wodurch deutlich weniger Eisen aufgenommen/resorbiert wird.	- Unterstützung der Magensäurebildung durch ausreichende Salzzufuhr. - Eine Menge von eisenhaltigen Nahrungsmitteln wie etwa rotem Fleisch, Geflügel und Schweinefleisch essen.
Magnesiummangel	Muskelkrämpfe, Steifigkeit, Schlaflosigkeit, Verstopfung, Angstzustände, Kopfschmerzen, Empfindlichkeit gegenüber lauten Geräuschen oder Schwäche.	Chronischer Stress kann zu einem niedrigen Magensäurespiegel führen, wodurch deutlich weniger Eisen resorbiert wird.	Magnesiumreiche Nahrungsmittel wie etwa Spinat und Kürbiskerne. - Ergänzungsmittel mit Magnesiumcitrat, um einen ausreichenden Spiegel sicherzustellen.
Elektrolyte (Natrium, Kalium)	Verlangen nach Salzigem („ich könnte eine ganze Tüte Chips essen!"), Flüssigkeitsmangel, Müdigkeit/Erschöpfung, hohe Herzfrequenz, Durchfall oder Verstopfung, niedriger Blutdruck, niedriger Kortsiolspiegel.	Da die Bildung des Nebennierenhormons Aldosteron nachlässt, wird von den Nieren mehr Natrium ausgeschieden und führt zu häufigem Wasserlassen, Störungen im Elektrolythaushalt und Flüssigkeitsmangel.	Zugabe von Natrium in Form von qualitativ hochwertigem Meersalz zum Essen und zu Getränken. - Elektrolytreiche Nahrung wie etwa Knochenbrühe. - Ergänzung mit einer Elektrolyt-Mischung zur umfassenden ausgewogenen Unterstützung.

Ungleichgewicht	Wie Sie sich dabei fühlen	Wie es dazu kommt	Wie wir dagegen vorgehen
Mangel an Verdauungsenzymen	Verdauungsstörungen (Magenschmerzen, Krämpfe, Blähungen, Darmgasbildung), Energiemangel (weil Fett, Protein und andere Nährstoffe nicht richtig abgebaut oder resorbiert werden)	Chronischer Stress reguliert das Verdauungssystem herunter und verlangsamt die Produktion von Verdauungsenzymen.	– Ergänzen mit Saccharomyces boulardii, einer heilsamen Hefe, die nachweislich die Verdauungsenzyme fördert.
Niedriger Magensäurespiegel	Säurereflux, Sodbrennen, Verdauungsstörungen, Blähungen, Probleme mit der Fleisch- und Proteinverdauung, Nahrungsmittelunverträglichkeiten.	Chronischer Stress reguliert das Verdauungssystem herunter, vermindert die Magendurchblutung, wodurch die Produktion von Magensäure abnehmen kann.	– Zugabe von Natrium in Form von qualitativ hochwertigem Meersalz zum Essen und zu Getränken.
Gestörter Fettstoffwechsel	Energiemangel, Schwäche, Reizbarkeit.	Bei einem niedrigen Kortisolspiegel sinkt die Verfügbarkeit von Fett zur Energiegewinnung, und Forscher haben festgestellt, dass chronischer Stress die Bildung eines Proteins anregt, das ein am Fettstoffwechsel beteiligtes Enzym hemmt.	– Ergänzung mit Carnitin zur Umwandlung von Fett in Energie.

Ungleichgewicht	Wie Sie sich dabei fühlen	Wie es dazu kommt	Wie wir dagegen vorgehen
Funktionsstörung, der Mitochondrien	Schwäche, Energiemangel, Belastungsintoleranz	Der hohe Energiebedarf und die mit chronischem Stress einhergehenden Entzündungsherde „justieren“ die Mitochondrien neu und können sie sogar beschädigen, daher funktioniert die Bildung von Energie oder Nebennierenhormonen nicht optimal.	Ergänzen mit Nährstoffen, etwa Vitamin A und Vitamin C, um den schädlichen oxidativen Stress und die Entzündungen zu verringern. - Versorgung der Mitochondrien mit den Nährstoffen, die sie zur Energiebildung benötigen, etwa B-Vitamine, Magnesium und Carnitin. - Zugabe von zusätzlichen Wirkstoffen zur Unterstützung der Energie, etwa von D-Ribose und Adaptogenen, wie Ashwagandha (Schlafbeere/Winterkirsche) und *Rhodiola rosea* (Rosenwurz) in einer Mischung zur Unterstützung der Nebennieren.

Sicherheitssignal Nr. 1: Nährstoffdichte

Meine Mentorin JJ Virgin sagt immer: „Dein Körper ist ein chemisches Labor, kein Bankkonto.“ Einfach gesagt, es ist wichtig, was wir essen. Anstatt dass Sie sich auf die Kalorien konzentrieren, möchte ich Sie dazu anregen, qualitativ hochwertige, nährstoffdichte Nahrungsmittel – mit dem Schwerpunkt auf Fetten und Proteinen – zu sich zu nehmen, die dem Körper zu verstehen geben, dass seinen Bedürfnissen nach Nährstoffen entsprochen wird. Stark industriell verarbeitete Nahrungsmittel, die sehr viele leere Kalorien enthalten, senden die Botschaft, dass unsere Nahrungsversorgung knapp ist und lösen damit unsere Stressreaktion und den Überlebensmodus aus.

Makronährstoffe

In meinem ersten Studienjahr der Pharmazie lernte ich, dass Fett ein essenzieller Nährstoff ist. Ich war schockiert! Damals waren fettarme Ernährungsweisen ganz groß in Mode. Leider wurde vielen von uns gesagt, dass alle Fette gemieden werden sollten, und infolgedessen essen wir nicht genug von diesem wichtigen Makronährstoff. Fette sind eine ausgezeichnete Energiequelle, unterstützen die Resorption mancher Vitamine und Mineralstoffe, bilden Zellmembranen und können uns vor kardiovaskulären Erkrankungen schützen. Fette werden auch zur Bildung von Cholesterin, der Vorstufe von Nebennierenhormonen, benötigt, und Fettsäuren werden von den Mitochondrien für die Energiebildung verbraucht. Ganz einfach gesagt, eine fettarme Ernährung kann zu geringen Mengen jener Ausgangsstoffe führen, die wir brauchen, um unsere Hormone sowie Energie zu bilden!

Nachdem wir jahrzehntelang Ernährungsratschläge bekamen, die behaupteten, dass Fett schädlich sei, hat sich herausgestellt, dass ungesättigte Fette (in Avocados, Oliven, Nüssen, Samen/Kernen und bestimmten Fischarten wie Lachs und Sardinen) und Arten von gesättigten Fetten (hauptsächlich aus tierischen Quellen wie Schmalz und Fleisch sowie Kokos- und Palmöl) das Risiko kardiovaskulärer Krankheiten senken und Entzündungen verringern.

Zum Kochen sollten Sie Kokos- oder Avocadoöl verwenden, da diese dafür am stabilsten sind. Es bedarf höherer Temperaturen, bis sie zu rauchen beginnen, sich aufspalten und freie Radikale freisetzen, die die Körperzellen schädigen können. Nutzen Sie Olivenöl, das einen niedrigeren Rauchpunkt als Kokos- oder Avocadoöl hat, zum Kochen bei geringer Hitze und um es über das Essen zu träufeln oder in Salatdressings zu verwenden.

Ein wichtiger Aspekt, den ich ansprechen möchte, sind die Arten von Fettsäuren, die in den Fetten vorliegen. Die beiden bekanntesten sind Omega-3 (entzündungshemmend) und Omega-6 (entzündungsfördernd). Unser Körper braucht beide – das richtige Maß an Entzündungen spielt eine schützende Rolle im Körper –, daher sind Omega-6-Fette nicht von Natur aus „schlecht"; der Schlüssel ist hier, sie im Gleichgewicht zu halten, damit wir nicht am Ende zu viele Entzündungsherde im Körper haben. Das optimale Verhältnis von Omega-6- zu Omega-3-Fetten ist 1:1; Menschen, die jedoch hauptsächlich eine westliche Ernährungsweise pflegen, kommen schon mal auf ein Verhältnis, das näher an 15:1 liegt! Das bedeutet, sie bekommen durch die Fette, die sie zu sich nehmen, die fünfzehnfache Menge an Impulsen, um Entzündungen auszubilden, als sie brauchen.

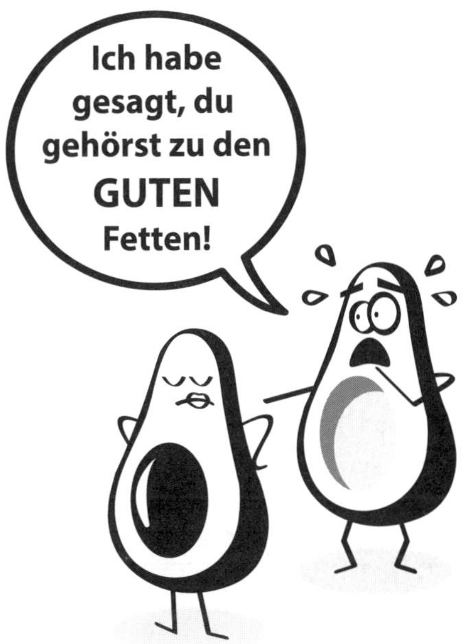

Der ausgewogene Ansatz bei Fetten

Um das Gleichgewicht wiederherzustellen, soll die Zufuhr von Fetten, die Omega-6-Fettsäuren enthalten sowie von milchbasierten Omega-3-Fetten wie Butter und Ghee (je nach ihrer Tendenz, Nahrungsmittelunverträglichkeiten zu verursachen, die ebenfalls zu vermehrten Entzündungen führen) und der in letzter Zeit (in den USA) verbotenen Transfette eingeschränkt werden. Omega-6-Fettsäuren kommen sehr oft in Pflanzenölen wie Raps-, Mais-, Soja-, Erdnuss-, Sonnenblumen-, Distel-, Baumwollsamen- und Traubenkernöl sowie in Margarine, Backfett, Nüssen und Samen/Kernen vor.

Zu den Nüssen und Samen/Kernen mit dem höchsten Gehalt an Omega-6 gehören Erdnüsse (das Verhältnis beträgt 5320:1), Mandeln

(2010:1) und Sonnenblumenkerne (322:1), wohingegen Walnüsse ein ausgeglicheneres Verhältnis von 4,2:1 haben.

Konventionell gehaltene Tiere haben (im Gegensatz zu Weidetieren, die sich von Gras ernähren) auch höhere Omega-6-Anteile. Transfette (gehärtete Öle, die in den meisten gebratenen, industriell verarbeiteten Produkten sowie Fertigprodukten vorkommen) sind (in den USA) überwiegend verboten worden, doch die Hersteller dürfen ihre Vorräte verarbeiten und daher sind sie eventuell immer noch in manchen Fertigprodukten enthalten.

Aufgrund ihrer entzündungshemmenden Eigenschaften können die in Meeresfrüchten vorkommenden Omega-3-Fettsäuren dazu beitragen, den Kortisolspiegel und die Stressreaktion auszugleichen, daher ermuntere ich Sie, viel freilebenden Fisch wie Lachs, Sardinen und Schalentiere zu essen, die wenig Quecksilber enthalten.

Wenn Sie eine größere Menge an Omega-3-Fettsäuren zu sich nehmen, dabei industriell verarbeitete Öle meiden und anstatt Fleisch von konventionell gehaltenen Tieren das Fleisch von Weidetieren essen, erzielen Sie das richtige Gleichgewicht auf natürliche Weise.

Gesunde Fette	Fette, die man meiden sollte
Avocados	Butter*
Avocadoöl*	Ghee*
Chiasamen	Fleisch von konventionell gehaltenen Tieren
Kokosmilch (aus der Dose)	Erdnüsse
Kokosöl	Transfette (gehärtete Öle, die in den meisten frittierten/
Lebertran	gebratenen, industriell verarbeiteten Produkten und
Palmöl (naturbelassen)	Fertigprodukten enthalten waren und teils noch sind)
Entenfett	Pflanzenöle:
Fischöl	Maisöl
Haselnüsse	Baumwollsamenöl
Hanfsamen	Rapsöl
MCT-Öl (Extrakt aus Kokosöl)	Distelöl
Oliven	Sojaöl
Olivenöl	Sonnenblumenöl
Pekannüsse	
Kürbiskerne	
Lachs	
Sardinen	
Schalentiere	
Sesamsamen	

Talg (von Tieren aus Weidehaltung)	* Butter und Ghee sind tierische gesättigte Fette, die eine großartige Quelle für Fett sein können, doch da ziemlich viele Menschen Milchproteine sehr schlecht vertragen, nehmen wir sie aus dem Programm, um auf der sicheren Seite zu bleiben.
Walnüsse	

Lieber alles in Butter als Probleme!

Wie Sie gesunde Fette in Ihren Alltag integrieren können

- Verwendung für Salatsoßen: 1 Esslöffel Olivenöl extra vergine mit dem frisch gepressten Saft einer halben Zitrone mischen, eine großartige Wahl!
- Geben Sie eine Avocado in einen morgendlichen Smoothie.
- Beträufeln Sie Gemüse mit Olivenöl extra vergine und streuen Sie Meersalz darüber.
- Für eine sättigende Zwischenmahlzeit beträufeln Sie Avocadoscheiben mit Olivenöl extra vergine und streuen Meersalz darüber.
- Geben Sie einen Teelöffel Kokosöl in warmen Kräutertee (der Tee sollte nicht zu heiß sein, damit Sie sich nicht die Zunge verbrennen!).

Nehmen Sie ausreichende Mengen von qualitativ hochwertigem Protein zu sich

Protein ist für das Zellwachstum und die Zellreparatur unerlässlich. Es wird auch für die Hormon- und Enzymbildung sowie zur Entgiftung gebraucht und um genügend Kraft für die Kampf-oder-Flucht-Reaktion zu gewährleisten. Stellen Sie sich Protein als den Rohstoff für die Bildung von Schilddrüsenhormonen, zum „Flicken" der Lecks in Ihrer Darmwand und für die Reparatur von Gelenken, Haut, Haaren und Nägeln vor. Und wie Fett sorgt es für das Sättigungsgefühl, während es gleichzeitig den Blutzuckerspiegel ausgleicht.

Viele von uns haben jedoch einen Proteinmangel – wegen des kohlenhydratlastigen westlichen Essverhaltens oder aufgrund einer veganen/vegetarischen Ernährung oder weil wir vielleicht nicht in der Lage sind, Protein richtig abzubauen und zu resorbieren. Menschen mit einer gestörten Nebennierenfunktion und/oder Hashimoto haben oft einen Mangel an den Verdauungsenzymen, die zum Abbau von Protein in eine verwertbare Form benötigt werden.

Also, wie viel Protein sollte es täglich sein? Das kommt drauf an. Der Durchschnittsmensch braucht etwa 1 Gramm Protein pro Kilogramm Körpergewicht und Tag. Doch Menschen, die über 65 Jahre alt sind und/oder eine chronische Krankheit haben und/oder aktiver sind, brauchen bis zu doppelt so viel pro Tag. Generell gilt, je aktiver Sie sind, desto mehr Protein brauchen Sie. Wenn Sie eine schwere Nierenerkrankung haben und nicht an der Dialyse sind, vertragen Sie eventuell keine großen Proteinmengen.

Gewicht (in Kilogramm)	Protein (in Gramm)
45	45–100
68	68–150
91	91–200

Denken Sie bitte daran, dass eine Portion von 25 g tierischem Protein folgendermaßen aussehen kann:

85 g Fleisch, etwa von der Größe Ihres Handtellers oder
120 g Fisch, etwa von der Größe Ihres Handtellers oder
4 hartgekochte Eier

Wenn Sie also bei jeder Mahlzeit eine handtellergroße Portion tierisches Protein essen, haben Sie am Ende des Tages 75 g Protein zu sich genommen, das ist für die meisten Menschen genug!

Die ATP-Diät enthält jede Art von tierischem Protein, somit haben Sie eine große Auswahl: Rindfleisch, Eier, Lammfleisch, Schweinefleisch, Geflügel, Fisch und Schalentiere, um nur ein paar zu nennen.

Während Fleisch von Tieren aus konventioneller Aufzucht mehr entzündungsfördernde Omega-6- als entzündungshemmende Omega-3-Fettsäuren enthält, gilt für Fleisch von Tieren aus biologischer Haltung das Gegenteil. Sehen Sie sich nach Alternativen (Fleisch von Tieren aus Freilandhaltung, von Wildfang-Fisch) sowie nach Feinkost ohne Nitrat und Zusatzstoffe um, damit Sie sichergehen können, dass Sie sich von Qualitätsproteinen ernähren, die Ihre Genesung und Wiederherstellung fördern. Beachten Sie bitte, dass Krabbenimitate oft Gluten und Zucker enthalten. (Mist, ich weiß. Das war's dann wohl mit dem allseits äußerst beliebten schnellen und einfachen Rezept für Krabbenfrikadellen!)

Die Verwendung von Proteinpulver kann ebenfalls hilfreich sein, um garantiert ausreichende Mengen von (sauberem) Protein zu bekommen. Da dieses Protein bereits aufgeschlossen ist, ist es im Allgemeinen leichter verdaulich als das Protein aus Nahrungsmitteln. Proteinpulver erleichtert auch die ausreichende tägliche Proteinzufuhr. Geben Sie es einfach in einen Smoothie! Wichtig ist, sich für die richtige Art zu entscheiden, eine, die hypoallergen ist und keine unverträglichen Bestandteile enthält.

Die Wahl eines Proteinpulvers

Es ist wichtig, während des ATP ausreichend Protein zu sich zu nehmen, denn es stabilisiert den Blutzuckerspiegel und liefert erforderliche Nährstoffe, um den Körper mit Energie zu versorgen und die Nebennieren zu unterstützen. Um die Proteinzufuhr zu steigern, empfehle ich, täglich Proteinpulver einzunehmen, allerdings nicht irgendein beliebiges. Viele Proteinpulver enthalten Soja, Milchprodukte, Getreide und künstliche Füllstoffe, die an Entzündungen und der Belastung der Nebennieren insgesamt mitwirken können. Diejenigen, die nach meiner Erfahrung während des Nebennierenprogramms am besten vertragen werden, sind (in absteigender Reihenfolge):

- Protein aus Rindfleisch: Geringe Wahrscheinlichkeit von Autoimmunreaktionen und ein vollständiges Protein, das heißt, es enthält die lebenswichtigen essenziellen Aminosäuren. (Essenzielle Aminosäuren sind solche, die der Körper nicht selbst bilden kann, die also über die Ernährung zugeführt werden müssen; Anm. d. Übers.) Hydrolysiertes, also teilweise aufgespaltenes und daher leichter verdauliches Protein aus Rindfleisch bietet daher den speziellen Vorteil, dass es mit geringerer Wahrscheinlichkeit zu zusätzlichen Nahrungsmittelunverträglichkeiten führt.
- Erbsenprotein: Vegan, glutenfrei, ohne Milchprodukte und Soja, mild im Geschmack. Es ist jedoch mit strengen Autoimmunprogrammen nicht kompatibel. Es kann aus gentechnisch veränderten Erbsen hergestellt werden, daher empfehle ich immer biologisches Erbsenprotein.

- Hanfprotein: Vegan, glutenfrei, ohne Milchprodukte und Soja, doch es hat einen starken Eigengeschmack, der sich mit manchen Nahrungsmitteln nicht gut verträgt und es kann für Menschen, die mit Östrogen zu kämpfen haben, ein Problem sein. Hanfprotein ist mit strengen Autoimmunprogrammen nicht kompatibel.

Berücksichtigen Sie bitte diese Richtlinien bei der Wahl eines sicheren Proteinpulvers. Vielleicht finden Sie keines, das allen Kriterien entspricht, doch je mehr Sie ankreuzen können, desto besser.

- glutenfrei
- ohne Milchprodukte (Kasein, Molke, „laktosefrei")
- ohne Soja (Sojaprotein-Isolat, Sojaprotein)
- ohne Getreide (Reis, Hafer, Mais)
- frei von schädlichen Füllstoffen (Verdickungsmitteln und Gummi[harz], Pflanzenölen, Dextrin, Maltodextrin, zusätzlichen Ballaststoffen)
- ohne künstliche Süßungsmittel (Aspartam, Sucralose, Splenda [amerikanische Süßstoffmarke], Saccharin). Stevia wird im Allgemeinen gut vertragen, es sei denn, Sie wissen, dass es für Sie unverträglich ist, doch es kann in manchen Fällen einen niedrigen Blutzuckerspiegel verschlimmern.
- ohne Zusatzstoffe, künstliche Farbstoffe und künstliche Aromen
- ohne Pestizide
- ohne Toxine
- ohne Gentechnik
- von Tieren aus Weidehaltung, biologische Aufzucht
- in pharmazeutischer Qualität
- durch Dritte auf Sicherheit getestet

Da ich es schwierig fand, Proteinpulver zu finden, die sicher, rein und wirksam sind und mit hoher Wahrscheinlichkeit keine Autoimmunreaktionen auslösen, habe ich viel Zeit darauf verwendet, mein eigenes zu entwickeln. Die Rootcology Proteinpulver sind im Labor auf Reinheit getestet und wurden zur Unterstützung der Genesung sorgfältig ausgewählt:

- *AI Paleo-Protein* (hydrolysiertes Protein vom Rind): Liefert pro Portion 26 g Protein und besteht nur aus hydrolysiertem Protein vom Rind, daher entspricht es selbst dem strengsten entzündungshemmenden Programm. Es eignet sich ausgezeichnet für Menschen, die Unverträglichkeiten oder Verdauungsprobleme haben und/oder Aufbauprogramme (wie die Erholung der Nebennieren) durchlaufen.

- *Paleo-Protein* (hydrolysiertes Protein vom Rind): Eine mit Vanille aromatisierte Version des AI Paleo-Proteins, das pro Portion 21 g Protein liefert. Es eignet sich ausgezeichnet für all jene, die nach einem Protein vom Rind mit etwas Geschmack suchen (die Menschen vergleichen es oft mit Vanilleeis!), doch beachten Sie bitte, dass es Stevia und einige wenige oder geringe Zusatzstoffe enthält.
- Biologisches Erbsenprotein: Ein biologisches, natürliches Erbsenprotein-Isolat, das hervorragend verdaulich ist und ein köstliches Vanillearoma hat. Die zertifizierten gelben Erbsen nordamerikanischer Herkunft sind nicht gentechnisch verändert und durchlaufen einen natürlichen Fermentierungsprozess ohne chemische Lösungsmittel.

Zusätzliche Empfehlungen für reine Proteine z.B.:

- PurePaleo Unflavored (Rinderprotein), von Designs for Health
- PurePaleo Vanilla (Rinderprotein), von Designs for Health
- Organic PurePea Vanilla, von Designs for Health
- Pea Protein (Erbsenprotein) von NOW Foods
- Manitoba Harvest Hemp Protein (Hanfprotein) Yeah! Max Protein Unsweetended Hemp Protein Powder (Ungesüßtes Hanf-Proteinpulver)

(Es gibt auf dem Markt natürlich auch andere Produkte, die den Anforderungen entsprechen. Lassen Sie sich bitte im Fachhandel umfassend und kompetent beraten, Anm. d. Übers.)

Adaptogene

Wir können die Stressresistenz des Körpers aufbauen und seine Fähigkeit, Nährstoffe aus der Nahrung zu ziehen indem wir eine gesunde Stressreaktion (bei der der Körper nach einem Stressereignis wieder in einen Modus des „Ruhens und Verdauens" zurückkehrt) mithilfe von adaptogenen Kräutern verbessern. Die folgenden sind das „A" aus dem ABC für eine ausgeglichene Nebennierenfunktion, von denen in Kapitel 1 schon die Rede war.

Zu den adaptogenen Kräutern zählen viele natürliche Kräuterprodukte, die den Körper beim Umgang mit Stressfaktoren unterstützen. In den 1940er Jahren hat der Pharmakologe Nikolai Lazarev das Konzept erstmals definiert: Eine Substanz, die die Widerstandskraft des Körpers gegen verschiedene Arten von Stress, auch von körperlichem und emotionalem, erhöhen kann.

Um als Adaptogen zu gelten, muss ein Heilkraut mehrere Eigenschaften besitzen. Erstens darf es bei normaler Dosierung nicht toxisch sein. Zweitens sollte es den ganzen Körper bei der Stressbewältigung unterstützen. Drittens sollte es den Körper wieder ins Gleichgewicht bringen, unabhängig davon, in welcher Weise der Stress die Funktionsfähigkeit der betroffenen Person aktuell beeinträchtigt. Mit anderen Worten, ein adaptogenes Heilkraut muss in der Lage sein, im Körper ein überaktives System abzuschwächen (die Überproduktion von Kortisol normalisieren) und ein zu wenig aktives System anzufeuern (die Kortisolbildung erhöhen).

Ich stelle fest, dass mir Adaptogene helfen, ausgeglichen zu bleiben, vor allem während meiner persönlichen Spitzenzeiten von Stress (habe ich da gerade „Ferien" oder „Manuskriptabgabe-Termin" gehört?"), und früher habe ich immer gewitzelt, dass Adaptogene alle Menschen in meinem Leben erträglicher machen. Ich habe sie während der Schwangerschaft abgesetzt und außer auf die Ankunft meines Kleinen und darauf, wieder auf dem Bauch schlafen zu können, gehörte zu den Dingen, auf die ich mich am meisten gefreut habe, dass ich wieder Adaptogene nehmen konnte. Zu den adaptogenen Heilkräutern gehören:

- **Amerikanischer Ginseng:** Gehört zu meinen Lieblingskräutern, weil er so viele Vorzüge hat! Die Forschung hat festgestellt, dass er entzündungshemmend ist und gegen Müdigkeit/Erschöpfung wirkt, sowie eine Anti-Aging-Wirkung hat. Man nimmt an, dass sein Ginsenosid-Gehalt bei diesen Vorzügen eine Rolle spielt und Versuche mit Tieren haben gezeigt, dass Ginsenoside das Kurzzeitgedächtnis nachweislich verbessern können (adieu, vernebeltes Gehirn!).
- **Ashwagandha (Schlafbeere/Winterkirsche):** Ein weiteres bevorzugtes und zu Recht beliebtes Heilkraut, bei dem man viele Anti-Stress-Eigenschaften festgestellt hat. Zusätzlich dazu, dass es Angstzustände verringert und die Gesamtstimmung verbessert, wirkt es nachweislich beruhigend, entzündungshemmend, schmerzlindernd, positiv auf die Libido und normalisierend auf

den Spiegel der Schilddrüsenhormone. Ashwagandha enthält auch eine erhebliche Menge Eisen, ein großes Plus, da Eisenmangel bei einer Funktionsstörung der Nebennieren häufig vorkommt. (Menschen, die Nachtschattengewächse nicht vertragen, sollten Ashwagandha meiden.)

- **Astragalus (Tragant):** Dieses Adaptogen unterstützt die Verbesserung der Immunfunktion und verringert die Müdigkeit/Erschöpfung.
- **Dang shen (Glockenwindenwurzel):** Die Forschung hat festgestellt, dass Dang shen viele bioaktive Eigenschaften hat, und ich empfehle dieses Adaptogen gern zur Unterstützung des Immunsystems und der Magen-Darm-Funktion.
- **Eleuthero-Wurzel (Sibirischer Ginseng):** Meine erste Wahl für Menschen, die zu hart arbeiten und zu hart trainieren! Sie fördert nachweislich die Mitochondrien-Aktivität, erhöht Ausdauer und Kondition und verbessert die Erholung nach sportlicher Betätigung.
- **Indisches Basilikum (Königsbasilikum, Tulsi):** Seine zahlreichen entzündungshemmenden, stimmungsstabilisierenden und angstlösenden Vorzüge sind alle gut dokumentiert. Es optimiert den bei Stress veränderten Kortisolspiegel und senkt den Blutzuckerspiegel bei Diabetes Typ 2. Es erhöht auch nachweislich die Durchblutung des Gehirns, wodurch sich das Gedächtnis verbessert und der Nebel im Gehirn zurückgeht. Ich trinke sehr gerne Tulsitee gegen meine gesamte Stressbelastung.
- **Jiaogulan (Unsterblichkeitskraut):** Es hilft nicht nur, die Stressreaktion zu regulieren; Studien legen nahe, dass Jiaogulan eventuell den Blutzuckerspiegel überwacht. Jiaogulan-Tee senkt nachweislich den Nüchternblutzuckerspiegel und verbessert die Insulinsensitivität bei Menschen mit Diabetes.
- **Süßholz:** Süßholz erhöht den Energiepegel, indem es den Rückgang des Kortisolspiegels verhindert und dadurch die Forderung an die Nebennieren, mehr zu bilden, senkt. Es wirkt gut gegen Morgenmüdigkeit, die man in fortgeschrittenen Stadien einer Funktionsstörung der Nebennieren (niedriger Kortisolspiegel) beobachtet und wird daher am besten morgens genommen. Es hat

sich auch gezeigt, dass Süßholz Entzündungen eindämmt, sowie antivirale Eigenschaften hat und die Ausheilung des Darms fördert. (Wer einen hohen Blutdruck und/oder einen hohen Kortisolspiegel hat, sollte Süßholz meiden.)

- **Maca (Peru-Ginseng):** Ich habe festgestellt, dass es meinen Klientinnen und Klienten in Bezug auf den Energiepegel und die allgemeine Stimmung sowie bei Symptomen einer Hormonschwankung (Gehirnnebel, Gedächtnis, Stoffwechsel, Hitzewallungen) hilft. Maca verringert nachweislich Ängste und Depressionen und in klinischen Studien wurde festgestellt, dass es eventuell auch das sexuelle Verlangen und die Libido verbessern kann.
- **Reishi-Pilz (Glänzender Lackporling):** Als medizinischer Vitalpilz mit ausgezeichneten immunstärkenden Eigenschaften (insbesondere bei viralen Infektionen in den oberen Atemwegen) kann der Reishi-Pilz die durch eine übermäßige Veränderung des Androsteronspiegels bedingten Stimmungsschwankungen ausgleichen. Eine großartige Wahl, wenn Sie mehr „Entspannung" in Ihrem Leben haben möchten. Ich trinke Reishi-Tee gerne tagsüber oder am Abend, um erholsamer zu schlafen.
- **Rhodiola rosea (Rosenwurz):** Ein Kraftpaket für mehr Energie! Studien haben ergeben, dass Rhodiola bei Müdigkeit/Erschöpfung hilft, eine positive Stimmung fördert und den Schlaf und die Gehirnfunktion verbessert sowie die Symptome eines Burnouts lindert. In einer Studie kam es bei den Teilnehmerinnen und Teilnehmern mit Symptomen einer chronischen Müdigkeit/Erschöpfung, die acht Wochen lang täglich 400mg Rhodiola nahmen, zu deutlichen Verbesserungen der Müdigkeit/Erschöpfung, der Stimmung, der Konzentration und der gesamten Lebensqualität. Verbesserungen wurden schon nach nur einer Woche beobachtet und setzten sich die ganze Studie hindurch fort. Studien mit Tieren ergaben eine Steigerung der Mitochondrienfunktion, eine deutlich höhere Leistungskapazität bei sportlicher Betätigung und eine Verringerung von Muskelschäden durch oxidativen Stress. Es liegt an der Kombination von Anti- Stress-Effekten und gesteigerter verfügbarer Energie, dass ich Rhodiola zur Unterstützung der Nebennieren sehr gerne einsetze.

- **Schisandra (Chinesisches Spaltkörbchen):** Schisandra hilft nachweislich bei Erschöpfungszuständen, erhöht die Aufmerksamkeit, verbessert die Lern- und Merkfähigkeit sowie die geistige Leistungsfähigkeit und die Gesamtkonzentration. Es hat sich auch als nützliche Einschlafhilfe erwiesen.
- **Shatavari (Indischer oder Wilder Spargel)**: Das Wort „Shatavari" bedeutet wörtlich „die Frau, die 100 Ehemänner hat". Ich bin nicht sicher, ob sich das auf den Stress bezieht, den 100 Ehemänner bedeuten oder auf die erforderliche Libido, doch dieses Heilkraut gleicht die Hormone bei Frauen sehr wirksam aus, wozu auch gehört, dass es ein Galaktagogue ist, das heißt, die Milchbildung unterstützt, ausgleichend auf das Polyzystische Ovarialsyndrom (PCOS) (die häufigste Hormonstörung bei Frauen im gebärfähigen Alter; Anm. d. Übers.) wirkt, die Libido und die Fertilität unterstützt sowie antidepressive und aphrodisierende Eigenschaften hat.
- **Suma (Brasilianischer Ginseng)**: Wird wegen seiner Eigenschaften gegen Müdigkeit/Erschöpfung, Entzündungen, Stress und zur Unterstützung des Immunsystems eingesetzt. Es hat sich als wirksam zur Linderung von Schmerzen erwiesen.

Ergänzungsmittel im Blickpunkt Nr. 1: Eine Mischung zur Unterstützung der Nebennieren

Sie können Adaptogene je nach Ihren individuellen Umständen auch als Einzelmittel bekommen. Aus praktischen Gründen, wegen einer verbesserten Wirksamkeit durch Synergie und damit Sie nicht täglich 20 verschiedene Tabletten nehmen müssen, empfehle ich meist eine Mischung zur Unterstützung der Nebennieren, die sechs synergetische Adaptogene (die A's) sowie die häufigen Vitamine enthält, die bei chronischem Stress aufgebraucht werden (die B's und C's).

Ich habe eine Rootcology-Mischung zur Unterstützung der Nebennieren (*Rootcology Adrenal Support*) kreiert, die fünf sorgfältig ausgewählte, synergetische Adaptogene wegen ihrer einzigartigen, vielseitigen Eigenschaften enthält: Ashwagandha, Amerikanischen Ginseng, Eleuthero-Wurzel, Süßholz und

Rosenwurz. Wenn sie zusammen angewendet werden, gehen sie gegen die meisten Ursachen der Symptome einer Nebennierenfunktionsstörung vor: Einen niedrigen Kortisolspiegel (Rosenwurz, Süßholz), den Blutzuckerstoffwechsel, die Mitochondrienfunktion (Rosenwurz, Eleuthero-Wurzel), virale Infektionen (Süßholz), Entzündungsherde im Darm (Süßholz), einen niedrigen T3-Spiegel (Ashwagandha) und einen niedrigen Eisenspiegel (Ashwagandha).
Da in meiner Beratungspraxis die meisten Betroffenen hauptsächlich über Müdigkeit/Erschöpfung klagen, habe ich Adaptogene aufgenommen, die hilfreich in Bezug auf Energie, Ausdauer und Leistungsfähigkeit sind, dazu gehören Süßholz, Eleuthero-Wurzel und Amerikanischer Ginseng. Zusätzlich ist in *Rootcology Adrenal Support* die Aminosäure N-Acetyl-L-Tyrosin enthalten, eine Vorstufe von Dopamin, das die Stimmung und die Konzentration fördert sowie Adrenalin und Thyroxin (T4), ein wichtiges Schilddrüsenhormon, bei zusätzlichem Nebel im Gehirn, für die Konzentration, die Schilddrüse selbst und zur Unterstützung der Energie. Diese Mischung enthält auch die B-Vitamine und Vitamin C, zwei der Nährstoffe, an denen es bei einer Funktionsstörung der Nebennieren am häufigsten mangelt (mehr dazu weiter unten).
Beachten Sie bitte, dass diese Mischung speziell mit Süßholz geschaffen wurde, das den Kortisolspiegel anhebt; daher nimmt man sie am besten morgens, wenn er höher sein soll. Sie eignet sich somit ausgezeichnet für Menschen mit einem niedrigen oder schwankenden Kortisolspiegel (Stichwort: Achterbahn). Aber Menschen mit einem hohen Blutdruck und/oder einem hohen Kortisolspiegel sollten *Rootcology Adrenal Support* meiden. Für sie ist die *Daily Stress Formula* von Pure Encapsulations besser geeignet.
Wenn Sie nur ein Ergänzungsmittel als Teil Ihres ATP nehmen, empfehle ich Ihnen eine Mischung zur Unterstützung der Nebennieren, die das ABC enthält. Wer das Programm durchführt, sollte bitte im Laufe der ersten oder zweiten Woche damit anfangen. Nach etwa drei Tagen sollten Sie bei richtiger Dosierung einige Verbesserungen bei Ihrem Energiepegel feststellen und mit Überraschungen, die Ihnen Ihr Tag beschert, welche auch immer das sein mögen, zurechtkommen können! Ich möchte Sie auch ermutigen, bei Bedarf zusätzliche ergänzende Adaptogene als Tees zu nutzen. Einige Favoriten sind Maca Latte, der auch „Hallo, Libido“ genannt wird (Seite 367), Königsbasilikumtee/Tulsitee für den täglichen Ausgleich der Stressreaktion (für sich genommen schon köstlich oder als Königsbasilikumtee/Tulsitee Latte, Seite 370) und

Reishitee (meine Lieblingsmischung ist die heiße Kakaomischung von Four Sigmatic als besonderes abendliches entspannendes Vergnügen zum Abschalten).

Mischungen zur Unterstützung der Nebennieren sollten mit Vorsicht genossen werden; es ist zu beachten, dass die Ergebnisse unterschiedlich sein können. Holen Sie vor der Anwendung ärztlichen Rat ein, wenn Sie schwanger sind, stillen, unter Bluthochdruck oder Diabetes leiden oder schon mit Nieren- oder Leberkrankheiten zu tun hatten. Setzen Sie sie ab und konsultieren Sie Ihren Arzt oder Ihre Ärztin, wenn Sie Schlafstörungen, Kopfschmerzen, Blutungen oder Herzstolpern bekommen.

Manche auf dem Markt befindlichen Mischungen enthalten eventuell Inhaltsstoffe, die manchen meiner Klienten nicht gut bekommen sind oder die eventuell getestet werden müssen, damit sie gefahrlos verwendet werden können. Dazu gehören:

- Nebennierendrüsen-Extrakte aus tierischen Nebennieren. Extrakte aus der ganzen Nebenniere enthalten Noradrenalin und Adrenalin, was aufgrund eines Adrenalinschocks Angstzustände, Herzstolpern und Panikattacken verursachen kann. Nebennierenkonzentrate können zu einer Unterdrückung der HPA-Funktion oder zu einer Verkümmerung der HPA führen; das bedeutet, dass sie die körpereigene Produktion von Steroidhormonen (Nebennierenhormone) unterbinden können.
- Inhaltsstoffe, die den Kortisolspiegel senken – dazu gehören Magnolienextrakt oder hohe Dosen von Phosphatidylserin –, sollten von Menschen, die bereits einen niedrigen Kortisolspiegel haben, gemieden werden.
- Pregnenolon, DHEA und 7-Keto DHEA sind Hormone, die die falsche Person zu den falschen Zeiten nicht gefahrlos verwenden kann (mehr darüber s. Seite 28 und 35).
- Wenn Sie unter Bluthochdruck leiden, sollten Sie Mischungen meiden, die Süßholz enthalten, wie die von *Rootcology Adrenal Support*.
- Wenn Sie Nachtschattengewächse nicht vertragen, meiden Sie bitte Mischungen, die Ashwagandha enthalten, auch die Mischung *Rootcology Adrenal Support*.
- Obwohl manche Adaptogene keine Gefahr für stillende Mütter und ihre Babys darstellen, empfehle ich stillenden Müttern aufgrund potenziell problematischer Inhaltsstoffe keine Mischungen zur Unterstützung der Nebennieren.

Manche Ginseng-Arten und B_6 in einem Übermaß über 50 mg können den Prolaktinspiegel senken, während Eleutherococcus zu übermäßigen Blutungen führen kann. Ich empfehle stattdessen eher Königsbasilikum/Tulsi, Shatavari, Reishi und/oder Rhodiola; Sie sollten zuerst mit einem einzigen Heilkraut beginnen. Diese vier sind die sanftesten Adaptogene und werden oft von stillenden Müttern genommen. Königsbasilikum/Tulsi und Shatavari fördern eventuell die Milchbildung, um sicher zu sein, sollten Sie das mit Ihrer Hebamme besprechen. Vielleicht möchten Sie zusätzlich auch noch einen Vitamin B-Komplex, der weniger als 50 mg Vitamin B_6 enthält oder einzelne B-Vitamine nehmen. Vitamin C-Ergänzungsmittel sind im Allgemeinen für stillende Mütter keine Gefahr und können auch hilfreich sein.

Nährstoffe

Es ist unbedingt erforderlich, die Nährstoffe, die im Kampf-oder-Flucht-Modus aufgebraucht wurden, zu ersetzen, um eine ausgeglichene Nebennierenfunktion und die Gesamtgesundheit wiederherzustellen. Zusätzlich zu vielen guten Fetten und ausreichenden Mengen Protein in unserer Ernährung, ist es unser Ziel, Nahrungsmittel aufzunehmen, die reich an den wichtigsten Nährstoffen für die Gesundheit der Nebennieren sind.

- Vitamin A
- B-Vitamine
- Vitamin C
- Eisen
- Magnesium
- Elektrolyte wie Natrium (werden unter „Elektrolyte" [Seite 195ff.] besprochen].

Vitamin A

Dieser lebenswichtige Nährstoff kann weitaus mehr als nur für „Adleraugen" sorgen! Retinol, die aktive Form von Vitamin A, wird zur Umwandlung von Cholesterin in Pregnenolon benötigt, das „Mutterhormon", das zur Bildung anderer Nebennierenhormone gebraucht wird und es spielt eine wichtige Rolle beim Schutz der Haut sowie der mitochondrialen und der reproduktiven Gesundheit. Es reguliert die Reaktion des Immunsystems, sodass dieses nicht überaktiv wird – wie man es bei Autoimmunerkrankungen erlebt – und stärkt seine Fähigkeit, Infektionen zu bekämpfen und Krankheitserreger zu beseitigen. Vitamin A trägt durch die Unterstützung der Darmschleimhaut auch zur Ausheilung des Darms bei.

Unser Körper kann Vitamin A nicht selbst bilden, daher müssen wir es über die Ernährung aufnehmen. Tierische Nahrungsmittel wie Leber, Eigelb und Meeresfrüchte enthalten Vitamin A in seiner am leichtesten resorbierbaren und bioverfügbaren Form (Retinol). Rinderleber enthält am meisten Retinol, und auch wenn ich weiß, dass Leber vielleicht nicht jedermanns Geschmack ist, möchte ich Sie dazu ermuntern, sie zu probieren – das Würzen kann den entscheidenden Ausschlag geben (das Rezept für Leberterrine finden Sie auf Seite 401).

Doch was hat es mit den Karotten auf sich? Ihre Mutter hatte schon Recht, wenn sie sagte, leuchtendes Orange und Gelb sorgen für besseres Sehen, doch sie hat vielleicht nicht gewusst, dass Vitamin A darin gar nicht in der für den Körper leicht verfügbaren Form enthalten ist. Orangefarbenes und gelbes Gemüse (gelbe Paprikaschoten, Süßkartoffeln, Gelbe Bete und Obst (Orangen, Zitronen) enthalten Beta-Carotin, das in Retinol umgewandelt werden kann. Für manche Menschen heißt das einfach, dass pflanzliche Ernährung eine nicht so wirksame Möglichkeit zur Aufnahme von Vitamin A ist und dass wir mehr davon essen müssen, um es täglich in ausreichender Menge zu bekommen – dagegen ist nichts einzuwenden! Studien legen nahe, dass die Resorption auch verbessert wird, wenn man Beta-Carotin-reiches Gemüse mit etwas Fett isst, indem man zum Beispiel ein wenig Olivenöl extra vergine über den Spinatsalat träufelt.

Jedoch für andere Menschen, zu denen auch ich gehöre (Schätzungen zufolge sind das ungefähr 45 Prozent der Bevölkerung), schränkt eine genetische Variation auf dem BCMO1-Gen (Beta-Carotin-Monooxygenase 1) die Fähigkeit des Körpers, Beta-Carotin in Retinol umzuwandeln, erheblich ein und macht es sehr schwer, über Pflanzennahrung allein genügend Vitamin A aufzunehmen. Menschen mit dieser Genvariation müssen sich mehr an tierische Quellen halten.

Wenn Sie sich hinsichtlich Ihrer Gene nicht sicher sind, ist die beste Möglichkeit, um auf jeden Fall genügend Vitamin A zu bekommen, viele verschiedene Nahrungsmittel zu sich zu nehmen. Ich empfehle die Einnahme eines Ergänzungsmittels nicht (außer unter ärztlicher Überwachung), denn überschüssiges Vitamin A wird im Körper gespeichert und kann zu einer toxischen Wirkung führen. Bemühen Sie sich lieber, regelmäßig Nahrungsmittel zu sich zu nehmen, die reich an Vitamin A oder seiner Vorstufen sind. Dazu gehören:

Vorbemerkung d. Übers.: 1 amerikanisches Cup-Maß hat etwa 240 ml Fassungsvermögen (236,58 ml). Es ist ein Volumenmaß, kein Gewichtsmaß.

Rinderleber aus der Pfanne, 85 g: 6582 mcg/Mikrogramm
Süßkartoffel, mit der Schale zubereitet, eine ganze: 1403 mcg
Spinat, roh, 1 Tasse: 2813 IU (internationale Einheiten, von engl. International Units, 1 IU × 0,0003 = 1 mg, Anm. d. Verlags)
Spinat, roh, 1 Tasse: 2813 IU
Karotten, roh, ½ Tasse: 459 Mikrogramm
Orangensaft, roh, 1 Tasse: 496 IU
eine süße Paprikaschote, gelb, roh, eine große: 372 IU
Brokkoli, roh, ½ Tasse: 274 IU
Ei, pochiert, ein großes: 242 IU
Rotlachs, gar, 85 g: 59 Mikrogramm
Zitronensaft, roh, 30 ml: 5,6 IU

Empfohlene Vitamin A-reiche Nahrungsmittel für Ihren Speiseplan:

- Essen Sie ein- oder zweimal pro Woche mittags oder abends Rinderleber. Probieren Sie meine Leberterrine aus (Seite 401). Verwenden Sie starke Gewürze, um sie schmackhafter zu machen. Ich mag Kurkuma wegen des Aromas und weil es entzündungshemmend ist! Sie können Leber auch in Ihre Lieblingsgerichte für mittags oder abends, etwa in Fleischklößchen, hineinschmuggeln, indem Sie sie in einer Küchenmaschine zerkleinern und mit dem übrigen Rinder- oder Putenhackfleisch im Rezept mischen. Probieren Sie das mal mit meinem Rezept Butternuss-Spaghetti und Puten-Klößchen (Seite 379) aus.

- Geben Sie Spinat, Karotten und Zitronensaft in Ihren Morgensmoothie.
- Geben Sie gehackte rote oder gelbe Paprikaschote in einen Salat.

B-Vitamine

Es gibt acht Nährstoffe, die zusammen den Vitamin B-Komplex bilden: B_1 (Thiamin), B_2 (Riboflavin), B_3 (Niacin), B_5 (Pantothensäure), B_6 (Pyridoxin), B_7 (Biotin), B_9 (Folat) und B_{12} (Cobalamin). Diese spielen eine wichtige Rolle im Zellstoffwechsel sowie für die Schilddrüsen- und die Nebennierenfunktion. Alle sind bei jedem Schritt der Stressreaktion notwendig, von der Unterstützung der Energiebildung (die Stressreaktion verbraucht eine Menge Energie!) bis zur Bildung der Nebennierenhormone. B-Vitamine werden verbraucht, wenn viel Kortisol gebildet wird, und ein Mangel an Pantothensäure (B_5) und Biotin (B_7) wird insbesondere mit einer verringerten Nebennierenfunktion bei Tieren und Menschen in Verbindung gebracht.

Bei Menschen, die sich vegan und vegetarisch ernähren, ist das Risiko eines Vitamin B_{12}-Mangels am größten, denn man muss es zuführen (der Körper kann es nicht selbst bilden) und es kommt nur in tierischen Produkten wie Fleisch sowie Milch und Milchprodukten vor, doch wer Autoimmunerkrankungen und Darmprobleme hat, ist ebenfalls häufiger von einem Vitamin B_{12}-Mangel betroffen.

Zu den Nahrungsmitteln, die reich an einem oder mehreren B-Vitaminen sind, gehören Fleisch, Meeresfrüchte, Geflügel, grünes Blattgemüse und Sonnenblumenkerne (eine der besten Quellen von Pantothensäure).

So integrieren Sie mehr Vitamin B-reiche Nahrungsmittel in Ihren Speiseplan:

- Geben Sie grünes Blattgemüse in einen Morgensmoothie.
- Sorgen Sie täglich dafür, dass Ihr Mittag- und Abendessen ein Vitamin B-reiches Protein enthält.
- Geben Sie Sonnenblumenkerne in einen Salat.

Ein Ergänzungsmittel, das verschiedene B-Vitamine enthält, ist für die meisten Menschen mit einer Funktionsstörung der Nebennieren hilfreich, insbesondere für diejenigen, die einen Energiemangel haben und unter Müdigkeit/Erschöpfung leiden. Sie können B-Vitamine einzeln nehmen, als Vitamin B-Ergänzungsmittelkombination, die oft als B-Komplex-Mischungen hergestellt werden oder als Teil einer Mischung des ABCs zur Unterstützung der Nebennieren.

Ich habe mein Produkt *Rootcology Adrenal Support* als Kombination von B-Vitaminen, Adaptogenen, Vitamin C in geringer Dosis und L-Thyrosin in einer praktischen Rezeptur entwickelt. Ich halte auch andere solche Mischungen für gut, die B-Vitamine enthalten, wie Designs for Health *Adrenotone* und Pure Encapsulations *Daily Stress Formula*.

B-Vitamine sind wasserlöslich, daher reichern sie sich nicht im Körper an und es gibt so gut wie kein Toxizitäts-Risiko, mit Ausnahme von Vitamin B_6, das in Dosierungen über 300 mg täglich neurologische Probleme verursachen kann. Für Menschen mit einem schweren Mangel können zusätzliche Mengen Vitamin B erforderlich sein, die über die in einer Mischung zur Nebennierenunterstützung oder in einem B-Komplex-Ergänzungsmittel enthaltenen hinausgehen – wie Riboflavin, Thiamin, Biotin, B_6, Folat (als Methylfolat, die am besten bioverfügbare Version) oder B_{12}. Mit einer Mischung aus B-Vitaminen zu beginnen ist ein großartiger Ausgangspunkt und bei Bedarf gibt es Empfehlungen für zusätzliche B-Vitamine im Anhang 1, *Erweiterte Liste der Stresssymptome* (ab Seite 407), unter Nährstoffleitfaden (Seite 424), der Ihnen hilft, die Formen und Dosierungen zu finden, die Ihnen am meisten nützen.

Vitamin C

Die Nebennieren sind, um zu funktionieren und Kortisol zu bilden, auf Vitamin C angewiesen, daher ist dieses zur Ausheilung der Nebennieren und zur Wiederherstellung des Gleichgewichts der HPA-Achse unerlässlich. Da Vitamin C bei chronischem Stress schnell verbraucht wird, ist eine angemessene Ergänzung notwendig. Vitamin C unterstützt auch das Immunsystem, die Kollagenbildung und die Bekämpfung von Infektionen mit dem Epstein-Barr-Virus sowie vieler anderer potenzieller Viren. Als leistungsstarkes Antioxidans fängt Vitamin C auch freie Radikale ab, instabile Sauerstoffatome, die andere Zellen oder Zellbestandteile wie die Mitochondrien beschädigen.

Mit Rezepten, die viel Vitamin C beinhalten, zum Beispiel Starthilfe für die Nebennieren (Seite 365), Leckere Wraps/Paprika-Sandwich (Seite 399) und Salat mit Lachs und Rosenkohl (Seite 378) sowie anderen Vitamin C-reichen Nahrungsmitteln in Ihrem täglichen Speiseplan versorgen und unterstützen Sie Ihre Nebennieren.

Viel Vitamin C enthalten zum Beispiel:

Acerolakirschen, roh, ½ Tasse: 822 mg
gelbe Paprikaschoten, roh: ½ Tasse: 137 mg
Japanischer Senfspinat (Komatsuna), roh, 1 Tasse: 195 mg
Grünkohl, roh, 1 Tasse: 80 mg
Kiwi, ein ganze: 71 mg
Brokkoli, roh oder gedämpft, ½ Tasse: 40,5 mg
Rosenkohl, roh, ½ Tasse: 37,5 mg
Erdbeeren, roh, 1 Tasse: 89 mg
Orange, roh, eine mittelgroße: 70 mg

So integrieren Sie Vitamin C-reiche Nahrungsmittel in Ihre Alltagsroutine:

- Geben Sie Obst oder grünes Gemüse in Ihren Smoothie.
- Wechseln Sie zwischen Brokkoli, Rosenkohl und anderen Grüngemüsen beim Mittag- und Abendessen ab.
- Essen Sie ein Stück Obst und etwas Fett als Zwischenmahlzeit (etwa eine Kiwi mit Mandeln).

Ich fördere meine Vitamin C-Aufnahme am liebsten mit einer Elektrolytmischung in Pulverform, etwa *Rootcology's Electrolyte Blend* (s. Ergänzungsmittel im Blickpunkt Nr. 5). Dieses Pulver enthält 1,734 mg Vitamin C zusammen mit anderen lebenswichtigen Nähr- und Mineralstoffen zur Unterstützung des Flüssigkeitshaushalts. Es gibt auch andere großartige Vitamin C-haltige Mischungen wie *Electrolyte Synergy* von Designs for Health. Manchen Menschen nützt vielleicht auch ein Vitamin C-Einzelpräparat wie *Chewable C-500* von NOW Foods. Ich empfehle eine tägliche Vitamin C-Gesamtzufuhr von 500 bis 3000 mg, je nach Verträglichkeit.

Informieren Sie sich in der Apotheke oder im Reformhaus über entsprechende hochwertige Präparate. Anm. d. Übers.)

Eisen

Im Laufe der Jahre habe ich so viele Menschen gesehen, die viel mehr Energie hatten, emotional ausgeglichener waren und deren vernebeltes Gehirn und Schlaf besser wurden, nachdem sie sich um ihren Eisenspiegel gekümmert haben.

In der Schwangerschaft oder kurz nach der Entbindung haben Frauen ein hohes Eisenmangelrisiko. Ein niedriger Eisenspiegel wird auch bei bis zu 50 Prozent der Frauen im gebärfähigen Alter festgestellt (starke Menstruationen aufgrund einer Schilddrüsenunterfunktion oder eines Progesteronmangels können hier ein Grund sein). Bei Menschen, die sich vegan oder vegetarisch ernähren und solchen mit Darm- und Schilddrüsenproblemen sind die Zahlen noch höher. Ferner ist ein niedriger Eisenspiegel ein Zeichen dafür, dass der Körper unter Stress steht und kann zu einer gesteigerten Bildung von reversem T3 führen.

Im Zuge der ATP-Diät beginnen wir, Nahrung als Medizin einzusetzen, um einen angemessenen Eisenspiegel aufrechtzuerhalten. Eisen kommt in verschiedenen Nahrungsmitteln sowohl in der Häm- als auch in der Nichthäm-Version vor. (Häm ist der eisenhaltige Teil des Hämoglobins, des roten Blutfarbstoffs; Anm. d. Übers.) Die Häm-Version wird besser resorbiert und liegt hauptsächlich in tierischen Produkten vor. Den höchsten Eisenspiegel haben Innereien (noch mehr Leber … tut mir leid!). Rindfleisch, Pute und Huhn sind die nächstbeste Wahl. Nichthäm-Eisen befindet sich in pflanzlichen Nahrungsmitteln wie Nüssen, Bohnen und Spinat und wird in der Regel auch nicht so gut resorbiert, daher ist die empfohlene Tagesdosis von Eisen bei Menschen, die sich pflanzlich ernähren, im Vergleich zu der von Fleischessern fast doppelt so hoch. Der Verzehr von Vitamin C-reichen Nahrungsmitteln wie Brokkoli zusammen mit solchen, die Nichthäm-Eisen enthalten, kann die Eisenresorption ganz erheblich erhöhen.

Viel Eisen enthalten:

Rinderleber, gar, 1 Scheibe: 5,0 mg
Rinderhackfleisch, 85 g: 2,2 mg
Pute, helles Fleisch, gar, 1 Tasse: 1,9 mg
Hühnerbrust, gar, 1 Tasse: 1,5 mg
Cashewkerne, roh, 30 g: 1,9 mg
Spinat, roh, 1 Tasse: 0,8 mg

Empfohlene Nahrungsmittel mit einem hohen Eisengehalt für Ihren Speiseplan:

- Essen Sie zweimal wöchentlich gebratene Leber. Wenn Sie (noch!) kein Fan von Leber sind, versuchen Sie sie gut zu würzen, um den Geschmack zu verbessern oder zerkleinern Sie sie im Mixer und mischen sie unter andere Fleischgerichte, um sie zu „verstecken".
- Essen Sie ein paarmal in der Woche mittags oder abends Rindfleisch.
- Essen Sie an anderen Tagen Pute oder Huhn mittags oder abends wegen der Proteine.

Reicht das Eisen in der Ernährung aus?

In Fällen, in denen die Ernährung nicht ausreicht, um einen adäquaten Eisenspiegel aufrechtzuerhalten oder wenn Sie Leber nicht einmal anschauen können, ohne dass Ihnen die Tränen kommen wollen, dann helfen eventuell Ergänzungsmittel. Während des 4-Wochen-Programms verwenden wir keine Eisen-Ergänzungsmittel, denn Eisen ist ein Nährstoff, dessen Spiegel vor einer Einnahme bestimmt und dann innerhalb von einem bis drei Monaten erneut überprüft werden muss, um sicher zu gehen, dass Sie genügend ergänzen – aber nicht zu viel, da ein erhöhter Eisenspiegel toxisch werden kann. Davon abgesehen, wenn Sie nach dem 4-Wochen-Programm noch irgendwelche Symptome haben, empfehle ich Ihnen, Ihren Eisenspiegel bestimmen zu lassen, insbesondere den Ferritinspiegel (Ferritin ist ein Eiweiß, das Eisen speichert; Anm. d. Übers.). Ein Eisenmangel (der häufig bei Kindern und Frauen im gebärfähigen Alter festgestellt wird) und eine Eisenvergiftung (die häufiger bei Männern und postmenopausalen Frauen als auch bei Menschen mit bestimmten genetischen Krankheiten festgestellt wird) können beide zu Stresssymptomen der Nebennieren beitragen. Bitte informieren Sie sich im Anhang 1, *Erweiterte Liste der Stresssymptome* (ab Seite 407) unter Nährstoffleitfaden (Seite 424) über Hinweise zum Testen und die empfohlenen Ergänzungsmittel.

Magnesium

Magnesium wird für mehr als 300 biochemische Reaktionen im Körper gebraucht und unterstützt alles vom Immunsystem, über die Nerven- und Muskelfunktion und den Blutzuckerspiegel bis zum Energiepegel. Ihre Nebennierenzellen brauchen Magnesium für ihre Funktionsfähigkeit, doch es kann durch eine übermäßige Kortisolbildung aufgebraucht werden. Magnesium ist auch für die Stressreaktion von grundlegender Bedeutung, da es die Kortisolausschüttung reguliert und einen gesunden DHEA-Spiegel, das „Hormon der Jugend", unterstützt. Also, der Körper braucht Magnesium für eine gesunde Stressreaktion, doch sein Vorrat kann sich erschöpfen, wenn die HPA-Achse auf Hochtouren läuft. Und obwohl Magnesium so wichtig ist, leidet eine erhebliche Anzahl von Menschen an einem Mangel (Schätzungen zufolge 50 Prozent der US-Bevölkerung).

Auch wenn es eine Herausforderung sein kann, genügend Magnesium mit der Nahrung aufzunehmen – zu den Nahrungsmitteln mit einem hohen Magnesiumgehalt gehören:

Kürbiskerne, 30 g: 168 mg
Mandeln, 30 g: 80 mg
Spinat, gekocht, ½ Tasse: 78 mg
Cashewkerne, 30 g: 7 mg
Avocado, 1 Tasse 44 mg
Hühnerbrust, gebraten, 85 g, 22 mg
mageres Rinderhackfleisch, 85 g: 20 mg
Brokkoli, gekocht, ½ Tasse: 10 mg

Empfohlene Magnesium-reiche Nahrungsmittel für Ihre Alltagsroutine:

- Geben Sie ein paar Kerne oder Nüsse in den Salat.
- Geben Sie zusätzlich ½ Tasse gekochten Spinat zum Mittag- oder Abendessen. Ich esse ihn gerne in der Suppe!
- Sie erhalten eine sättigende Zwischenmahlzeit, wenn Sie eine Avocado zerdrücken, mit Limettensaft, Salz und Pfeffer mischen und etwas Olivenöl extra vergine darüber träufeln (alles nach Geschmack). Lassen Sie es sich zu Ihrem Lieblingsgemüse schmecken.

Ergänzungsmittel im Blickpunkt Nr. 2: Magnesium

Da es oft schwierig ist, genügend Magnesium mit der Nahrung aufzunehmen, kommt ein Mangel sehr, sehr häufig vor, insbesondere bei Menschen, die Symptome einer Stressreaktion zeigen. Daher empfehle ich oft, es zu ergänzen.

Die Vorteile, die meine Klientinnen und Klienten durch die Einnahme eines Magnesium-Ergänzungsmittels vor dem Schlafengehen festgestellt haben, werden durch die Forschung unterstützt. Dazu gehören stärkeres Gefühl von Ruhe, ein besserer Schlaf, mehr Energie, Befreiung von Verstopfung, Menstruations- und Muskelkrämpfen, Migräne und Angstzuständen. Bei manchen Menschen mit Hashimoto lässt sich auch im Ultraschall eine Normalisierung des Erscheinungsbildes der Schilddrüse nachweisen, wenn Magnesium mindestens für acht Monate genommen wird und es kann eventuell auch bei gutartigen Knoten in der Schilddrüse und in der Brust hilfreich sein.

Magnesium-Ergänzungsmittel zum Einnehmen gibt es in verschiedenen Formen. Ich empfehle Magnesiumcitrat, denn es wirkt tendenziell stärker ruhe- und schlaffördernd als Magnesiumglycinat, doch es führt eher zu einem weichen Stuhl. Bei manchen Menschen kann Glycinat auch die Angstzustände verschlimmern.

Rootcology Magnesiumcitrat-Pulver (*Magnesium Citrate Powder*) liefert 300 mg Magnesium pro Teelöffel in praktischer Pulverform, sodass die Dosierung leicht an individuelle Bedürfnisse angepasst werden kann.

Ich finde auch andere Produkte sehr gut, etwa *MagCitrate Powder* von Designs for Health sowie Magnesium von Pure Encapsulations (für die meisten Menschen als Citrat oder Glycinat für diejenigen, die zu weichen Stühlen neigen). Die Dosierung, mit der man bei Magnesium meist beginnt, ist bei Magnesiumcitrat 400 mg und bei Magnesiumglycinat 100 mg zum Schlafengehen. Beachten Sie aber bitte, dass die Dosierungen von der Magnesium-Rezeptur abhängen, also sehen Sie sich bitte immer das Etikett an.

Eine ausreichende Versorgung mit Magnesium kann zu einer enormen Besserung vieler Symptome führen. Einige Personen, die am Programm teilgenommen haben, ließen uns wissen, wie viel Magnesium sie brauchten, um ihre Muskelschmerzen, Schlafstörungen/Erschöpfung, Probleme mit einem Reizdarm, Kopfschmerzen und Krämpfe loszuwerden und ihre Libido zu verbessern:

„Magnesiumcitrat verändert das Leben. Keine Einschlafprobleme mehr, und ich bin ganz sicher, dass ich besser schlafe, seit ich es nehme."

„Magnesium hat meine Muskelschmerzen fast schlagartig beseitigt!"

„Ich nehme Magnesiumbisglycinat und Magnesiumcitrat und das ist ungeheuer hilfreich. Keine Reizdarmbeschwerden, Kopfschmerzen und Krämpfe mehr."

Zusätzliche Tipps, wie Sie Ihrem Körper Sicherheitssignale durch Nährstoffdichte senden können

- **Entscheiden Sie sich für Smoothies:** Smoothies schmecken großartig, stecken voller Nährstoffe und sind damit eine Möglichkeit, Ihren Tag ohne Verdauungsstress zu beginnen. Wenn Sie die Zutaten in einer Küchenmaschine mixen, werden sie leichter verdaulich und leichter resorbierbar. Geben Sie eine Portion Proteinpulver in Ihren Morgensmoothie, damit Sie auf jeden Fall täglich die richtige Menge Protein bekommen und gleichzeitig den Blutzuckerspiegel stabilisieren sowie die Entzündungsherde eindämmen. (Siehe *Die Auswahl eines Proteinpulvers* auf Seite 149).
  Viele meiner Klientinnen und Klienten haben von einem deutlichen Unterschied bei ihrem Energiepegel berichtet, nachdem sie sich angewöhnt hatten, meine Smoothies täglich zu trinken – ohne dass sie Koffein brauchten! Tatsächlich verzichten viele Menschen

dauerhaft auf Koffein, weil es ihnen so viel besser geht! Probieren Sie mal den aus, den ich am liebsten mag: Den Grünen Ursachen-an-der-Wurzel-packen-Smoothie (Seite 372), kombiniert mit einem Proteinpulver, das zum Programm passt, gesunden Fetten (Kokosmilch, Avocado) und nährstoffreichem Gemüse!

- **Essen Sie, bis Sie satt sind:** Bei der ATP-Diät werden keine Kalorien gezählt, es gibt auch keine Einschränkungen! Wenn wir unserem Körper Nahrungsmittel vorenthalten, sendet ihm das eine Botschaft, dass wir uns in einer Hungersnot befinden und daher nicht sicher sind (deshalb empfehle ich das Fasten als Teil dieses Programms nicht). Wenn wir andererseits eine Menge Nahrungsmittel von der richtigen Art zu uns nehmen, wird dem Körper und Gehirn mitgeteilt, dass genug von dem da ist, was gebraucht wird, damit wir funktionieren – mit anderen Worten, der Körper fühlt sich sicher, daher ist diese Art zu essen, ein wichtiges Sicherheitssignal. Wir möchten, dass unser Körper weiß, es ist jede Menge Nahrung da, sodass er in einem Modus des Ruhens, Verdauens und Heilens bleiben kann.
- **Essen Sie sechs bis acht Portionen von nicht stärkehaltigem, nährstoffreichem Gemüse:** Wenn Sie schon mal den Ausdruck „Iss Nahrungsmittel in den Farben des Regenbogens" gehört haben – das ist genau meine Empfehlung, damit Sie eine Vielfalt an Nährstoffen bekommen! Nichtstärkehaltiges Gemüse – denken Sie an grünes Blattgemüse, (Spinat, Blattkohl, Mangold) Lauch, Gurken, Brokkoli, Blumenkohl, Rosenkohl und andere Kohlsorten – ist voller Nährstoffe und kann auch zur Stabilisierung des Blutzuckerspiegels beitragen.

Tipp für die Schilddrüse: Die Wahrheit über Gemüse aus der Familie der Kreuzblütler und Hashimoto

Es gibt einen Mythos, dass Menschen, die Hashimoto haben, Kreuzblütlergemüse meiden sollten, weil diese Glucosinolat (Senfölglykosid) enthalten, eine Substanz, die, wenn sie in großen Mengen konsumiert wird, die Jodaufnahme der Schilddrüse verhindern kann. Das könnte ein Problem für jemanden sein, der eine durch Jodmangel ausgelöste Schilddrüsenunterfunktion, eine

Hypothyreose hat, doch die meisten von Hashimoto Betroffenen haben keinen Jodmangel, und die meisten Kreuzblütlergemüse enthalten nicht genug Glucosinolate, um einen auszulösen. Meiner Erfahrung nach werden diese Gemüsesorten von Menschen mit Hashimoto gut vertragen und bieten viele gesundheitliche Vorteile, einschließlich dem, den Körper bei der Entgiftung zu unterstützen.

- **Nehmen Sie nährstoffdichte sogenannte Superfoods dazu:** Wenn Sie nach einer Möglichkeit suchen, mehr Nährstoffe in Ihren Speiseplan aufzunehmen, dann ziehen Sie die folgenden in Betracht, die richtige Verstärker sind! Viele davon sind nicht nur nahrhaft, sondern schmecken auch köstlich und können in Getränke, Smoothies, Salate und andere Nahrungsmittel gegeben werden. Es gibt auch ein paar, die schmecken, sagen wir einfach, „nach Medizin". Sie werden am besten als ein „Schuss Wellness" eingesetzt.

Produkt	Steigert/Booster für	Art der Verwendung	Menge
Schwarzkümmelgewürz	Darmgesundheit, Blutzuckerbalance	Als Gewürz auf Salaten; als Öl für einen „Schuss" Wellness	1 Esslöffel (2 Gramm) täglich
Heidelbeeren	Myo-Inositol, Blutzuckerbalance, Unterstützung der Schilddrüsenhormone	In Smoothies, Salaten, als Zwischenmahlzeiten (wenn sie mit Protein/Fett kombiniert werden)	½ bis 1 Tasse täglich
Knochenbrühe (Rezept Seite 373)	Darmgesundheit	In Suppen oder Eintöpfen, als Trinkbrühe	½ bis 4 Tassen täglich
Camu Camu-Pulver (Beerenfrüchte aus dem Amazonasgebiet)	Vitamin C	In Smoothies, Getränken	¼ bis ½ Teelöffel täglich
Chia-Samen	gesunde Fette	In Smoothies, Salaten	1 bis 2 Esslöffel täglich
Zimt	Blutzuckerbalance	In Getränken, Latte, zu Obst	eine Prise bis ½ Teelöffel täglich

Produkt	Steigert/Booster für	Art der Verwendung	Menge
Kokosöl	Gesunde Fette, Blutzuckerbalance	Beim Braten, Kochen von Gemüsen; in warmen Getränken, in Säften	½ Teelöffel oder mehr täglich
Kokosmilch	Fett, antivirale Wirkung	In Smoothies, Suppen, Dressings	¼ Tasse oder mehr täglich
Kokosjoghurt	Ausgewogene Darmflora	In Smoothies, Dressings, als Zwischenmahlzeit	Mit ½ bis 2 Teelöffeln beginnen
Lebertran	Eindämmung von Entzündungen	In Salaten, zu Meeresfrüchten	½ bis 1 Teelöffel täglich
Kokos-Kefir	Ausgewogene Darmflora	Als „Schuss Wellness" oder zum Mischen von Getränken	mit 15 ml täglich beginnen; im Laufe der Zeit steigern
Fermentiertes (milchsauer eingelegtes) Gemüse	Ausgewogene Darmflora	Als Beilage, auf Salat geben	Mit ½ Teelöffel täglich beginnen; steigern
Leber	Eisen, Vitamin A	In Rezepten (Leberterrine, Seite 401); in Fleischbällchen oder Fleischsoße	120 g pro Woche
Maca-Pulver	Hormonhaushalt, Libido	In Maca Latte (Seite 367), Smoothies, auf Kokosjoghurt	1 bis 3 Teelöffel
Kürbiskuchengewürz	Blutzuckerbalance, Eindämmung von Entzündungen	In Latte, Smoothies, zu Obst	eine Prise oder mehr täglich
Kürbiskerne	Magnesium, Blutzuckerbalance	In Salaten und in Zwischenmahlzeiten	1 Esslöffel oder mehr
Meersalz	Ausgeglichener Blutdruck, Unterstützung von Kortisol	Auf alles; in Sole (Seite 369)	Eine Prise oder mehr täglich
Kurkumagewürz	Eindämmung von Entzündungen	Als „Schuss Wellness" in Getränken, beim Kochen zugeben	Eine Prise oder mehr täglich

Sicherheitssignal Nr. 2: Weniger Entzündungen

Es gibt so viele Gründe für Entzündungen im Körper. Manche davon sind offensichtlich, andere spielen sich im Verborgenen ab und man muss eventuell detektivisch vorgehen, um sie zu finden. Da unser Körper ein so vernetztes System ist, und da die Stressreaktion den Darm schwächt, senden wir mit der Unterstützung des Darms – egal, wodurch die Entzündungen ursprünglich verursacht wurden – eine kraftvolle Botschaft von Sicherheit und das hilft, die Symptome der Stressreaktion zu beheben.

Eindämmen von Darmentzündungen

Ein Darm, der nicht gesund ist, kann eine Hauptursache von chronischen Entzündungen sein, einer der vier größten Stressfaktoren, die einer Nebennierenstörung und Autoimmunerkrankungen der Schilddrüse zugrunde liegen. Wir legen den Schwerpunkt auf die Eindämmung von Entzündungen im Verdauungssystem. Dazu nehmen wir die hauptsächlichen entzündungsfördernden Nahrungsmittel aus dem Speiseplan und fügen solche hinzu, die den Darm unterstützen. Außerdem setzen wir eine heilsame Hefe ein, *Saccharomyces boulardii*, die dazu beiträgt, die Unverträglichkeitsreaktionen des Darms auf Nahrungsmittel zu senken, eine gesunde Darmflora aufzubauen und entzündungsauslösende Darmerreger zu beseitigen.

Streichen von Nahrungsmitteln aus dem Speiseplan, die Unverträglichkeitsreaktionen auslösen

Bestimmte Nahrungsmittel können eine Autoimmunreaktion im Körper auslösen und zu ausgedehnten Entzündungen führen. Solche ernährungsbedingten Reizstoffe können toxische Reaktionen im Körper verursachen – diese bezeichnen wir als Nahrungsmittelunverträglichkeiten. Sie unterscheiden sich von Allergien dadurch, dass sie von IgG und IgA, die Nahrungsmittelallergien dagegen von IgE des Immunsystems (bei IgG, IgA und IgE handelt es sich um Immunglobuline, also Typen von Antikörper, die das Immunsystem bildet, Anm. d. Verlags) ausgelöst werden.

Nahrungsmittelunverträglichkeiten und Nahrungsmittelallergien unterscheiden sich auch in den Reaktionen, die sie im Körper auslösen.

Erstere führen zu Symptomen wie dem Reizdarmsyndrom, Kopfschmerzen, Benommenheit, einem vernebelten Gehirn, Gelenkschmerzen, Säurereflux, Angstzuständen, einem retronasalen Schleimfluss, das heißt, Schleim fließt aus der Nase und den Nasennebenhöhlen in den hinteren Rachenraum, Verstopfung, Herzstolpern, Müdigkeit/Erschöpfung und Schlafstörungen und es können bis zu vier Tage (nach dem Verzehr eines unverträglichen Nahrungsmittels) vergehen, bis sie auftreten. Zu einer allergischen Reaktion kommt es wahrscheinlich sofort und sie kann viel schwerwiegender verlaufen, es kommt oft zu einer Nesselsucht, Juckreiz, Schwellungen im Rachen und Mund und Atemproblemen.

Wenn wir die häufigsten Nahrungsmittel unserer westlichen Ernährungsweise entfernen, die zu einer Unverträglichkeitsreaktion führen sowie andere, die den Körper ebenfalls unter Stress setzen und den Heilungsprozess stören können, können wir die Entzündungen eindämmen, einen gesunden Darm unterstützen und das Nebennierengleichgewicht fördern. Im Zuge dieser Maßnahmen kann es innerhalb weniger Tage zu einer bemerkenswerten Besserung von Symptomen kommen, wenn auch der gesamte Heilungsprozess mehrere Wochen oder Monate in Anspruch nehmen kann. Meine Klientinnen und Klienten berichten mehrheitlich darüber, dass es ihnen deutlich besser geht, wenn sie die folgenden Nahrungsmittel aus ihrem Speiseplan streichen.

Gluten

Viele Menschen, insbesondere solche, die Probleme mit dem Blutzuckerspiegel haben und an einer Autoimmunerkrankung leiden, vertragen kein Gluten, ein Protein, das in Getreiden wie Gerste, Roggen, Weizen und abgepackten Nahrungsmitteln vorkommt. Gluten kann zu einer entzündlichen Darmreaktion führen, die nach jeder Zufuhr Minuten bis Wochen anhalten kann, je nachdem, wie groß das Empfindlichkeitsspektrum ist. Es besteht auch die Möglichkeit, dass Sie eine Zöliakie haben; in diesem Fall könnten diese Reaktionen schwerer ausfallen und unmittelbar nach dem Verzehr eines glutenhaltigen Nahrungsmittels auftreten.

Glutenfreie Getreide

Bei diesem Programm lassen wir Gluten und *alle* Getreidesorten weg, auch diejenigen, die als glutenfrei gelten, um sicherzugehen, dass Sie keine Substanzen zu sich nehmen, die die Darmschleimhaut entzünden könnten und um die Blutzuckerbalance zu unterstützen. Selbst wenn glutenfreie Getreide kein Gluten enthalten, kann es zwischen ihnen und Gluten zu einer Kreuzreaktion und zu einer deutlichen Erhöhung des Blutzuckerspiegels kommen. Gemieden werden Gerste, Buchweizen, Bulgur, Hartweizen, Emmer (eine der ältesten kultivierten Getreidearten), Kamut, Mais, Quinoa, Hafer, Reis, Roggen, Grieß, Dinkel, Triticale (Kreuzung aus Weizen und Roggen) und Weizen.

Milch und Milchprodukte

Es gibt verschiedene Gründe, warum der Körper eventuell auf Milch und Milchprodukte mit Entzündungen reagiert, dazu gehört deren Qualität, eine Laktoseintoleranz, eine Unverträglichkeit von Kasein, einem Milchprotein, sowie Molkeprotein, die in Milchprodukten vorkommen. Bei diesem Programm lassen wir Milchprodukte von Kuh, Ziege und Schaf weg, einschließlich Milch, Käse, Sahne, Joghurt, Eiscreme, Butter, Ghee und bestimmter Proteinpulver.

Soja

Aus Sojagemüse werden viele Produkte ohne Fleisch und Milchprodukte hergestellt. Es wird auch häufig in verarbeiteten Nahrungsmitteln zur Bindung der Zutaten und für eine festere Konsistenz verwendet. Eine Unverträglichkeit von Sojaprotein kommt sehr häufig vor, und daher machen wir einen Bogen um Edamame, Sojamilch, Tofu, Tempeh, Miso, Sojasoße sowie verarbeitete Nahrungsmittel und Ergänzungsmittel, die oft Zutaten auf Sojabasis enthalten. Dazu gehören glutenfreie, vegane und vegetarische Produkte, die Sojalezithin, Sojaquark/Tofu, hydrolysiertes Sojaprotein und/oder hydrolysiertes Gemüseprotein enthalten.

Andere Gemüsesorten außer grünen Bohnen und Erbsenprotein

Gemüse enthalten Phytate (dienen in Pflanzen als Speicher für Phosphat, das sie u. a. für die Photosynthese brauchen; Anm. d. Übers.), die sich an Nährstoffe binden und zu einer geringen Resorption von Zink führen.

Sie werden mit einer erhöhten Darmdurchlässigkeit und Infektionen in Verbindung gebracht. Zu den Gemüsen, die gemieden werden sollen, gehören Bohnen (schwarze Bohnen, Sojabohnen, Saubohnen, Kichererbsen, Kidneybohnen, Limabohnen), Linsen und Erdnüsse (Erdnüsse sind keine Nüsse, sondern Hülsenfrüchte; Anm. d. Übers.). Grüne Bohnen und Erbsenprotein werden im Allgemeinen besser vertragen und werden in die 4-Wochen-Diät einbezogen.

Zucker

Zucker trägt nicht nur zu Blutzuckerschwankungen und Entzündungen bei, er kann auch eine nicht ausgeglichene Darmflora verschlimmern. Meiden Sie Haushaltszucker (Rohrzucker, Saccharose) und verarbeitete Nahrungsmittel, die Zucker oder Maissirup mit hohem Fruktosegehalt enthalten. Zucker lauert an vielen Stellen, auch in Getreiden, insbesondere glutenfreien Getreiden und Leckereien, Alkohol, Fruchtsaft, Obst, Fertigpackungen und herkömmlichem Fleisch.

Wir möchten Süßungsmittel auf ein Minimum reduzieren, aber wenn es Ihnen damit leichter fällt, sich an die Diät zu halten, dann sind Stevia, Ahornsirup, Mönchsfrucht und Honig die besten Ersatzmöglichkeiten. (Bitte verwenden Sie sie in Maßen.)

Seetang

Da bei Nebennierenproblemen das Risiko von Autoimmunerkrankungen, einschließlich Hashimoto, besteht, meiden wir Seetang, weil er dazu neigt, das Immunsystem sowie einen hohen Jodgehalt zu beeinflussen, der ein bekannter Auslöser für Hashimoto bei Menschen mit einer genetischen Veranlagung ist. Ich empfehle, alle Arten von Seetang aus dem Speiseplan zu nehmen: Nori, Kombu, Kelp und Wakame.

Scharfe Paprika

Capsaicin, der Inhaltsstoff in Paprika, der dafür sorgt, dass sie scharf sind, kann ein Leaky Gut, eine durchlässige Darmwand, verursachen, also sind solche Paprikaschoten zu meiden. Zu den capsaicinhaltigen scharfen Papikasorten gehören Chilischoten, Thai-Chili, rote Chiliflocken und Cayennepfeffer. Schwarzer Pfeffer (piper nigrum) bekommt seine „Schärfe“ durch Piperin, nicht durch Capsaicin, daher kommt es durch ihn nicht zur selben Entzündungsreaktion, und er kann gefahrlos verwendet werden. Die großen Paprikaschoten werden von den meisten Menschen gut vertragen.

Alkohol

Alkohol verursacht Blutzuckerschwankungen, ein Leaky Gut sowie eine bakterielle Überwucherung im Dünndarm und es kommt zu einer Ansammlung von Entzündungstoxinen wie Ammoniak im Körper. Während des 4-Wochen-Programms meiden wir jede Art von Alkohol, und ja, auch Wein, selbst wenn viele von uns davon ausgehen würden, dass er gesundheitliche Vorteile hat (das letzte Wort ist natürlich noch nicht gesprochen, aber im Sinne dieses Programms werden wir nicht den ganzen Tag Rosé trinken – tut mir leid!)

Qualitativ hochwertige Zutaten einkaufen

Wenn Sie sich wegen einer bestimmten Art von Lebensmittel nicht sicher sind, denken Sie darüber nach, ob die Menschen der Urzeit es gegessen hätten (ich nenne das den „Höhlenmenschen-Test").

Wir müssen uns auch bewusst sein, dass konventionell angebautes Getreide unterschiedliche Mengen an Pestizidrückständen wie Glyphosat enthält, was ein beliebtes Herbizid und ein Gift für die Mitochondrien ist.

Ein konventionell angebautes Produkt hat auch einen tendenziell geringeren Nährstoffgehalt, zum Teil deshalb, weil es auf einem mehrfach genutzten, nährstoffarmen und ausgelaugten Boden wächst. Das ist einer der Gründe, warum wir oft Ergänzungsmittel brauchen, auch wenn wir uns (scheinbar) nährstoffreich ernähren, und weshalb ich Sie dazu ermuntern möchte, nach Möglichkeit biologische Lebensmittel zu kaufen. Studien haben ergeben, dass Bio-Obst und -Gemüse weniger Pestizidrückstände enthält und mehr Antioxidantien mit entzündungshemmenden Vorteilen.

Fleisch: Schauen Sie möglichst nach Fleisch von Weidetieren aus der Region und aus biologischer Aufzucht und/oder Wild. Je kürzer die Transportwege für das Fleisch sind, desto besser ist das für Sie und für die Umwelt. Gemäß den ökologischen Vorgaben muss das Vieh zumindest einen Teil des Jahres im Freien verbringen und sein Futter zu einem bestimmten Prozentsatz selbst suchen. Diese natürlichere Lebensweise führt zu Proteinen, die einen um etwa 50 Prozent höheren Gehalt an gesunden Omega 3-Fettsäuren haben und weniger Omega 6-Fettsäuren enthalten. Ich weiß, dass dieses Fleisch teuer sein kann, doch wenn Sie Kosten sparen wollen, schauen Sie nach Angeboten von dunklem Hühnerfleisch (wie Hähnchenkeule, -schlegel), zäheren Stücken vom Rindfleisch zum Garen bei Niedrigtemperatur und Fisch aus Wildfang im Sonderangebot um.

Fisch: Entscheiden Sie sich für Meeresfrüchte aus Wildfang mit niedrigem Quecksilbergehalt. Gönnen Sie sich zweimal pro Woche eine 170 g-Portion von Produkten mit dem niedrigsten Quecksilbergehalt wie Muscheln, (heimische) Krabben, Schellfisch, Makrelen (Döbel, regional auch Aitel, Alet, Rohrkarpfen, Dickkopf oder Mulbe genannt; Anm. d. Übers.), Austern, Lachs, Sardinen, Jakobsmuscheln und Forelle (Süßwasserfisch). Im Internet finden Sie Angaben zum Quecksilbergehalt von Fisch und Meeresfrüchten, wenn Sie das so in Ihre Suchmaschine eingeben.

Eier: Ich empfehle Eier von freilaufenden und biologisch gehaltenen Hühnern.

Gemüse und Obst: Kaufen Sie regional und biologisch, wann immer möglich. Konventionell erzeugte Produkte enthalten unterschiedliche Mengen von Pestizidrückständen. Toxinbelastete Nahrungsmittel setzen die Leber unter Stress, denn sie muss sich mehr anstrengen, um die Gifte zu verarbeiten und aus dem Körper zu entfernen. Wenn Sie nicht immer Bioprodukte kaufen können, dann nehmen Sie konventionelle, die auf der Liste der Sauberen 15 der Umweltarbeitsgruppe stehen (Clean 15 List of the Environmental Working Group [EWG]); das sind die 15 besten Obst- und Gemüsesorten, die bei Bedarf aus konventionellem Anbau gekauft werden können. Daneben gibt es noch das Schmutzige Dutzend (EWG's Dirty Dozen), die man in Bioqualität kaufen sollte, um Pestizide so weit wie möglich zu vermeiden. (Sowohl die jeweils aktuellen Listen der Sauberen 15, als auch der Schmutzigen 12 finden Sie im Internet unter dem jeweiligen Stichwort.)

Milchfreie „Milch und Milchprodukte“: In den meisten Lebensmittelgeschäften gibt es inzwischen ein breites Spektrum an „Milch“ und „Milchprodukten“, die keine Milch und kein Soja enthalten. Schauen Sie, wenn möglich, nach solchen in Bioqualität, ohne Zusatzstoffe wie etwa Carrageen und Pflanzengummi.

Nüsse und Samen/Kerne: Entscheiden Sie sich für rohe aus biologischem Anbau. So können Sie bei Bedarf Sprossen ziehen (dadurch erhöht sich die

Menge an Antioxidantien wie Phytinsäure) und sie enthalten keine zusätzlichen Öle oder Salz, was mehr schaden als nutzen kann. (Nüsse oder Samen/ Kerne werden oft mit entzündungsförderndem und jodhaltigem Salz geröstet, daher kaufen Sie sie am besten roh und rösten sie selbst.)

Nahrungsmittel, die den Darm unterstützen

Die folgenden Nahrungsmittel dämmen Entzündungen ein, denn sie versorgen den Darm gut, fördern eine gesunde Darmflora und stärken die Darmschleimhaut. Versuchen Sie, sie regelmäßig auf Ihren Speiseplan zu setzen.

Milchsauer eingelegte (fermentierte) Nahrungsmittel

Fermentation ist ein Prozess zur Konservierung von Nahrungsmitteln, bei dem Probiotika oder „gute“ Bakterien entstehen, die Ihre Darmflora ausgleichen können und bei Verstopfung, bei der Verdauung und bei Angstzuständen hilfreich sind. Zu den Nahrungsmitteln, die ich davon am liebsten mag, gehören fermentierter Kokosjoghurt, Kokos-Kefir und milchsauer eingelegter Kohl. Werfen Sie einen Blick ins Kühlregal Ihres Lebensmittelgeschäfts, denn viele der Produkte dort sind fermentiert und enthalten die meisten probiotischen Bakterien.

Knochenbrühe

Knochenbrühe enthält eine Unmenge heilsamer Mineralstoffe und Aminosäuren, auch Kollagen und Gelatine für die Darmschleimhaut, das Immunsystem, gesunde Gelenke und eine gesunde Haut. Die Gelatine kann dazu beitragen, die Zwischenräume in den Darmschleimhautzellen zu „versiegeln“, sodass sie nicht mehr durchlässig sind. Dadurch können lästige Substanzen nicht mehr durch die Darmwand gelangen. Das fördert die Ausheilung des Darms, wodurch wiederum Nahrungsmittelunverträglichkeiten verhindert werden. Knochenbrühe wirkt sich auch positiv auf den Blutzuckerhaushalt aus und kann den negativen Auswirkungen von Fruktose (Fruchtzucker oder auch Einfachzucker, Anm. d. Übers.) in der Nahrung entgegenwirken. Ihre eigene zu kochen kann einfach sein und schnell gehen (s. mein Rezept für Knochenbrühe im Schongarverfahren auf Seite 373)!

Ballaststoffe

Sie sind wie ein Schwamm, denn sie bewegen sich durch das Verdauungssystem, absorbieren Toxine sowie überschüssige Hormone und unterstützen letzten Endes ihre Ausscheidung. Die neuere Forschung bringt Ballaststoffe auch mit einem gesunden Mikrobiom voller „guter" Bakterien in Zusammenhang, das für die Gesamtgesundheit des Darms und zur Erhaltung einer kräftigen Darmschleimhaut notwendig sind. Am besten holt man sich die Ballaststoffe aus Obst und Gemüse anstatt aus Ergänzungsmitteln (es sei denn, Sie richten sich nach einem spezifischen Darmheilungsprogramm), denn Ballaststoffergänzungsmittel verschlimmern nachweislich die Darmdurchlässigkeit und eine SIBO (bakterielle Überwucherung des Dünndarms). Ich empfehle, ballaststoffreiche Nahrungsmittel nach und nach in den Speiseplan aufzunehmen, wenn Sie normalerweise eher ballaststoffarm essen.

Ergänzungsmittel im Blickpunkt Nr. 3

Saccharomyces boulardii

Ein weiteres wichtiges Ergänzungsmittel, das ich zur Eindämmung von Entzündungen empfehle, ist *Saccharomyces boulardii.* Wegen seiner umfassenden Vorteile für die Nebennieren, den Darm und das Immunsystem gehört es zu meinen Favoriten. Zum ersten Mal habe ich als junge Apothekerin bei einem nicht so angenehmen Reisedurchfall eigene Erfahrungen damit gemacht. *Saccharomyces boulardii* ist eine schonende, heilsam wirkende (auch als probiotisch bezeichnete) Hefe, die Menschen bei Einnahme von Antibiotika häufig empfohlen wird. (Probiotika wie diese können dazu beitragen, das Gleichgewicht der „guten" Bakterien nach einer Antibiotikakur wiederherzustellen.)
Saccharomyces boulardii fördert das sekretorische IgA (sIgA), die erste Schutzbarriere der Atemwege und des Magen-Darm-Trakts. Es kann die Anhaftung von Parasiten, Bakterien, Viren und anderen Entzündungserregern an den jeweiligen Schleimhäuten verhindern. Das bedeutet, dass der Körper besser in der Lage ist, sie zu beseitigen und chronische Infektionen und auch opportunistische und pathogene Organismen aus dem Darm abzuwehren. Zu letzteren gehören etwa *Helicobacter pylori, Blastocystis hominis* (ein häufiger Auslöser von Hashimoto), eine Hefepilz-Überwucherung/Candida und SIBO (eine

bakterielle Überwucherung des Dünndarms), eine häufige, doch oft verborgene Ursache eines Leaky Gut und von Entzündungsherden.

Doch Sie brauchen nicht erst eine Darminfektion zu haben, um von *S. boulardii* zu profitieren. Da das Probiotikum Toxine neutralisiert und Krankheitserreger verringert, dämmt es Entzündungen ein, die von einer übermäßigen Immunreaktion im Verdauungstrakt verursacht werden und trägt zum Aufbau einer gesunden Darmflora bei. Da *S. boulardii* zur Erhöhung des sekretorischen IgA beiträgt, erhöht und stärkt es nachweislich die Verbindungen zwischen den Zellen, die den Dünndarm auskleiden und verringert sogar ein Leaky Gut. Eine Studie, die den Einfluss von *S. boulardii* auf Zellen aus dem Darm von Menschen mit einer entzündlichen Darmkrankheit untersuchte, ergab, dass das Probiotikum die Epithelzellen (das Deckgewebe) schützte und die Verbindung zwischen den Zellen verbesserte. Das führte zu einer gesamten Wiederherstellung und Stärkung der Darmbarrierefunktion.

Ich habe festgestellt, dass der Einsatz von *S. boulardii* die bei einer Funktionsstörung der Nebennieren und einer Autoimmunthyreoiditis, einer autoimmunen Schilddrüsenentzündung, so häufig auftretende Darmentzündung beheben und dabei auch Hautprobleme, ein vernebeltes Gehirn, Angstzustände und Gelenkschmerzen bessern kann.

Ich empfehle 250 mg (5 Milliarden CFU, das heißt, Kolonie-bildende Einheiten, von engl. Colony-forming units, was auf die Anzahl der lebenden Organismen in jeder Dosis hinweist), zweimal täglich, zum Frühstück und zum Abendessen. Fangen Sie mit geringen Mengen an und steigern Sie sie langsam. Wenn Sie Symptome bekommen, wie etwa Blähungen, Übelkeit, Benommenheit und Durchfall, gehen Sie auf eine Kapsel pro Tag zurück und wenn Sie immer noch Verdauungsbeschwerden haben, reduzieren Sie auf eine halbe Kapsel täglich und steigern dann alle drei bis fünf Tage. Falls nicht hinnehmbare Symptome bestehen bleiben, setzen Sie das Ergänzungsmittel ab. Eventuell muss die Ausheilung Ihres Darms weiter fortgeschritten sein, bevor Sie es problemlos nehmen können.

Beachten Sie bitte, dass viele frei verkäufliche Probiotika geringe Konzentrationen haben, die nicht ausreichen, um die Darmflora auszugleichen. Andere Produkte müssen in den Kühlschrank gestellt werden und werden dann leicht vergessen. Deshalb habe ich ein temperaturstabiles *S. boulardii* in meine Produktlinie von Rootcology Ergänzungsmitteln aufgenommen. *S. boulardii* von

Rootcology muss nicht gekühlt werden und ist in der Lage, der Hitze zu widerstehen und das raue Magenmilieu, den hohen Magensäuregehalt und die Gallensäure zu überleben. Alternativen mit hohem Potenzial sind *Floramyces* von Designs for Health und *Saccharomyces boulardii* von Pure Encapsulations.

Sicherheitssignal Nr. 3: Der Blutzuckerhaushalt

Ungezügelte Blutzuckerschwankungen setzen den Körper unter Stress und tragen zu Funktionsstörungen der Nebennieren bei, was sich oft in einem Gefühl von Müdigkeit/Erschöpfung, Reizbarkeit, Wut oder Angstzuständen äußern kann. Der Ausgleich des Blutzuckerspiegels hat bei mir zu großen Veränderungen geführt, und viele meiner Klientinnen und Klienten berichten, dass das auch bei ihnen in Zuge des Programms am meisten zur Genesung beitragen hat. Auch Sie können in Bezug auf Ihre Symptome viel bewirken, wenn Sie Ihre Ernährung anpassen und sich Gewohnheiten zu eigen machen, die rund um die Uhr zu einem stabilen Blutzuckerspiegel führen.

Essen für einen stabilen Blutzuckerspiegel

Menschen mit Nebennierenproblemen haben meist eine Hypoglykämie, einen niedrigen Blutzuckerspiegel, und eine Veränderung in der Zufuhr und Häufigkeit von Makronährstoffen kann dem abhelfen. Um zu verstehen, wie wir unseren Blutzuckerspiegel stabil halten, ist es hilfreich zu wissen, wie der Körper verschiedene Arten von Makronährstoffen verarbeitet.

Der glykämische Index (GI) ist ein Maß dafür, wie schnell Nahrungsmittel im Körper umgewandelt werden. Man kann ihn auch als „Verbrennungsgeschwindigkeit" bezeichnen oder wie schnell wir den „Treibstoff" verbrennen, den wir von diesen Nahrungsmitteln bekommen. Wenn wir den Schwerpunkt auf die Nahrungsmittel legen, die langsamer „verbrannt" werden, kann das wirklich zu einem Gleichgewicht des Blutzuckerspiegels beitragen.

Die nachfolgende Grafik vermittelt Ihnen einen Eindruck davon, wie Nahrungsmittel mit einem niedrigen und solche mit einem hohen GI den Blutzuckerspiegel in Laufe von zwei Stunden beeinflussen. Wie Sie sehen können, führen Nahrungsmittel mit einem niedrigen GI zu einer kleinen Blutzuckerspitze, die relativ langsam absinkt. Im Gegensatz dazu treiben Nahrungsmittel mit einem hohen GI den Blutzuckerspiegel in die Höhe, lassen ihn nach 30 Minuten dramatisch abstürzen und verbrennen dann.

Verschiedene Kategorien von Makronährstoffen haben tendenziell ähnliche Verbrennungsgeschwindigkeiten. Zuckerstoffe und Stärken (Kohlenhydrate) verbrennen sehr schnell und können daher zu dramatisch hohen Blutzuckerspitzen führen. Diese schnelle Assimilation kann dazu führen, dass wir nach weniger als einer Stunde wieder Hunger haben. Fette und Proteine verbrennen langsamer und lassen den Blutzuckerspiegel nicht so schnell steigen, daher hält Ihr Sättigungsgefühl länger an.

Erhöhung des Blutzuckerspiegels nach Konsum von
Nahrungsmitteln mit einem hohen oder einem niedrigen GI

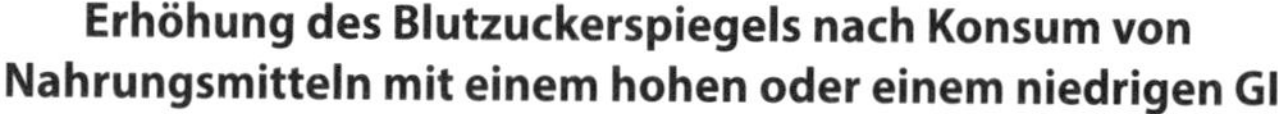

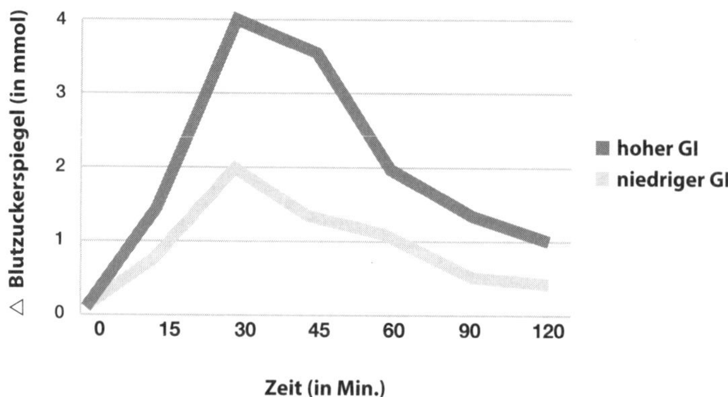

Richtlinien in Bezug auf Makronährstoffe und Hunger

Art des Nahrungsmittels	Zeit, bis wieder Hunger auftritt
Kohlenhydrate	45 Minuten bis zu einer Stunde
Protein	Zwei bis drei Stunden
Fett	Vier Stunden

Die Beschränkung von Kohlenhydraten auf ein Minimum und der Verzehr häufiger fett- und proteinreicher Mahlzeiten stabilisiert den Blutzuckerspiegel, sorgt dafür, dass Ihr Sättigungsgefühl länger anhält und kann auch Ihre Stimmung verbessern. Wenn Sie gerade damit beginnen, den Blutzuckerspiegel auszugleichen, empfehle ich Ihnen, alle drei Stunden zu essen.

Der Umgang mit dem „Hungerärger"

Die Strategien für einen ausgeglichenen Blutzuckerspiegel greifen allmählich, bringen die Schwankungen unter Kontrolle und verhindern hohe Zuckerwerte sowie den „Hungerärger" – der zum Unterzucker (der Hypoglykämie) gehört. Langfristig werden sich Ihre Stimmung und Ihr Energiepegel stabilisieren, doch wenn Sie einen niedrigen Kortisolspiegel haben, haben Sie vielleicht eine Hypoglykämie, die zu stabilisieren bei Beginn des Programms eine Weile dauern könnte. Da Kortisol und Glukose nach einem komplizierten Feedback-System funktionieren und oft ein ähnliches zirkadianes Muster haben, haben Menschen mit einem niedrigen Kortsiolspiegel tendenziell zu denselben Tageszeiten auch einen niedrigen Zuckerspiegel. Wenn Sie sich morgens nach dem Aufwachen schwach, verwirrt oder benommen fühlen, dann sind das potenzielle Anzeichen für einen niedrigen Blutzuckerspiegel.

Daher habe ich Orangensaft in das Rezept Morgendliche Starthilfe für die Nebennieren (Seite 363) aufgenommen, damit können Sie als „erste Amtshandlung" am Morgen den Blutzucker anheben. Ich habe ihn mit Protein und Kokosmilch kombiniert, damit Sie in den Genuss der Vorteile des Saftes kommen, ohne dass ein großer Absturz folgt, und nach dem Saft kommt etwa eine Stunde später ein Smoothie.

Bei einer akuten Hypoglykämie brauchen Sie jedoch vielleicht etwas, das schneller dagegenwirkt. Trinken Sie in diesem Fall 125 ml Obstsaft, etwa Orangen-, Apfel- oder Traubensaft. Dadurch steigt Ihr Blutzuckerspiegel innerhalb von 10 bis 15 Minuten. Beachten Sie bitte, dass Säfte schneller wirken als die ganze Frucht, denn die Ballaststoffe in der Frucht können die Resorption verlangsamen.

Praktische Tipps zum Ausgleichen des Blutzuckerspiegels

- Lassen Sie niemals das Frühstück aus: Es ist die wichtigste Gelegenheit, um uns auf einen erfolgreichen Tag vorzubereiten, indem wir Nährstoffe ergänzen und den Blutzucker ausgleichen.
- Meiden Sie die meisten abgepackten Nahrungsmittel: Dazu gehören Kekse, Kuchen, Kräcker, Süßigkeiten, Müsliriegel, Limonaden, Teigwaren, Frühstücksflocken und die meisten verzehrfertigen Nahrungsmittel, die stark verarbeitete Kohlenhydrate enthalten.
- Meiden Sie Obstsaft allein. Die meisten Obstsäfte enthalten große Mengen Zucker, der schnell verbrannt wird. Stattdessen entscheiden wir uns für Obst-/Gemüsesäfte, gemischt mit gesunden Fetten oder trinken den Saft zu einer Mahlzeit, die genügend Fett und/oder Protein enthält (außer Sie sind akut unterzuckert).
- Essen Sie niedrigglykämisches „süßes" Obst, zu dem Heidelbeeren, Erdbeeren, Himbeeren, grüne Äpfel, Pflaumen, der Granatapfel und Orangen gehören.
- Essen Sie zu jeder Mahlzeit/Zwischenmahlzeit (gesunde) Fette und Protein. Und wenn Sie Kohlenhydrate essen, kombinieren Sie sie mit Fett oder Protein, um das Anfluten des Blutzuckers gering zu halten. Ich empfehle ein Verhältnis von höchstens zwei Portionen Kohlenhydrate zu einer Portion Protein, um zu gewährleisten, dass die glykämische Gesamtlast Ihrer Mahlzeit niedrig bleibt. Essen Sie zum Beispiel ein Steak von 120 g, sollten Sie maximal 250 g Süßkartoffeln dazu essen.
- Nutzen Sie die Vorzüge von niedrigglykämischem „nicht süßem" Obst: Dazu gehört die Grapefruit (die die Kortisolbildung fördern kann), Avocados (eine ausgezeichnete Quelle für gute Fette) und Zitronen, Limonen sowie Tomaten (die reich an Vitamin C sind, das die Nebennieren unterstützt).
- Essen Sie stärkehaltige Gemüse in Maßen (eine oder zwei Portionen täglich): Achten Sie darauf, dass Sie es mit Gemüse wie Süßkartoffeln und Butternusskürbis nicht übertreiben. Ich empfehle, die „weißen", also die normalen Kartoffeln, zu meiden, weil sie den Blutzuckerspiegel deutlich erhöhen können – fast so wie reine Glukose!

- Kohlenhydratarme Zwischenmahlzeiten: Kleine, kohlenhydratarme, protein- und fettreiche Zwischenmahlzeiten helfen, den Blutzuckerspiegel auszugleichen und füllen Nährstoffe auf. Denken Sie an Nüsse, Samen/Kerne, hartgekochte Eier und Proteinshakes! (Im Rezeptteil gibt es viele leckere Vorschläge für Zwischenmahlzeiten.)
- Geben Sie Zimt dazu: Studien haben ergeben, dass Zimt die Abbaugeschwindigkeit von Kohlenhydraten im Verdauungstrakt verlangsamt und so den Blutzuckerspiegel nur mäßig anhebt. Ich empfehle auch Kürbiskuchengewürz (eine Mischung aus gemahlenem Zimt, Muskat, Ingwer, Nelken und Piment) als leckere Zutat, um den Blutzuckerspiegel zu stabilisieren. Passt in Ihren Smoothie, in glutenfreie Backwaren und sogar heiße Getränke!
- Essen Sie nach einem Zeitplan: Viele von uns vergessen zu essen, bis der „Hungerärger" kommt. Zu Beginn des Programms essen wir alle zwei bis drei Stunden, um etwaige Hungergefühle auszugleichen oder gar nicht erst aufkommen zu lassen. (Ein Muster für einen Tagesablauf des Transformationsprogramms für die Nebennieren gibt es auf Seite 304).
  - Wir beginnen den Tag mit einer leichtverdaulichen belebenden Starthilfe für die Nebennieren im Rahmen von 30 Minuten Spazierengehen, gefolgt von einem Frühstücks-Smoothie eine Stunde später.
  - Zwischen Frühstück und Mittagessen gibt es Zwischenmahlzeiten/koffeinfreie Latte-Getränke/ Tees/grüne Säfte, die den Blutzuckerspiegel, die Hungerhormone sowie den Energiespiegel ausgleichen helfen und den zirkadianen Rhythmus über die im Verlauf des Tages erfolgende zunehmende Kalorienzufuhr wiederherstellen.
  - Wir planen ein nahrhaftes und ausgleichendes Mittagessen, auf das zwei bis drei Stunden später eine weitere Auswahl von Zwischenmahlzeiten/ Latte-Getränken/ Tees/grünen Säften folgt, um das Nachmittagstief zu verhindern. Wie Julie A. sagte: „Dieser Latte um 3 Uhr nachmittags war ein Wendepunkt. Kein 3 Uhr-Nachmittagstief mehr!"
  - Ein leicht verdauliches Abendessen ist für den frühen Abend angesetzt, um uns auf einen erholsamen Schlaf vorzubereiten.

- Zu Beginn des Programms gibt es die Option für eine Zwischenmahlzeit nach dem Abendessen/einen Tee, um den erholsamen Schlaf durch einen stabilen Blutzuckerspiegel am Abend zu unterstützen.

Dieser Zeitplan wirkt Wunder bei Müdigkeit/Erschöpfung, und am Ende des Programms haben alle mehr Energie, sind zufriedengestellt und können einen Schritt in Richtung eines gesünderen Gewichts machen. Im Laufe der Zeit können alle, die sich an eine nahrhafte, den Blutzuckerspiegel ausgleichende Ernährung halten, die Zeiträume zwischen den Mahlzeiten vergrößern.

Ergänzungsmittel im Blickpunkt Nr. 4: Myo-Inositol

Myo-Inositol ist ein wichtiger Nährstoff und eine Art von natürlichem Zuckeralkohol, der in vielen Pflanzen und bei Tieren vorkommt. Es reguliert mehrere wichtige Funktionen und Hormone, die mit der Gesundheit der Nebennieren, des Hormonsystems sowie der Schilddrüse einhergehen und hat nachweislich entzündungshemmende und antioxidative Eigenschaften.

Studien legen nahe, dass Myo-Inositol, indem es die Insulinsensitivität erhöht, zur Erhaltung eines gut ausgeglichenen Blutzuckerspiegels beiträgt. Es ist auch hilfreich bei den Stimmungsschwankungen, Angstzuständen und Zwangsstörungen (OCD, von engl. Obsessive-compulsive disorder), die mit völlig gestressten Nebennieren und schwankenden Schilddrüsenhormonen einhergehen. Das kann daran liegen, dass es dazu beiträgt, die Bildung des „Wohlfühl"-Hormons Serotonin anzuregen. Ich persönlich empfehle meinen Klientinnen und Klienten Myo-Inositol, da ich glaube, dass es zumindest manchen Menschen eine wirksame Unterstützung bei Angstzuständen, Zwangsstörungen, Schlafproblemen und anderen Schwierigkeiten bietet.

Myo-Inositol ist auch für einen gesunden Menstruationszyklus und für die Fruchtbarkeit von Vorteil. In Studien mit Frauen, die an einem PCOS (polyzystisches Ovarialsyndrom) leiden, verbesserte die Ergänzung mit Myo-Inositol nachweislich die Funktion der Eierstöcke, führte zu mehr Schwangerschaften und zu gesunden Embryonen.

Zudem wird die Gesundheit der Schilddrüse unterstützt, denn durch das Ergänzungsmittel sinken die Schilddrüsenantikörper sowie der TSH-Wert nachweislich und es kommt bei Menschen mit Hashimoto sogar zu einer Remission. Eine Studie von 2017 bestätigte diese früheren Ergebnisse, TSH und die Lebensqualität verbesserten sich nach Verabreichung von Myo-Inositol und Selen (einem Nährstoff, der nachweislich Schilddrüsenantikörper wirksam senkt) erheblich. Interessanterweise fand sich in dieser Studie auch ein Fall von Hyperthyreose, einer Schilddrüsenüberfunktion, und in diesem einzelnen Fall erhöhte sich der TSH-Wert durch das Ergänzungsmittel auf normale Konzentrationen.

Unser Körper kann Myo-Inositol bilden, doch die Forschung legt nahe, dass manche Menschen eventuell nicht in der Lage sind, den Stoffwechselbedarf allein durch die körpereigene Synthese zu decken. Die vermehrte Aufnahme von Nahrungsmitteln wie Heidelbeeren (die reich an diesem Nährstoff sind) in Ihren Speiseplan ist zwar eine Möglichkeit, mehr Myo-Inositol zuzuführen (probieren Sie mal das Rezept für einen Smoothie mit Heidelbeerkuchengeschmack, Seite 371 aus), doch denken Sie bitte daran, wenn Sie Verdauungsprobleme haben wie die meisten Menschen mit einer Funktionsstörung der Nebennieren, dann kann eine ausreichende Versorgung wegen der mangelhaften Nährstoff-Aufnahme nicht so einfach sein.

Die Ergänzung mit Myo-Inositol verhilft Ihnen zu genügenden Mengen dieses wichtigen Nährstoffs und ist auch bei anderen Ursachen und Symptomen hilfreich. Da ich die Vorzüge für den Ausgleich von Stimmung und Hormonen durch Myo-Inositol gesehen habe, habe ich das Rootcology *Myo-Inositol Powder* entwickelt, das eine natürliche Süße hat und sich leicht auflöst. Ich rühre es gerne in eine Tasse Tee, um einen Hauch von Süße zu bekommen. Meine Empfehlung ist ¼ Teelöffel (700 mg) einmal täglich nach dem Abendessen. Es gibt auch andere qualitativ hochwertige Ergänzungsmittel, etwa Inositol-Pulver von Designs for Health und Inositol von Pure Encapsulations, ebenfalls in Pulverform.

Tipp für die Schilddrüse: Eine Kombination von Myo-Inositol und Selen kann die Schilddrüsenfunktion verbessern und Schilddrüsenantikörper senken. Sie können Selen 200 mcg von Pure Encapsulations zum Myo-Inositol im Programm hinzufügen oder das Myo-Inositol Pulver durch die Rootcology-Mischung Myo-Inositol + Selen ersetzen, die 600 mg Myo-Inositol und 83 mcg Selen enthält, die Dosis, die in den meisten Studien als vorteilhaft für die Schilddrüse

verwendet wird. Bitte lassen Sie Ihre Laborwerte in Abständen ärztlich überprüfen, nachdem Sie mit Myo-Inositol begonnen haben, da es sein kann, dass Sie weniger oder gar keine Schilddrüsenmedikamente mehr brauchen.
Achtung bei PCOS: Die Kombination von Myo-Inositol und D-chiro-Inositol kann die Funktion der Eierstöcke verbessern und die Menstruation normalisieren. Sie können es zum Myo-Inositol aus dem Programm als Einzelergänzung hinzufügen (100 mg bis 1000 mg täglich, Klaire Labs und Makren von Neurobiologix) oder Sie können *Rootcology Myo-Inositol* durch Ovasitol (2000 mg Myo-Inositol/50 mg D-chiro-Inositol zweimal täglich) ersetzen, diejenige Dosierungskombination, die sich in Studien als die hilfreichste erwiesen hat. *Sensitol* von Designs for Health ist eine weitere Option.

ATP-Erfolgsgeschichten

„Mithilfe dieses Programms konnte ich meinen Blutzuckerspiegel ausgleichen. Es war mir nicht klar, wie viel Zucker ich gegessen habe und bin so glücklich, dass ich kein Verlangen mehr danach habe. ... Ich glaube, ich habe durch das Weglassen von Zucker, Getreide sowie Milch und Milchprodukten große Fortschritte gemacht. – Kristen K.

„Ich habe am ersten Tag des Programms damit begonnen, das ganze Brot, Getreide und Milch und Milchprodukte wegzulassen ... Am nächsten Tag wachte ich das erste Mal ohne Verschleimung in den Nebenhöhlen und in der Brust auf. Mein Säurereflux wurde innerhalb von zwei Tagen weniger und ist nun ganz verschwunden." – Jennifer W.

„Ich habe Zucker (Süßigkeiten und Leckereien) weggelassen, ... Dann habe ich es mir zu einer weiteren Verpflichtung gemacht, auf Gluten und Milch und Milchprodukte zu verzichten, als ich mit dem Programm anfing, und es geht mir so viel besser. Bisher kein Verlangen mehr danach, was für sich genommen schon ein Wunder ist und ich bin so viel netter zu meinen Kindern. Ich habe nicht mehr das Gefühl, dass ich täglich in einer emotionalen Achterbahn gefangen bin. Ich habe schon gut 2 Kilo abgenommen, und meine Kleider sitzen besser. Meine Haut schaut auch gesünder aus. Ich kann es gar nicht erwarten zu sehen, wie es mir am Ende des Programms geht!" – Lauren V.

„Ich habe mehr Energie, sobald ich morgens den Starthilfe-Smoothie trinke ... Dieses Programm hat mir wirklich geholfen, verschiedene Möglichkeiten zu verstehen, etwa, dass der Zeitpunkt, zu dem man isst und das, was man isst, in Bezug auf Symptome wie Müdigkeit/Erschöpfung und Energie so viel bewirken kann. Es trägt auch noch so viel mehr zu unserer Gesundheit bei als die Ernährung, die Ergänzungsmittel und eine sportliche Betätigung. Ich habe Mühe mit meiner mentalen Einstellung und diesem Aspekt meiner Gesundheit, doch dieses Programm hilft mir wirklich, das auf konkrete Schritte dafür herunterzubrechen, wie ich dem Körper helfen kann, damit er sich auf seine Selbstheilungskräfte besinnt. Ein ausgeglichener Blutzuckerspiegel ist etwas, von dem mir nicht klar war, wie ausschlaggebend es ist, um Energie zu spüren und nicht so erschöpft zu sein. Ich glaube, das hat mir wirklich die Augen geöffnet." – Magda B.

Handlungsschritte

Für eine bestmögliche Ernährung und Ergänzung sollten Sie:

- In Ihrer Küche eine Vielzahl von nährstoffreichen Nahrungsmitteln auf Vorrat haben – und die hochglykämischen, entzündungsfördernden, die Ihre Genesung behindern, entsorgen.
- Es einfach gestalten: Nutzen Sie die Rezepte in diesem Buch, um schmackhafte, unkomplizierte Smoothies, Mahlzeiten und Zwischenmahlzeiten zuzubereiten.
- Wichtige Ergänzungsmittel in Ihren Alltag aufnehmen. Wenn Sie nur eines nehmen möchten, sollte es eines sein, das die Nebennieren mit dem ABC ausgleicht: Eine Mischung aus adaptogenen Kräutern, B-Vitaminen und Vitamin C.

Kapitel 5

Neue Energien tanken

Ziele

- Die täglichen Aufgaben mithilfe eines angemessenen Elektrolythaushalts und der richtigen Flüssigkeitsversorgung mit Energie und Leichtigkeit erledigen.
- Sich während des Tages konzentrierter, voller Energie und bei klarem Verstand fühlen.
- Nachts besser und erholsamer schlafen.

Die Müdigkeit/Erschöpfung gehört zu den häufigsten und kräftezehrenden Symptomen, von denen Menschen mit einer Funktionsstörung der Nebennieren berichten. Man kann sich wie durch den Fleischwolf gedreht fühlen, insbesondere in den späteren Phasen einer Nebennierenerschöpfung, wenn das Kortisol allmählich aufgebraucht wird. Ich kann ein Lied davon singen, wie Müdigkeit und Erschöpfung das alltägliche Leben beeinflussen und einen völlig fertig machen können. Bevor meine Nebennieren wieder gesund waren, brauchte ich jede Nacht 12 Stunden Schlaf, damit ich in der Lage war zu funktionieren … und mit „funktionieren" meine ich, nachdem ich zwei Stunden lang immer wieder die Schlummertaste meines Weckers gedrückt habe (da können Sie meinen armen Mann fragen), quälte ich mich aus dem Bett und brauchte dann jeden Tag vier bis sechs Tassen Koffein, um mich wachzuhalten. Ich trank oft ein Energiegetränk und Cola zum

Frühstück und war das klassische Beispiel von „aufgedreht, aber müde". Die Müdigkeit/Erschöpfung zu überwinden ist ein wichtiger Schritt, damit Ihre Nebennieren ausheilen können und wieder Normalität einkehrt; die Sicherheitssignale in diesem Kapitel sollen Ihnen helfen, dass Ihr Energiepegel wiederhergestellt wird.

Die Nahrungsmittel-Pharmakologie kann eine Menge tun, um uns wieder mit Energie zu versorgen. Die Nutzung von Nahrungsmitteln und gezielten Ergänzungsmitteln, um dem Nährstoffbedarf des Körpers gerecht zu werden, Entzündungen einzudämmen und den Blutzuckerspiegel im Einklang mit den drei im vorhergehenden Kapitel besprochenen Sicherheitssignalen auszugleichen, tragen dazu bei, dass der Energiepegel sich erholt, aber wir können noch mehr tun. Sie werden entdecken, dass es genauso wichtig ist, *wann* wir essen und bestimmten täglichen Aktivitäten nachgehen wie das, *was* wir essen, um die Müdigkeit/Erschöpfung und andere mit den Nebennieren zusammenhängende Symptome zu überwinden.

Damit wir uns tagsüber dynamischer und lebendiger fühlen, abends entspannt sind und nachts gut schlafen können, werden wir zur Kraft, die uns die Nahrung gibt, einen zirkadianen Zeitplan hinzufügen, um dem Körper die folgenden Sicherheitssignale zu senden:

1. **Flüssigkeitsversorgung:** Die richtige Versorgung mit Flüssigkeit ist von so großer Wichtigkeit für alle unsere Körperzellen, dass wir nur wenige Tage ohne Wasser überleben können (aber wochenlang ohne Nahrung!). Flüssigkeitsmangel beeinträchtigt die Bildung von Adenosintriphosphat (auch mit ATP abgekürzt, lassen Sie sich bitte nicht verwirren; ich komme noch darauf zurück), unseres Hauptenergiemoleküls, vermindert die Durchblutung von Muskeln und Gehirn und stört den Schlafzyklus, sodass wir uns erschöpft, schwach, vernebelt und reizbar fühlen. Wenn man während des Tages, insbesondere morgens, auf einen ausreichenden Salz- und Flüssigkeitsstatus achtet (aber am Abend nicht zu viel trinkt), unterstützt man einen gesunden Blutdruck und Kortisolspiegel, und das kann dem Körper die Energie und das Gleichgewicht zurückbringen – und den nächtlichen Gang zur Toilette ersparen!

2. **Unterstützung der Mitochondrien:** Ebenso wie es zahlreiche Gründe für Entzündungen gibt, gibt es auch zahlreiche Gründe für eine eventuelle Funktionsstörung der Mitochondrien. Ich stelle mir die Mitochondrien als rätselhafte kleine Wesen vor, die zart und doch so kraftvoll sind. Sie brauchen die optimalen Bedingungen für ihre gewaltige Arbeitsleistung, die Bildung von Nebennierenhormonen und Adenosintriphosphat (ATP). Da der Körper ein System ist, kann die Unterstützung der Mitochondrien Sicherheitssignale senden, die den Weg für einen gesunden Energiepegel und ein weniger vernebeltes Gehirn freimachen.
3. **Wiederherstellung des zirkadianen Rhythmus:** Der Zeitpunkt spielt eine Rolle, wenn es darum geht, den Körper mit dem zu versorgen, was er zur Genesung braucht. Wenn wir zur falschen Zeit der falschen Art von Licht ausgesetzt sind oder die falschen Nahrungsmittel zu uns nehmen, kann unser Körper das als Stress empfinden. Wir werden der Zeitplanung unserer täglichen Gewohnheiten Priorität einräumen, auch den Essenszeiten und der Aufnahme von gezielten Nahrungs- und Ergänzungsmitteln, sie mehr nach unserem zirkadianen Rhythmus ausrichten und so den ganzen Tag über einen gesunden Kortisolspiegel und Energiepegel fördern.

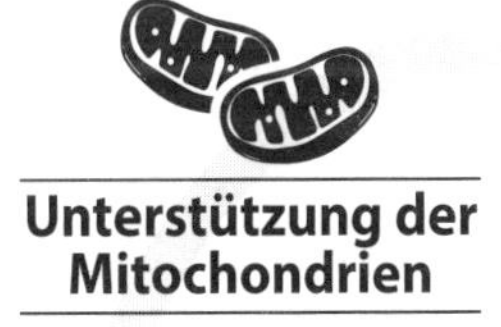

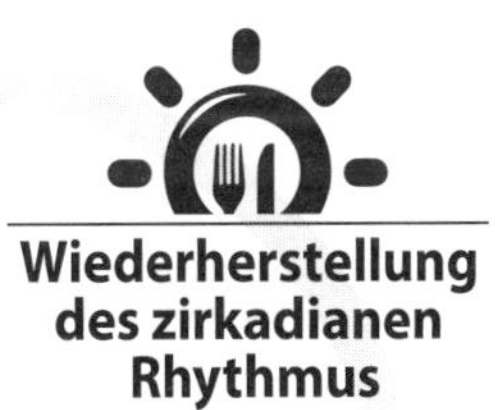

Neue Energien tanken

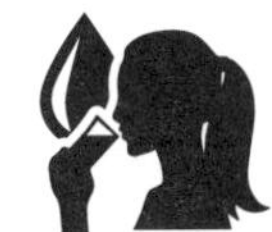

Ausgleichen des Flüssigkeitshaushalts

Zwei Ergänzungsmittel mit heilsamen und energieliefernden Vorzügen wirken zusätzlich unterstützend:

- Eine Elektrolytmischung zur Aufrechterhaltung des Flüssigkeitshaushalts, zur Eindämmung von Entzündungen und zur Wiederherstellung des zirkadianen Rhythmus.
- Carnitin zur Energieförderung, für den Blutzuckerhaushalt und die Mitochondrienfunktion.

Sicherheitssignal Nr. 1: Flüssigkeitsversorgung

Wenn es um die Gesundheit der Nebennieren geht, denken Sie vielleicht nicht als Erstes an die Flüssigkeitsversorgung, doch ausreichend hydriert und mit Elektrolyten versorgt zu sein ist ein Schlüsselelement zur Genesung, und 93 Prozent der Menschen, die die entsprechenden Strategien in diesem Programm befolgt haben, fanden sie hilfreich! Also, wie viel Wasser sollten Sie trinken?

Die allgemeine Empfehlung ist eine Menge von sechs bis acht Tassen (oder sechs bis acht Gläser mit einem Viertelliter Fassungsvermögen) sauberes, gefiltertes Wasser. Die für Ihren Körper benötigte Menge lässt sich ganz einfach berechnen:

> Abhängig vom Alter benötigt der Körper eines Jugendlichen und Erwachsenen pro Tag zwischen 30 und 40 ml Wasser pro Kilogramm Körpergewicht.

Als Merkregel gilt für gesunde Erwachsene: Ca. 1 ml Wasser pro 1 kcal und pro Tag. Bei 2.500 kcal ergibt das 2,5 Liter pro Tag.

Diese Mengen beinhalten auch jenes Wasser, das über feste Nahrungsmittel aufgenommen wird.

Um zu kontrollieren, ob Sie genügend Wasser trinken, finden Sie es vielleicht hilfreich, Ihre Wasserzufuhr in Ihrem Gesundheitstagebuch zu notieren oder mithilfe einer entsprechenden App auf dem Smartphone zu verfolgen.

Wenn Ihnen Wasser allein zu langweilig geworden ist, peppen Sie den Geschmack mit ein bisschen Obst, Gemüse und Kräutern auf. Ich gebe eine dieser Mischungen gerne in einen Krug Wasser und trinke den ganzen Tag über davon:

- Erdbeeren, Gurke und Minze
- Zitrone und Limette
- Basilikum und Orange

Oder finden Sie heraus, welche Kombination Sie am liebsten mögen!

Es ist wichtig zu wissen, dass Wasser nur ein Puzzleteil der Flüssigkeitsversorgung ist. Wir könnten auch zusätzlich Elektrolyte benötigen.

Ein Mitglied unserer Online-Gruppe mit Namen Kate dachte, dass sie genügend Wasser trinken würde, stellte jedoch eine deutliche Verbesserung bei ihren Symptomen und ihrer Energie fest, als sie bewusst damit begann, Elektrolyte zu ergänzen. Sie berichtete: „Meine Chiropraktikerin sagte immer zu mir, du bist dehydriert', und ich habe mich gefragt, wieso? Ich trinke Unmengen Wasser. Also, offenbar war ich's doch [dehydriert]! Durch die Elektrolytmischung wurde ich ruhiger. Kein Herzstolpern mehr und zum ersten Mal in meinen Leben kommt meine Periode regelmäßig! Außer der zusätzlichen Elektrolytmischung habe ich nichts verändert. Ich habe mehr Energie … [und] ich würde meinen, das ist auch eine riesige Hilfe für meine kaputten Nebennieren, seit ich mich ruhig fühle. Danke!"

Elektrolyte

Sie glauben vielleicht, nur Sportler müssten Elektrolyte auffüllen, um mit genügend Flüssigkeit versorgt zu sein, aber Menschen mit einer Funktionsstörung der Nebennieren und einer Schilddrüsenunterfunktion haben oft einen Mangel an diesen Nährstoffen und ein dauerhaft ausreichender Spiegel würde ihrer körperlichen und mentalen Ausdauer zugutekommen. Bei einer gestörten Stressreaktion kann sich das bloße Überstehen des Tages wie ein Marathonlauf anfühlen! Die Wiederherstellung des Elektrolythaushalts kann die alltäglichen Aufgaben sehr erleichtern.

Ein Sicherheitshinweis ist jedoch geboten: Viele Elektrolytprodukte, auch Sportgetränke, sind nicht unbedingt gesunde Alternativen, denn sie enthalten große Mengen Zucker sowie Farb- und Aromastoffe. Ein bisschen natürlicher Zucker in einem elektrolytischen Ergänzungsmittel ist in Ordnung, denn Glukose unterstützt die Resorption der Mineralstoffe. Ich empfehle eine Mischung, die die wichtigsten Elektrolyte ergänzt wie Natrium, Chlorid, Magnesium und Kalium.

Elektrolyte wie Natrium und Kalium sind körpereigene Mineralstoffe für die Funktionsfähigkeit des Körpers. Sie unterstützen die Gesundheit der Muskeln, indem sie ihre ordnungsgemäße Kontraktionsfähigkeit sicherstellen (Hinweis: Muskelkrämpfe und Muskelschmerzen können ein Zeichen für einen mangelhaften Elektrolythaushalt sein!), den Flüssigkeitshaushalt im Körper aufrechterhalten und eine wichtige Rolle im Verdauungs-, Nerven- und Herzkreislaufsystem, insbesondere hinsichtlich der Blutdruckregulation, spielen.

Deshalb geht eine gestörte Nebennierenfunktion häufig mit einem niedrigen Blutdruck einher. Stimmt der Elektrolythaushalt nicht, kann es zu einem Flüssigkeitsmangel kommen und eventuell zu Symptomen wie Müdigkeit/Erschöpfung, einer hohen Herzfrequenz sowie Durchfall oder Verstopfung. Elektrolyte können dazu beitragen, dass wir uns psychisch und physisch konzentriert und voller Energie fühlen, daher ist es wichtig, sie zu ergänzen.

Elektrolyte sind in verschiedenen Nahrungsmitteln enthalten, zum Beispiel in Fleisch, Fisch, Knochenbrühe, Obst und Gemüse, Meersalz, Meeresalgen und Tees. Es ist wichtig zu wissen, dass Natrium bezüglich einer ausgeglichenen Nebennierenfunktion offenbar der wichtigste Elektrolyt ist, daher empfehle ich, den Schwerpunkt auf natriumreiche Elektrolyte in Form von qualitativ hochwertigem Meersalz zu legen. Die Art des Salzes ist sehr wichtig. Meiden Sie Salz, das verarbeitet und/oder mit Jod angereichert ist („Jodsalz“). Die folgenden Salzarten enthalten vielleicht sehr geringe Mengen Jod, bestehen aber hauptsächlich aus Natrium und Spurenelementen:

- Rosa Himalaya-Meersalz
- Graues Himalaya-Meersalz
- Keltisches/Mediterranes Meersalz

Tipp für die Schilddrüse

Obwohl ein Jodmangel zu einer Jodmangel-Hypothyreose führen kann, kommt diese Art der Schilddrüsenunterfunktion nicht häufig vor. Eine hohe Zufuhr von Jod verschlimmert nachweislich Hashimoto, die häufigste Ursache einer Hypothyreose.

Anpassungen von Natrium und Kalium in Bezug auf Kortisol und den Blutdruck

Natriumreiches Salz hat zwar gesundheitliche Vorzüge, doch Menschen, die an Bluthochdruck, der Menière-Krankheit (Anfalls-Drehschwindel), Diabetes, einer vaskulären Demenz oder Asthma leiden, sollten ärztlichen Rat einholen, bevor sie große Mengen Salz zu sich nehmen. Sie erinnern sich, Betroffene im fortgeschritteneren Stadium der Nebennierenfunktionsstörung haben tendenziell einen niedrigen Blutdruck und einen niedrigen Kortisolspiegel (und Salz kann beides erhöhen).

Im Frühstadium der Nebennierenfunktionsstörung kommt es bei Betroffenen mit einer größeren Wahrscheinlichkeit zu einer Wassereinlagerung, einem hohen Kortisolspiegel und einem hohen Blutdruck. Hören Sie unbedingt auf Ihren Körper. In manchen Fällen gehört zum „Hören auf den Körper" eventuell auch eine Blutdruckmanschette (also häufigeres Messen des Blutdrucks).

Niedriger Kortisolspiegel	Kortisol-„Achterbahn"	Hoher Kortisolspiegel
Morgens und am frühen Nachmittag das Essen mehr salzen, um den Kortisolspiegel für eine längere Zeit auf einem hohen Niveau zu halten und den Blutdruck zu unterstützen.	Erwägen Sie mehr zu salzen, wenn Sie unter morgendlicher/nachmittäglicher Müdigkeit/Erschöpfung leiden, aber meiden Sie Salz, wenn Sie einen hohen Blutdruck haben.	Geben Sie nicht mehr Salz in Ihr Essen, da es Ihren Kortisolspiegel und den Blutdruck weiter erhöhen kann.

Natrium und Kalium, ein weiterer wichtiger Elektrolyt, arbeiten zusammen, um das Gleichgewicht im Körper zu erhalten. Wenn der Natriumspiegel fehlgesteuert ist, ist es der Kaliumspiegel wahrscheinlich auch. Sie brauchen eventuell mehr Kalium bei:

- Übermäßigem Durst
- Verlangen nach Salz
- Wassereinlagerung
- Kognitiven Problemen
- Hohem Blutdruck
- Unregelmäßiger Herzfrequenz
- Nervosität

Sie brauchen eventuell weniger Kalium bei:

- Einem niedrigen Blutdruck
- Einnahme eines Kaliumchlorid-Ergänzungsmittels
- Gastrointestinalen Symptomen wie Übelkeit oder Erbrechen

Wenn Sie irgendwelche dieser Symptome haben, empfehle ich Ihnen, Ihren Kaliumspiegel durch einen Bluttest bestimmen zu lassen, um zu sehen, ob eine dieser Mischungen für die Flüssigkeitsversorgung optimal für Sie ist.

Mischungen für die Flüssigkeitsversorgung

Weniger Kalium:
1 Liter gefiltertes Wasser
½ Teelöffel Meersalz (weiß, grau oder rosa)

Mehr Kalium:
1 Liter Kokoswasser
¼ bis ½ Teelöffel Meersalz (weiß, grau oder rosa)

So können Sie Elektrolyte in Ihren Alltag integrieren:

- Streuen Sie Meersalz nach Geschmack bei jeder Mahlzeit auf das Essen.
- Geben Sie im Laufe des Tages Salz in Ihr Trinkwasser oder in andere Getränke, die zu einer gesunden Ernährung passen. Ich empfehle, Ihren Tag mit meiner Starthilfe für die Nebennieren (Seite 365) zu beginnen, die eine gesunde Prise enthält!
- Stellen Sie eine Sole her (Rezept auf Seite 372), eine hochkonzentrierte Mischung aus Himalaya-Salz und gefiltertem Wasser. Diese Salzmischung kann einmal täglich bis zu 1 Teelöffel auf einmal,

in Wasser gelöst, auf leeren Magen genommen oder in Rezepten verwendet werden.

- Bleiben Sie bei Ihren Gelüsten, es sei denn, es spricht ein medizinischer Grund dagegen. Menschen mit Nebennierenproblemen haben oft ein Verlangen nach Salz, was ich gerne als „Ich-habe-gerade-eine-ganze-Tüte-Chips-gegessen"-Syndrom bezeichne. Also nehmen Sie sich das Salz, nach dem es Sie gelüstet, wenn es qualitativ hochwertiges Salz ist!
- Trinken Sie viel Knochenbrühe, sie ist reich an Elektrolyten. Probieren Sie mein Rezept auf Seite 373 aus.
- Nutzen Sie meine Natrium- und Kalium-Mischungen für die Flüssigkeitsversorgung im Kasten *Anpassungen von Natrium und Kalium in Bezug auf Kortisol und den Blutdruck* auf Seite 197.
- Und nicht zuletzt, nutzen Sie ein Elektrolyt-Mischung-Ergänzungsmittel (S. Ergänzungsmittel im Blickpunkt Nr. 5).

Ergänzungsmittel im Blickpunkt Nr. 5: Elektrolyt-Mischung

Ich habe die Elektrolyt-Mischung von Rootcology, *Rootcology Electrolyte Blend*, als vollständige und ausgeglichene Elektrolyt-Rezeptur entwickelt, die mit wirkungsstarken Inhaltsstoffen für die Nebennieren angereichert ist, um den Zustand der Flüssigkeitsversorgung bei Menschen mit einer Funktionsstörung der Nebennieren (und auch bei allen anderen) zu unterstützen. Diese Rezeptur enthält die Elektrolyte Natrium, Kalium, Chlorid und Magnesium zusammen mit:

- Vitamin C: Hochdosiert, das die Funktionsfähigkeit der Nebennieren, die Immunabwehr, die Mitochondrien, die Schilddrüsenhormone und die Kollagenbildung unterstützt.
- Quercetin/Rutin/Zitrus-Bioflavonoide: Sie wirken synergistisch mit Vitamin C und dämmen Entzündungen ein. Sie haben auch antihistaminische und antivirale Eigenschaften.
- Taurin: Eine Aminosäure, die die Gallenblase unterstützt, Fluorid aus dem Körper entfernt, gut für die Verdauung ist, bei Allergien wirkt und durch die Regulierung der Elektrolyte in den Zellen einen gesunden Blutdruck fördert.

- D-Ribose: Ein natürlicher Zucker, unterstützt den Zustand der Flüssigkeitsversorgung und die Erholung nach sportlicher Betätigung. Ich habe es aufgenommen, weil Studien mit Hochleistungssportlern eine deutliche Leistungssteigerung, weniger Muskelschädigungen und ein geringeres subjektives Belastungsempfinden erkennen ließen. Ich empfehle zwar nicht, sich bei einer Funktionsstörung der Nebennieren intensiv sportlich zu betätigen, aber ich empfehle D-Ribose, da sie bei Müdigkeit/Erschöpfung und Belastung durch die Aufgaben des täglichen Lebens hilfreich sein kann. (Letzten Endes können sich die täglichen Besorgungen für viele Menschen mit einer Nebennierenfunktionsstörung so anfühlen, als würden sie eine große sportliche Anstrengung bewältigen müssen!)

Sie können die Elektrolyte ins Trinkwasser geben oder Ihr Getränk Starthilfe für die Nebennieren (Seite 365) aufwerten, indem Sie das Salz gegen einen Löffel Elektrolyte im Rezept austauschen. Ich gebe für einen erfrischenden Zitrusgeschmack gerne einen Löffel davon in meinen Smoothie.

Es gibt auch andere umfassende Mischungen als Alternativen, die mir gefallen, etwa *Electrolyte Synergy* von Designs for Health sowie *Electrolyte/Energy Formula* von Pure Encapsulations. Zur *Electrolyte/Energy Formula* empfehle ich D-Ribose als Einzelergänzungsmittel, etwa von Pure Encapsulations, dazuzunehmen.

Beachten Sie bitte, dass ein Ungleichgewicht im Elektrolythaushalt verstärkt werden kann, wenn Sie sich intensiv sportlich betätigen, in einem heißen oder trockenen Klima leben und wenn Sie etwas Koffeinhaltiges oder Alkohol trinken. Trifft etwas davon auf Sie zu, dann brauchen Sie vielleicht mehr Wasser und Elektrolyte als Sie glauben.

Erfolge bei Fibromyalgie und Chronischem Müdigkeitssyndrom (CFS, von engl. Chronic Fatigue Syndrome): Dosierungen von 250 mg bis 15 g D-Ribose täglich wurden bei verschiedenen Krankheiten untersucht, etwa bei der Fibromyalgie und bei CFS. Die Elektrolyte von Rootcology enthalten etwa 700 mg und zur Erzielung bester Ergebnisse können Sie vielleicht die Dosis von D-Ribose erhöhen, wenn Sie an einer dieser Krankheiten leiden.

Was hat es mit Koffein auf sich?

Wir sollten vielleicht einmal über den Elefanten im Raum sprechen … die Koffeinzufuhr und die Nebennieren! Zuviel Koffein kann unsere Nebennieren schwächen, weil es die Stressreaktion und die Bildung von Nebennierenhormonen, einschließlich Kortisol, auslöst. Koffein senkt die Sensitivität gegenüber Insulin, sodass unsere Zellen nicht mehr richtig auf Insulin reagieren können und der Blutzuckerspiegel hoch bleibt. Ein hoher Blutzuckerspiegel wird vom Körper als Stress wahrgenommen, der den Kortisolspiegel erhöht.

In den Frühstadien der Nebennierenfunktionsstörung kann Koffein einen hohen Kortisolspiegel verschlimmern und im Zuge des im Laufe der Zeit fortschreitenden Funktionsstörungsprozesses in Richtung eines niedrigen Kortisolspiegels werden wir eventuell von Koffein abhängig, damit wir einen Kortisolschub bekommen. Das Koffein hält uns auf den Beinen, doch mit der Schwächung der Nebennieren werden wir immer gestresster und ängstlicher. Unsere Schlafqualität leidet und weil wir nicht genügend Ruhe bekommen, ist der Griff zu einem koffeinhaltigen Getränk – oder zweien oder dreien – wahrscheinlich. Und der Kreislauf beginnt wieder von vorn: Koffein, schwächere Nebennieren, mehr Koffein, noch schwächere Nebennieren.

Koffein erhöht auch die Durchlässigkeit des Darms, die weiter zur Funktionsstörung der Nebennieren beiträgt.

Aber warum gehört Koffein nicht zu den Dingen, die während des Programms „ausgeschlossen“ sind? Ich bin zu der Erkenntnis gekommen, dass die Abhängigkeit von Koffein für mehr Energie, um den Tag zu bewältigen, die Nebennierenfunktionsstörung zwar verschlimmern kann, aber meist nicht ihre Ursache, sondern eher eine Folge davon ist.

Von erschöpften Menschen zu verlangen, dass sie auf Koffein verzichten, ohne ihnen Möglichkeiten an die Hand zu geben, die tagsüber ihren Energiepegel unterstützen, kann zu einer Verschlechterung von Nebennierensymptomen wie Stimmungsschwankungen und Müdigkeit/Erschöpfung führen sowie dazu, dass selbst die engagiertesten von ihnen „weg vom Fenster“ sind und ihr gesamtes Genesungsprogramm torpedieren, weil ohne Koffein nichts mehr ging.

Außerdem ist Koffein ein Suchtmittel, daher kann es bei manchen Menschen zu Entzugskopfschmerzen, Müdigkeit/Erschöpfung, Übelkeit, Durchfall und sogar Erbrechen kommen, wenn sie einen abrupten, sogenannten „kalten" Entzug machen, anstatt es sich allmählich abzugewöhnen – insbesondere, wenn sie vorher lange Zeit viel Koffein konsumiert haben (das ist keine Theorie, sondern etwas, was ich auf die harte Tour gelernt habe).

Anstatt von Ihnen zu verlangen, dass Sie einen kalten Entzug machen, helfen Ihnen die Maßnahmen des ATP, Ihre Energie auf natürliche Weise zu steigern und damit Ihre Abhängigkeit von Koffein mit der Zeit zu verringern. Wenn Sie zurzeit mehr als zwei Tassen Tee oder Kaffee täglich trinken und insbesondere, wenn Sie nach der Mittagszeit oder in der zweiten Tageshälfte Koffein zu sich nehmen, möchte ich Sie ermutigen, einen Plan zur allmählichen Reduzierung zu machen und in Betracht zu ziehen, die Koffeinzufuhr auf frühere Tageszeiten zu verlegen. Menschen, die am ATP teilnahmen, äußerten sich so:

„Zum ersten Mal nach Jahren konnte ich mir Koffein wirklich abgewöhnen, ohne die scheußlichen Entzugserscheinungen zu haben!"

„Ich konnte mir Koffein total abgewöhnen und alles problemlos weglassen, was Zucker enthält."

So können Sie die Koffeinzufuhr allmählich reduzieren

Zur Entwöhnung von Koffein empfehle ich, es allmählich über einen Zeitraum von vier Wochen zu reduzieren und dabei eine Methode zu nutzen, bei der es jede Woche um 25 Prozent der ursprünglich konsumierten Menge verringert wird. Ich empfehle im Allgemeinen, damit zu beginnen, wenn das Programm schon mindestens eine Woche lang durchführt wird und einige der in diesem Kapitel vorgestellten Maßnahmen zur Energiebildung bereits integriert wurden.

So sieht ein einfacher Plan für jemanden aus, der vier Tassen Kaffee täglich trank:

- Vor Woche 1: 4 Tassen täglich
- Nach Woche 1: 3 Tassen täglich
- Nach Woche 2: 2 Tassen täglich

- Nach Woche 3: 1 Tasse täglich
- Nach Woche 4: absetzen

Wenn Sie mit dem Gedanken spielen, mit dem Koffein aufzuhören, sind die folgenden Strategien hilfreich, um Ihre Entzugserscheinungen zu verringern:

- Geben Sie der zirkadianen ATP-Diät und den Strategien bezüglich der Ergänzungsmittel etwa eine Woche Vorlaufzeit, bevor Sie die Koffeinzufuhr reduzieren.
- Nehmen Sie Bittersalz-Bäder, um Kopfschmerzen zu verhindern oder zu verringern.
- Erwägen Sie „Kaffeeersatzgetränke“, die Adaptogene und eine geringere Menge Koffein enthalten. Gleichen Sie bitte die Adaptogene in Ihren Ergänzungsmitteln und Nahrungsmitteln unbedingt ab, damit Sie sie ganz sicher nicht in zu hohen Dosierungen nehmen.
  - MUD\WTR™, hergestellt mit Kakao oder schwarzem Tee und adaptogenen Pilzen (äußerst kompatibel mit den Mischungen zur Unterstützung der Nebennieren von Rootcology und Pure Encapsulations)
  - Mushroom Coffee (Pilz-Kaffee) von Four Sigmatic, verschiedene Mischungen aus Kaffee und unterschiedlichen Adaptogenen
  - Rasa Coffee Alternative (Kaffee-Alternative) (enthält manche Inhaltsstoffe, die auch in den Mischungen zur Unterstützung der Nebennieren von Rootcology und Pure Encapsulations enthalten sind, daher nur als Ersatz verwenden)
- Ziehen Sie sanfte, die Entgiftung fördernde Getränke in Erwägung:
  - Dandy Blend: Dieses Kräuter-Instantgetränk ist ein ausgezeichnet schmeckender Kaffeeersatz. Es wird mit Löwenzahn hergestellt und ist eine gluten- und koffeinfreie Alternative zu Kaffee, die die Entgiftungswege des Körpers unterstützt, um die Entzugserscheinungen von Kaffee zu minimieren. Wirklich riesig!
- Zitronenwasser: Geben Sie den frischgepressten Saft ½ bis 1 ganzen Bio-Zitrone in eine Tasse heißes Wasser und trinken Sie ihn morgens, um die Energie anzukurbeln.
- Ziehen Sie koffeinfreie ausgleichende Tees (Seite 205f.) in Betracht.

Erleben Sie die heilenden Eigenschaften von Tee

Zu Beginn jeder Woche treffen wir uns im Team und besprechen, was in der bevorstehenden Woche ansteht. Würden Sie jemanden aus meinem Team fragen, was ihm bei diesem Treffen in Bezug auf mich am besten in Erinnerung geblieben ist, würde er vermutlich sagen, mein schicker Becher, randvoll mit Kräutertee! Ich liebe Tee und ich hoffe, Ihnen wird es genauso gehen. Versuchen Sie doch, während des Programms einen oder zwei Becher am Tag zu trinken.

Tee steht schon lange mit guter Gesundheit und gesundheitlichen Eigenschaften in Zusammenhang, und nun haben zahlreiche Studien ergeben, dass verschiedene Tees unter anderem stresslindernd, entzündungshemmend und immunstärkend sind. Es gibt so viele verschiedene Teesorten und jede verfügt über ihr eigenes unverwechselbares Aroma und über einzigartige heilkräftige Vorzüge.

Für das ATP legen wir den Schwerpunkt auf koffeinfreie Kräutertees (aus den Blüten, Früchten, Blättern oder Wurzeln einer Pflanze), die die Nebennieren und die Schilddrüse unterstützen. Meine Lieblingstees zur Entspannung sind die ausgleichenden Tees auf Seite 205f. Sie können wie auf der Packung angegeben zubereitet werden und nach Wunsch den ganzen Tag über getrunken werden. Jeden Nachmittag verstärke ich die Heilkräfte des Tees gerne dadurch, dass ich ihn als Teil eines täglichen Rituals zur Stresslinderung trinke. Ich nehme mir ein paar Minuten Zeit, um ihn langsam Schluck für Schluck an einem ruhigen Platz zu trinken, meine Pläne zu überdenken und zu spüren, wie der Stress des Tages nachlässt. Rituale helfen uns dabei, uns zu entspannen, denn Gehirn und Körper wissen, was sie zu erwarten haben.

Beachten Sie die Sicherheitshinweise zu jedem Tee und holen Sie unbedingt immer ärztlichen Rat ein, wenn Sie Medikamente nehmen, schwanger sind, stillen oder Vorerkrankungen haben (s. Ausgleichende Tees, Informationen über bestimmte Tees [Seite 205f.]).

Ausgleichende Tees

Tee	Beschreibung	Sicherheitshinweise
Kamillentee für besseren Schlaf und zur Entspannung	Wirkstoffe wie Flavonoide und Apigenin verleihen der Kamille ihre schlaffördernden Eigenschaften, indem sie den „Schlafmodus" im Gehirn aktivieren.	– Menschen, die empfindlich auf Pflanzen aus der Familie der Korbblütler reagieren, sollten Kamille nicht verwenden. – Nicht anwenden, wenn Sie an Krankheiten leiden, die sich eventuell bei Östrogenbelastung verschlechtern können. – In der Schwangerschaft meiden. – Kann die Milchbildung bei stillenden Müttern erhöhen.
Zitronenmelisse, unterstützend bei Angstzuständen	Aktive Wirkstoffe in der Zitronenmelisse fördern eventuell die Bildung von GABA (Gammaaminobuttersäure), eines Neurotransmitters, der Stimmungsschwankungen reguliert und Stress und Angstzustände vermindert.	– Schwangere Frauen sollten Zitronenmelisse meiden. – Kann eventuell die Milchbildung in der Stillzeit vermindern.
Tulsi/Königsbasilikum/Indisches Basilikum, den ganzen Tag über zur Unterstützung eines gesunden Kortisolspiegels und zur Verringerung von Angstzuständen	Ein Adaptogen, das den Körper stressresistenter macht. Seine Wirkungen auf die Stabilisierung der Stimmung wurden mit dem Beruhigungsmittel Diazepam verglichen.	– Schwangere Frauen und solche, die schwanger werden wollen, sollten ihn meiden, denn er hat gewisse empfängnisverhütende Wirkungen. – Wird in der Pflanzenheilkunde bei stillenden Müttern als Galaktagogum, das heißt, zur Förderung der Milchbildung, eingesetzt.

Tee	Beschreibung	Sicherheitshinweise
Passionsblume, am Abend, zum Schlafen oder zum Abbau von Ängsten	Fördert den Schlaf und kann Ängste verringern. Eine Studie ergab, dass sie die Schlafdauer und die Schlafqualität erhöhen kann, da sie optimale REM-Schlaf- und Tiefschlaf-Phasen (Non-REM-Schlaf) fördert (die beide für einen guten Schlaf wichtig sind).	– Schwangere und stillende Frauen sollten sie meiden.
Süßholzwurzel für einen morgendlichen Energieschub	Unterstützt die Erhöhung der Kortisolbildung, was zu einer gesünderen Stressreaktion führt.	– Menschen mit einem hohen Blutdruck, einer Leber- oder Nierenkrankheit oder schwangere Frauen sollten sie meiden. – Stillende Frauen sollten vor der Anwendung ärztlichen Rat einholen oder mit ihrer Hebamme sprechen.
Hagebutte zur Schmerzlinderung	Reich an mehreren Wirkstoffen mit starken antioxidativen Eigenschaften, etwa Polyphenolen und den Vitaminen C und E; Hagebuttentee unterstützt das Immunsystem, während Galaktolipide, das hauptsächliche Fett in den Zellmembranen, eine starke entzündungshemmende Wirkung haben, die nachweislich schmerzlindernd ist.	– Schwangere oder stillende Frauen oder wer schon eine tiefe Venenthrombose oder Lungenembolie oder andere Krankheiten hatte, die mit Blutgerinnseln einhergehen, sollten sie meiden.
Pfefferminze zur Unterstützung der Verdauung	Wirkt sich entspannend auf das Verdauungssystem aus, fördert einen Zustand des „Ruhens und Verdauens“, der für eine optimale Verdauung unerlässlich ist.	– Wenn Sie Vorerkrankungen haben oder Medikamente nehmen, holen Sie ärztlichen Rat ein. – In der Schwangerschaft meiden. – Kann bei stillenden Müttern die Milchbildung unterdrücken.

Ingwer zur Unterstützung der Verdauung	Die antioxidativen und entzündungshemmenden Eigenschaften von Ingwer verringern den stressbedingten oxidativen Schaden für den Körper und das Immunsystem.	Menschen mit einer Gallenblasenerkrankung und solche, die Blutverdünner nehmen, sollten ihn meiden. – In der Schwangerschaft meiden. – Es gibt keine bekannten Sicherheitshinweise für stillende Mütter, doch es ist immer gut, ärztlichen Rat einzuholen.
Hibiskus zur Senkung von Blutdruck, Blutzucker und Cholesterin	Reich an Vitamin C, enthält auch Wirkstoffe wie Phenole und Flavonoide, die oxidative Schäden verringern und das Immunsystem stärken.	– Bei niedrigem Blutdruck und einem niedrigen Blutzuckerspiegel meiden. – Bei Vorerkrankungen oder wenn Sie Medikamente nehmen, holen Sie bitte ärztlichen Rat ein. – Es gibt keine bekannten Sicherheitshinweise für schwangere oder stillende Frauen, doch es ist immer gut, ärztlichen Rat einzuholen.
Katzenminze für den Schlaf und bei Angstzuständen	Enthält einen Wirkstoff mit Namen Nepetalacton, der als Sedativum wirkt und diesem Kraut seine beruhigenden, stresslindernden Eigenschaften verleiht.	– Schwangere oder stillende Frauen oder alle, die eine Unterleibsentzündung oder starke Periodenblutungen haben, sollten sie meiden.

Sicherheitssignal Nr. 2: Die Mitochondrien unterstützen

Meine Sicht veränderte sich, als mir klar wurde, dass Koffein für Menschen mit einer Nebennierenfunktionsstörung eine Möglichkeit der Selbstbehandlung ist und zwar eher infolge der Funktionsstörung und nicht als deren Ursache. Es faszinierte mich zu erfahren, dass einer der Gründe, warum wir von Koffein abhängig werden können, dem Umstand geschuldet ist, dass es die Mitochondrien stimulieren kann.

Je eingehender ich mich mit den Mitochondrien beschäftigte, desto klarer wurde mir, dass sie eine wichtige Ursache vieler Probleme sind, auch einer Funktionsstörung der Nebennieren. Daher müssen wir die Mitochondrien richtig unterstützen, damit der Körper wieder regenerieren und seine Abhängigkeit von Koffein überwinden kann.

So unterstützt das Transformationsprogramm für die Nebennieren die Mitochondrien

Wenn es Ihnen geht wie mir, dann ist Ihnen vielleicht aufgefallen, dass die Abkürzung für dieses Programm ATP lautet (entschuldigen Sie, dass mich das ein wenig amüsiert) und ja, das war Absicht! Sie erinnern sich vielleicht, dass die Mitochondrien, die in den Nebennierenzellen der Ort für die Bildung der Nebennierenhormone sind, auch Fettsäuren aus unserer Nahrung verbrennen und diese in ATP umwandeln. ATP (das hier für Adenosintriphosphat steht) ist wie die „Energie-Station" des Körpers, die zur Speicherung und Übertragung von Energie in die Zellen genutzt wird und den Treibstoff für den Betrieb aller Körpersysteme liefert.

Mit der Zeit kann chronischer Stress die Struktur der Mitochondrien schädigen sowie ihre Arbeitsweise beeinträchtigen. Wenn Mitochondrien geschädigt oder beeinträchtigt werden und nicht mehr optimal arbeiten, erfahren wir eventuell einen Energiemangel und Müdigkeit/Erschöpfung sowie eine Fehlsteuerung aller unserer Nebennierenhormone einschließlich Kortisol und Östrogen – und die Stimmungsschwankungen, eine geringe Libido und die Muskelschwäche, die damit einhergehen können!

Wir unterstützen die Mitochondrien mit dem ATP-Programm, indem wir dafür sorgen, dass sie alle Nährstoffe bekommen, die sie für eine effiziente Energiebildung und zur Reparatur von Zellschäden brauchen.

Mehrere Ernährungs- und Ergänzungsstrategien, die ich als Teil des Transformationsprogramms für die Nebennieren empfohlen habe, haben bereits „Multitasking-Fähigkeiten", können also mehreren Zwecken gleichzeitig dienen und sind auch für die Energiebildung und eine gesunde Funktion der Mitochondrien notwendig:

- **Sehr fettreich essen:** Die Mitochondrien brauchen Fettsäuren zur Bildung von ATP (Adenosintriphosphat), daher kann ein Fettmangel tatsächlich einen Energiemangel verursachen.
- **B-Vitamine:** Sie halten die Mitochondrien in Gang und wirken als Kofaktoren und Coenzyme für alle in den Mitochondrien ablaufenden Prozesse. Wenn B-Vitamine knapp werden, werden alle Prozesse langsamer.
- **Vitamin C:** Es wird benötigt, um die Fettsäuren abzubauen und in Energie umzuwandeln.
- **Magnesium:** Es unterstützt die Mitochondrien bei der Reparatur von stressbedingten Zellschäden und optimiert die Energiebildung.
- **Adaptogene, die mehrere Zwecke gleichzeitig erfüllen:** Winterbeere/Schlafbeere (Ashwagandha), Eleuthero und Rosenwurz (sind in Rootcology *Adrenal Support supplement* (Rootcology Ergänzungsmittel zur Unterstützung der Nebennieren enthalten) verbessern nachweislich die Funktion der Mitochondrien und wirken am besten in Synergie als Teil der Mischung zur Unterstützung der Nebennieren.
- **D-Ribose:** Außer dass sie sich wunderbar für die Flüssigkeitsversorgung eignet, unterstützt sie die Bildung von ATP (Adenosintriphosphat in der Elektrolyt-Mischung von Rootcology *Rootcology Electrolyte Blend*). (Es gibt D-Ribose auch als einzelnes Ergänzungsmittel, falls Sie eine Mischung ohne D-Ribose verwenden.)

Doch wir können immer noch mehr tun! Carnitin ist ein wichtiger Nährstoff für die Mitochondrien mit zahlreichen Vorzügen; es unterstützt die Mitochondrien, wenn man es zur Mischung hinzufügt und hilft, die Erschöpfung und das vernebelte Denken zu überwinden.

Ergänzungsmittel im Blickpunkt Nr. 6: Carnitin

So viele meiner Klientinnen und Klienten kommen mit Müdigkeit/Erschöpfung zu mir, und das Ergänzungsmittel Carnitin ist oft ein Wendepunkt für sie. Es kann tatsächlich für einen Energieschub sorgen und die Gehirnfunktion verbessern und die Muskelkraft unterstützen. Wie ein Mitglied unserer Online-Community berichtete: „Die bleierne Müdigkeit, die ich davor hatte, scheint sich durch Carnitin wesentlich gebessert zu haben." Ich habe selbst Menschen durch die Ergänzung mit Carnitin aus einem vernebelten „Faultier-Modus" aufwachen sehen, und meine eigene Muskelschwäche, die Beschwerden und Schmerzen nach der Geburt wurden durch Carnitin rückgängig gemacht! Die Forschung stützt meine Beobachtungen und meine Erfahrung, dass L-Carnitin gegen Müdigkeit und Erschöpfung wirkt. In einer Studie wurden die deutlichsten Verbesserungen bei der „geistigen Ermüdung" festgestellt.

Carnitin optimiert die Fähigkeit des Körpers, Fett zur Energiegewinnung zu verbrennen, und zwar durch den Transport von Fettsäuren in die Mitochondrien, wo diese verbrannt und genutzt werden können. Das ist eine große Unterstützung für den Blutzuckerhaushalt! Carnitin entfernt auch toxische, Gehirn vernebelnde Abbauprodukte wie Ammoniak aus dem Darm und fördert die Darmperistaltik. All das bedeutet mehr Energie und weniger Müdigkeit/Erschöpfung, weniger Nebel im Gehirn, weniger Verstopfung, weniger Verdauungsprobleme und weniger Schwäche und Schmerzen in den Muskeln.

Auch wenn wir unter den richtigen Bedingungen den Carnitin-Vorrat des Körpers optimal nutzen können, müssen wir es auch aus der Ernährung beziehen, hauptsächlich aus Fleisch und anderen tierischen Produkten (Carnitin wird vom Körper selbst produziert, Anm. d. Verlags.). Die durchschnittliche Ernährung eines Erwachsenen deckt etwa 75 Prozent des täglichen Carnitin-Bedarfs (etwa 25 Prozent bildet der Körper selbst). Menschen, die sich vegan und vegetarisch ernähren, nehmen im Allgemeinen nicht genügend Carnitin auf, und Forschungen zufolge kann ihre Darmflora es schließlich nicht mehr ausreichend verstoffwechseln. Selbst bei einer ausgewogenen Ernährung, die reich an Carnitin ist, ist es für Menschen, deren Nebennieren nicht im Gleichgewicht sind oder die Hashimoto haben, eventuell schwierig, eine gesunde Menge an Carnitin zu speichern und zu synthetisieren. Häufige Probleme, die damit einhergehen, etwa Mangel an Nährstoffen, Entzündungen und Verdauungsprobleme, beeinträchtigen die Resorption der B-Vitamine und von Vitamin C, die für die Carnitinbildung benötigt werden. Tatsächlich geht ein Carnitinmangel mit einer nicht intakten Schilddrüsenfunktion einher und ist bei Menschen mit einer Unterfunktion sowie auch mit einer Überfunktion festgestellt worden.

Um wirklich genügend Carnitin aufzunehmen, sollten Sie sicherstellen, dass Sie nur Carnitin aus sauberen Lebensmitteln in Ihre Ernährung aufnehmen, etwa aus qualitativ hochwertigem Biofleisch ohne Hormon-/Antibiotikarückstände. Rotes/dunkles Fleisch (vom Rind) ist die Quelle mit dem höchsten Gehalt (85 g Rindersteak enthalten 81 mg), gefolgt von Schweinefleisch (85 g enthalten 24 mg); und deutlich geringere Mengen finden sich in Fisch und Hühnerfleisch.

Es überrascht Sie vielleicht, dass in manchen Fällen mehr rotes Fleisch vorteilhaft sein kann, doch was die Energiebildung betrifft, stimmt das wirklich (die Deutsche Gesellschaft für Ernährung plädiert für einen eingeschränkten Konsum von dunklem Fleisch, Anm. d. Verlags). Mein Mann und ich witzelten darüber, dass ich während der Schwangerschaft offenbar einen „Hamburger-Mangel" hatte, und die Burger waren tatsächlich eine ausgezeichnete Quelle, nicht nur für Eisen, sondern auch für Carnitin, beides Nährstoffe, die in der Schwangerschaft häufig fehlen.

Zusätzlich empfehle ich ein Ergänzungsmittel zur Aufrechterhaltung eines optimalen Carnitinspiegels und um sicherzustellen, dass Sie Ihre Mitochondrien und den Stoffwechsel unterstützen. Es gibt Carnitin in mehreren Formen, wobei jede ihre eigenen einzigartigen Vorzüge hat.

- L-Carnitin: Gegen Müdigkeit/Erschöpfung und zur Unterstützung der antioxidativen Aktivitäten im Körper. Es ist auch wichtig für die Muskelfunktion. In der Forschung wurde nachgewiesen, dass es Muskelschwäche und Muskelschmerzen beseitigt, und es wird oft in Ergänzungsmitteln zur Leistungssteigerung im Sport, zur optimalen Fettverbrennung und zur Muskelregeneration verwendet.
- Acetyl-L-Carnitin: Gilt gegenüber L-Carnitin als vorteilhafter für das Gehirn und verringert die geistige Erschöpfung (Gehirnnebel ade!).

In der Carnitin-Mischung von Rootcology (*Rootcology Carnitine Blend*) sind 400 mg L-Carnitin kombiniert mit 100 mg Acetyl-L-Carnitin enthalten, sodass Sie die Vorteile beider Formen in einem Ergänzungsmittel bekommen. Ich empfehle zweimal täglich 1000 mg Carnitin (idealerweise eine Kombination dieser Formen). Ich finde auch andere Ergänzungsmittel gut, etwa *Carnitin Synergy* von Designs for Health und *L-Carnitin* von Pure Encapsulations, obwohl das L-Carnitin von Pure Encapsulations nicht die Acetyl-Form enthält).

Über die Ernährung und die Ergänzungsmittel hinaus profitieren die Mitochondrien auch von den Veränderungen in der Lebensweise, die das zirkadiane Gleichgewicht unterstützen. Bei dem Begriff zirkadianer Rhythmus denken Menschen vielleicht an den Schlaf, aber der Aufenthalt im Freien bei natürlichem Tageslicht und die nächtliche Dunkelheit unterstützen unseren Energiepegel jeweils anders. Die Dunkelheit ermöglicht uns, eine größere Menge des Hormons Melatonin zu bilden, das die Mitochondrienfunktion aufrechterhält, und das Licht hilft den Mitochondrien bei der Bildung von mehr Energie. Daher ist die letzte und besonders wichtige Möglichkeit, Ihrem Körper zu verstehen zu geben, dass er sicher ist und die Energie steigern kann, die Wiederherstellung des natürlichen zirkadianen Rhythmus.

Sicherheitssignal Nr. 3: Die Wiederherstellung des zirkadianen Rhythmus

Bei der Wiederherstellung eines ausgeglichenen zirkadianen Rhythmus geht es um viel mehr als um die Verbesserung der Schlafqualität. In Kapitel 2 habe ich bereits erwähnt, dass Schlafmangel der schnellste Weg zu einer Funktionsstörung der HPA-Achse ist, und, wie Sie vielleicht schon vermutet haben, gehört viel Schlaf zu den hilfreichsten Methoden, um die HPA-Achse wieder ins Gleichgewicht zu bringen. Doch obwohl der Schlaf sicher einen großen Anteil an diesem Puzzle hat, geht es beim zirkadianen Rhythmus um viel mehr als darum, sich gut zu erholen. Er steht in enger Verbindung mit der Funktion unserer Nebennieren, der Stimmung, der Energie und der Gesundheit. Das liegt daran, dass der zirkadiane Rhythmus, die biologische Uhr des Körpers, mehrere Körperfunktionen reguliert, auch die täglichen Schwankungen im Schlaf- und Wachzustand, die Hormonfreisetzung, die Körpertemperatur, die Verdauung und den Stoffwechsel.

Wenn der zirkadiane Rhythmus richtig funktioniert, ist er synchron mit dem 24-Stunden-Tag und dem natürlichen Zyklus von Licht und Dunkelheit. Sonnenlicht auf unserer Netzhaut signalisiert dem Gehirn, dass es an der Zeit ist aufzustehen und wach zu sein und es werden mehrere Maßnahmen eingeleitet, um den Körper für den bevorstehenden Tag „hochzufahren". Dazu gehört auch die Aktivierung der morgendlichen Kortisolbildung, damit wir aus dem Bett springen, munter und voller Energie (der Höhepunkt ist etwa eine Stunde nach dem Aufwachen erreicht) sowie das Signal an das Verdauungssystem, sich für die ankommenden Nährstoffe bereit zu machen.

Die beginnende Dunkelheit teilt dem Gehirn mit, dass es Zeit für den Körper ist herunterzufahren und sich auf den Schlaf vorzubereiten, eine Zeit des Ruhens und Heilens. Der Kortisolspiegel, der im Laufe des Tages ständig gesunken ist, fällt um die Schlafenszeit extrem ab, wir dürfen uns müde fühlen, sodass wir einschlafen können, und er erreicht gegen Mitternacht seinen tiefsten Wert. Das Verdauungssystem verlangsamt sich – weshalb es zu Bauchbeschwerden kommen kann, wenn wir spät abends essen – und es kommt zur Ausschüttung der Hormone, die für das Wachsen und Instandsetzen des Körpers zuständig sind.

Wenn dieser natürliche Rhythmus gestört wird, werden Energiepegel und Schlaf tiefgreifend in Mitleidenschaft gezogen. Wir sind eventuell tagsüber müde und haben insgesamt einen niedrigen Energiepegel oder wir sind müde, aber aufgedreht, was uns das Einschlafen erschwert, selbst wenn der Körper erschöpft ist. Wir können Einschlaf- oder Durchschlafprobleme haben, und es kann auch vorkommen, dass wir zu früh aufwachen. Und dann gibt es da noch die Probleme mit der Verdauung und dem Immunsystem, das vernebelte Gehirn, die Stimmungsschwankungen und eine geringe Libido!

Es gibt viele Gründe dafür, dass der zirkadiane Rhythmus aus dem Gleichgewicht geraten kann und viele davon stehen mit der künstlichen Beleuchtung in unserem modernen Leben in Zusammenhang, die die Nacht taghell erscheinen lässt, sodass der Körper die Botschaft „herunterfahren“ nicht bekommt. Dazu gehören die blauen Lichter, die unentwegt von elektronischen Geräten emittiert werden (Handys, Laptops, Tablets). Studien haben ergeben, dass blaues Licht beträchtlichen Einfluss auf den zirkadianen Rhythmus nimmt, die Wachheit erhöht und zu Schlafproblemen beiträgt, wenn es nachts genutzt wird. Außerdem verbringen viele von uns einen Großteil des Tages im Haus, entfernt vom natürlichen Licht am Morgen und im Verlauf des Tages. Andere Gründe für einen gestörten zirkadianen Rhythmus sind:

- Nachtschichten und Arbeitszeiten außerhalb der regulären Arbeitszeit
- häufiger Schichtwechsel
- Reisen über eine oder mehrere Zeitzonen, das heißt Jetlag
- bestimmte Medikamente
- Schlafapnoe, das heißt, zeitweise Atemaussetzer während des Schlafens (Schnarchen wird mit Apnoe in Zusammenhang gebracht; also, wenn Sie schnarchen, sollten Sie sich untersuchen lassen. Mehr über die Schlafapnoe finden Sie unter *Schlaflosigkeit und Schlafprobleme* [Seite 337ff.] in Kapitel 10.)

Ein unausgeglichener zirkadianer Rhythmus kommt so häufig vor, doch viele von uns wissen nicht einmal, dass er der Grund für die Müdigkeit/Erschöpfung, Reizbarkeit, Schlaflosigkeit und das verschwommene Denken ist, geschweige denn, wie man das rückgängig machen kann! Doch das können wir definitiv und das ist es auch wert. 86 Prozent der Menschen, die das ATP-Programm durchlaufen haben, berichteten, dass es ihnen durch die Maßnahmen für einen ausgeglichenen zirkadianen Rhythmus und die Optimierung des Schlafes besser ging.

Lichttherapie

Da der zirkadiane Rhythmus sehr stark lichtabhängig ist, gehört die regelmäßige Einwirkung von Tageslicht und die Einschränkung der Beleuchtung am Abend und in der Nacht zu den wirksamsten Maßnahmen, um das Gleichgewicht wiederherzustellen.

Helles Licht am Morgen

Viel helles Licht direkt am Morgen, meist innerhalb der ersten Stunde nach dem Aufwachen, führt zu der großartigen hohen Kortisolausschüttung, um den Tag zu beginnen (auch Kortisol-Aufwachreaktion genannt). Natürliches Tageslicht ist die beste Lichtquelle und enthält das gesamte Farbspektrum und alle Wellenlängen des Lichts (wie ein Regenbogen). Es enthält viel blaues Licht, ein kurzwelliges Licht, das dem Gehirn ein starkes Signal sendet, dass es an der Zeit ist, wach zu sein, die Aufmerksamkeit zu steigern, die Reaktionszeiten zu beschleunigen und die Stimmung zu heben. Studien haben ergeben, dass die Einwirkung von kurzwelligem Licht am Morgen die Kortisol-Aufwachreaktion im Vergleich zu Dämmerlicht beträchtlich verstärkt.

Kluge Mütter wissen, dass ihre kleinen Kinder auch besser schlafen, wenn sie morgens viel helles Licht abbekommen. Wenn das Wetter es zulässt, versuchen Sie, gleich nach dem Aufwachen nach draußen zu gehen. Ja, das geht auch, wenn Sie Kinder haben. Manche Eltern mögen Spaziergänge mit dem Kinderwagen am frühen Morgen. Ich trinke gerne Kaffee oder Tee auf der Terrasse, während mein Sohn in der Nähe spielt. Schon ein paar Minuten am Tag können hilfreich sein. Wenn Sie nicht dort wohnen, wo immer die Sonne scheint, gibt es trotzdem Hoffnung. Ich weiß, Morgensonne zu erwischen kann in nördlichen Breitengraden schwierig sein, insbesondere im Winter, doch wenn man Dinge nutzt wie morgens eine Lichttherapie oder eine Blaulichtlampe (auch als „happy" oder SAD-Therapielampe bezeichnet [SAD steht für saisonal-affektive Störung oder Winterdepression; zugleich ist sad das englische Wort für traurig; Anm. d. Übers.]) und am Abend eine Brille, die das blaue Licht blockiert, dann können diese natürlichen Zyklen imitiert werden. Neuere Studien legen nahe, dass die Blaulichttherapie die Funktion der Immunzellen steigern kann, und entsprechende Geräte sind auch bei der „Winterdepression" mit großem Erfolg untersucht worden.

Bei mir ist die Morgensonne und an einem nicht sonnigen Tag die Lichttherapielampe von entscheidender Bedeutung gewesen, um meinen zirkadianen Rhythmus ins Gleichgewicht zu bringen, die morgendliche Müdigkeit loszuwerden und meinen Kortisolspiegel zu steigern.

Ich hatte die meiste Zeit meines Lebens selbst mit der Winterdepression zu kämpfen, bis ich nach Südkalifornien zog, wo sie wegging. Ich hatte mir nicht viel dabei gedacht, doch sie kam wieder, als ich 2011 zurück nach Chicago ging. Diese speziellen Winter dort sind besonders kalt, lang und düster, was Chicago den Spitznamen „Chi-birien" eintrug (Sie verstehen es, ja? Wie Sibirien). Ich habe Kalifornien optimistisch und glücklich im Januar verlassen und war im März ein Häufchen Elend. Die Lichttherapie verbesserte meine Stimmung und meinen Energiepegel innerhalb von ein paar Tagen erheblich, und ich nutzte sie in Chicago in jedem Winter, an manchen Tagen im sonnigen, aber schneereichen Colorado und an den meisten Tagen, während ich im romantischen, regnerischen Amsterdam lebte! Sie kann auch wirklich hilfreich sein, wenn Sie morgens Schwierigkeiten mit dem Wachwerden haben. Ich empfehle eine Blaulichtlampe fürs Nachtkästchen oder fürs Badezimmer, die Sie anschalten, wenn Sie aufwachen beziehungsweise, wenn Sie sich fertigmachen.

Den ganzen Tag über natürliches Licht

Über Lichtrezeptoren im Augenhintergrund registriert das Gehirn die wechselnde Intensität des natürlichen Lichts im Tagesverlauf und weiß dadurch, wo im 24-Stunden-Zyklus es sich befindet und synchronisiert die Körperfunktionen (und die Freisetzung von Kortisol) entsprechend.

Schränken Sie die künstliche Beleuchtung bei Dunkelheit ein

Blaues Licht sendet dem Gehirn ein starkes Signal, dass es an der Zeit ist, wach zu sein, den Kortisolspiegel hochzufahren, die Aufmerksamkeit zu steigern, die Reaktionszeiten zu erhöhen und die Stimmung zu heben. Das ist hilfreich, wenn wir morgens und tagsüber mehr Kortisol bilden wollen, kann aber am Abend stören, wenn wir versuchen, uns zu entspannen. Viele von uns haben Schlafprobleme und bilden zu den falschen Zeiten übermäßig viel Kortisol, einfach, weil zu spät am Tag blaues Licht von den LED-Glühbirnen und Fernsehgeräten, Computern und Smartphones ausgestrahlt wird. Dadurch wird dem Gehirn mitgeteilt, es sei Tag, wenn wir schon schlafen gehen wollen! Gegen Ende des Tages sollten wir das blaue Licht einschränken und dem Gehirn signalisieren, dass es an der Zeit ist, sich auf die Nachtruhe vorzubereiten.

Licht und der zirkadiane Rhythmus

Selbst wenn wir sieben Tage rund um die Uhr in Licht getaucht werden, sind viele von uns nicht in ausreichender Menge dem richtigen Licht ausgesetzt, damit ein ausgeglichener zirkadianer Rhythmus unterstützt und Kortisol optimal freigesetzt wird. Glühbirnen sind zwar großartig, damit wir etwas sehen können, aber sie sind uns keine großartige Hilfe, wenn es darum geht, das natürliche Auf und Ab des Lichts im Laufe eines 24-Stundentages zu synchronisieren.

Nicht nur, dass die Intensität von künstlichem Licht, das unsere Wohnungen beleuchtet, den ganzen Tag über gleichbleibt und es so für das Gehirn schwer wird, Veränderungen und das Vergehen der Zeit zu registrieren, künstliches Licht hat auch eine wesentlich geringere Intensität als das natürliche Licht und das Sonnenlicht draußen.
In einem gut beleuchteten Innenraum werden unsere Augen einem Bereich von 100 bis 500 Lux ausgesetzt (ein Standardmaß dafür, wie viel Licht auf ein Objekt – oder die Netzhaut! – in etwa einem Meter Entfernung von der Lichtquelle trifft). Doch draußen können es an einem strahlenden, wolkenlosen Tag bis zu 150 000 Lux sein. Selbst an einem wolkigen Tag können es noch 1000 Lux sein! Die Intensität von natürlichem Licht und Sonnenlicht bringt uns viel näher an die geschätzten 10 000 Lux heran, die das Gehirn braucht, um die Kortisol-Aufwachreaktion auszulösen, und die Wellenlänge des Lichts spielt ebenfalls eine Rolle.
Wenn man sich Gedanken über Licht und den zirkadianen Rhythmus macht, finde ich es hilfreich, den „Höhlenmenschen-Test" zu machen: Wären Urmenschen zu dieser Zeit dem Tageslicht ausgesetzt gewesen? Ohne Straßenlampen, E-Mails, Arbeitsplätze in Innenräumen und Streaming-Fernsehen war es sehr viel einfacher im Einklang mit Tag und Nacht zu leben! Doch wenn wir die im ATP-Programm enthaltenen einfachen Maßnahmen beim Essen und in der Lebensweise umsetzen, können wir das Gleichgewicht wiederherstellen.

Welches Licht für welchen Kortisolspiegel?

Bei einem

niedrigen Kortisolspiegel	schwankenden Kortisolspiegel	hohen Kortisolspiegel
ist helles Licht am Morgen und am Nachmittag am wichtigsten, um den Kortisolspiegel auf natürliche Weise zu steigern.	ist helles Licht am Morgen und am Nachmittag am wichtigsten und das Blockieren von hellem und blauem Licht nach Sonnenuntergang.	ist das Blockieren von hellem und blauem Licht nach Sonnenuntergang am wichtigsten, um einen Anstieg des Kortisolspiegels am Abend zu verhindern.

Tägliche Gewohnheiten

Wir können uns weitere tägliche Gewohnheiten zunutze machen, um dem Körper durchgängig mitzuteilen, wann er wach sein und wann er ruhen sollte.

Finden Sie Ihr Zeitfenster für den Schlaf

Obwohl das von Mensch zu Mensch verschieden ist, haben wir alle ein Zeitfenster, wann wir müde werden und zum Schlafen bereit sind. Wenn wir zu lange aufbleiben und dieses Fenster übergehen, riskieren wir einen Kortisol-bedingten neuen Energieschub, der uns stundenlang wachhalten kann. Bei vielen Menschen liegt dieses Fenster zwischen 21 und 23 Uhr, obwohl es sich mit der Jahreszeit verändert und sich bei späterem Sonnenuntergang nach hinten verschiebt.

Entwickeln Sie eine Abendroutine

Körper und Geist lieben Beständigkeit. Wenn wir eine abendliche Routine rund um das Schlafengehen schaffen, etwa ein Bad mit Bittersalz nehmen oder Entspannungsmusik hören, dann erkennt der Geist, dass es an der Zeit ist, Kortisol herunterzufahren, zu entspannen und in den Erholungsmodus zu gehen.

Ihr Schlafplatz sollte immer kühl, dunkel und entspannend sein wie eine Höhle!

Schlafen an einem dunklen, kühlen und ruhigen Ort verhilft Ihnen zu einem besseren Schlaf und Sie wachen erholter auf. Ihre Körpertemperatur sinkt nachts auf natürliche Weise ab, und wenn Sie in einer kühleren Umgebung schlafen (zwischen 15 und 19 °C), kann Ihr Körper tiefer schlafen und seine Schlafphasen durchlaufen – und, meiner Erfahrung nach, kann das auch gegen Albträume helfen. Versuchen Sie, den Thermostat herunterzuregeln (oder ein Fenster zu öffnen) oder die optimale Körperkerntemperatur mit einer kühlenden Matratzenauflage zu unterstützen. Blockieren Sie Außengeräusche mit weißem oder rosa Rauschen (mit einem kleinen elektronischen Gerät, das verschiedene beruhigende Töne abspielt. Rosa Rauschen wird leiser je höher die Frequenz steigt; Anm. d. Übers.). Ich benutze gern einen Luftreiniger, der nicht nur für saubere Luft in meinem Zimmer sorgt, sondern auch ein weißes Rauschen von sich gibt. (Auch so etwas bekommen Sie im Fachhandel.) Dann gibt es noch Einzelgeräte, die Ihnen zahlreiche Töne zur Auswahl bieten. Benutzen Sie nach Möglichkeit Bettzeug aus natürlichen Materialien, das frei von Schadstoffen wie polybromierten Diphenyläthern (PBDE, bromhaltige organische Chemikalien, die als Flammschutzmittel verwendet werden) ist. Und schließlich, sorgen Sie dafür, dass Ihr Zimmer wirklich ganz dunkel ist, um die Melatoninbildung zu optimieren. Bei der geringsten Lichtmenge sinkt die Melatoninbildung und der Schlaf kann gestört sein. Verdunklungsvorhänge oder Jalousien können auch hilfreich sein sowie das Ausschalten aller Apparate in Ihrem Schlafzimmer und/oder das Abdecken aller Licht emittierenden Geräte mit dunklen Aufklebern oder Klebeband.

Gewöhnen Sie sich an, abends Tagebuch zu schreiben

Oft kann man nicht einschlafen, weil der Stress durch einen überaktiven Geist den Kortisolspiegel in die Höhe treibt. Wenn wir beunruhigt über all die Dinge sind, die für den nächsten Tag auf unserer Liste stehen oder wenn uns immer noch ein Streit, den wir früher am Tag mit unserer „besseren Hälfte“ hatten, im Kopf herumgeht, dann ist es fast unmöglich, das Gedankenkarussell zu stoppen und einzuschlafen. Manchmal kann schon allein das Niederschreiben der Gedanken, die uns durch den Kopf gehen, den Einfluss, den sie auf uns haben, verringern und es uns ermöglichen, sie loszulassen und zur Ruhe zu kommen.

Verwenden Sie ätherisches Lavendelöl

Bei manchen Menschen mit Nebennierenproblemen steigt direkt vor dem Zubettgehen der Kortisolspiegel an, sie haben einen Energieschub, der sie daran hindert, einzuschlafen, selbst wenn sie müde sind. Hier kann ätherisches Lavendelöl zur Förderung eines ruhigen und erholsamen Schlafes verwendet werden. Man kann es in einem Zerstäuber auf das Nachtkästchen stellen, ein paar Tropfen davon auf das Kopfkissen geben oder es mit einem Trägerstoff wie Kokosöl verdünnen und auf die Haut auftragen. (Lavendelöl kann allergen wirken. Allergiker sollten vorher sicherstellen, dass sie nicht darauf reagieren; Anm. d. Übers.)

Passen Sie Ihre sportliche Betätigung an

Unmittelbar nach intensivem Sport kann der Kortisolspiegel steigen und den Schlaf stören. Versuchen Sie, nicht länger als bis zwei Stunden vor dem Zubettgehen Sport zu treiben. Wenn Sie gerne abends Sport machen, dann erwägen Sie ein Training mit niedriger Intensität, das den Schlaf fördert, etwa Restorative Yoga oder Yin Yoga (eine entspannende Praxis, bei der die Asanas, die Positionen, länger gehalten werden), Stretching und Tai Chi.

Verlegen Sie Ihre Koffeinzufuhr auf einen früheren Zeitpunkt

Ich habe bereits erwähnt, dass Koffein eine negative Folge und ein verschlimmernder Faktor für die Nebennierenfunktion ist. Die Zufuhr von Koffein kann durch eine Erhöhung des Kortisolspiegels zu Schlafschwierigkeiten führen. Eine Studie von 2013 ergab, dass koffeinhaltige Getränke, die man zur Schlafenszeit, drei Stunden davor und selbst sechs Stunden davor zu sich nimmt, den Schlaf beeinträchtigen können. Als Daumenregel gilt: Trinken Sie Kaffee ganz allgemein nicht später als acht Stunden vor dem Zubettgehen. Gehen Sie, um Ihre Koffeinzufuhr anzupassen, nochmal zur Anleitung im Abschnitt *Was hat es mit Koffein auf sich?* auf Seite 201f. zurück.

Trinken Sie eventuell etwas Entspannendes zum Schlafengehen

Kräutertees mit z.B. Kamille, Katzenminze, Passionsblume und Tulsi können einen erholsamen Schlaf fördern. Informieren Sie sich in der Tabelle Ausgleichende Tees auf Seite 205 über die Vorzüge verschiedener Tees und die Sicherheitshinweise. Der adaptogene Reishi-Pilz wirkt auch beruhigend.

Behalten Sie Ihr Schlafverhalten im Blick

Ich möchte Sie dazu ermuntern, Ihr Schlafverhalten während des Programms im Blick zu behalten. Man kann richtig Lust bekommen bei den Hilfsmitteln und Apps (ich mag den Oura-Ring) oder nutzen Sie Ihr Gesundheitstagebuch, um festzuhalten, wann Sie schlafen gegangen sind, wann Sie aufgestanden sind und wie Sie geschlafen haben. Achten Sie darauf, wie verschiedene Veränderungen der Lebensweise, Nahrungs- und Ergänzungsmittel sich auf Ihren Schlaf auswirken. Nicht jeder Mensch ist gleich, und manche Hinweise, um dem Körper zu signalisieren, dass es an der Zeit ist aufzuwachen oder zu schlafen, wirken vielleicht bei Ihnen besser als bei anderen.

Die zirkadiane Zeitplanung bei Nahrungs- und Ergänzungsmitteln

Wir wissen, dass die Nebennieren an den zirkadianen Rhythmus gebunden sind und Schlafmangel der schnellste Weg zu einer Nebennierenfunktionsstörung ist. Um den Weg für mehr Energie während des Tages und einen besseren Schlaf in der Nacht zu bereiten, können wir uns die zirkadiane Ernährung zunutze machen. Denn ebenso wie Schlafen und Wachen ist auch die Verdauung an den zirkadianen Rhythmus gebunden, und wenn wir unsere Mahlzeiten und bestimmte Nahrungs- und Ergänzungsmittel im Einklang damit zu uns nehmen, dann tun wir genau das. Die richtigen Nahrungsmittel und Getränke zur richtigen Zeit unterstützen eine gesunde Kortisolkurve.

Wir haben bereits über die Verschiebung der Koffeinzufuhr auf einen früheren Tageszeitpunkt gesprochen, um den Tagesrhythmus mit Kräutertees und Adaptogenen ins Gleichgewicht zu bringen (Seite 201), und durch den Ausgleich Ihres Blutzuckerspiegels praktizieren Sie bereits eine zirkadiane Ernährung. Blutzuckerschwankungen können zu einem Abfall des Kortisolspiegels im Tagesverlauf und zum Anstieg mitten in der Nacht führen. Falls Sie jemals nachts um 2 oder 3 Uhr mit ängstlichen Gedanken aufgewacht sind und eine Kleinigkeit zu essen brauchten, um wieder einzuschlafen, dann ist das ein Zeichen, dass Ihr Blutzucker ins Gleichgewicht gebracht werden muss.

Eine andere Möglichkeit, das Gleichgewicht des zirkadianen Rhythmus zu unterstützen, ist zu essen, wenn die Sonne aufgegangen ist (vorzugsweise an einem lichtdurchfluteten Platz im Freien) und nach Sonnenuntergang nichts mehr zu essen (dieses verkürzte Zeitfenster für die Nahrungsaufnahme wird manchmal als Intervallfasten bezeichnet).

Sie können sofort damit beginnen, tagsüber und im Freien große Mengen zu essen – der Zeitplan der ATP-Diät ist so aufgestellt. Wir nehmen die meisten unserer Kalorien zu einem früheren Zeitpunkt zu uns und beginnen mit einem reichhaltigen Frühstück (einem riesigen Smoothie!), gefolgt von einem großen Salatteller oder einer Suppe zum Mittagessen. Beim Abendessen lassen wir die Nahrungsaufnahme mit einer kleineren Gemüse- und Protein-Mahlzeit ausklingen.

Im Anfangsstadium Ihres Blutzuckerausgleichs müssen Sie jedoch vielleicht häufiger essen und sogar direkt vor dem Schlafengehen noch eine Kleinigkeit zu sich nehmen, und das ist in Ordnung. Mit zunehmender Besserung Ihres Blutzuckerspiegels können Sie eventuell am Intervallfasten teilnehmen.

Währenddessen gibt es noch andere Essensstrategien, die wir integrieren können:

- Durch eine fettreiche Mahlzeit am Morgen wird sichergestellt, dass der Körper über genügend Cholesterin und Fettsäuren verfügt, um Hormone und Energie zu bilden, wenn sie am meisten gebraucht werden. Die Starthilfe für die Nebennieren (Seite 365), gefolgt von einem grünen Smoothie (wie meinem Ursachen-an-der-Wurzel-packen-Smoothie) (Seite 372) eine Stunde später ist genau das Richtige! Eine Grapefruit am Morgen (aber nicht am Abend) kann den Abbau von Kortisol auch verlangsamen. Bei der Grapefruit gibt es eine Menge Wechselwirkungen mit Medikamenten, besprechen Sie das deshalb bitte in Ihrer Apotheke, wenn Sie Medikamente nehmen.
- Energiesteigernde Adaptogene und B-Vitamine werden am besten morgens genommen, um Sie bei der Bildung von mehr Energie zu unterstützen, wenn Sie sie brauchen und nicht am Abend, sodass Sie dann die ganze Nacht herumschwirren.

  Süßholz (in der *Unterstützung für die Nebennieren* von Rootcology, *Rootcology Adrenal Support* enthalten oder als einzelnes Ergänzungsmittel) wird auch am besten am Morgen genommen, um den morgendlichen Kortisolspiegel länger hoch zu halten.
- Der Maca Latte (Seite 367) mit gutem Fett und adaptogenem Maca oder der Tulsitee Latte (Seite 370) kann morgens getrunken werden und am Nachmittag, um einem Energieabfall entgegenzuwirken.
- Magnesium und Myo-Inositol haben beide eine schlaffördernde Wirkung und werden am besten zur Schlafenszeit genommen.

- Omega 3-reicher Fisch zum Abendessen kann dazu beitragen, den Kortisolspiegel zu senken, um Ruhe und Entspannung zu fördern.

Da Ihr zirkadianer Rhythmus durch diese Veränderungen der Lebensweise wieder ins Gleichgewicht kommt, sollte es Ihnen bald leichter fallen, ein- und durchzuschlafen und sich tagsüber erfrischter und energiegeladener zu fühlen. Wenn Ihr Schlaf weiterhin ein Problem bleibt, beachten Sie bitte, dass wir zu einem späteren Zeitpunkt im Programm nochmal auf den Schlaf zurückkommen und bei Bedarf tiefer einsteigen, um einige der anderen Faktoren herauszufinden, die zu Ihrem Schlafproblem beitragen könnten und weitere Strategien zu diskutieren, wie man dagegen vorgehen kann.

Handlungsschritte

Um neue Energie zu tanken, sollten Sie:

- je nach Ihrem Gewicht täglich ausreichend Wasser trinken und sicherstellen, dass Sie Elektrolyte durch elektrolytreiche Nahrungsmittel, qualitativ hochwertiges Meersalz, Mischungen zur Flüssigkeitsversorgung und/oder eine Elektrolytmischung in Form eines Ergänzungsmittel auffüllen.
- ein Herz für Ihre Mitochondrien haben! Ziehen Sie ein Carnitin-Ergänzungsmittel als zusätzliche Unterstützung in Betracht.
- sich am Morgen hellem Licht und tagsüber viel natürlichem Licht aussetzen, künstliche Lichtquellen am Abend einschränken und Ihre täglichen Gewohnheiten von der Zeit her so legen, dass der zirkadiane Rhythmus ausgeglichen, der Schlaf verbessert, die Energie gesteigert und die Stimmung gehoben sowie das hormonelle Gleichgewicht wiederhergestellt wird.

Kapitel 6

Regenerieren

Ziele

- Teilen Sie Ihrem Körper durch positive Gedanken und angenehme Aktivitäten mit, dass er sicher ist.
- Gehen Sie jeden Tag ganz besonders liebevoll und mitfühlend mit sich selbst um.
- Tauschen Sie Ihre innere kritische Stimme gegen eine aus, die Sie ermutigt und sich mit Ihnen verbündet.

Unser Körper muss sich sicher fühlen, damit er sich wohlfühlen kann und wenn er sich wohlfühlt, dann fühlt er sich sicher. Fühlt er sich in irgendeiner Weise bedroht, schaltet er vom Ruhe-, Verdauungs- und Heilungsmodus in einen chronischen Stresszustand, der die Kampf- oder Fluchtreaktion hochfährt und die HPA-Achse an ihre Grenzen bringt. Der Schlüssel zur Wiederherstellung der Gesundheit ist, dem Körper Botschaften der Sicherheit zu übermitteln, dann weiß er, dass er den Überlebensmodus abschalten und sich auf den Heilungsprozess konzentrieren kann. Wir haben bereits sechs starke Sicherheitssignale betrachtet, die von der Ernährung, unterstützenden Ergänzungsmitteln und der Lebensweise ausgehen können. In diesem Kapitel geht es darum, wie wir durch einen guten Umgang mit uns selbst regenerieren, uns erholen – und unsere Lebensfreude wieder erwecken können.

Leider können wir unserem Körper nicht direkt sagen, „Hey, wir sind jetzt sicher. Zeit, gesund zu werden!“ Wir müssen ihm das in einer Sprache mitteilen, die er versteht und die Sicherheitssignale durch unsere Geisteshaltung und unsere Handlungsweisen ausdrücken. In diesem Kapitel nutzen wir dazu positive Gedankenmuster, das Mitgefühl mit uns selbst, angenehme Aktivitäten und einfache Möglichkeiten des Selbstausdrucks, die uns in einen heilungsfördernden parasympathischen Zustand bringen, in dem das parasympathische Nervensystem aktiviert ist, der nachweislich Stress und Angstzustände abbaut, Entzündungen eindämmt, das Immunsystem unterstützt sowie die Stimmung und die Libido hebt.

1. **Positive Gedankenmuster:** Eine positive Geisteshaltung macht einen großen Teil der Genesung aus. Wir schicken uns selbst positive, heilsame Botschaften, um unseren Körper aus dem Kampf-oder-Flucht-Modus in den „Modus des Ruhens und Verdauens“ zu bringen und sorgen für eine Extra-Dosis Zuversicht und Motivation, um unsere Ziele für die Gesundheit und im Leben zu erreichen.
2. **Angenehme Aktivitäten:** Das zu tun, wobei wir uns wohlfühlen, spornt die Freisetzung des „Liebes“-Hormons Oxytocin an – eine einfache, aber superstarke Möglichkeit, Stress abzubauen!
3. **Kreativ sein, einfach so:** Herumkritzeln, stricken, etwas in ein Notizbuch kleben und schreiben, mit Fingerfarben malen oder einfach *irgendetwas* machen fördert die Ruhe und eine positive Geisteshaltung. Wir lassen unserer Vorstellungskraft freien Lauf und finden Möglichkeiten, uns auszudrücken.

Für viele meiner Klientinnen und Klienten sind es diese „Rezepte“ des ATP, die zu den größten Veränderungen führen. Wie Diana S. mitteilte: „Die meisten beziehungsweise viele meiner Symptome sind weg. [Am hilfreichsten war] in Bezug auf das Verhalten: Eine bessere Alltagsroutine aufzubauen, die mehr Zeit für Schlaf und Entspannung lässt.“ Ich hoffe, Sie werden auch gesünder, haben weniger Stress und mehr Freude!

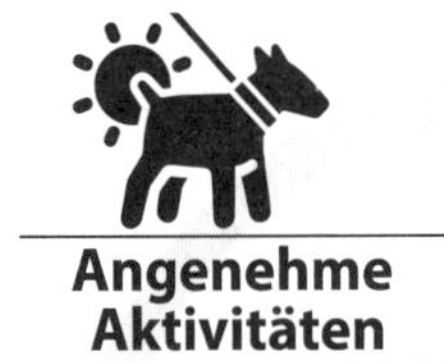

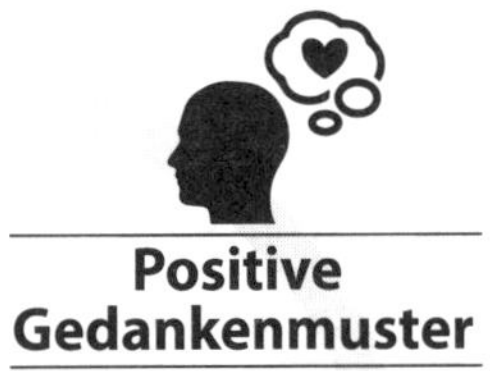

Angenehme Aktivitäten

Positive Gedankenmuster

Regenerieren

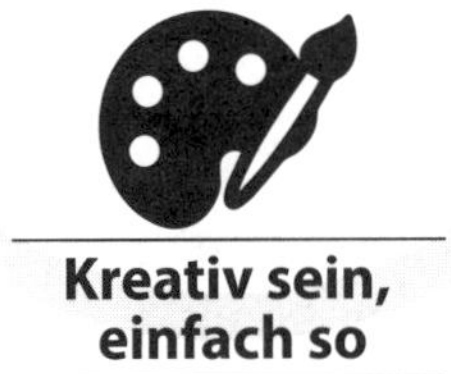

Kreativ sein, einfach so

Sicherheitssignal Nr. 1: Positive Gedankenmuster

„Ob Sie denken, Sie können es oder Sie können es nicht, Sie haben Recht."

(Henry Ford zugeschrieben)

Haben Sie gewusst, dass die Forschung nachgewiesen hat, dass negative Gedanken Entzündungen im Körper verursachen können? Es ist nur natürlich, dass viele Stresssymptome einem Menschen das Gefühl geben können, er sei ein machtloses Opfer. Aber wenn wir in einer pessimistischen Opferrolle sind, geben wir unsere Macht aus der Hand und bleiben in negativen Gedankenmustern stecken, die den Körper warnen, wir seien nicht sicher und jeder Versuch, eine Besserung zu erreichen, sei sinnlos.

Besonders wichtig ist, dass diese Gedankenmuster uns daran hindern zu erkennen, wie viel Macht wir wirklich haben. Ich weiß das, denn ich war an diesem Punkt. Ich glaubte auch, ich sei ein Opfer der Lebensumstände und hatte das Gefühl, der Versuch, mein Leben zu ändern, sei sinnlos.

Ich glaubte nicht, dass ich gesund werden könnte (denn von ärztlicher Seite habe ich nur gehört, Hashimoto sei unheilbar) und dachte, ich würde für immer in meinen Symptomen steckenbleiben. Aber wir haben immer die Macht, eine Wahl zu treffen. Wir können uns dafür entscheiden, in einer Opfermentalität zu bleiben und auf jemanden zu warten, der uns rettet oder wir können eine selbstbestimmte, positive und auf Heilung ausgerichtete Geisteshaltung einnehmen und uns selbst retten. Die Veränderung meines Lebens begann damit, dass ich in den Spiegel schaute und sagte: „Ich bin Izabella Wentz und ich habe die Verantwortung für mein eigenes Schicksal."

Die verstorbene Louise Hay, legendäre Gründerin des Verlages Hay House und Autorin von *Heile Dein Leben*, war der Überzeugung, dass das, was wir denken und das, was wir aussprechen, unsere Erfahrungen begründet und eine wichtige Rolle bei unserer Gesundheit spielt. Sie stellte eine Verbindung zwischen bestimmten Gedankenmustern und bestimmten Krankheitszuständen und Symptomen fest.

Ich war fasziniert von ihrer Arbeit, als sie erwähnte, dass das Feststecken in einem Gedankenmuster der Demütigung, die Unfähigkeit, seine Kreativität auszudrücken und das Gefühl, niemals in der Lage zu sein, das zu tun, was man tun möchte, zu einer Funktionsstörung der Schilddrüse beiträgt. Menschen mit diesen Mustern haben eventuell das Gefühl, als würden sie ihr ganzes Leben damit verbringen, anderen zu gefallen und ihr ganzes Leben nur für andere leben. (Das können Väter, Mütter, Vorgesetzte, Ehepartner/Liebhaber, Kinder usw. sein.)

Die Gedankenmuster, die sie bei Menschen mit Nebennierenproblemen feststellte, waren Schwarzmalerei, keine Selbstfürsorge mehr, eine schwere emotionale Mangelversorgung und Wut auf sich selbst. Den Gedankenmustern von Menschen, die Angststörungen hatten und nicht schlafen konnten, mangelte es an Vertrauen in den Fluss des Lebens und in den Lebensprozess, während die Muster derjenigen, die müde/erschöpft waren, mit Widerstand und Langeweile in Zusammenhang standen und ihnen die Liebe für das fehlte, was sie tun. Außerdem war das Symptom eines niedrigen Blutdrucks, das bei Menschen mit einer Funktionsstörung der Nebennieren häufig vorkommt, ebenfalls mit Schwarzmalerei verbunden sowie mit mangelnder Liebe in der Kindheit. Spricht Sie da irgendetwas an? Schreiben Sie es auf:

1.
2.
3.

Aber ebenso wie negative Gedankenmuster krankheitsfördernd sein können, können positive Muster zu Gesundheit führen.

Der französische Apotheker und Psychologe Emile Coué (Erfinder der Autosuggestion, Anm. d. Übers.) stellte fest, dass positive Gedanken den Heilungsprozess verbessern können. Positive Gedanken können Affirmationen sein, die man den Tag über wiederholen kann. Emile Coués ursprüngliche Affirmation gehört sogar zu denen, die ich am liebsten mag und die ich auf meinem Weg zur Genesung von Hashimoto nutzte: „Es geht mir jeden Tag in jeder Hinsicht besser und besser." Mithilfe von Affirmationen können wir den Kreislauf der Negativität durchbrechen und unsere Veränderung unterstützen.

Durch das Wiederholen dieser positiven Aussagen den Tag über programmieren Sie Ihr Denken um, verbessern Ihre Einstellung und verringern die Auswirkungen von Stress. Hier sind einige zusätzliche Affirmationen, die ich hilfreich fand:

- Ich liebe mich selbst.
- Ich bin stark.
- Ich bin dabei, gesund zu werden.
- Ich werde geliebt.
- Die Welt ist ein sicherer und schöner Ort.
- Ich bin schön.

Und das sind noch einige Affirmationen von Menschen, die an meinem Programm teilgenommen haben:

- Ich habe die Verantwortung dafür, wie es mir geht und ich entscheide mich dafür, glücklich zu sein.
- Ich lasse negative Gefühle und Gedanken über mich los.
- Ich sehe über Kleinigkeiten hinweg.
- Ich bin wertvoll!
- Ich bin sicher und werde beschützt.

- Ich bin widerstandsfähig.
- Ich kann schwierige Dinge tun!
- Es geht mir jeden Tag in jeder Hinsicht besser und besser!
- Ich bin ein starker Mensch; ich schaffe alles, was ich mir vornehme.

Affirmationen bei bestimmten Symptomen

Louise Hay hat diese Arbeit noch dadurch vertieft, dass sie uns empfahl, unsere aktuellen Gedankenmuster zu identifizieren und ein neues Gedankenmuster mit Affirmationen, die auf den jeweiligen Gesundheitszustand zugeschnitten sind, bereitwillig einzugliedern.

Louise Hays Affirmationen bei bestimmten Symptomen:

- Schilddrüsenunterfunktion (Hypothyreose): Ich bewege mich über die alten Begrenzungen hinaus und erlaube mir jetzt, mich frei und kreativ auszudrücken.
- Nebennierenprobleme: Ich liebe und akzeptiere mich. Es ist für mich sicher, mich um mich selbst zu kümmern; ich sorge liebevoll für meinen Körper, meinen Geist und meine Seele.
- Angstzustände: Ich liebe und akzeptiere mich und vertraue dem Fluss des Lebens. Ich bin in Sicherheit.
- Niedriger Blutdruck: Ich entscheide mich jetzt dafür, im immer freudigen JETZT zu leben. Mein Leben ist Freude.
- Müdigkeit/Erschöpfung: Ich bin begeistert vom Leben und voller Energie und Enthusiasmus.
- Schlaflosigkeit: Liebevoll lasse ich den Tag hinter mir und gleite in einen friedlichen Schlaf mit dem Wissen, dass der morgige Tag für sich selbst sorgen wird.
- Menstruationsprobleme: Ich akzeptiere meine volle Kraft als Frau und akzeptiere alle meine körperlichen Prozesse als normal und natürlich. Ich liebe und akzeptiere mich.

Ich möchte Sie bitten, nachfolgend ein paar Heilaffirmationen aufzuschreiben, die Sie sich für die Zeit des ATP-Programms und darüber hinaus gerne zu eigen machen möchten. Sie können die obigen nehmen oder Ihre eigenen formulieren. Gehen Sie immer wieder auf diese Seite, nicht nur, um sie wieder durchzusehen, sondern auch, um die Liste zu ergänzen, wann immer Sie das Bedürfnis haben. Vielleicht möchten Sie auch ein Foto dieser Seite mit Ihrem Smartphone machen, dann können Sie unterwegs darauf zugreifen.

Affirmationen sind eine Form von Selbstmitgefühl und der freundliche Umgang mit sich selbst ist für die körperliche und psychische Gesundheit wirklich von Vorteil. Dr. phil. Kristin Neff, die führend in der Erforschung des Selbstmitgefühls ist, hat festgestellt, dass Freundlichkeit mit sich selbst in vielerlei Hinsicht belohnt wird, auch durch vermehrtes Glücksgefühl, Optimismus, Eigeninitiative und weniger Angst. Menschen, die Mitgefühl mit sich selbst haben, haben laut Neff mit geringerer Wahrscheinlichkeit einen inneren Kritiker und sind weniger ängstlich oder depressiv, was dazu führt, dass sie in höherem Maße fähig sind, sinnvolle Veränderungen in ihrem Leben durchzuführen und eine größere Lebenszufriedenheit zu erfahren. Andere Forschungen sind zu ähnlichen Ergebnissen gekommen und haben Menschen, die mitfühlend mit sich selbst sind, mit weniger Angstzuständen, Depressionen und Versagensängsten in Zusammenhang gebracht.

In einer Studie hatten diejenigen Beteiligten, die die Anweisung bekamen, freundliche und mitfühlende Gedanken gegenüber sich selbst zu formulieren, am Ende des Experiments eine geringere Herzfrequenz und reagierten mit weniger Schweißbildung als diejenigen, die aufgefordert waren, negativ über sich zu denken. Der leitende

Forscher, Dr. Hans Kirschner, schlussfolgerte: „Diese Ergebnisse legen nahe, dass die Bedrohungsreaktion abgeschaltet wird, wenn man freundlich zu sich ist und es den Körper in einen Zustand von Sicherheit und Entspannung versetzt, der für die Erholung und Genesung wichtig ist."

Wenn Sie jemand sind, der immer hart zu sich ist und Probleme mit dem Mitgefühl für sich selbst hat, dann hilft es Ihnen vielleicht, einfach innezuhalten und zu überlegen, wie sie mit einem süßen kleinen Kind, einem lieben Haustier, einer besten Freundin oder einem besten Freund umgehen würden, wenn bei ihnen etwas nicht geklappt hat.

Wer von meinen Klientinnen und Klienten das ausprobiert hat, hat von ähnlichen Ergebnissen wie Dr. Kirschner berichtet:

„Eine nachhaltige Wirkung des Programms, die sehr hilfreich war, ist, dass ich die Spirale des negativen Selbstgesprächs so viel einfacher stoppen konnte! Und die Art, wie ich mit mir spreche, neu zu programmieren, ist eine *riesige* Hilfe gewesen. Dieses Programm war bei mehr als nur der Genesung von einem Leiden sehr nützlich. Es half mir, mehr Mitgefühl mit mir selbst zu haben und ermöglichte mir wirklich, den gegen mich selbst gerichteten Kreislauf der Negativität zu stoppen." – Ludmilla

Da wir nun wissen, wie wir unsere Gedankenmuster und das Selbstgespräch zur Unterstützung der Genesung nutzen können, lassen Sie uns entdecken, wie wir durch unser Handeln freundlich und sanft zu uns selbst sein können. Sie sind es wert!

Sicherheitssignal Nr. 2: Aufbauende Aktivitäten

Viele Menschen jonglieren zwischen mehreren Verantwortlichkeiten und Ansprüchen, die ihre Aufmerksamkeit und Zeit erfordern, kümmern sich um die Kinder und die betagten Eltern (sind also, was man auch die „Sandwich-Generation" nennt). Es bleibt zu wenig Zeit zum Schlafen, geschweige denn, sich im Freundeskreis zu treffen, einem Hobby nachzugehen oder Zeit für sich haben. Die Fürsorge für sich selbst wird auf die lange Bank geschoben. Doch wie die Therapeutin Laura Koziej, MA, LCPC (Licensed Clinical Professional Counselor, lizensierte klinische Fachberaterin) beobachtet hat, kann das zu Burnout,

Depressionen und Angstzuständen führen und deutliche körperliche Folgen haben, „etwa das Immunsystem schwächen, das Herz belasten sowie Fettleibigkeit nach sich ziehen, weil die Energie dafür fehlt, Sport zu treiben und sich gesund zu ernähren." Es ist verständlich, dass wir dafür sorgen wollen, dass es den Menschen, die wir lieben, zu ihrem Wohlbefinden an nichts fehlt, doch um für andere sorgen zu können, müssen wir für uns selbst sorgen. Zeit für unsere Selbstfürsorge zu reservieren ist eine Möglichkeit sicherzustellen, dass wir die Energie und die Konzentration haben, in allen wichtigen Belangen für unsere Angehörigen da zu sein. Es mag etwas unlogisch scheinen, aber wenn wir uns Zeit für uns nehmen, ermöglicht uns das, anderen mehr Zeit zu widmen. Die Vorteile der Selbstfürsorge werden bei Ihnen und bei allen Menschen um Sie herum spürbar!

Was tut Ihnen gut?

Wenn wir interessante Tage mit Menschen und Aktivitäten verbringen, die uns glücklich machen, dann haben wir mit größerer Wahrscheinlichkeit eine optimistische Einstellung, die uns hilft, mit Stress umzugehen. Vielleicht bereichert und belebt Sie ein Spaziergang im Park vor Ort am frühen Morgen, eine ruhige Stunde mit einem guten Buch, ein Telefongespräch mit Ihrer Schwester, eine Stunde mit einer Gutenachtgeschichte für Ihre Kinder oder ein paar Minuten Stöbern in Ihrem Lieblingsgeschäft am Ort. Egal wie kurz sie sind, die Augenblicke, durch die es uns den ganzen Tag über besser geht, tragen Stückchen für Stückchen zu einem Gefühl von Sicherheit und positiver Geisteshaltung bei.

Wenn aber unsere Tage mit Dingen vollgepackt sind, die uns nicht glücklich machen – unsinnigen Aufgaben, planlosen Besprechungen, frustrierenden Menschen (ich nenne das „Frösche essen", das heißt, unangenehme Aufgaben erledigen) –, fühlen wir uns träge, belastet und schnell entmutigt. Unser Körper ist total gestresst und ausgelaugt.

Außerdem können Einsamkeit und Isolation, Gefühle, die während der Zeit der Pandemie sehr häufig auftraten, ebenfalls Stress verursachen. Sie können aber selbst dann Einsamkeit empfinden, wenn Sie unter Menschen sind, die Ihnen am Herzen liegen. Ich ermuntere Sie dazu, ganz ehrlich zu beurteilen, wie es Ihnen bei Ihren alltäglichen Aktivitäten und in Bezug auf die Menschen geht, mit denen Sie am häufigsten zu tun haben, um zu erkennen, wo Veränderungen möglich und notwendig sind.

Viele von uns wissen, dass es Dinge gibt, bei denen es uns besser geht und Dinge, bei denen es uns schlechter geht. Und doch verbringen wir unsere Tage mit unangenehmen Dingen, ohne dass wir uns eine Chance geben, das zu tun, womit es uns gut geht. Meine Lieben, ich möchte Ihnen sagen, die Dinge, bei denen es uns gut geht, sind oft diejenigen, die heilsam wirken.

Wenn Sie an einem Punkt sind, an dem Sie sich nicht sicher sind, wodurch es Ihnen besser oder schlechter geht, dann lege ich Ihnen ans Herz weiterzulesen, denn dieses Kapitel ist speziell darauf ausgerichtet, Ihnen dabei zu helfen herauszufinden, wie Sie mehr Dinge tun können, die Sie angenehm und belebend finden und weniger von denen, die Sie erschöpfen. Beginnen wir mit einer einfachen, aber revolutionären Übung. Ich hoffe, damit können Sie sich die Erlaubnis geben, mehr von den Dingen zu tun, die Sie mögen und weniger von denen, die Sie nicht mögen.

Bei meiner Arbeit bitte ich meine Klientinnen und Klienten, ein Blatt Papier zu nehmen und es mit einem Strich in der Mitte in zwei Hälften zu teilen. Auf die linke Hälfte schreiben sie „Damit geht es mir besser“ und auf die rechte Hälfte „Damit geht es mir schlechter“. Dann fordere ich sie auf, genau das aufzuschreiben. und wir versuchen herauszufinden, wie Punkte aus der linken Hälfte in den Alltag integriert und diejenigen aus der rechten Hälfte reduziert werden können.

Laura P., eine Teilnehmerin, sagte, eine Liste der Dinge zu schreiben, die sie gerne macht und einfach mehr davon in ihr Leben zu bringen, macht sie widerstandsfähiger und lässt sie „das andere Ende“ eines jeden Tages erreichen. Sie beginnt jeden Tag damit, dass sie sich fragt: „Was mache ich heute, was mir Spaß macht?“ Und wenn man nur fünf Minuten lang eine Kleinigkeit mit Freude macht, dann kann das schon sehr viel bewirken!

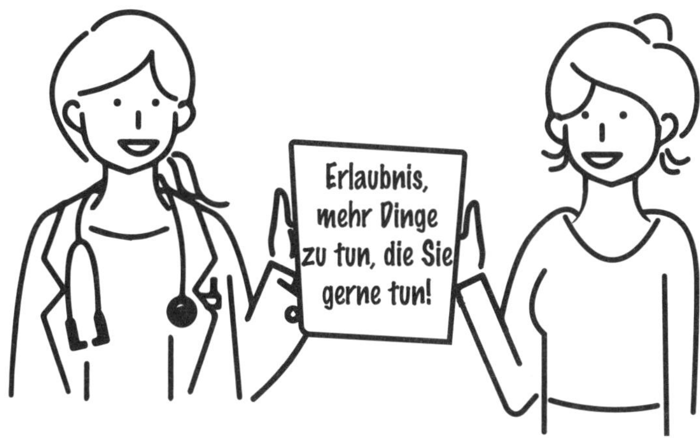

Damit geht es mir besser	Damit geht es mir schlechter

Nutzen Sie Ihre Sinne, um die Oxytocinausschüttung zu fördern

Unsere Sinne sind immer auf die Umgebung eingestimmt und senden dem Körper Botschaften darüber, was gerade passiert und wie er sich am besten an die aktuelle Situation anpasst. Wir sollten möglichst viele Sinne nutzen, um den Körper wissen zu lassen, dass er in Sicherheit ist. Mit einer beruhigenden Berührung, Klängen, Gerüchen und Temperaturen zum Beispiel oder einer Stimulierung unserer Sinne auf andere angenehme Art können wir die Freisetzung von Oxytocin unterstützen, einer starken chemischen Substanz, die Sicherheit signalisiert und Vertrauen, Bindung und Entspannung fördert.

Ich habe schon erwähnt, dass Oxytocin als Hormon der Liebe bezeichnet wird, da es eine Rolle beim Aufbau von Beziehungen spielt, doch es hat auch einen erheblichen Einfluss auf unser geistiges Wohlbefinden, unsere Heilungsfähigkeit und sogar auf die Fähigkeit, Schmerzen und Hunger wahrzunehmen.

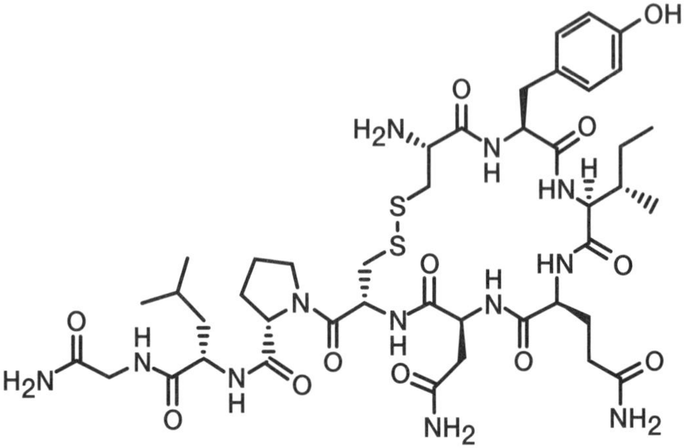

Oxytocin-Molekül

Oxytocin

Oxytocin ist ein einzigartiges Hormon, das im Hypothalamus gebildet und in der Hypophyse gespeichert wird. Es wirkt als Neurotransmitter, als chemischer Botenstoff, und kann den Körper schnell in einen Zustand der Genesung versetzen. Üblicherweise wird es mit der Unterstützung beim Geburtsvorgang, mit dem Stillen und dem Hautkontakt mit einem Baby in Verbindung gebracht. Oxytocin wird in großen Mengen während der Wehentätigkeit ausgeschüttet, da es Gebärmutterkontraktionen verursacht sowie während des Stillens. Babys setzen Oxytocin durch Saugen frei (haben Sie schon mal beobachtet, wie zufrieden sie reagieren, wenn sie zum Beispiel an ihrem Schnuller saugen?) und wenn ein Baby an der Brustwarze andockt, dann sorgt die Freisetzung von Oxytocin bei der Mutter für den Milchfluss und unterstützt die Mutter-Kind-Bindung. Mütter mit einem hohen Oxytocinspiegel gehen mit höherer Wahrscheinlichkeit fürsorglich und liebevoll mit ihren Kindern um, haben häufig Hautkontakt, umsorgen sie, sprechen leise auf sie ein und stellen Augenkontakt mit ihren Babys her, und Babys, die mehr Oxytocin ausgesetzt werden, können sich besser entwickeln, etwa in Bezug auf eine bessere Sozialisation, ein kontrollierteres Essverhalten und bessere grobmotorische Fähigkeiten. Sie müssen kein Kind zur Welt bringen oder stillen, um Oxytocin freizusetzen, da das schon durch das Umsorgen und Umsorgtwerden geschieht. Es wird freigesetzt, wenn

Menschen sich an den Händen halten, kuscheln, sich lieben oder sozialen Umgang haben (reden, lachen). In einer Studie wurde festgestellt, dass Menschen in den frühen Entwicklungsstadien einer romantischen Beziehung im Vergleich zu ungebundenen Alleinstehenden einen höheren Oxytocinspiegel hatten, der mindestens sechs Monate lang anhielt.

Forscher haben Oxytocin-Nasensprays benutzt, um die Geselligkeit zu fördern, Angstzustände zu verringern und Stress abzubauen. Außerdem fördert Oxytocin nachweislich das Heilverhalten und die Selbstheilungskräfte des Körpers und kann für eine entzündungshemmende und schmerzlindernde Wirkung sorgen, indem es die entzündungsfördernden Zytokine senkt und Schmerzsignale blockiert, bei gleichzeitiger Stimulierung, die körpereigenen natürlichen Schmerzmittel freizusetzen. Neben der Verringerung der Wehenschmerzen wird auch die Fähigkeit von Oxytocin, Kopfschmerzen, chronische Rückenschmerzen und Schmerzen bei einem Reizdarmsyndrom zu lindern von der neueren Forschung unterstützt.

Ich habe dieses Hormon wirklich schätzen gelernt, als ich Mutter wurde. Mein Sohn schlief in seinem Kinderbett bei mir im Zimmer, während mein Mann wegen der nächtlichen Unterbrechungen des Schlafes und den neuen gesundheitlichen Herausforderungen in einem anderen Raum schlief. Ich stand zu meinen nächtlichen Wanderungen auf, holte meinen Sohn aus dem Bett und fütterte oder tröstete ihn, wenn er wach wurde. Durch das Wachsein in der Nacht und die Versuche, ihn dazu zu bringen, dass er besser schlief, war ich so erschöpft, dass ich eines Tages beschloss, es reichte jetzt. Als Dimitry ungefähr acht Monate alt war, legte ich ihn tagsüber und in der Nacht zum Schlafen nicht mehr ins Kinderbett, sondern platzierte die Matratze auf dem Boden und schlief nachts neben ihm. Dabei entdeckte ich unbeabsichtigt, wie ich die Kraft von Oxytocin zu meinem Vorteil nutzen konnte, um in einen ausgeruhteren, glücklicheren, heilsamen parasympathischen Zustand zu kommen.

Ich bekam etwas mehr Schlaf und da das Kuscheln mit einem Baby Oxytocin freisetzt und die Gesundheit fördert, war ich überrascht, wie viel leichter es mir fiel, wieder einzuschlafen und wie viel besser es mir einfach dadurch ging, dass ich neben meinem Kind schlief, obwohl ich immer noch jede Nacht mindestens vier Mal aufwachte. Babys sind zwar etwas Wunderbares, doch um mehr Oxytocin zu bilden, brauchen Sie kein niedliches, kuscheliges Baby.

Es wurde zwar viel daran geforscht, wie eine breite Palette von Krankheiten mithilfe von Oxytocin aus dem Labor behandelt werden könnte, doch es braucht kein Rezept, um unseren Körper bei der natürlichen Oxytocinbildung zu unterstützen. Zeit mit „den Unsrigen" zu verbringen, denen, die uns „anrühren" und uns lieben, ist eine großartige Möglichkeit, die Oxytocinbildung bei uns Extrovertierten zu fördern, doch Introvertierte und Extrovertierte möchten vielleicht noch nach anderen Möglichkeiten suchen, wie mithilfe der Sinne mehr Oxytocin in das alltägliche Leben gebracht werden kann, etwa durch Berührungen, Lachen, Düfte, Klänge und Wärme. Ich hoffe, Sie können es kaum erwarten, zumindest eine dieser Oxytocin-fördernden Aktivitäten auszuprobieren und Möglichkeiten zu finden, sie in Ihren Alltag zu integrieren!

Körperliche Berührung

Eine heilsame Berührung kann unseren Oxytocinspiegel schnell anheben und unseren Stresspegel senken! Die Forschung hat nachgewiesen, dass Oxytocin durch einfaches Umarmen gesteigert werden kann, und wenn Sie nur eine Sache von dieser Liste machen, dann sorgen Sie für mehr Umarmungen durch die Menschen, die Sie lieben! Berührung, Kuscheln, liebevolle Streicheleinheiten oder selbst das Sitzen neben jemandem, der uns etwas bedeutet, fördert die Oxytocinausschüttung und alle ihre stressabbauenden, den Aufbau von Bindungen unterstützenden positiven Auswirkungen. Wie viele Umarmungen sollten Sie anstreben? Der Therapeutin Virginia Satir wird folgender Vorschlag zugeschrieben: "Wir brauchen vier Umarmungen pro Tag, um zu überleben. Wir brauchen acht Umarmungen täglich, um weiter zu bestehen. Wir brauchen 12 Umarmungen täglich, um zu wachsen." Ich weiß nicht, wie es Ihnen geht, aber ich kann definitiv mehr als 12 Umarmungen täglich bekommen.

Sie müssen sich dabei auch nicht auf Menschen allein beschränken. In Studien wurde nachgewiesen, dass der Oxytocinspiegel sowohl beim Menschen als auch beim Hund steigt, wenn Sie ihn streicheln, deshalb geht es danach beiden besser (mein Hund Boomer und ich stimmen dem zu). Und ja, das gilt auch für Katzen, Kaninchen und sogar für nicht kuschelige Tiere wie Schildkröten. Ich streichle lieber kuschelige Tiere, aber es war erstaunlich, wie mein Sohn strahlte, als er Eidechsen anfassen konnte und einen Käfer, die wir in der freien Natur fanden! Und die Vorteile beschränken sich nicht auf die Tierbesitzer. Als ich einen Angehörigen durch Suizid verlor, tat es mir gut, an einer Tierhandlung zu halten, die auf meinem Nachhauseweg lag. Es gab eine Zeit, da ging ich an den meisten Tagen hinein und kuschelte mit Welpen und Kätzchen, und ich glaube, die Tiere haben es auch genossen. Wenn Sie kein eigenes Haustier haben, bieten Sie an, eines zu hüten oder besuchen Sie ein Tierheim. Tiere brauchen Umarmungen genauso wie wir!

Wenn Sie gar keine Möglichkeit haben, Kontakt zu einem echten Tier zu bekommen, lüfte ich ein kleines Geheimnis aus Ihrer Kindheit, das Sie vielleicht schon vergessen haben. Mit etwas Weichem zu kuscheln, etwa einem Stofftier oder einer Decke, kann Oxytocin freisetzen und uns auch Trost spenden. Ja, auch wenn Sie erwachsen sind! Zurzeit hat mein Sohn eine Puppe, eine Ziege und Spider-Man aus Plüsch, die er gerne nachts mit in sein Bett nimmt und manchmal bittet er mich, sie zu halten, und wissen Sie was? Dann muss ich immer lächeln! Als ich für dieses Buch recherchierte, war ich fasziniert zu erfahren, dass eine Hotelkette, nachdem sie versucht hatte, mehr als 75 Tausend vergessene Teddybären ihren Besitzern wieder zukommen zu lassen, eine Umfrage startete, bei der herauskam, dass 35 Prozent der britischen Erwachsenen zugaben, einen Teddybären mit ins Bett zu nehmen, weil sie feststellten, dass das Kuscheln mit ihrem Bären ihnen half, nach einem anstrengenden Tag Stress abzubauen und leichter einzuschlafen.

Eine Alternative (vielleicht Biohacker-freundlicher?) (Biohacking bedeutet, dass Menschen versuchen, das Optimum aus Körper und Geist herauszuholen; Anm. d. Übers.): eine Gewichtsdecke. Sie ähnelt einer üblichen Decke, enthält jedoch Perlen oder Granulat für zusätzliches Gewicht, baut Stress und Ängste ab, indem sie das Gefühl einer tröstenden Umarmung imitiert oder von einem nahen Menschen liebevoll zugedeckt zu werden. Ich empfehle eine Gewichtsdecke, die sieben bis 15 Prozent Ihres Körpergewichts wiegt und Sie sollten ärztlicherseits abklären lassen, ob das für Sie eine gute Option ist. Gewichtsdecken sind vielleicht für Menschen nicht geeignet, die eine Schlafapnoe

(Atemaussetzer im Schlaf) oder andere Schlafstörungen, Atemwegsprobleme oder andere chronische Erkrankungen haben.

Doch um durch eine Umarmung beruhigt zu werden, brauchen Sie nur sich selbst. Drücken Sie sich einfach selbst nach einem harten Tag oder wenn Sie sich schlecht fühlen. Laut der führenden Forscherin im Bereich der Selbstfürsorge Kerstin Neff erhöht eine warme, fürsorgliche Umarmung Gefühle von Liebe und Zärtlichkeit für sich selbst. Oder versuchen Sie es mit der Schmetterlingsumarmung, einer einfachen Entspannungs- und Selbstberuhigungstechnik, die von der Therapeutin Lucy Artigas entwickelt wurde, als sie Kindern und Erwachsenen 1998 bei der Bewältigung der Folgen des Hurrikans Paulina im mexikanischen Acapulco half. Die Schmetterlingsumarmung, die ursprünglich für den Einsatz bei der EMDR-Therapie entwickelt wurde, – einer Trauma-Therapie, die dem Gehirn neue Wege eröffnet, traumatische Erinnerungen zu verarbeiten – kann auch zum Stressabbau allein verwendet werden. (EMDR steht für eye movement desensitation and reprocessing, zu Deutsch etwa: Desensibilisierung und Aufarbeitung durch Augenbewegungen; Anm. d. Übers.) Die Schmetterlingsumarmung funktioniert durch die gleichzeitige Aktivierung beider Gehirnhälften, die bilaterale Stimulation genannt wird, wodurch das Fühlen mit dem Lernen synchronisiert wird, Körper und Geist zu entspannen. Um bei sich selbst eine Schmetterlingsumarmung durchzuführen, überkreuzen Sie Ihre Arme, legen die Finger auf die Brust direkt unter dem Schlüsselbein und klopfen mit den Händen im Rhythmus links-rechts-links-rechts, wie flatternde Schmetterlingsflügel, mindestens acht Mal, bis Sie sich entspannter fühlen. Versuchen Sie es jetzt gleich! Ich wette, Sie werden lächeln.

Eine meiner Lieblingsformen einer heilsamen Berührung ist die Massagetherapie. Nach nur 15 Minuten Massage fühlten sich die Teilnehmer und Teilnehmerinnen an einer Studie von 2012 viel entspannter und hatten einen höheren Oxytocinspiegel. Es gibt verschiedene Arten von Massagen für fast alle Bedürfnisse. Einige Beispiele sind die Schwedische Massage (sanfte, lange Streichungen, mein Favorit), Warmsteinmassage (hot stone massage) und Fuß- und Handreflexzonenmassage. 2015 führte ich eine Umfrage unter meiner Leserschaft durch. Insgesamt beteiligten sich 2232 Menschen daran, von denen 1991 berichteten, dass sie Hashimoto haben. 62 Prozent von ihnen stellten fest, dass die Massagetherapie gegen ihre Schmerzen half. Zusätzlich fanden 80 Prozent, dass sie sich auch positiv auf die Stimmung auswirkte. Interessanterweise wurden Patientinnen und Patienten im Krankenhaus in einer Studie gebeten, ihren Schmerzpegel vor und nach der Massagetherapie auf einer Skala von 1 bis 10 zu bewerten. Der Durchschnittswert vor der Therapie betrug 5,81. Nach der Therapie fiel er auf 2,33, wobei die Befragten auch berichteten, dass sie sich seelisch wohler fühlten, entspannter waren und besser schlafen konnten. Ein seriöser Massagetherapeut kann Ihnen bei Entscheidung der für Sie vorteilhaftesten Therapieart behilflich sein. Wenn Sie dazu nicht außer Haus gehen wollen, erwägen Sie, einen Dienstleister zu suchen, der ins Haus kommt. Oder fragen Sie bei Ihrer Partnerin oder Ihrem Partner wegen einer Paarmassage nach. In einer kleinen Studie berichteten Paare, dass sich ihr körperliches und emotionales Wohlbefinden nach einer Partner-Massagesitzung erheblich verbesserte, obwohl sie über keinerlei professionelle Erfahrung und Ausbildung verfügten. Das ist die Kraft von Oxytocin in Aktion.

Ein Rezept für das Lachen

Lachen ist wirklich die beste Medizin und dafür bekannt, dass es den Oxytocinspiegel erhöht, Stress abbaut und Ihrem Immunsystem einen Schub gibt. Schnappen Sie sich Ihre bessere Hälfte oder jemanden aus dem Freundeskreis und tun Sie etwas, was die positive Bindung stärkt – aber nur, wenn Sie dadurch Energie bekommen. Während viele meiner Klienten und Klientinnen dafür gerne Angehörige heranziehen und ein Gefühl von Gemeinschaft empfinden, wenn es ihnen schlecht geht, sagen andere, dass sie sich lieber einkapseln, sich verstecken und zurückziehen. Wenn Ihnen Geselligkeit Energie gibt, dann sei Ihnen gesagt, dass Verbundenheit im Freundeskreis und gemeinsames Lachen Ihren Oxytocinspiegel erhöhen und den negativen Auswirkungen unseres Stresshormons Kortisol entgegenwirken kann.

Natürlich gibt es weitere Möglichkeiten, um zu lachen, lustige Videos oder Filme anzuschauen zum Beispiel, ein albernes Buch zu lesen oder anzuhören oder in eine Komödie zu gehen. Machen Sie, was immer Sie zum Lachen bringt – mit anderen oder allein!

Aromatherapie

Die Aromatherapie, eine uralte Heilmethode, die sich natürliche Pflanzenextrakte zunutze macht, um das körperliche und seelische Wohlbefinden zu verbessern, kann man anwenden, um ein entspannendes und beruhigendes Gefühl auszulösen. Seit mehr als 1000 Jahren nutzen Kulturen in der ganzen Welt Pflanzen, Wurzeln und Kräuter zur Herstellung von aromatischen Salben und Ölen für stimmungsaufhellende, medizinische und religiöse Zwecke. Der Begriff „Aromatherapie" wurde erstmals 1937 von dem französischen Chemiker René-Maurice Gattefossé publiziert, der viel dazu beitrug, um unser Verständnis für die potenziellen Verwendungen von ätherischen Ölen zu fördern. Ätherische Öle sind Substanzen, die aus Pflanzen über Destillation oder durch mechanische Extraktion wie die Kaltpressung gewonnen werden, wodurch die einzigartigen Heileigenschaften jeder Pflanze erhalten bleiben. Diese Substanzen enthalten die Aromen und Geschmacksrichtungen oder „Essenzen" der Pflanzen in hochkonzentrierter Form. Heute sind ätherische Öle so beliebt, dass Sie sie wahrscheinlich schon in Ihrem örtlichen Lebensmittelgeschäft gesichtet haben!

Man nimmt an, dass ein Großteil des Nutzens der Aromatherapie auf dem Duft der ätherischen Öle beruht. Duft gilt als mit dem Gedächtnis verbunden (das olfaktorische oder „Geruchs"-System und das Speichersystem des Gehirns sind verbunden) und ich bin sicher, dass ich nicht der einzige Mensch bin, der durch einen vorbeiziehenden Duft beeinflusst werden kann (der Duft von Gardenienbäumen weckt erfreuliche Erinnerungen an Besuche bei meiner Großmutter im Frühling, während der von Kölnischwasser, das eine verstorbene Angehörige zu Lebzeiten benutzte, mich jederzeit zu Tränen rühren kann).

Studien haben ergeben, dass das Einatmen ätherischer Öle den Geist beruhigen und den Körper entspannen kann und zu einem geringeren Stresspegel, besserem Schlaf und einem ausgeglicheneren Hormonhaushalt führt. Ich war von Studien fasziniert, die feststellten, dass Muskatellersalbei und Lavendel den Oxytocinspiegel anheben konnten.

Es gibt viele verschiedene Nutzungsmöglichkeiten von ätherischen Ölen, man kann sie zum Beispiel über die Luft verströmen lassen, äußerlich anwenden (ich empfehle immer, sie in ein Trägeröl wie Mandel- oder Kokosöl zu geben, um Verbrennungen oder Reizungen der Haut zu vermeiden) oder sie dem Badewasser hinzufügen. Ich lasse mich am liebsten in Wasser, dem Bittersalz und ätherisches Lavendelöl beigegeben ist, „aufweichen"! Die Einnahme empfehle ich nicht, es sei denn, Sie lassen sich von einer kompetenten, in der innerlichen Anwendung von ätherischen Ölen ausgebildeten Person beraten.

Beachten Sie bitte, dass die Nutzung bestimmter Öle in der Umgebung von Haustieren, schwangeren Frauen, stillenden Müttern und kleinen Kindern kontraindiziert ist. Zudem müssen Menschen mit zahlreichen Unverträglichkeiten auf chemische Stoffe, Salicylat-Unverträglichkeit und Asthma eventuell ganz auf ätherische Öle verzichten. Die meisten können sie jedoch benutzen und für viele sind sie zu einem wichtigen Teil ihrer Alltagsroutine geworden, mit deren Hilfe sie Stress überwinden konnten, was sich im Gegenzug positiv auf ihre Gesamtgesundheit ausgewirkt hat.

Es folgen einige der wohltuendsten Öle zum Stressabbau. Ich empfehle Ihnen, mit einem oder zwei von ihnen zu beginnen und zu schauen, wie es Ihnen damit geht.

Meine ätherischen Lieblingsöle zum Stressabbau

Lavendel (Lavendula angustifolia)

- Unterstützt einen erholsamen Schlaf, wirkt gegen Angstzustände und steigert den Oxytocinspiegel

Weihrauch (Boswellia carterii, B. frereana und B. sacra)

- Fördert Gefühle von Ruhe und Entspannung
- Unterstützt das Immun-, das Nerven- und das Verdauungssystem
- Unterstützt eventuell die Gesundheit der Schilddrüse

Bergamotte (Citrus bergamia)

- Löst Angstgefühle und beflügelt Emotionen
- Läutert und reinigt Seele und Geist

Virginische Zypressen-Wacholder (Juniperus virginiana)

- Beruhigt Seele und Körper, um Vitalität und Entspannung zu fördern
- Unterstützt das seelische Gleichgewicht und das gesamte Wohlbefinden
- Ermöglicht dem Körper, natürliche Ruhe zu finden und stärkt das Selbstvertrauen

Muskatellersalbei (Salvia sclarea)

- Unterstützt Oxytocin, fördert Ruhe und Entspannung für Seele und Körper
- Lindert Muskelspannungen und Muskelkrämpfe
- Unterstützt einen erholsamen Nachtschlaf und beruhigt das mentale „Geschnatter"

Wildorange (Citrus sinensis)

- Beflügelt und aktiviert Körper und Geist
- Lindert Verdauungsbeschwerden
- Klärt und stimuliert die Körpersysteme, insbesondere das Immunsystem.

Achten Sie beim Kauf von ätherischen Ölen bitte auf:

- Eine dicht verschlossene bernsteinfarbene oder dunkle Flasche.
- Ein Etikett, auf dem der lateinische Begriff, „100 Prozent reines ätherisches Öl" sowie alle Inhaltsstoffe angegeben sind. (Wenn Sie ein reines ätherisches Öl kaufen wollen, sollte nur ein Inhaltsstoff angegeben sein.)
- Einen angenehmen, frischen und natürlichen Geruch. Wenn Sie davon Kopfschmerzen bekommen oder er Ihnen irgendwie unangenehm ist – Finger weg. Wenn Sie im Internet einkaufen, schauen Sie nach, ob es irgendwelche Beschwerden gibt.
- Einen angemessenen Preis. Scheint er zu gut um wahr zu sein, dann ist das vermutlich auch so!
- Eine Firma, die sich zu hohen Standards bei der Qualitätskontrolle verpflichtet hat. Ihre Website sollte diesbezüglich transparent sein. Ich empfehle, direkt bei einer vertrauenswürdigen Firma oder in einem Fachgeschäft oder Reformhaus einzukaufen, damit die Echtheit des Produkts gewährleistet ist.

Klangtherapie

In der modernen Welt werden wir ständig mit Gift bombardiert … und ich meine nicht nur mit Pestiziden und anderen Umweltverschmutzungen.

- „Brandaktuelle" Nachrichten lösen unsere Kampf- oder-Flucht-Reaktion aus, setzen Adrenalin frei, um uns wie gebannt vor dem Fernsehgerät zu halten und auf die neuesten Aktualisierungen zu warten. (Wie oft haben Sie einen Nachrichtensender eingeschaltet, um eine Eilmeldung zu sehen und zu hören? Adrenalin stresst unsere Nebennieren, verändert unsere Darmbakterien, wobei die krankheitserregenden zunehmen, und kann süchtig machen.)

- Algorithmen der Sozialen Medien sorgen dafür, dass wir von einem Kommentar zum nächsten springen.
- Der Hörfunk dröhnt Argumente und Gegenargumente in den Äther ...
- Klatsch-Websites schreien Drama, Drama, Drama …
- Die Medienbranche nutzt diese Strategien, um das größtmögliche Publikum auf sich zu ziehen und das meiste Geld von Werbeträgern einzustreichen …
- „Unabhängige" E-Mail-Vermarkter nutzen angstaufbauende, unverlangte Massen-E-Mails (Spams), um von hektischen Verkäufen zu profitieren...

Selbst Filme und Lieder können unseren Überlebensmodus auslösen. Hatten Sie mal einen Albtraum nach einem Film? Manche von uns reagieren vielleicht empfindlicher auf verschiedene Arten von Medien. In meiner Jugend drehten meine Eltern die Nachrichten immer voll auf, waren aber total gestresst, wenn mein Bruder und ich unsere Lieblingsmusik spielten (Gangster Rap, Heavy Metal und Punk Rock). Ich kann mir negative Nachrichten, Horror- oder Gewaltfilme nicht anschauen, aber ich kann jede Art von Musik hören. Mittlerweile hat mein Mann kein Problem mehr mit Filmen, reagiert aber auf negative Nachrichten und die Sozialen Medien.

Ich empfehle, die negativen Nachrichten, Musik und andere Medien abzuschalten, durch die Sie sich nicht wohlfühlen. Das hört sich vielleicht nicht so einfach an. Aber Sie werden erstaunt sein, wie wirkungsvoll das „Steckerziehen" sein kann! Es folgen ein paar Vorschläge, wie Sie Inhalte vermeiden können, die ein schlechtes Gefühl bei Ihnen auslösen:

- Schauen Sie keine Nachrichten mehr an.
- Hören Sie auf, sich auf Klatsch und Tratsch einzulassen.
- Folgen Sie Menschen auf Facebook oder in anderen Sozialen Medien nicht mehr, die ein ungutes Gefühl bei Ihnen auslösen.

- Hören Sie auf, Sendungen und Filme anzuschauen, die mit Gewalt zu tun haben.
- Hören Sie keine Musik mehr, die negative Emotionen in Ihnen aufrührt.
- Kündigen Sie elektronische Rundbriefe, die Angst machen sollen.

Entscheiden Sie sich stattdessen für eine tägliche heilsam wirkende Musik, sei es Klassik, Instrumentalmusik, Gospel, was immer Sie am liebsten mögen, die Ihre Stimmung hebt und den Geist beruhigt.

Wärme

Wärme und Gemütlichkeit geben einem ein Gefühl von außerordentlicher Sicherheit. Menschen mit Erkrankungen der Schilddrüse oder der Nebennieren frieren oft und müssen vielleicht etwas dafür tun, damit ihnen warm wird und sie sich wohlfühlen können. Sich von außen aufzuwärmen erspart der Schilddrüse und den Nebennieren einige Arbeit, die sie leisten müssen, um die Temperatur zu erhöhen und kann hilfreich sein, um den Stoffwechsel anzukurbeln. Eine Erhöhung der Temperatur kann dazu beitragen, Giftstoffe auszuscheiden, den Lymphfluss anzuregen, Infektionen zu bekämpfen und den Oxytocinspiegel zu erhöhen. Bei einer höheren Körpertemperatur geht es uns meist besser!

Probieren Sie mal diese Aktivitäten aus, um Ihre Temperatur zu erhöhen. Sie sollten unbedingt vorsichtig anfangen und sich langsam steigern (ich sollte vielleicht sagen, wärmen Sie sich langsam auf). Nutzen Sie den gesunden Menschenverstand, hören Sie auf Ihren Körper und übertreiben Sie es nicht.

Setzen Sie sich an einen Strand oder in die Sonne. Strandurlaube gehören zu den Empfehlungen, die ich Menschen mit Erkrankungen der Schilddrüse oder der Nebennieren am liebsten gebe. Bei strahlendem Sonnenschein am Strand zu sitzen beruhigt die meisten von uns sofort und bietet zusätzlichen Nutzen und gleichzeitig einen ordentlichen Schub von immunstärkendem Vitamin D. Auch ohne Strand bin ich eine große Befürworterin des Aufenthalts in der freien Natur bei strahlender Sonne.

Warum geht es mir am Strand so gut?

- Sonnenstrahlung unterstützt die Umwandlung von Cholesterin in Pregnenolon.
- Wärme erhöht den Oxytocinspiegel.
- Bei hellem Tageslicht ziehen sich die Pupillen zusammen, und das parasympathische System wird eingeschaltet.
- Sonnenlicht erhöht Vitamin D, einen wichtigen Nährstoff für das Immunsystem, die Gesundheit der Knochen und eine bessere Stimmung.

Sauna. Saunieren hat viele Vorzüge, kann auch Stress abbauen und die Stimmung verbessern. Einer der Hauptgründe, warum sich Saunagänge so gut anfühlen, ist, dass die Hitze für eine Steigerung von Beta-Endorphinen, starken Schmerzhemmern, sorgt, der Spiegel der Stresshormone wie Kortisol aber nicht steigt. Ihre Muskeln entspannen sich und ermöglichen dem Körper Spannungen und Stress zu lösen. In der Sauna übernimmt das parasympathische Nervensystem die Führung und bringt den Körper in einen Zustand totaler Entspannung. Ich liebe auch die Infrarot-Sauna. (Lassen Sie sich im Fachhandel beraten).

Yoga oder heißes Yoga. Yoga ist eine großartige Möglichkeit, den Oxytocinspiegel zu erhöhen, ins Schwitzen zu kommen, Giftstoffe auszuscheiden und Übungen mit geringer Belastung zu machen, die aber trotzdem anspruchsvoll sind. Zudem gibt Ihnen die Kombination aus körperlicher Bewegung und fokussierter Konzentration auf die Atmung, die zum Yoga gehört, die Möglichkeit, den Kopf frei zu bekommen und gleichzeitig die Körper-Geist-Verbindung zu stärken. Die Erhöhung der Temperatur während des Trainings erhöht die vorteilhaften Effekte! Heißes Yoga bedeutet normalerweise eine dynamische Form von Yoga in einem beheizten, feuchten Raum, der manchmal eine Temperatur bis zu 40° Celsius erreicht. Bikram Yoga ist eine besonders intensive Art. Diese Kurse sind für Menschen in einem fortgeschritteneren Stadium der Nebennierenfunktionsstörung eventuell zu anspruchsvoll, deshalb empfehle ich stattdessen, die Übungen im Freien in der Sonne zu machen, um zusätzlich Wärme und eine Dosis Vitamin D abzubekommen!

Heiße oder warme Bäder mit Bittersalz. Ich muss etwas gestehen. Ich bin süchtig nach Bädern mit Bittersalz! Ein herrliches warmes Bad ist eine der einfachsten und schnellsten Möglichkeiten, den Körper zu entspannen und viel Oxytocin zu bilden. Das warme Bad war einer der Gründe, warum ich Ruhe und Gelassenheit bewahren konnte, selbst nach langen Tagen während des Pharmaziestudiums, der Interessenvertretung von Patientinnen und Patienten, der Schwangerschaft, der Betreuung eines Kleinkinds und der Pandemie! Mein Mann liebt sie auch, und wir wechseln uns ab, wenn der eine Elternteil Zeit allein mit unserem Sohn verbringt, nimmt der andere ein Bad. Mein Göttergatte witzelt, dass unsere täglichen Bäder besser sind als jede Art von Ehetherapie.

Die Zugabe von Bittersalz, einer Form von Magnesium, erhöht den Magnesiumspiegel im Körper, wie wenn man ein Ergänzungsmittel nimmt, entfaltet eine beruhigende Wirkung und lindert Gelenk- und Muskelschmerzen.

Ich empfehle die Verwendung von Bittersalz anstelle von Badekugeln, da die chemischen Farben, Aromen und Flitter, die viele von ihnen enthalten, die Scheidenschleimhaut reizen können (was kein Spaß ist) und die Scheidenflora stören kann, wodurch bei Verwendung in großen Mengen das Risiko von Hefepilz- und Harnwegsinfektionen steigt. Während manche Menschen vielleicht gerne ihre eigenen ätherischen Öle in Trägerölen (ein Teelöffel von Ölen wie Kokos- oder Mandelöl gemischt mit ein paar Tropfen ätherischem Öl) ins Bittersalzbad geben, verwende ich lieber Bittersalze, die schon ätherische Öle enthalten, um nicht versehentlich zu viel Öl dazuzugeben. Ätherische Öle können Verätzungen an den Seiten Ihrer Badewanne verursachen oder schlimmer im Intimbereich. (Ich wiederhole es nochmal, das sind die Dinge, die ich auf die harte Tour gelernt habe und ich gebe das an Sie weiter, zu Ihrem Nutzen und nicht, um mit meinem glamourösen Leben zu prahlen, ha, ha.)

Man kann Bittersalze überdosieren, nehmen Sie bitte nicht mehr als zwei Tassen auf ein Vollbad und richten Sie sich nach den Anweisungen auf der Packung. Sie sollten mindestens 12 Minuten in einem Bittersalz-Bad bleiben. Verwenden Sie Bittersalze, die bereits ätherische Öle enthalten und/oder hören Sie Entspannungsmusik während Ihrer Badezeit, um den Genuss zu verdrei- oder zu vervierfachen.

Weitere Möglichkeiten für mehr Wärme. Um sich noch mehr aufzuwärmen, können Sie ein warmes Getränk, eine Suppe oder Brühe zu sich nehmen, sich in eine angewärmte Decke kuscheln oder ein Heizkissen verwenden. Ich liebe mein mit Reis gefülltes nach Lavendel duftendes Heizkissen.

Verbringen Sie Zeit in der freien Natur

Ob es ein Wanderweg, der Strand, Ihr Hinterhof, ein örtlicher Park oder ein Gemeinschaftsgarten ist, ein kurzer Spaziergang in der Natur ist eine Erfahrung mit allen Sinnen, der Ihnen helfen kann, Oxytocin freizusetzen und Stress abzubauen. Verstärken Sie die Fähigkeit, sich zu erden, indem Sie Ihre Schuhe ausziehen und den direkten Hautkontakt mit dem Boden spüren. Wenn Sie die Möglichkeit haben, in einen Wald zu gehen, erwägen Sie eine Walderkundung. Die Forschung hat nachgewiesen, dass Menschen die zum „Waldbaden" gingen oder Zeit in einem Wald verbrachten, ihren Oxytocinspiegel erhöhen und in einen parasympathischen Zustand kommen konnten.

Ich ermuntere Sie dazu, jede Gelegenheit wahrzunehmen, um mehr von diesen Oxytocin-fördernden Aktivitäten in Ihren Alltag einzubauen. Eine großartige Möglichkeit, das konsequent zu machen, ist ein Ritual (oder zwei!) rund um eine oder mehrere dieser Aktivitäten aufzubauen, sodass sie ein regelmäßiger Teil Ihrer täglichen, wöchentlichen oder monatlichen Routine werden.

Die ATP-Methoden, die ich als stillende Mutter für meine Genesung nutzte

Als frischgebackene Mutter meine Nebennieren wieder ins Gleichgewicht zu bringen, war ein Prozess. Obwohl ich mich bereits entzündungshemmend und blutzuckergerecht ernährte sowie das Probiotikum *Saccharomyces boulardii* nahm, konnte ich mich auf meine üblichen Programme nicht verlassen, als ich entdeckte, dass ich aufgrund meines Schlafmangels funktionsgestörte Nebennieren hatte. Ich machte viele der Dinge, die ich in diesem Buch beschreibe.

Ich nutzte die Kraft von Oxytocin, indem ich neben meinem Sohn schlief (Seite 237) und fügte mehr simple angenehme Aktivitäten zu meiner Routine hinzu, wie die Bittersalz-Bäder, den Geruch von ätherischen Ölen und altersentsprechende Mutter-Kind-Kurse, die Spaß machen – von der Kunst bis zum Yoga –, wo ich Kontakte und die Gemeinschaft mit anderen Müttern fand und manchmal sogar ein paar Yoga-Übungen machte.

Ich konzentrierte mich auf das zirkadiane Gleichgewicht, indem ich mich während des Tages sehr viel im Freien aufhielt. Als mein Sohn noch ganz klein war und wir in Colorado lebten, verbrachten wir viele Tage auf einem Wanderweg vor Ort und an unserem kleinen Lieblingssee. Als wir nach Los Angeles zogen, gingen wir zum Stand und in einen örtlichen Park. An Tagen, die aufgrund der Angst im Zusammenhang mit der Pandemie oder des üblichen mütterlichen Schlafmangels schwierig waren, verbrachten wir oft Zeit unter dem Motto „nacktes Baby am Strand", wo unser Sohn nur mit Windel oder Unterwäsche am Ufer umherstreifen durfte. Es war eine wunderbare Möglichkeit, Stress abzubauen, viel Vitamin D zu tanken, zu lachen und als Familie verbunden zu sein.

Wir gingen früh schlafen und verdunkelten nachts die Fenster, um die Melatoninausschüttung zu steigern. Melatonin schützt nicht nur die Mitochondrien, es fördert die Müdigkeit und wird bei Dunkelheit freigesetzt.

Als ich zum ersten Mal entdeckte, dass ich eine Funktionsstörung der Nebennieren hatte, war ich stillende Mutter, daher fühlte ich mich bei dem Gedanken nicht wohl, Hormone und Ergänzungsmittelmischungen für die Nebennieren zu nehmen. Manche Frauen nehmen Progesteron ein, aber das schien meinen Milchfluss zu verringern. Stattdessen entschied ich mich für Tulsitee (Königsbasilikum). Der wohlschmeckende Tee hat adaptogene Eigenschaften und wird in der Volksmedizin als pflanzliches Galaktagogum (eine Pflanze, die den Milchfluss fördert) genutzt.

Als mein Sohn etwas älter wurde, nahm ich mit Zustimmung seines Kinderarztes auch Carnitin, Magnesium, Myo-Inositol und Elektrolyte. Frauen können nach einer Geburt einen Carnitinmangel haben, und es war für meine Gehirnfunktion, den Energiepegel und um wieder zu Kräften zu kommen, äußerst hilfreich. Magnesium half gegen die Stillaversion und sorgte für ein vermehrtes Gefühl der Ruhe, während Myo-Inositol meine Ängste verringerte. Gegen das vernebelte Gehirn nahm ich zusätzlich entsprechende Ergänzungsmittel (Cholin, Benfotiamin [Vorstufe von Vitamin B1], Riboflavin und Fischöl), die im Allgemeinen sicher und potenziell nützlich für die Milchbildung sind. Als mein Sohn nicht mehr nur auf die Muttermilch angewiesen war, wendete ich Progesteron

zusätzlich äußerlich an (S. unter *Unausgeglichener weiblicher Hormonhaushalt*, Seite 418, im Anhang 1, *Erweiterte Liste der Stresssymptome*).
Ich war vor der Geburt meines Sohnes bereits auf einem persönlichen Entwicklungsweg gewesen und hatte sehr viel EMDR (die Traumatherapie über die Augenbewegungen) gemacht, hatte aber nicht viel Zeit für eine zusätzliche tiefgründigere Arbeit. Stattdessen legte ich meinen Schwerpunkt auf das NeurOptimal Feedback-Gerät, damit mein Gehirn ruhiger und gelassener wurde. (Sie können sich im Internet unter dem Stichwort NeurOptimal über die Methode informieren.) Ich arbeitete damit, während ich meinen Sohn stillte, ihn hielt, wenn er zwischendurch ein Nickerchen machte oder während er in seinem eigenen Bett schlief.
Ich konnte es mir zu Hause nicht einfacher machen oder Dinge entrümpeln, bevor er etwas älter wurde, doch ich suchte mir eine Haushaltshilfe, die mich beim Kochen, mit der Wäsche, dem Saubermachen und den anderen zauberhaften, niemals endenden „Mami“-Aufgaben unterstützte. Ich duldete keine Menschen mehr, die mir meine Energie raubten oder mich ängstlich machten.
Ich weiß, dass es schwierig sein kann, Unterstützung zu bekommen, wenn wir sie in der Anfangszeit mit einem Baby am meisten brauchen. Also stellte ich eine Liste für stillende Mütter zusammen, die hilfreiche Methoden aus der funktionellen Medizin sowie Ergänzungsmittel enthielt. (Sie können sie zusammen mit anderem Bonusmaterial kostenlos unter http://thyroidpharmacist.com/atpbookbonus.))

Sicherheitssignal Nr. 3: Seien Sie kreativ – einfach so

Etwas Kreatives „einfach so“ zu machen kann dem Dopaminspiegel einen Schub geben, einem Wohlfühl-Transmitterstoff, der mit der Energiebildung, der geistigen Klarheit und der Motivation zu tun hat. Ohne den Druck, der auf uns lastet, wenn wir etwas tun, was wir machen müssen, wird der kreative Prozess zur Entspannung. Das sendet ein starkes Sicherheitssignal an den Körper, da es uns im gegenwärtigen Moment verankert, unsere Bewusstheit und Achtsamkeit erhöht und uns in einen Zustand des perfekten Ausgleichs zwischen sympathischer Konzentration und parasympathischer Entspannung und Regeneration bringt, den man auch als „Flow-Zustand“, den Zustand des

Fließens, kennt. Ob Sie zeichnen, malen, nähen, schreiben oder backen, ich möchte Sie ermutigen, sich die Zeit für etwas Kreatives zu nehmen, selbst wenn Ihr Alltag oder Ihre Arbeit tendenziell kreativ ist. Am meisten haben Sie von dieser Erfahrung, wenn Sie keine Erwartungen daran knüpfen, Spaß haben und den Prozess genießen.

Sie müssen nicht einmal Dinge tun, die traditionell als künstlerisch gelten, um den Nutzen daraus zu ziehen, dass Sie etwas kreieren. In meinem vollen Terminplan fehlte die Zeit, während des Grundstudiums an Kunst-Kursen teilzunehmen, aber meine wöchentliche dreistündige Arbeit im Labor mit synthetischer Chemie, wo ich verschiedene chemische Stoffe kreierte, diente mir als Ort der Konzentration und Präsenz. Als ich bei meinen Eltern wohnte, waren Backen (erinnerte mich an das Chemielabor!) und das Erstellung von Notizbüchern, in die ich alles Mögliche klebte und schrieb (scrapbooking), meine künstlerischen Beschäftigungen der Wahl, doch diese verloren ihre entspannende Wirkung, nachdem ich verheiratet war, anfing täglich zu kochen und gefühlt tausende von Fotoalben von unserer Hochzeit erstellen musste. Ich begann zu schreiben, um Stress abzubauen, aber seit ich berufsmäßige Autorin mit Abgabeterminen bin und meine Arbeit mit einer hohen Erwartungshaltung verbunden ist, bin ich dazu übergegangen, mich mit Kunst zu beschäftigen. Der Prozess macht mir wirklich viel Freude, und was noch besser ist, ich bin nicht besonders künstlerisch veranlagt, sodass es für mich ausgeschlossen ist, mich mit Kunst aus anderen Gründen als aus Spaß zu beschäftigen. Derzeit geschieht das meist in der Form, dass ich mit meinem Sohn zeichne oder male.

Ich hänge gerne ein großes leeres Blatt Bastelpapier in Kleinkindhöhe auf, breite eine Menge verschiedener Farben und eine Reihe von Schaumstoffpinseln aus, sodass wir unser eigenes Meisterwerk aus bunten Schmierereien und Spritzern schaffen können. Wir lassen unserer Fantasie freien Lauf! Diese Aktivitäten beruhigen meinen Geist und erlauben mir, innezuhalten und mir Zeit für die schönen Dinge des Lebens zu nehmen (und natürlich auch mein fleißiges Kind zu beschäftigen). Zwei meiner begabten Teammitglieder betätigen sich in einer Weise künstlerisch, die sich auch zum Verschenken eignet: Unsere Ernährungsfachfrau Stefanie näht hinreißende Schürzen und unsere Projektmanagerin Tina gestaltet wunderschöne Karten.

Wenn Sie nach einer einfachen Möglichkeit suchen, Kunst in Ihren Alltag zu integrieren – darf ich Ihnen Malbücher für Erwachsene empfehlen? Wussten Sie, dass das Ausmalen, ja, das Ausmalen von etwas Vorgedrucktem nachweislich denselben Nutzen hat wie das Malen? Sie dürfen in diesem Buch gerne mit Farben arbeiten oder Sie gehen auf http://thyroidpharmacist.com/atpbookbonus um das ATP-Magazin herunterzuladen, das man ausdrucken kann und das den nachfolgenden Mandala-Schmetterling sowie andere Bilder enthält, die Sie ausmalen können.

Ein beflügelnder Mandala-Schmetterling für Sie zum Ausmalen

Schmetterlinge und Mandalas sind wohlbekannte starke Symbole der Transformation und Mandalas werden auch mit Heilwirkungen in Verbindungen gebracht. Mandalas zu malen (oder bunt auszumalen) kann uns wirklich helfen, Emotionen zu verarbeiten, die wir in dem Augenblick durchleben. Obwohl Mandalas verschiedene Formen, Farben und Muster haben können, sollen sie Vollendung, Gleichgewicht, Harmonie, Ganzheit und den Kreislauf des Lebens repräsentieren.

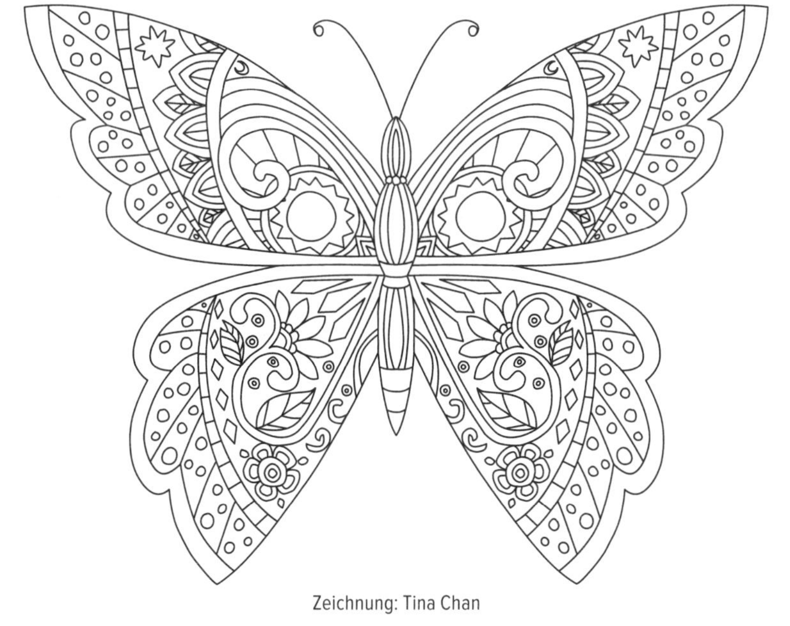

Zeichnung: Tina Chan

Versuchen Sie, diesen Mandala-Schmetterling abends vor dem Schlafengehen in bunten Farben auszumalen, insbesondere, wenn Sie normalerweise zu dieser Zeit eher anregende Aktivitäten pflegen – wie Fernsehen oder im Internet surfen. Denken Sie bei jeder Farbe an etwas Positives oder an eine Affirmation und wiederholen Sie sie für sich, bis Sie den Abschnitt oder die Abschnitte in der Farbe beendet haben.
Ein großes Dankeschön an unsere sehr begabte Projektmanagerin Tina, dass Du diesen Mandala-Schmetterling gezeichnet und uns zur Verfügung gestellt hast!

Handlungsschritte

Um zu regenerieren, sollten Sie:

- dem Mitgefühl mit sich selbst Priorität einräumen. Beginnen Sie heute damit, durch Worte und Taten mehr Liebe für sich zu zeigen.
- mithilfe von Affirmationen eine positive Geisteshaltung und positive Gedankenmuster fördern.
- das unterlassen, wodurch es Ihnen nicht besser geht und mehr davon tun, wodurch es Ihnen besser geht, dazu gehören auch Oxytocin-fördernde Praktiken.
- etwas gestalten – einfach so!

Kapitel 7

Widerstandskraft wieder aufbauen

Ziele

- Bauen Sie Widerstandskraft auf, indem Sie Schritt für Schritt ein wenig aus Ihrer Komfortzone herauskommen und etwas weniger starr, sondern flexibler werden.
- Lassen Sie Gedanken, Verhaltensweisen und Menschen los, die Entzündungen fördern.
- Nehmen Sie positive, gesunde Bewältigungsstrategien und -praktiken dazu.
- Lernen Sie, sich selbst als einzigartiger Mensch tiefgreifender zu verstehen.
- Nehmen Sie Ihre Stärken wahr, wenn Sie entdecken, was Sie für Ihr Wachstum brauchen.

Warum zerbrechen Menschen unter Druck, während andere sich biegen und drehen? Meine Mentorin JJ Virgin sagte einmal: „Wünsche dir nicht, dass es einfacher wird. Werde selbst stärker." Widerstandskraft ist der Schlüssel, um die Stürme des Lebens zu überstehen – aber was genau ist das und wie bauen wir sie auf?

Ich stelle mir Widerstandskraft gerne als Stärke durch Flexibilität vor. Wie ein weises chinesisches Sprichwort sagt: „Das grüne Schilfrohr, das dem Wind nachgibt, ist stärker als die mächtige Eiche, die im Sturm bricht." Wie das grüne Schilfrohr können wir am stärksten sein – geistig, körperlich und emotional –, wenn wir uns erlauben, uns zu verändern und anzupassen, alte Regeln in Bezug darauf zu brechen, wer wir sind oder wie wir handeln sollten und neue zu entdecken, die besser zu uns passen. Die mächtige Eiche, stark von der Erscheinung her, ist zerbrechlich und verwundbar wegen ihrer Unbeugsamkeit. Viele von uns werden starr und unflexibel, um die eigene Zerbrechlichkeit und Verletzlichkeit zu verbergen, doch um vom Überleben zur Entwicklung zu transformieren, sollten wir unser Leben flexibler gestalten. Andernfalls sind wir dazu bestimmt, dieselben Muster zu wiederholen, durch die wir überhaupt erst in der Funktionsstörung der Nebennieren steckengeblieben sind.

In diesem Kapitel werden wir uns einige wirkungsstarke Heilmethoden zunutze machen, die dem Körper durch die Förderung der Widerstandskraft Sicherheitssignale senden. Keine Sorge, es geht hier nicht um etwas Extremes. Wir verzichten auf allzu fordernde, radikale Anstrengungen! Stattdessen nehmen wir kleine Veränderungen vor, die uns einfach ein bisschen aus unserer Komfortzone herausbringen und konzentrieren uns auf energieaufladende Bewegungen, darauf, unsere Atemfrequenz zu senken, gesunde Bewältigungsstrategien zu schaffen, wir lassen die Schwere los, die uns belastet und erobern unseren Platz zurück.

Ich stelle Ihnen Heilmethoden vor, die sich auf die Verbindung zwischen Körper und Geist konzentrieren, die durch den Aufbau von Widerstandskraft zusätzliche Sicherheitssignale senden und die Entzündungen weiter eindämmen, einen der vier wichtigsten Stressfaktoren für die Nebennieren, die zu einer körperlichen und geistigen Erstarrung bei uns führen können.

1. **Bewegung, bei der Sie sich wohlfühlen:** Sport treiben auf eine Art, die uns eher belebt als fix und fertig macht und die negativen Auswirkungen von chronischem Stress abmildert.
2. **Senken Sie Ihre Atemfrequenz:** Langsameres Atmen beruhigt die Stressreaktion.
3. **Schaffen Sie gesunde Bewältigungsstrategien:** Wir können die Macht entschärfen, die Auslöser über uns haben, wieder ins Gleichgewicht kommen und eine nachhaltige Genesung unterstützen, indem wir Bewältigungsstrategien wählen, die für uns und nicht gegen uns arbeiten.

4. **Lassen Sie die Schwere los, die Sie belastet:** Die Forschung bestätigt zwar, dass das Mitgefühl mit sich selbst eine der wirkungsstärksten Methoden ist, um die Widerstandskraft aufzubauen, zu überleben und sich zu entwickeln, doch manchmal reicht das allein nicht aus, um große Veränderungen voranzutreiben. Während wir Mitgefühl mit uns selbst praktizieren, müssen wir auch (empfundene) Hindernisse und entzündungsfördernde Elemente wie Ressentiments, energieraubende Situationen, einschränkende Glaubensmuster und ein Trauma identifizieren und aktiv beseitigen, die uns an der Genesung hindern. Damit schaffen wir Raum, um unsere Ziele in Bezug auf die Gesundheit und in unserem Leben zu erreichen.
5. **Erobern Sie Ihren Platz zurück:** Grenzen zu setzen, ist eine Fähigkeit, die wir lernen können – das wird umso leichter, je öfter wir es praktizieren! –, um die Stressbelastung zu begrenzen und wenn wir gleichzeitig ehrlich in Bezug darauf sind, was wir von anderen erwarten und was sie von uns erwarten können.

Ich habe im sehr frühen Alter von 21 Jahren lernen müssen persönlich zu wachsen, als ich einen geliebten Menschen durch Suizid verlor und habe den Wert des sich Entwickelns und Veränderns auf meinem eigenen Genesungsweg erfahren. Ich habe auch beobachtet, wie viele Klientinnen und Klienten sowie Mitglieder unserer Online-Gemeinschaft nicht nur das Blatt bei ihren Symptomen gewendet haben, sondern sich auch in Bezug auf jeden Aspekt ihres Lebens veränderten, indem sie alles entrümpelten, was ihnen nicht mehr dienlich war. Wenn Gedanken und Menschen, die unsere Entzündungen fördern, sich in unserem Leben breit machen, bleibt uns weniger Platz für Wachstum und Biegsamkeit. Ich bin wirklich davon überzeugt, dass wir uns von ihnen trennen müssen, um Raum für möglichst viel Flexibilität zu haben und stark zu sein wie das Schilfrohr im Wind. Ich hoffe, dass der Aufbau von Widerstandskraft auch Ihre Genesung in hohem Maße voranbringt.

ATP-Erfolgsgeschichten

„Ich habe gelernt, mich selbst besser zu verstehen. Das Gewicht der emotionalen Komponente war mir nicht klar. Ich habe sehr viel mit diesen Übungen gearbeitet und verstehe die Rolle, die meine Emotionen auf meinem Genesungsweg gespielt haben. Ich habe versucht mich dadurch zu schützen, dass ich ein persönliches und psychisches Trauma fast 35 Jahre lang vor mir selbst verborgen habe, und dieses Programm hat mich dazu gezwungen, mich ihm zu stellen und zu beginnen, mich damit zu befassen. Es ist nicht schön, aber ich kann jetzt damit umgehen ... Du hast mir das Instrumentarium dafür gegeben, dass ich ein symptomfreies Leben entwickeln konnte und das hat dazu beigetragen, mir das Leben zu retten.“ – Jacquelyn B.

„Dieser spezielle Teil des Programms ... machte spezielle Verhaltens- und Beziehungsmuster klar. Er vermittelte mir Wissen und ermöglichte mir, mich mit dem zu konfrontieren, was ist ... ich konnte sehen, welches Verhalten meines ist und welches nicht. ... Das war sehr, sehr wirkmächtig und half mir, gesünder daraus hervorzugehen und mich erleichtert zu fühlen. Es setzte eine Menge Energie frei, mit der ich nun an meiner Gesundheit arbeiten kann, anstatt sie an jene Menschen zu binden, die ungesunde Verhaltensweisen in mein Leben trugen.“ – Tanya V.

„[Dieses Programm] verändert das Leben. Positives Denken, Vergebung, Ergänzungsmittel. So viele Dinge haben mir insgesamt geholfen, und dann haben meine Familienmitglieder meine Veränderung gespürt und sich von ihrer Persönlichkeit her auch verändert! Ich bin so dankbar für dieses Programm. Du hast unser Leben verändert!!!! Alles Liebe.“ – Marzena

Bewegung
Atmung
Loslassen
Widerstandskraft aufbauen
Seinen Platz zurückerobern
Bewältigungs-strategien

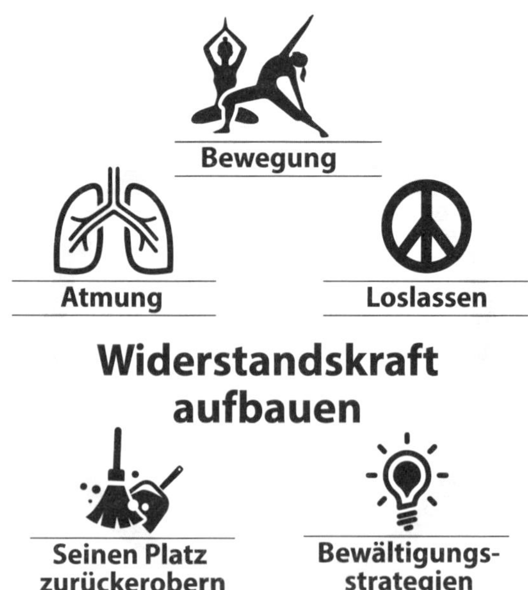

Sicherheitssignal Nr. 1: Bewegung, bei der Sie sich wohlfühlen

Wussten Sie, dass der Schlüssel dafür, ob Sie das richtige Training für den jeweils aktuellen Gesundheitszustand Ihres Körpers machen, der ist, dass es Ihnen danach besser gehen sollte? Wenn Sie nach einer Trainingseinheit nicht sagen können, Sie könnten das Ganze gleich noch einmal machen, dann besteht das Risiko, dass Sie die falsche Art von Training gemacht haben oder zu viel oder beides. Wir wissen, dass Bewegung zur körperlichen Genesung beitragen kann, doch in Zeiten, in denen Ihre Nebennieren gestresst sind, kann die falsche Bewegungsart überfordernd sein und die Funktionsstörung der Nebennieren tatsächlich verstärken. Viele Menschen mit Nebennierenproblemen berichten von Schmerzen, Schwierigkeiten beim Muskelaufbau und dass es ihnen nach dem Training schlechter geht. Das liegt daran, dass der Körper bei einer Nebennierenfunktionsstörung in einem katabolen Zustand ist, in dem er körpereigene Substanzen abbaut. Um das auszugleichen, brauchen wir ein anaboles Training, also Übungen, die den Körper wieder aufbauen. Diese richten sich nach Ihrem spezifischen Bedarf und dem aktuellen Zustand der Nebennierenfunktionsstörung. Je weiter fortgeschritten das Stadium ist, desto geringer ist die Wahrscheinlichkeit, dass Sie irgendeine Art von Hochintensitätstraining vertragen können.

Im Stadium I oder II der Nebennierenfunktionsstörung fühlen Sie sich vielleicht nervös, (ab)gehetzt und aufgedreht, denn Ihr Kortisolspiegel ist entweder dauerhaft zu hoch oder steigt zu den falschen Zeiten stark an. In diesen frühen Stadien kann regelmäßiges aerobes Training wie Radfahren oder Laufen – in einer Weise, wie Sie sich damit wohlfühlen – enorm hilfreich sein, denn dadurch steigt die Herzfrequenz und der Körper verbraucht das zusätzliche Kortisol, um den Abbau von Glukose, Fett und Muskelprotein zu beschleunigen. Einfach gesagt kann ein aerobes Training den erhöhten Kortisolspiegel normalisieren, sodass wir uns ruhiger und entspannter fühlen.

Aber hier ist der Haken. Das aerobe Training, das die Herzfrequenz erhöht, begünstigt den Muskelabbau (daher wird es im Gegensatz zum „anabolen“ Training, das den Muskelaufbau fördert, manchmal als

„kataboles“ Training bezeichnet). Aerobes Training ist förderlich – solange der Körper über die Ressourcen verfügt, um die Muskeln wieder stärker aufzubauen. In Studien wurde nachgewiesen, dass regelmäßiges aerobes Training im Laufe der Zeit die Muskelreparatur, die Regeneration und das Wachstum fördert und den Kortisolspiegel senken kann.

Bei Menschen im Stadium III der Nebennierenfunktionsstörung kann aerobes, kataboles Training den Muskelzustand tatsächlich verschlechtern, da der Körper bereits unterversorgt und verarmt ist, sodass er die Muskeln nicht zügig aufbauen kann.

Ein wichtiger Hinweis, ob wir stark genug sind, um unsere Muskeln nach einem katabolen Training wieder zu regenerieren, ist, wie es uns nach dieser Art von Training geht. Allgemein gesagt, wenn Sie sich nach einem aeroben Training ruhiger und entspannter fühlen, dann machen Sie damit weiter. Fühlen Sie sich danach müder, ist das ein Zeichen, dass es wahrscheinlich für Sie in diesem Stadium zu intensiv und katabol ist.

Im fortgeschrittenen Stadium III, in dem das Gesamtkortisol täglich den ganzen Tag über niedrig ist, kann aerobes Training den Zustand verschlimmern und den Kortisolspiegel weiter senken – und das ist definitiv nicht das, was wir wollen! Dies kann nämlich zu einer Hormonkaskade führen, die den Spiegel anderer Hormone, die als anabol wirksam bekannt sind, darunter auch DHEA und Testosteron, senkt (von diesen Steroidhormonen machen Bodybuilder oft für ihre Zwecke Gebrauch, doch der Körper bildet sie auf natürliche Weise). Wenn wir bei niedrigem Kortisolspiegel ein kataboles Training machen, bauen Muskeln und Körper weiter ab, anstatt stärker zu werden. Daher muss sich ein Mensch im Stadium III der Funktionsstörung eventuell auf ein sanftes (anaboles) Krafttraining wie Yoga und Dehnen konzentrieren, den Körper mit Nährstoffen für den Muskelaufbau versorgen (Protein, Elektrolyte mit Ribose und die Unterstützung der Mitochondrien sind zentrale Faktoren) und dann langsam ein intensiveres Training zum Muskelaufbau dazunehmen, etwa Gewichtheben oder Pilates, um den Körper allmählich in einen anabolen Gesamtzustand der Genesung zu bringen.

Kataboles Training

- Baut Muskelmasse ab.
- Ist auch als aerobes oder Cardio-Training (für Herz und Kreislauf) bekannt.
- Zu den weniger intensiven Beispielen gehören Gartenarbeit, leichtes Gehen und Schwimmen.
- Zu den intensiveren Formen gehören Aerobic, Laufen und Radfahren sowie andere Aktivitäten, bei denen Sie über einen ausgedehnten Zeitraum in einem ständigen aktiven Zustand sind.
- Menschen im Stadium I (hoher Kortisolspiegel) einer Nebennierenfunktionsstörung sind danach entspannter und ruhiger.
- Menschen im Stadium II (wechselhafter Kortisolspiegel wie auf einer „Achterbahn") fühlen sich eventuell besser oder schlechter, je nachdem, zu welcher Tageszeit sie trainieren und wie ihr Kortisolspiegel zu der Zeit ist.
- Menschen im Stadium III (niedriger Kortisolspiegel) einer Nebennierenfunktionsstörung sollten eventuell in Betracht ziehen, das katabole Training während des vierwöchigen Programms zu unterbrechen und dann, wenn Genesung eintritt, allmählich wieder damit beginnen.

Anaboles Training

- Baut Muskelmasse auf und erhält sie.
- Krafttraining.
- Zu den sanften Alternativen gehören restoratives Yoga, Hatha – und Yin Yoga sowie Dehnen.
- Zu den intensiveren gehören Vinyasa, Ashtanga und Power Yoga; Gewichtheben und Pilates.
- Ist in jedem Stadium einer Nebennierenfunktionsstörung hilfreich, doch besonders wichtig für das Stadium III, solange es auf einem angemessenen Niveau stattfindet und Sie sich dadurch nicht erschöpft fühlen.
- Ein guter Anfang sind wöchentlich zwei 15- bis 30-minütige Trainingseinheiten mit genügend Erholungszeit dazwischen.

Bitte behalten Sie im Hinterkopf: Für manche Menschen mit einer fortgeschrittenen Nebennierenfunktionsstörung und Mangelzuständen können selbst Yoga und Gehen zu viel sein. Versuchen Sie es mit einer oder mehreren dieser sanften Trainingsaktivitäten und hören Sie wie immer auf Ihren Körper, um zu entscheiden, ob sie richtig für Sie sind.

Wenn Sie sich Sorgen machen, dass Sie ohne aerobes Training „wie ein Hefeteig aufgehen" werden, wie eine meiner Klientinnen sagte, keine Angst! Ich ermutige Sie, nur ein paar Wochen lang zu versuchen, weniger zu tun als Sie normalerweise tun und zu schauen, wie es Ihnen geht. Eine meiner Klientinnen mit fortgeschrittenen Nebennierenproblemen war überrascht, als ich sie bat, mit ihrem täglichen Power Walking aufzuhören, und trotzdem verlor sie die letzten wenigen hartnäckigen Pfunde innerhalb von ein paar Wochen! Das kam daher, dass die Ruhe es ihrem Körper ermöglichte, in einen mehr anabolen Zustand zu wechseln. Wenn wir einen niedrigen Kortisolspiegel haben und im Übermaß trainieren, kann unser Körper die Botschaft bekommen, dass er nicht in Sicherheit ist und darauf reagieren, indem er am Gewicht festhält. Es scheint unlogisch, aber in diesem Stadium führt weniger Training vielleicht dazu, dass die Nebennieren gesunden und wir das Gewicht verlieren, das wir verlieren möchten.

Wenn Sie einen niedrigen Kortisolspiegel haben, schlage ich Ihnen nicht vor, dass Sie dem aeroben Training für immer abschwören – es hat viele nachgewiesene Vorzüge, wenn es zur richtigen Zeit gemacht wird –, aber Sie profitieren erst davon, wenn Sie damit pausieren, bis sich Ihr Kortisolspiegel normalisiert. Bei manchen Menschen kann das in vier Wochen der Fall sein, bei anderen kann es sogar zwei Jahre dauern. Bitte hören Sie auf Ihren Körper. Im Zuge des Genesungsprozesses können Sie sich darauf konzentrieren, wie Ihr Körper auf ein sanfteres oder leichteres Training reagiert. Wenn Ihnen das Gewicht Sorgen macht, dann beachten Sie bitte, dass Ihnen eine Fülle von Nährstoffen, der zirkadiane Ausgleich und ein sanftes und angemessenes Krafttraining mit der Zeit helfen können, Muskeln aufzubauen, wodurch Sie wiederum mehr Kalorien verbrennen und Ihr Zielgewicht erreichen.

Es ist wichtig zu beachten, dass eine Belastungsintoleranz auch ein Symptom einer mangelhaften Funktion der Mitochondrien, eine potenzielle Ursache, ein erschwerender Faktor oder sogar eine Folge der Nebennierenfunktionsstörung ist. Zur Versorgung unseres Körpers während des vierwöchigen ATP-Programms gehört auch, dass wir uns auf Nährstoffe zur Unterstützung der Mitochondrien konzentrieren, die uns über die Ernährung und Ergänzungsmittel zur Verfügung stehen; dazu gehören die B-Vitamine, Vitamin C, Magnesium, Adaptogene, Carnitin und D-Ribose.

Die wichtigsten Erkenntnisse zum Thema Training:

1. Je höher Ihr Kortisolspiegel ist, desto mehr aerobes (kataboles) Training können Sie vertragen. Im Frühstadium einer Nebennierenfunktionsstörung, in dem der Kortisolspiegel im Allgemeinen höher ist oder schwankt, kann aerobes Training zu einer Senkung beitragen und so den Körper ins Gleichgewicht bringen.
2. In fortgeschritteneren Stadien einer Nebennierenfunktionsstörung kann aerobes Training den Kortisolspiegel weiter senken, woraufhin es uns schlechter geht.
3. Anabole Übungen wie Kraft- und Entspannungstraining, etwa Yoga, sind in jeder Phase sinnvoll, solange sie auf einem Niveau stattfinden, das Sie nicht ermüdet.
4. Ein Training sollte wie ein Ergänzungs- oder Arzneimittel behandelt werden, das „Rezept“ also ganz individuell sein, heißt, für jeden das richtige Training, über den richtigen Zeitraum (oder zur richtigen Tageszeit), in der richtigen Dosierung (dem richtigen Umfang).
5. Überprüfen Sie sich dabei regelmäßig selbst: *Fühle ich mich nach dem Training entspannter oder erschöpfter?*

Fühlen Sie sich entspannter, haben Sie das richtige Training zur richtigen Zeit im richtigen Umfang für Ihren Körper gefunden.

Fühlen Sie sich erschöpfter, geben Sie sich die Zeit zum Erholen. Probieren Sie mal ein Training mit geringerer Intensität aus und/oder trainieren Sie nicht so lange.

Yoga für die Widerstandskraft von Körper und Geist

Wir haben in Kapitel 5 darüber gesprochen, uns Yoga als angenehme Aktivität zunutze zu machen. Ich mag Yoga gern im Freien an sonnigen Tagen sowie heißes Yoga, und es gibt noch viele andere Arten davon, die nicht nur angenehm sind, sondern Ihnen auch helfen können, Ihre Widerstandskraft aufzubauen. Im Yoga geben wir unserem Körper den Anstoß, etwas zu tun, das ein kleines bisschen außerhalb unserer Komfortzone liegt, um Widerstandskraft, Flexibilität und sowohl körperliche als auch geistige Stärke aufzubauen. Wir konzentrieren uns auf das Atmen, um präsent und während schwierigen Asanas ruhig zu bleiben, und mit genügend Erfahrung, die wir im Yoga-Studio machen, lernen wir schließlich, zu atmen und ruhig und präsent zu bleiben, wenn uns schwierige Dinge im Leben außerhalb des Yoga-Studios begegnen.

Sicherheitssignal Nr. 2: Senken Sie Ihre Atemfrequenz, um Ihr Gehirn und Ihren Körper „umzuschulen"

Der Körper ist ein erstaunlicher Feedback-Apparat. Unsere Atemfrequenz erhöht sich tendenziell sehr stark, wenn wir gestresst sind. Dadurch steigt die Herzfrequenz und verschiebt den Körper in einen sympathischen Zustand. Eine Senkung der Atemfrequenz kann uns in einen heilenden parasympathischen Zustand bringen. Ich bin immer wieder erstaunt über die Weisheit unserer Vorfahren. Wissenschaftler haben festgestellt, dass Yoga-Mantras und das Beten des Rosenkranzes unsere Atemfrequenz auf sechs Atemzüge in der Minute senken können, was zu einer Erhöhung der Herzfrequenzvariabilität führt, die ein Maß für das autonome Nervensystem ist. Sie können also Ihre Atmung durch uralte Methoden wie Gebet, Yoga, Mantras und Meditation sowie durch moderne Feedback- und Neurofeedback-Methoden verlangsamen.

Gebet

Das Gebet löst eine „Entspannungsreaktion" aus, ein Begriff, der von Dr. Herbert Benson, Professor, Autor, Kardiologe und Gründer des Harvard Benson-Henry Institute for Mind Body Medicine, geprägt wurde, um das Gegenteil vom Kampf- oder-Flucht-Modus zu beschreiben. Das Gebet fördert auch ein Gefühl von Sinnhaftigkeit, Verbindung und Frieden, das uns helfen kann, Ruhe, Sinnhaftigkeit und eine Gelegenheit zur Selbstreflexion zu finden.

Yoga-Mantras

Traditionelle Yoga-Mantras sind Worte, die laut rezitiert (oder gesungen werden, „chanten", wie es in diesem Fall heißt) oder still gedanklich wiederholt werden, von denen man glaubt, dass sie transformative Kräfte für Körper, Seele und Geist haben, zum Teil dadurch, dass sie das „Geschnatter" im Kopf zum Schweigen bringen und uns helfen, vollkommen bewusst und präsent zu sein. „Om" (das Göttliche) und „Om shanti" (Frieden, inneres Gleichgewicht) sind zwei sehr beliebte Mantras.

Meditation

Die Praxis der Meditation kann bis zu 3000 v. Chr. in Indien zurückdatiert werden. Dazu gehört, ohne Erwartungen ganz im gegenwärtigen Moment zu sein – man kann sie in Ruhe im Liegen machen, während man in einem Park sitzt oder sogar beim Gehen.

In Studien wurde festgestellt, dass man durch Meditation den Spiegel der wichtigsten Hormone und Neurotransmitter erhöhen kann, einschließlich des Serotonins (des an der Regulierung der Stimmung beteiligten „Glücks"-Hormons), des beruhigenden Neurotransmitters GABA, des Nebennierenhormons DHEA (das auch als „Hormon der Jungend" bekannt ist), des Wachstumshormons (das dazu beiträgt, muskulös zu bleiben) und des Melatonins (zur Unterstützung des Einschlafens), wodurch die Meditation zu einem besonders wirkungsvollen Instrument für die Verbesserung der Gesamtgesundheit wird. Die Forschung hat auch nachgewiesen, dass sich Meditation durch die deutliche Senkung eines erhöhten Kortisolspiegels und den Abbau von Stress positiv auf die Nebennieren auswirken kann. Zu anderen Vorzügen der Meditation, die ebenfalls erforscht wurden, gehört das Eindämmen von Entzündungen, eine verbesserte Abwehrkraft und ein verringertes Risiko von Herzkrankheiten, Schlaganfällen und sogar Krebs.

Versuchen Sie zu meditieren

Es gibt keinen „perfekten" Rahmen zum Meditieren, solange Sie sich wohlfühlen. Wenn Sie nicht bereits meditieren, hätte ich gerne, dass Sie sich zum Ziel setzen, es jeden Tag einfach ein paar Minuten lang zu machen. Hier sind ein paar Tipps und Ideen, wie Sie anfangen können:

- Konzentrieren Sie sich auf einen einzigen Punkt: Achten Sie auf Ihren Atem, wählen Sie ein einzelnes Wort oder eine Affirmation, schauen Sie in eine Flamme, hören Sie auf einen Gong oder ein Musikstück oder zählen Sie die Perlen auf einer Mala, das ist eine Gebetskette oder auf einer Perlenhalskette. Machen Sie das zu Beginn ein paar Minuten lang und steigern Sie dann langsam die Zeitdauer, in der Sie Ihre Aufmerksamkeit auf ein bestimmtes Objekt richten.

- Meditieren Sie im Gehen: Fühlt es sich für Sie im Sitzen nicht nach Meditation an, praktizieren Sie eine Gehmeditation in der Natur, beobachten Sie dabei Ihre Umgebung in Ruhe, sodass Ihre Gedanken Teil des Hintergrunds werden und Sie sich in Ihrer Umgebung vollkommen präsent fühlen.
- Nutzen Sie einen Leitfaden: Es gibt viele Podcasts und Apps, die geführte Meditationen anbieten, um Sie beim Meditieren zu unterstützen. Eventuell führt Sie eine Stimme bei der Visualisierung bestimmter mentaler Bilder oder durch eine Reihe von Atemübungen und Mantras, um Ihnen bei der Meditation zu helfen. Geführte Meditationen finden Sie im Internet unter diesem Stichwort in Ihrer Suchmaschine.
- Lernen von den Besten ihres Fachs: Vielleicht haben Sie Interesse, einzigartige Meditationstechniken und Methoden von den Führenden auf diesem Gebiet zu lernen. Ich habe von vielen Menschen gehört, die mithilfe der von Emily Fletcher entwickelten Ziva-Technik Stress abbauten, ihre Angstzustände verringerten und ihren Schlaf verbesserten. (Informieren Sie sich im Internet unter diesem Stichwort.)
- Nutzen Sie ein Gerät wie z.B. das Muse Brain Sensing Stirnband (s. Internet), das Ihre Hirnströme, die Herzfrequenz, die Atmung und die Körperbewegung während der Meditation verfolgt. Wenn Sie es während der Meditation tragen, bekommen Sie ein Feedback in Echtzeit über Ihre Gehirnaktivität, was Ihre Meditationserfahrung leitet und dafür sorgt, dass Sie achtsam bleiben!

Meine bevorzugte Meditationsweise ist diese: Ich konzentriere mich einfach auf meinen Atem, schließe die Augen, sitze an einem entspannenden Platz und atme ein und dann aus, fünf bis 15 Minuten lang.

Biofeedback

Durch akustisches und visuelles Feedback können wir lernen, die körperlichen Anzeichen von Stress zu erkennen – hohe Herzfrequenz, Muskelspannung, Schwitzen – und unsere Reaktionen steuern, etwa durch tieferes Atmen, um die Stressreaktion zu beruhigen. HeartMath zum Beispiel ist eine Art von Biofeedback, das verschiedene Muster der Herzaktivität nutzt, um uns aus einem sympathischen in einen parasympathischen Zustand zu versetzen.

Neurofeedback

Was wäre, wenn wir unser Gehirn darauf trainieren könnten, dass es sich beruhigt, leichter vom Stressmodus in den Entspannungsmodus wechselt und wir dadurch weniger empfindlich für Stresssymptome wie Angstzustände, Depressionen, ein vernebeltes Gehirn und schlechten Schlaf werden würden? Die Forschung legt nahe, dass das Neurofeedback, auch EEG-Feedback oder Neurotherapie genannt, genau das bewirken kann. Es funktioniert dadurch, dass es die Gehirnwellen überwacht und eine positive, entspannende Gehirnaktivität durch Audio- und Videoeindrücke „belohnt", wogegen eine Gehirnaktivität, die auf ansteigenden Stress hinweist, zu einem negativen Feedback führt, etwa einer leiser werdenden Musik. Das Gehirn lechzt nach dem belohnenden, positiven Feedback und lernt mit der Zeit, sich selbst zu korrigieren, wenn es in eine Kampf-oder-Flucht-Reaktion umschlägt, und so besser im Gleichgewicht zu bleiben. Das Neurofeedback macht sich die unglaubliche Anpassungs- und Veränderungsfähigkeit des Gehirns, die sogenannte Neuroplastizität, zunutze, um ihm gesündere Verhaltens- und Reaktionsmuster beizubringen. Zu den Vorzügen gehören eine stärkere Fokussierung, die Aufarbeitung von Traumata, ein verbesserter Schlaf und weniger Angst. Mir gefällt das NeurOptimal-System (s. Internet) besonders gut, und ich habe es bei der Umprogrammierung meiner Stressreaktion als unglaublich hilfreich empfunden.

Sicherheitssignal Nr. 3: Schaffen Sie gesunde Sicherheitsstrategien für den Umgang mit Ihren Auslösern

Wenn wir Menschen, Situationen oder einem Trauma erlauben, uns zu triggern, dann geben wir unsere Macht aus der Hand und überlassen unseren vergangenen Erfahrungen die Kontrolle über unser Befinden und unsere Reaktionen in der Gegenwart sowie über die Gestaltung der Zukunft. Wenn wir getriggert werden, hält uns das in einem starren und unflexiblen Zustand – aber das muss nicht so bleiben. Wir können unsere Auslöser als Sprungbrett für eine Veränderung und eine Möglichkeit zum Aufbau von Widerstandskraft nutzen. Jedes Mal, wenn wir anders auf einen Trigger, einen Auslöser, reagieren, vernetzen wir unser Gehirn mit gesünderen Mustern neu.

Wenn Sie glauben, dass eine Besprechung emotionaler Auslöser zu aufwühlend für Sie wäre, überspringen Sie bitte die folgenden Seiten und *lesen Sie direkt auf Seite 269 weiter.*

Was ist ein Trigger überhaupt?

Mehr als dass sie einem gegen den Strich gehen, sind Trigger bestimmte Aktionen oder Situationen, die eine Erinnerung an ein früheres Trauma oder an einen Teil einer traumatischen Erfahrung auslösen. Vergessen Sie bitte nicht, dass jedes belastende, beunruhigende und schmerzhafte Ereignis oder eine entsprechende Erfahrung der Ursprung eines Traumas sein kann, das kann von einer Krankheit und einer Verletzung bis zum Aufwachsen mit äußerst kritischen Eltern reichen. Auslöser verleiten uns zu einer intensiven emotionalen oder körperlichen Reaktion. Sie möchten vielleicht schreien, weinen oder um sich schlagen. Oder Sie möchten weglaufen, sich zurückziehen und Ihre verletzten Gefühle verbergen. Egal, wie Sie genau reagieren – mit Traurigkeit, Wut, Angst, Panik oder einer anderen Emotion. Trigger rufen eine überwältigende, starke emotionale Reaktion und Stress hervor. In manchen Fällen kommt es zu einem sogenannten Flashback, einer Rückblende, das heißt, einer lebhaften Erinnerung, die uns aus dem gegenwärtigen Augenblick herausholt und uns das Gefühl gibt, als würden wir das Trauma noch einmal erleben.

Trigger können vieles sein: Worte, Töne, Gerüche, ein Ausblick, eine Person, ein Ort, eine Erinnerung, eine Emotion (Verwundbarkeit, Einsamkeit) oder ein körperliches Gefühl (Schmerzen, Muskelspannung). Sie können ihren Ursprung in einer Kindheitserfahrung haben, etwa in einem emotionalen Missbrauch, der Vernachlässigung und Störungen in der Familie als belastende Kindheitserlebnisse (ACE, englisch für adverse childhood experiences), die auf Seite 77 besprochen wurden, oder in neueren Ereignissen. Denken Sie bitte daran, jede überwältigende Erfahrung könnte die Ursache eines Traumas sein.

Zu den größten Herausforderungen im Umgang mit Auslösern gehört, dass sie zu jeder Zeit oder überall im täglichen Leben auftreten können. Manchmal sind sie eventuell vorhersehbar, etwa wenn sie mit einem spezifischen Urlaub, einem Jubiläum oder einer Aktivität verbunden sind. In meinem Fall war es traumatischer Autounfall, den ich auf dem Heimweg von der Uni hatte, als ein Reifen platzte und ich auf einer belebten dreispurigen Autobahn in den Gegenverkehr schlingerte. Wie durch ein Wunder überlebte ich ihn und trug nur ein Schleudertrauma davon. Doch für mich war der Gedanke, wieder auf einer Autobahn zu fahren, ein Auslöser, und ich mied Autobahnen, wann immer das möglich war. Einmal bat mich mein Freund, ihn irgendwo hinzufahren, und mir war nicht klar, dass wir dafür eine Autobahn benutzen mussten. Ich reagierte sehr extrem. Ich machte dicht und war nicht fähig zu funktionieren. Panik überkam mich und kalter Schweiß, und ich begann unkontrolliert zu weinen. Ich musste auf den Beifahrersitz rutschen und meinen Freund fahren lassen. Die Reaktion war offensichtlich und hatte einen nachvollziehbaren Bezug zu meinem Unfall, aber es gibt nicht immer eine solch eindeutige Verbindung. Auslöser können als Überraschungen aus scheinbar heiterem Himmel auftauchen, sich auf vielfältige Weise präsentieren und eine Kampf-oder-Flucht-Reaktion auslösen.

Wie man mit Auslösern umgeht

Sie können unser Leben kontrollieren und sabotieren, wenn wir keine gesunden Möglichkeiten finden, das damit verbundene Trauma loszulassen und positiv mit den Emotionen, die sie in uns auslösen, umzugehen.

Wenn Sie an den Punkt kommen, wo Sie sich um Ihre Auslöser kümmern, haben Sie hoffentlich schon etwas Raum für Genesung und Reflexion geschaffen, der es Ihnen ermöglicht, die automatischen Reaktionen, die mit Auslösern einhergehen, zu verändern.

Frühere Erfahrungen loszulassen kann einfach sein oder eventuell Schwerstarbeit unter Beteiligung von Psychotherapie oder anderen Beratungsmethoden erfordern und lange Zeit dauern. (Möglichkeiten, sich von einem Trauma zu befreien, werden später in diesem Kapitel besprochen.) Doch wir können mit den folgenden drei Schritten beginnen, um auf gesündere Weise mit unseren Auslösern umzugehen und Widerstandskraft aufzubauen.

Schritt 1: Identifizieren Sie Ihre Auslöser

Das ist der erste Schritt, um herauszufinden, wie man am besten mit herausfordernden Situationen umgeht. Wenn Sie starke Gefühle von Angst, Panik, Traurigkeit oder Wut haben, dann denken Sie darüber nach, was wirklich geschieht. Wie sind Sie zu diesen Gefühlen gekommen? Durch etwas, was jemand gesagt hat oder durch ein bestimmtes Ereignis, das den Ansturm negativer Emotionen ausgelöst hat? Vielleicht zeigt sich ein Muster, das einen potenziellen Auslöser vermuten lässt? Auslöser sind ebenso einzigartig und individuell wie wir. Was bei einem Menschen etwas auslöst, macht vielleicht bei einem anderen Menschen nichts. Sich nicht wertgeschätzt zu fühlen, kann für jemanden ein Auslöser sein, während bei einer anderen Person vielleicht das Gefühl etwas auslöst, es würde jemand versuchen, sie zu kontrollieren. Wenn Ihre Auslöser schwer zu identifizieren sind, kann eine entsprechende therapeutische Unterstützung hilfreich sein.

Nehmen Sie sich einen Augenblick Zeit, um Ihre Auslöser zu identifizieren. Es hilft vielleicht, wenn Sie an die letzten paar Gelegenheiten zurückdenken, bei denen Sie sich frustriert, in sich gekehrt oder beschämt fühlten, sich minderwertig fühlten, in einen hitzigen Streit mit jemandem gerieten oder Ihre Fassung verloren.

Beschreiben Sie die Situation, in der Sie getriggert wurden.

Beispiel: Mein Mann sagte zu mir, ich überschreite auf meiner Einkaufstour unser Budget und ich wurde wütend und schrie ihn an, es solle sich um seinen eigenen Kram kümmern.

Welche Gefühle hat die Situation bei Ihnen ausgelöst?

Beispiel: Ich hatte das Gefühl, als würde mein Mann versuchen, mich zu kontrollieren und nicht erkennen, was ich zu unserem Haushalt beitrug.

Welche Auslöser zeigten sich in dieser Situation?

Beispiel: Das Gefühl, als würde mich jemand kontrollieren, das Gefühl, als würde ich zu wenig geschätzt.

Schritt 2: Erkennen Sie Ihre Bewältigungsstrategien

Vielleicht haben Sie schon einige Bewältigungsstrategien, auf die Sie sich stützen, um sich zu beruhigen und Ihren emotionalen Zustand zu verändern, wenn Sie getriggert werden. Bei den meisten von uns ist das so!

In einem auslösenden Moment, wenn Sie überfordert sind und aus der Haut fahren möchten oder vor Angst vergehen – was machen Sie dann?

Manche Bewältigungsstrategien sind gesund und führen auf kurze oder lange Sicht zu positiven Ergebnissen. Sie können den Einfluss des Auslösers verringern, indem sie uns bewusst machen, was gerade vor sich geht. Dann können wir die Macht, die der Auslöser über uns hat, entschärfen und wieder die Kontrolle über unsere Emotionen erlangen. Positive Bewältigungsstrategien sind nützlich, denn sie bringen uns ins Jetzt zurück, bauen Stress ab und begünstigen ein Gefühl von Ruhe. Auslöser werfen uns tendenziell in eine schmerzliche Vergangenheit zurück. Aber Praktiken der Achtsamkeit wie tiefes Atmen, Tagebuch führen, meditieren und andere Aktivitäten, die uns erden, etwa Wandern, Sport treiben, seinen Hund streicheln, können uns helfen, uns wieder mit dem Hier und Jetzt zu verbinden und es uns ermöglichen, die bewusste Kontrolle über unsere Gedanken und Emotionen zu übernehmen, ohne dass wir von ihnen überwältigt werden. Gesunde Bewältigungsstrategien geben uns eine Chance, die herausfordernde Arbeit der Verarbeitung unseres Traumas zu leisten, wenn wir bereit und in der Lage dazu sind.

Ungesunde (negative) Bewältigungsstrategien betäuben uns tendenziell, lenken uns vom gegenwärtigen Augenblick ab und kaschieren den Stress und schwierige Emotionen in einer Weise, die den Stress im Laufe der Zeit nur verschlimmern und neue Probleme schaffen. Oft bereuen wir diese Bewältigungsstrategien. Beispiele dafür sind:

- Aggressionen oder Jähzorn (jemanden schlagen, etwas werfen oder auf etwas eintreten, verbale Beleidigung)
- Alkoholkonsum, Rauchen oder Drogenkonsum
- Esssucht
- zu viel Geld ausgeben
- Selbstverletzendes Verhalten
- Sozialer Rückzug (Fernsehen, Nutzung Sozialer Medien, Verschlafen, Überarbeitung).

In meiner Zeit an der Uni rauchte ich Zigaretten, um mit meinen Auslösern umzugehen. Ich wurde sogar in meiner Studentenverbindung dafür ausgezeichnet, dass ich „mich verpflichtete, höchstwahrscheinlich draußen zu sitzen und Zigaretten zu rauchen." Wenn jemand etwas sagte oder tat, was mich wütend machte, ging ich hinaus und rauchte eine Zigarette. Ganz tief drinnen wusste ich, dass es mir durch die Zigaretten nicht wirklich besser ging und natürlich wusste ich, dass Zigaretten meinem Körper nicht guttaten, doch trotzdem waren sie eine Bewältigungsstrategie.

Nach einer gewissen Zeit war der automatische Griff zur Zigarette in einem Augenblick, der mich überforderte, nur noch ein Reflex. Während des Pharmaziestudiums beschloss ich für immer mit dem Rauchen aufzuhören. Ich fühlte mich als Raucherin wie eine große Heuchlerin, wenn ich Menschen in Fragen ihrer Gesundheit beriet! Ich erkannte, dass ich immer dann zur Zigarette griff, wenn ich nicht in der Lage war, meine Gefühle von Traurigkeit, Wut, Zurückweisung, Stress oder Einsamkeit zu verarbeiten. Erst als mir meine Bewältigungsstrategien wirklich bewusster wurden, konnte ich erkennen, wie sehr sie gegen mich arbeiteten.

Eines Nachmittags, als ich nach einem Streit mit meinem Verlobten (meinem jetzigen Ehemann) aus dem Haus stürmte, wurde mir klar, dass ich die Wahl hatte zwischen einem Verhalten, das meine Gesundheit verschlechtern und einem, das sie verbessern würde. Ich konnte zur Tankstelle fahren und Zigaretten und ein Feuerzeug kaufen oder zum Lebensmittelladen, gesunde Nahrungsmittel aussuchen und lernen, ein neues Gericht zu kochen. Ich entschied mich für Letzteres. Seitdem rauche ich nicht mehr und ich habe an verschiedenen Wegkreuzungen winzig kleine Schritte wie diesen gemacht, um mein Leben zu ändern. Das Rauchen hat ganz offensichtlich gegen mich gearbeitet! Immer und immer wieder. Ich war in einem Kreislauf von selbstzerstörerischem Verhalten gefangen, das mir körperlich, emotional und psychisch schadete, da es verhinderte, dass ich mich in erster Linie damit beschäftigte, welche meine Trigger waren.

Den Kreislauf zu durchbrechen hieß, zuerst mein schädliches Verhalten einzugestehen und es dann durch eine gesündere Bewältigungsstrategie zu ersetzen. Heutzutage begrenze ich meine Auslöser und lasse in meinem Leben genügend Raum für Heilung und Selbstfürsorge, um diese Pause zu ermöglichen. Ich habe auch mein Repertoire der Bewältigungsstrategien auf jene Momente erweitert, in denen ich getriggert werde. Ich hoffe, Sie können dasselbe tun.

Ich möchte Sie dazu ermuntern, Ihre Bewältigungsstrategien zu überprüfen – jetzt. Mit welchen Bewältigungsstrategien reagieren Sie auf die Auslöser, die Sie in Schritt 1 identifiziert haben?

____

____

____

____

____

____

Glauben Sie, dass sie für oder gegen Sie arbeiten? Wie kommt das?

____

____

____

____

____

____

Schritt 3: Ändern Sie Ihre Reaktion auf Auslöser

Es gibt kein Patentrezept dafür, sich selbst zu beruhigen oder wieder ins Gleichgewicht zu kommen, nachdem man getriggert wurde. Doch wenn Sie negative Bewältigungsstrategien nutzen, sollten Sie erwägen, sie durch positivere Gewohnheiten und Abläufe zu ersetzen.

- **Auslöser:** Sally kommt nach einem langen Bürotag nach Hause, macht sich Sorgen wegen der Aufgaben, die unerledigt blieben und wegen einer langen Liste von Hausarbeiten, die anstehen. Sie möchte mehr Zeit mit ihren Kindern verbringen, bevor sie ins Bett gehen und sie ist bekümmert, dass sie ihnen nicht genug Aufmerksamkeit schenkt. Sie steckt eine Menge Wäsche in die Waschmaschine und hilft nebenbei ihrem Sohn bei seiner Mathe-Hausaufgabe, als ihr Partner nach Hause kommt und fragt:

„Was gibt es zum Abendessen?", wodurch er ihren Stresspegel in ungeahnte Höhen treibt.

- **Gegenwärtiger Bewältigungsmechanismus:** Sally schenkt sich sofort ein Glas Wein ein, um sich zu beruhigen und die nächsten paar Stunden bis zum Schlafengehen durchzuhalten. Der Wein macht sie schläfrig, doch sie wacht gegen 2 Uhr morgens auf und kann nicht wieder einschlafen, weshalb sie am nächsten Tag müde und reizbar ist.
- **Raum für Heilung und neue Bewältigungsstrategien:** Auf ihrem Heimweg hört Sally beruhigende Entspannungsmusik. An den Abenden zu Hause, wenn der Stress beginnt überzukochen, nimmt sie ein paar tiefe zentrierende Atemzüge, dehnt sich kurz oder macht sich eine Tasse Tulsitee, um wieder ins Gleichgewicht zu kommen. Anstatt vor dem Schlafengehen E-Mails zu lesen, die die Arbeit betreffen, strickt sie eine Viertelstunde an einer Babydecke, die sie für das Neugeborene ihrer Schwester macht.

Manchmal können wir auslösende Situationen vermeiden, aber das ist nicht immer möglich – oder hilfreich. Das „ Ich-vor-den-Kindern" würde empfehlen, einen Babysitter zu engagieren, wenn ein Elternteil eine Pause braucht. Jetzt, da ich selbst Mutter bin, weiß ich, dass das nicht immer realistisch oder gar das Beste ist, was man im Augenblick tun kann.

Daher ist es gut, wenn man eine Auswahl an positiven Bewältigungsstrategien in seiner „Werkzeugkiste für Auslöser" hat. Sie werden feststellen, dass einige Methoden in bestimmten Situationen besser funktionieren als andere. Es hilft Ihnen vielleicht, eine Liste mit den Strategien anzulegen, von denen Sie denken, dass sie bei Ihnen gut funktionieren, sodass Sie, wenn Sie Entlastung brauchen, diese anschauen und sich schnell für die Methode entscheiden können, die Sie dann jeweils anspricht. Mit einem Plan, wie Sie dem nächsten Auslöser begegnen wollen, bewältigen Sie die Situation besser, mit viel mehr Anmut und Leichtigkeit und weniger Kummer und Schmerz.

Was sind einige neue Bewältigungsstrategien, die Sie nutzen könnten, um diejenigen zu ersetzen, die Ihnen nicht mehr dienlich sind?

Entwickeln Sie Ihre Werkzeugkiste für Auslöser

Erwägen Sie, einige der Strategien zur Förderung der Oxytocin-Ausschüttung aus Kapitel 6 sowie solche, die in diesem Kapitel erwähnt wurden, den Techniken für Stressabbau und Achtsamkeit hinzuzufügen, etwa den Körper zu bewegen oder die Atemfrequenz zu senken, sodass Sie in einen parasympathischen Zustand kommen können, wenn Sie getriggert sind:

- Inhalieren Sie den Duft von ätherischem Lavendelöl.
- Umarmen Sie einen lieben Menschen (idealerweise jemanden, der nicht die Ursache Ihres Auslösers ist).
- Streicheln Sie Ihren Hund oder Ihre Katze.
- Nehmen Sie ein Bad.
- Lassen Sie sich massieren.
- Schreiben Sie Ihre Gefühle in ein Tagebuch.
- Kreieren Sie etwas Neues.
- Verbringen Sie Zeit in der Natur.
- Bewegen Sie sich.
- Meditieren Sie.
- Beten Sie.
- Nutzen Sie Affirmationen.

Das sind meine bevorzugten Affirmationen und Gedanken, mit denen ich mich beschäftige, wenn ich getriggert bin:

- Ich bin wütend, aber ich bin nicht meine Wut.
- Nehmen Sie niemals Kritik von jemandem an, der kein Vorbild für Sie ist.
- Ist das im großen Ganzen gesehen wirklich wichtig?
- Was kann ich daraus lernen?
- Wie möchte ich in der Welt auftreten?
- Wofür bin ich dankbar?
- Will ich mir davon meinen Tag verderben lassen?
- Und das alte polnische Sprichwort: „Nicht mein Zirkus, nicht meine Affen."

Es folgen einige zusätzliche Maßnahmen, und ich möchte Sie anregen, sie auszuprobieren. (Ein besonderer Dank geht an meinen Freund Steve Wright vom Healthy Gut Project [zu Deutsch etwa: Projekt für einen gesunden Darm] dafür, dass er mir so viel Einblick in dieses Thema gewährt hat!)

- **Atmen Sie tief ein und hörbar aus:** Eine tiefe, gleichmäßige Zwerchfellatmung, bei der sich Ihr Bauch mit jedem Atemzug hebt und senkt, schaltet die Kampf-oder-Flucht-Reaktion aus und den Ruhe-, Entspannungs- und Erholungsmodus ein, der vom parasympathischen Nervensystem gesteuert wird. Außer dass diese Art des Atmens den Körper beruhigt, besänftigt sie auch den Geist, indem sie die Aufmerksamkeit gezielt auf den Atem lenkt. Atmen Sie hörbar aus, um den Teil jedes Atemzugs, der am meisten entspannt, zu genießen und ganz „loszulassen". Eine meiner Lieblingstechniken ist die von Dr. Andrew Weil entwickelte 4-7-8-Übung. Bei diesem Atemmuster atmen Sie durch die Nase ein und zählen dabei bis 4, halten den Atmen an, zählen bis 7 und atmen dann durch den Mund aus, wobei Sie bis 8 zählen.

- **Machen Sie einen Augenblick Pause:** Bleiben Sie im Augenblick und nehmen Sie Ihre Umgebung wahr. Nutzen Sie diese Techniken:
  - Schauen Sie sich um. Finden Sie etwas, das Sie sehen können, etwas, das Sie hören können, etwas, das Sie riechen und etwas, das Sie schmecken können.
  - Nehmen Sie sich ein Minzbonbon (natürlich eines ohne entzündungsfördernde Inhaltsstoffe) oder eine reife Heidelbeere. Nehmen Sie wahr, wie das, was Sie gewählt haben, aussieht, sich anfühlt und riecht. Stecken Sie es in den Mund, bewegen Sie es hin und her und achten Sie auf Ihre Empfindungen.
  - Spritzen Sie etwas Wasser ins Gesicht. Nehmen Sie wahr, wie das Wasser auf der Haut und die Struktur des Handtuchs sich anfühlen, wenn Sie sich abtrocknen. Beschreiben Sie in Gedanken Ihre Eindrücke mit Worten.
- **Sprechen Sie mit einem vertrauenswürdigen, solidarischen Menschen aus dem Freundeskreis, aus der Familie oder mit einem Therapeuten oder einer Therapeutin:** Die Nutzung Ihres sozialen Netzwerks, um über Ihre Probleme zu sprechen, Ihre Gefühle zu überprüfen, sich weniger allein zu fühlen und nützlichen Rat oder wertvolle Perspektiven zu bekommen, kann viele Vorteile bringen und sich auch als wirksamer Puffer gegen die Auswirkungen von negativem Stress erweisen. Setzen Sie sich zum Ziel, bei dem, was Sie mitteilen, authentisch zu sein, sprechen Sie offen und ehrlich über Ihre innere Realität mit anderen und seien Sie gleichzeitig offen für neue Erkenntnisse und Ratschläge, wie Sie künftig mit der Ursache Ihrer Gefühle umgehen können.

- **Bewegen Sie sich:** Tanzen Sie und schütteln Sie alles ab. Machen Sie Yoga. Gehen Sie wandern! Körperbewegung verstärkt die Bildung von Endorphinen, der vom Nervensystem produzierten chemischen Stoffe, die durch Interaktion mit den Rezeptoren im Gehirn ein positives Gefühl auslösen, um Ihre Wahrnehmung von Schmerzen und Stress zu reduzieren. Dr. phil. Peter A. Levine, der die somatische Psychotherapie (Seite 291) „Somatic Experiencing" entwickelt hat, erkannte, dass Tiere in der Wildnis, die angesichts einer Bedrohung „einfrieren", wenn die Kampf-oder-Flucht-Reaktion keine Option ist, die infolge der Stressreaktion riesige Menge aufgestauter Energie durch Schütteln und Zittern freisetzen. Wenn diese Energie nicht freigesetzt wird, hält sich der Körper weiterhin für bedroht.
- **Nutzen Sie Ihre Vorstellungskraft:** Anstatt sich auf die durch einen Trigger ausgelöste Panik, Angst, Wut oder Traurigkeit zu konzentrieren, schließen Sie Ihre Augen, nutzen Sie Ihre Vorstellungskraft und lenken Ihre Aufmerksamkeit auf ein beruhigendes, angenehmes Bild, etwa einen weißen Sandstrand, ein großes offenes Blumenfeld, einen wunderbaren Bergsee oder ein anderes Szenarium, das Sie entspannt. Bleiben Sie bei diesem Bild, bis Sie wieder im Gleichgewicht sind, Körper und Geist sich beruhigt haben und Sie gestärkt in den gegenwärtigen Augenblick zurückkehren können. Geführte Visualisierungen sind weit verbreitet, um Ihnen beim Durchlaufen des Prozesses zu helfen – ich möchte Sie dazu ermuntern, es damit zu versuchen. In einer Studie berichteten Frauen mit einer Fibromyalgie, die zehn Wochen lang täglich geführte Phantasiereisen machten, dass ihre Empfindungen in Bezug auf Stress, Müdigkeit/Erschöpfung, Schmerzen und Depressionen im Vergleich zu denjenigen, die das nicht machten, deutlich zurückgingen.
- **Verändern Sie Ihren Blickwinkel:** Wenn mich jemand herausfordert oder über mich urteilt und ich mich getriggert fühle, dann finde ich es sehr heilsam, mir mein Einfühlungsvermögen zunutze zu machen und den „Advocatus diaboli" zu spielen, um die Welt mit den Augen dieses Menschen zu sehen. Einfühlungsvermögen bedeutet nicht, dass ich dem, was die Person sagt oder

tut, zustimme (sicher nicht!), sondern ihr einfach einen anderen Standpunkt zugestehe. Es ist ein Gegenmittel gegen Ärger, Gereiztheit und das Ressentiment, die in diesen Situationen aufwallen können, und es funktioniert wirklich gut bei meinem kleinen Sohn, den Eltern und anderen Menschen, die ich liebe sowie bei Menschen, denen ich nicht so nahestehe.

Nach meiner persönlichen Erfahrung und seit ich mit Betroffenen arbeite, habe ich festgestellt, dass die Identifizierung unserer Auslöser und Bewältigungsstrategien eine Gelegenheit zur Selbstreflexion, zu persönlichem Wachstum und zur Selbstliebe bietet. Sich nach einer Episode, die sich als Auslöser erwies, ein wenig Zeit zu nehmen, um sich selbst in positiver und heilsamer Weise zu unterstützen, ist eine der besten Möglichkeiten, widerstandsfähiger zu werden. Diese Maßnahmen können uns helfen, wenn wir tiefer in den Umgang mit Auslösern und den Aufbau von Widerstandskraft einsteigen, etwa, wenn es um Vergebung geht.

Fassen wir alles zusammen: Meine neuen Bewältigungsstrategien

Nutzen Sie die Anregungen in dieser Tabelle, um Ihre gegenwärtigen Auslöser und Bewältigungsstrategien zu überprüfen und positiven Ersatz zu finden. Tragen Sie Ihre eigenen Antworten in Ihr Tagebuch ein.

Mein Auslöser	Derzeitige Bewältigungsstrategie	Warum sie mir nicht mehr nützt	Neue Bewältigungsstrategie als Ersatz
Ich fühle mich erschöpft, wenn x passiert.	*Ich greife zu Koffein.*	*Ich kann nachts nicht schlafen, denn ich bin zu aufgedreht.*	*Trinken Sie etwas Erfrischendes wie Wasser mit beigemischten Elektrolyten.*
Ich fühle mich frustriert, wenn y passiert.	*Ich greife zu Wein.*	*Am nächsten Morgen fühle ich mich verkatert.*	*Trinken Sie einen entspannenden Tee, etwa Tulsitee.*

Ich weiß aus eigener Anschauung – durch meinen eigenen Weg und auch durch meine Klientinnen und Klienten –, dass manche unserer angepassten Gedankenmuster und Verhaltensweisen, die uns einmal halfen zu überleben, aber nicht mehr gebraucht werden, einen langfristigen ausgeglichenen Nebennierenhaushalt verhindern können. Wir sind Gewohnheitstiere, und es ist leicht, immer und immer wieder in dieselben alten Muster zurückzufallen. Dieses Programm soll Ihnen helfen, einige eben dieser tief verwurzelten Gedanken- und Verhaltensmuster zu verändern.

Zum Beispiel: Dieselben Gewohnheiten, mit denen ich an der pharmazeutischen Fakultät durch mein Promotionsprogramm kam und die nötig waren, um bei allen meinen Kursen und Prüfungen am Ball zu bleiben (Tag und Nacht lernen, nur Trainingsanzüge tragen, kaum duschen und nie das Haus verlassen, außer um zur Uni oder zur Arbeit zu gehen) waren nicht dieselben Verhaltensweisen, die mir halfen, meinem Seelengefährten zu begegnen (das war zu einer Zeit, als das Onlinedating noch in den Kinderschuhen steckte, also, ja, ich musste tatsächlich das Haus verlassen, um ihn zu treffen). Die Muster abzulegen, die Ihnen nicht mehr nützen und sich neue heilsame Gewohnheiten anzuerziehen, kann Ihre Gesundheit und Ihr Leben verändern.

Wenn Sie wissen, dass Sie eigentlich Traumaarbeit machen müssen, aber stattdessen einfach nur mit positiven Affirmationen arbeiten…

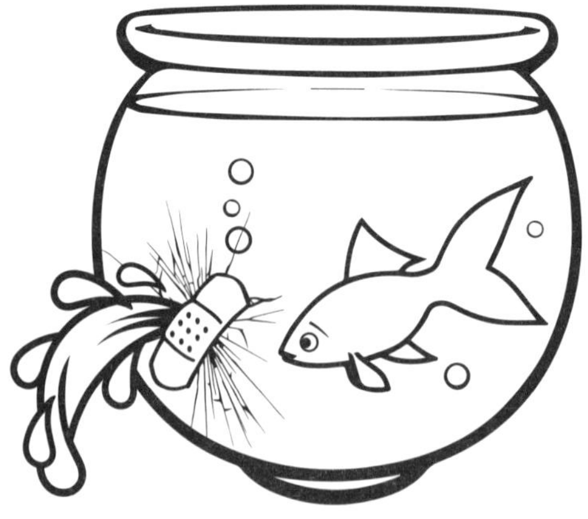

So wie wir einfach nur aus unserer körperlichen Komfortzone herauskommen müssen, um Muskeln aufzubauen, müssen wir aus unserer geistigen Komfortzone heraustreten, um geistige Widerstandskraft aufzubauen. Bisher habe ich Ihnen so viele Möglichkeiten aufgezeigt, damit Sie Ihren Körper aus der Stressreaktion herausholen und in den heilsamen parasympathischen Zustand bringen können. Betrachten Sie diese Strategien als Grundlage für eine noch etwas tiefgründigere Beschäftigung mit der Genesungsarbeit.

Ich liebe das arabische Sprichwort „Vertraue auf Gott, aber binde dein Kamel an." Sie müssen nicht religiös sein, um dieses Zitat wertzuschätzen. Es erinnert mich daran, dass wir uns nicht nur auf unsere Gedanken konzentrieren, sondern auch handeln müssen. Genauso wie es wichtig ist, mit positiven Affirmationen und positiven Selbstgesprächen zu arbeiten, müssen wir auch eine etwas tiefgründigere Heilarbeit leisten, die sich auf die Ursache unserer Probleme bezieht, also warum wir überhaupt getriggert werden. Das Sprichwort besagt: Wenn Sie nur darauf vertrauen, dass Gott Ihnen hilft, dann rennt das Kamel eventuell weg. Wenn Ihre ausschließliche Tätigkeit darin besteht, das Kamel festzubinden, und Sie kein Vertrauen entwickeln, dann bleiben Sie ängstlich. Wenn Sie nur mit positiven Affirmationen arbeiten, dringen Sie vielleicht nicht zur Ursache vor, warum Sie eventuell in Gewohnheiten steckenbleiben, die Ihnen nicht mehr nützen, und wenn Sie sich nur auf die tiefgründige schwere Arbeit konzentrieren, ohne die Sicherheitssignale neu zu beleben, führt das vielleicht zu einer Überforderung.

Sicherheitssignal Nr. 4: Lassen Sie die Schwere los, die Sie belastet

Viele von uns tragen die Schwere des Ressentiments, von einschränkenden Glaubensmustern und eines Traumas mit sich herum, die uns in einem Zustand von Kampf-oder-Flucht festhalten und uns an der Genesung hindern. Wenn wir diese Schwere loslassen, dann befreien wir uns nicht nur vom Stress und der Spannung, die uns belasten, sondern schaffen Raum für Menschen und Erfahrungen in unserem Leben, die uns aufrichten und unterstützen.

Vergeben Sie allem und jedem – auch sich selbst

Sie haben vielleicht schon gehört, dass ein Ressentiment so ist, als würde man Gift trinken und hoffen, dass die andere Person stirbt. Ressentiments mit sich herumzutragen kann sich anfühlen, als würden wir überall wohin wir gehen einen schweren Kartoffelsack mit uns schleppen (danke HeatherAsh Amara, Autorin von *Göttinnen lieben sich selbst: werde die Frau, die du wirklich bist* für diesen perfekten Vergleich!)

In einer Studie zeigten die Beteiligten, die gebeten wurden, über jemanden nachzudenken, der sie verletzt, schlecht behandelt oder beleidigt hat, deutliche Zeichen von Stress, auch Blutdruck und Herzfrequenz waren erhöht, das Gesicht verspannt und sie schwitzten. Als sie gebeten wurden, dieser Person zu vergeben, ging ihr Stresspegel auf den im Normalzustand zurück. Außer dass Unversöhnlichkeit eine erhöhte Stressreaktion auslöst, kann sie dem Immunsystem in vielerlei Hinsicht schaden; dazu gehört auch, dass die Hormonbildung und die Fähigkeit der Zellen, Infektionen abzuwehren, nicht mehr funktionierte. Über den Einfluss auf den Körper hinaus können Ressentiments unsere Beziehungen und Erfahrungen negativ beeinflussen und es schwer machen, die Gegenwart zu genießen, weil wir in der Vergangenheit leben.

Vergebung, die bewusste Entscheidung, Feindseligkeit, Zorn und andere Emotionen loszulassen, die damit verbunden sind, was uns verletzt hat, nimmt die Last dieser negativen Emotionen von unseren Schultern. Studien haben Vergebung mit einer breiten Palette von körperlichen, geistigen und psychischen gesundheitlichen Vorzügen in Zusammenhang gebracht, auch mit weniger Angst, einem besseren Schlaf sowie mehr Wohlbefinden und Selbstbestimmung.

Ich hatte Schwierigkeiten mit der Vergebung, bis mir klar wurde, dass sie zu meinem eigenen Nutzen ist, nicht zum Nutzen der Menschen, die uns verletzen. Sie befreit uns von dem emotionalen „Gepäck", das wir mit uns herumgetragen haben. Es ist wichtig zu wissen, dass jemandem zu vergeben nicht bedeutet, dass wir uns mit dem betreffenden Menschen versöhnen müssen und ihm gestatten, dass er uns wieder verletzt oder dass wir den Schaden, den sein Tun angerichtet hat, entschuldigen. Daher erfordert Vergebung nicht, dass Sie mit dieser Person in Kontakt treten müssen, und ist selbst dann möglich, wenn sie schon verstorben oder nicht mehr in Ihrem Leben ist.

Zusätzlich zu Ressentiments gegenüber anderen, tragen viele von uns die Schuld für etwas, das sie nicht getan haben. Wenn es darum geht, über vergangene Taten nachzudenken, müssen wir uns klar machen, dass die meisten von uns mit den Informationen, die zur jeweiligen Zeit zur Verfügung stehen, die bestmöglichen Entscheidungen treffen. In manchen Fällen bekommen wir danach mehr Informationen oder wir können eine Wahrheit sehen, die uns vorher nicht bewusst war. Doch uns unsere Reue über etwas zu vergeben, das wir „hätten" tun sollen, kann oft schwieriger sein, als anderen zu vergeben …, doch es ist genauso wichtig und vielleicht sogar noch wichtiger.

Vergebung ist ein Prozess, der oft Folgendes beinhaltet:

- Die Verletzungen zu identifizieren, die Sie mit sich tragen.
- Ihre Emotionen bezüglich der Verletzung und des Schadens, die Ihnen angetan wurden, anzuerkennen.
- Zu erkennen, wie das Tragen dieser Last Sie beeinträchtigt hat.
- Zu erkennen, wann Sie bereit sind, sich für das Loslassen dieser Gefühle zu entscheiden und zu vergeben.
- Diese Absicht zum Beispiel dadurch zu kennzeichnen, dass Sie Ihre Gefühle in einem Tagebuch ausdrücken oder mit einem vertrauenswürdigen, unterstützenden lieben Menschen, einer anderen Vertrauensperson oder einer Therapeutin oder einem Therapeuten besprechen.
- Die Erwägung, professionelle Hilfe in Anspruch zu nehmen. Bei manchen Verletzungen, insbesondere Traumata, ist das Vergeben eine größere Herausforderung als bei anderen, und Sie müssen sich ihnen nicht allein stellen.

Zum Nachdenken: Sich selbst und anderen vergeben

Eventuell können Sie mithilfe dieser Übungen Ihre Praxis im Tagebuchschreiben erweitern:

1. Ich mag den befreienden Akt, Dinge aufzuschreiben, „die ich hätte tun sollen“ sowie solche, „die ich nicht tun konnte“. Es ist eine starke Neuausrichtung und ein Schritt in die Richtung, uns selbst zu vergeben, den David Hawkins vorschlägt, der Autor vieler Bücher über Selbstbestimmung, unter anderem *Loslassen: der Pfad widerstandsloser Kapitulation*. Versuchen Sie es selbst.

Ich hätte ...	Ich konnte damals nicht ...
Ich hätte meiner Schwester gegenüber während ihrer Scheidung hilfsbereiter sein sollen.	*Ich war damals nicht in der Lage, für sie da zu sein, doch ich kann jetzt Schritte unternehmen, um unsere Beziehung zu verbessern.*

2. Schreiben Sie jedes Ressentiment, jeden Ärger, jede Verletzung und Traurigkeit auf, die Sie mit sich herumtragen. Was sind die nächsten Schritte, die Sie machen können, um diese Dinge loszulassen? (Schauen Sie sich nochmal den Prozess der Vergebung auf Seite 282f. an, wenn Sie Hilfe brauchen.)

____

____

____

____

____

Emotionaler Missbrauch

Zu viele von uns tolerieren emotionalen Missbrauch, d.h. ein konsistentes Muster von Worten und Handlungen, die darauf abzielen, einen anderen Menschen durch Kritik, Beschämung, Manipulation und Peinlichkeit zu kontrollieren und abzuwerten. Wir tendieren dazu, Missbrauch als körperlich zu betrachten und ertragen emotionalen Missbrauch oft einfach deswegen, weil unsere westliche Kultur behauptet: „Stock und Stein brechen mein Gebein, doch Worte bringen keine Pein“. Ich denke, diese „Sei-stark“-Mentalität trägt zu unseren Problemen mit der geistigen Gesundheit, Burnout und chronischen Krankheiten bei. Das ist sehr schwarz-weiß gedacht ... Missbrauch hat eine Bandbreite.

Emotionaler Missbrauch kann auf vielerlei Weise verletzen, von Gefühlen des Selbstzweifels und der Wertlosigkeit bis zu konkreten gesundheitlichen Belastungen wie starken Entzündungsherden im Körper. Spannungen und Konflikte in einer toxischen Beziehung schaffen einen dauerhaften Zustand von Kampf-oder-Flucht, und Studien zeigen, dass Streit, Bedrohung, Isolation und Zurückweisung zu erhöhten Entzündungsmarkern führen und dass Menschen in Beziehungen, in denen ein hohes Maß an Feindseligkeit herrscht, die höchsten Steigerungsraten bei den Entzündungen haben. Es ist ebenso wichtig, Menschen, die entzündungsfördernd wirken, aus unserem Leben zu entfernen wie entzündungsfördernde Nahrungsmittel zu meiden! Denken Sie bitte daran, jeder kann uns emotional missbrauchen: Eine „bessere Hälfte", ein Familienmitglied, jemand aus dem Freundes- oder Kollegenkreis oder aus der Chefetage.

Zwar kann emotionaler Missbrauch manchmal so subtil sein, dass er schwer zu entdecken ist, doch vergessen Sie bitte nicht: Sie verdienen es, mit Freundlichkeit und Respekt behandelt zu werden! Dies sind einige Zeichen für emotionalen Missbrauch:

- Mangelnde Unterstützung
- Herabsetzungen und Beschimpfungen
- Eifersucht
- Kontrollverhalten
- Unehrlichkeit
- Ignorieren Ihrer Wünsche oder Bedürfnisse
- Isolation vom Freundes- und Familienkreis
- Gefühl des Ausgelaugt-Seins, wenn man Zeit miteinander verbracht hat

Nichts mehr hinnehmen

Haben Sie das Gefühl, dass Sie in Ihrem Leben viele Verhaltensweisen und Situationen, die Sie eigentlich stören, aushalten oder tolerieren? Bei vielen von uns ist das so. Wir halten still und tun oder sagen nichts dagegen, und die Frustration, die wir empfinden, baut sich immer weiter auf. Zum Beispiel tolerieren Sie vielleicht:

- Unordnung auf dem Boden
- Kritik von nahestehenden Menschen

- Verspätung oder Respektlosigkeit gegenüber Ihrer Zeit
- Passiv-aggressive Kommentare von einer Mitarbeiterin oder einem Mitarbeiter
- Zwecklose, nicht enden wollende Besprechungen
- Mangelnde Anerkennung Ihrer Bemühungen

Es kam zu einer großen Veränderung in meinem Leben, als ich mich von all den Dingen befreite, die ich bisher tolerierte und damit begann, mein Leben nach meinen Bedingungen zu leben. Sie denken vielleicht, ‚klar, ein Haufen schmutziges Geschirr in der Spüle ärgert mich, aber es ist keine große Sache.' Aber wenn Sie einmal damit anfangen, über all die „kleinen" Frustrationen im Laufe des Tages nachzudenken, werden Sie feststellen, dass sich diese kleinen Dinge ganz schön aufaddieren. Bei vielen von uns kommt es zu Dutzenden, Hunderten, Tausenden (!) solcher Unannehmlichkeiten, und mit der Zeit stressen sie uns und ziehen uns herunter… manchmal bis wir durchdrehen.

Wenn Sie einfach alles aufschreiben, was Sie bisher tolerieren, räumen Sie geistig auf und verbessern Ihr Bewusstsein für solche Energieverluste. Es ist der erste Schritt, das in Ordnung zu bringen, selbst wenn Sie vielleicht nicht bereit oder in der Lage sind, sofort etwas zu tun. Machen Sie für diejenigen, auf die Sie sich jetzt konzentrieren möchten, einen Plan. Für manche gibt es vielleicht einfache, unkomplizierte Lösungen. Packen Sie das, was mit minimalem Aufwand raschen Erfolg bringt, zuerst an und schauen Sie, wie es Ihnen damit geht! Bei anderen Dingen dauert es vielleicht länger. Das ist in Ordnung. Versuchen Sie, nur jeweils eine Sache in Angriff zu nehmen, die sich relativ bald klären lässt. Arbeiten Sie Ihre Liste Punkt für Punkt, Schritt für Schritt ab und beseitigen Sie diese Stressfaktoren aus Ihrem täglichen Leben.

Natürlich können wir nicht jede einzelne Stressursache aus unserem Leben verbannen, nicht mal vorübergehend. Wir werden zeitweise noch frustriert sein. Für diese Situationen, die nicht zu ändern sind (da fällt mir sofort der Straßenverkehr ein!), nutzen Sie Ihren Werkzeugkasten für Auslöser, damit Sie sich entspannter fühlen können.

Nutzen Sie diese Tabelle zur Unterstützung.

Ich habe toleriert …	Ich plane damit umzugehen, indem ich …
Beispiel: Ich habe die Erwartungen meines Partners toleriert, dass ich das Haus jedes Wochenende putze.	*Ich plane damit umzugehen, indem ich* *1. ihn wissen lasse, wie sehr ich mich dadurch überfordert fühle.* *2. ihm vorschlage, dass wir die Arbeit untereinander aufteilen.* *3. anbiete, einen Reinigungsdienst dafür zu finden.*

Geben Sie negative Selbstgespräche und selbstbegrenzende Überzeugungen auf

Sie haben vielleicht einen inneren Kritiker, der einfach nur grausam ist. (Ich bevorzuge dafür den Begriff „Kobold", der von Rick Carson geprägt wurde, dem Autor von *Taming Your Gremlin: A Surprisingly Simple Method for Getting Out of Your Own Way*. Zu Deutsch etwa: Zähmen Sie Ihren Kobold: Eine überraschend einfache Methode, sich selbst nicht länger im Weg zu stehen. Nur in englischer Sprache). Dieser Kobold ist voller Vorwürfe, Beschämung und harter Worte: Du machst nie etwas richtig. Du bist nicht intelligent genug für diesen Job. Niemand wird dich jemals lieben. Wir wissen, dass positive Selbstgespräche, Mitgefühl mit sich selbst und Affirmationen die Auswirkungen von Stress verringern und Widerstandskraft aufbauen; sie helfen uns dabei, uns zu motivieren und motiviert zu bleiben, damit wir die für unsere Gesundheits- und Lebensziele nötigen Veränderungen durchführen können. Affirmationen können zwar ziemlich hilfreich sein, doch um den Kobold für immer zu besiegen, müssen wir zu den Ursachen vordringen und uns um die selbstbegrenzenden Überzeugungen kümmern, die ihm immer wieder Nahrung geben.

Dabei handelt es sich um Überzeugungen, die wir über uns selbst, die Welt oder andere Menschen haben, die uns davon abhalten, unser Lebensziel zu erreichen. Dadurch, dass wir diesen falschen Wahrnehmungen glauben, begrenzen wir unser eigenes Potenzial und errichten Sperren auf unserem Weg, die unsere Ziele, auch die gesundheitlichen Ziele, unerreichbar erscheinen lassen.

Oftmals werden diese Überzeugungen in der Kindheit geprägt, wenn wir stark davon beeinflusst werden, was unsere Eltern, Bezugspersonen, Lehrkräfte, Verwandte, der Freundeskreis, die Werbung und die Medien uns sagen. Das kindliche Gehirn wird oft mit einem Schwamm verglichen, weil es für Einflüsse von außen so empfänglich ist. Laut der Forschung von Bruce Lipton, Stammzellenbiologe und Bestsellerautor von *The Biology of Belief* (zu Deutsch etwa: Die Biologie der Überzeugungen; nicht in deutscher Sprache erhältlich), agiert das Gehirn von Kindern unter sechs Jahren vornehmlich in einem Zustand, der unterhalb der Schwelle des kritischen Bewusstseins liegt. Sie nehmen zwar große Mengen an Informationen über ihre Umwelt auf, aber sie sind noch nicht in der Lage, bewusst zu beurteilen, ob das, was sie aufnehmen, stimmt oder nicht. Wir akzeptieren unbewusst, was uns die Menschen um uns herum erzählen, doch wir haben nicht die kognitive Fähigkeit, diese Überzeugungen in Frage zu stellen und unsere eigenen Entscheidungen zu treffen.

Die Überzeugungen anderer Menschen können unserem Selbstgefühl und dem Gefühl für unsere Perspektiven schaden. Zum Beispiel wachsen Kinder, denen immer gesagt wurde, sie können nicht gut sprechen, vielleicht in dem Glauben auf, dass das stimmt. Sie meiden eventuell Jobs, bei denen sie vor einer großen Gruppe von Menschen sprechen müssen und schränken damit ihre Chancen ein. Anstatt dass sie ihren Traum verfolgen, eines Tages Geschäftsführer eines Unternehmens zu werden, geben sie sich wegen ihres „Sprech-Problems“ mit einer Arbeit zufrieden, die nicht so öffentlichkeitswirksam ist. Wenn ihnen im Freundeskreis gesagt wird, man könne sich großartig mit ihnen unterhalten, glauben sie das vielleicht gar nicht und denken, das werde „nur so gesagt“.

Diese Überzeugungen sind uns vielleicht bis zu einem gewissen Punkt sehr nützlich. Wenn Sie als Kind das Gefühl hatten, dass Ihre Eltern nur stolz auf Sie waren, wenn Sie gute Noten bekamen, dann haben Sie vielleicht außergewöhnliche Schulzeugnisse gehabt, doch die Kehrseite der Medaille ist, dass Sie zu der Überzeugung kamen, nur wenn Sie „perfekt“ waren, konnten Sie Liebe und Anerkennung von anderen bekommen. Als erwachsener Mensch könnte die perfektionistische Geisteshaltung die Ursache vieler scheinbar nicht damit in Zusammenhang stehender Probleme sein wie Angstzustände, Schlaflosigkeit und Arbeitssucht.

Andere Beispiele von einschränkenden Überzeugungen sind:

- Ich bin nicht gut (intelligent, jung, hübsch, schlank, gesund usw.) genug.
- Ich bin nicht liebenswert.
- Ich kann nicht gut mit Geld umgehen.
- Ich verdiene es nicht, geliebt zu werden.
- Ich bin nicht gut darin, ... (mit Zahlen zu arbeiten, zu kochen, Freundschaften zu schließen usw.).
- Ich werde immer krank sein.
- Ich weiß nicht, wie ich mich organisieren kann.

Jetzt, als Erwachsene, können wir unser Denken bewusst ändern, schädliche einschränkende Überzeugungen aufgeben und sie durch positivere und selbstbestimmte ersetzen. Sich dessen bewusst zu sein, ist der erste Schritt zur Veränderung einer begrenzenden Überzeugung, indem wir uns vorstellen oder erklären, inwiefern sie eventuell gar nicht stimmt. Erwägen Sie die folgenden Schritte, um Ihre begrenzenden Überzeugungen zu verändern:

1. **Finden Sie eine begrenzende Überzeugung:** Denken Sie an Gebiete, auf denen Sie sich ständig herausgefordert fühlen. Wenn Sie zum Beispiel immer Schwierigkeiten in Beziehungen haben, ist das vielleicht ein Zeichen, dass hier eine begrenzende Überzeugung am Werk ist.
2. **Verstehen Sie, warum Sie diese Überzeugung haben:** Versuchen Sie den Ursprung herauszufinden, der oft in einer schmerzhaften emotionalen Erfahrung liegt.
3. **Zeigen Sie ein wenig Mitgefühl mit sich selbst:** Erlauben Sie sich, den mit der begrenzenden Überzeugung verbundenen Gefühlen mit Wohlwollen und Mitgefühl zu begegnen.
4. **Gestehen Sie sich ein, auf welche Weise die Überzeugung Sie zurückhält:** Denken Sie darüber nach, wie die begrenzende Überzeugung Ihre Beziehungen, Ihre berufliche Laufbahn und Ihre Gesundheit beeinflusst.

5. **Stellen Sie die Überzeugung in Frage:** Ist sie richtig? Ergibt sie überhaupt Sinn? Wenn Sie Ihre begrenzende Überzeugung in Zweifel ziehen, werden Sie erkennen, inwiefern sie unwahr ist und sie schwächen.
6. **Ersetzen Sie die Überzeugung durch eine positivere:** Verändern Sie die eingrenzende Überzeugung Ihres inneren Kritikers zu einer Überzeugung, die Ihnen von einem mitfühlenden besten Freund oder einer besten Freundin angeboten wird, der oder die die Sachlage genauso sieht. Mir hilft es, wenn ich mir vorstelle (von der Stimme her und überhaupt) wie eine mitfühlende Chewbacca oder eine Fee eventuell einem kritischen Gremlin antwortet, aber ich gebe zu, ich bin ein bisschen verrückt.

Es folgen ein paar Beispiele, wie man eine begrenzende Überzeugung, die Schaden anrichten kann, durch eine realistischere, stärkende verändern kann. Ich ermuntere Sie zu einer Vorstellung von Wachstum und zur Kraft des Wortes „bisher", wenn Sie daran arbeiten, diese Überzeugungen aufzugeben.

Kritischer Kobold	Mitfühlende Reaktion
Beispiel: Ich kann nichts richtig machen.	*Ich bin ein fähiger Mensch und ich gebe mein Bestes.*
Beispiel: Ich hasse meinen Körper.	*Ich bin dabei, eine gesündere Beziehung zu meinem Körper aufzubauen.*
Beispiel: Ich bin so unorganisiert.	*Ich bin bisher nicht organisiert, aber ich arbeite daran.*

Wenn wir die Überzeugungen identifizieren, die wir als „Wahrheiten" erkannt haben, können wir beginnen, sie unter die Lupe zu nehmen, die Macht abzuschwächen, die sie über uns haben und sie durch positive Überzeugungen ersetzen, die uns zu unseren Zielen führen. Ich glaube, Sie können diese begrenzenden Überzeugungen loslassen und Ihren Genesungsweg fördern.

Die Arbeit an der persönlichen Transformation und das Ersetzen von überholten Bewältigungsstrategien, Emotionen, Beziehungen und begrenzenden Überzeugungen durch solche, die uns unterstützen, können sich emotional schwierig und unangenehm gestalten, doch es gibt Hoffnung und viele Methoden, die uns helfen können, sie loszulassen.

Ein Trauma loslassen

Manchmal lastet ein Trauma auf uns. Wenn Sie in der Vergangenheit etwas Traumatisches erlebt haben, ist die Aufarbeitung des Traumas, oft mit jemand fachlich Kompetentem, wichtig für die Genesung. Ich empfehle Ihnen, mit einem entsprechenden Menschen einen Blick auf folgende Strategien zu werfen:

Traumafokussierte kognitive Verhaltenstherapie

Die kognitive Verhaltenstherapie ist eine Art von Gesprächstherapie, bei der versucht wird, die Lebensqualität durch Infragestellen und Ersetzen von nicht hilfreichen negativen Gedankenmustern, Überzeugungen und Verhaltensweisen, die mit einem vergangenen Trauma zusammenhängen, zu verbessern. Die Veränderung des Denkens und der Hypothesen eines Menschen kann zu besseren Bewältigungsfähigkeiten und gesünderen Verhaltensweisen führen. Studien bekräftigen sie als wirksame Behandlungsoption für eine breite Palette von Traumata, unter anderem auch sexueller Übergriffe, Verkehrsunfälle, Naturkatastrophen und Krieg.

Somatische Therapie

Auch als Somatic Experiencing bekannt, verbindet diese Therapieform Gesprächstherapie mit Körper-Geist-Übungen wie Atemarbeit, Meditation und anderen Körpertechniken, um den Stress, die Spannung und andere im Körper (somatisch) infolge eines Traumas verbliebene

Emotionen und Reaktionen abzubauen. Die somatische Therapie hilft die aufgestaute Energie freizusetzen und die Stressreaktion durch eine Vielfalt von Techniken zu beenden, um zur Ursache der Traumasymptome vorzudringen. Die Forschung hat nachgewiesen, dass das eine wirksame Behandlung bei einem PTBS, einem posttraumatischen Belastungssyndrom, ist.

Das Trainingsprogramm für das Gehirn auf der Grundlage der Neuroplastizität

Limbische Trainingsprogramme wie das Dynamic Neural Retraining System und das Gupta Brain Retraining Program (gibt es auch als deutschsprachiges Angebot: Gupta Gehirn Retraining Programm, Anm. d. Übers.) machen sich die Fähigkeit des Gehirns zunutze, sich zu verändern und anzupassen. Verschiedene Übungen und Stimuli trainieren das Gehirn darauf, alte schädliche Muster abzulegen und neue, heilsame zu erzeugen. Die meisten meiner Klientinnen und Klienten, die diese Programme ausprobiert haben, fanden sie lebensverändernd.

Die EMDR-Therapie, die Desensibilisierung und Aufarbeitung mithilfe von Augenbewegungen

Basierend auf den Beobachtungen und der Forschung von Dr. phil. Francine Shapiro, einer amerikanischen Psychologin und Ausbilderin, zielt EMDR (von engl. Eye Movement Desensitization and Reprocessing Therapy) darauf ab, die Art und Weise zu verändern, wie eine traumatische Erinnerung im Gehirn gespeichert wird, um die Eindringlichkeit und die Emotion, die mit ihr verknüpft sind, zu verringern und Stress abzubauen. Das wird durch eine Reihe von Augenbewegungen, die der Therapeut oder die Therapeutin anleitet, erreicht, während man an die schmerzliche Erinnerung denkt. Die EMDR-Methode gilt als in der Wirksamkeit gleichwertig mit der traumafokussierten kognitiven Verhaltenstherapie und als evidenzbasierte Behandlung für PTBS mit nachhaltigem Nutzen, doch im Gegensatz zur traumafokussierten Gesprächstherapie, die jahrelang dauern kann, wirkt EMDR schnell, und Sie können eventuell schon nach einer bis drei Sitzungen Ergebnisse sehen.

EMDR half mir, mehrere frühere Traumata, auch den schrecklichen Autounfall, den ich bereits erwähnte und den plötzlichen Tod eines Angehörigen, zu verarbeiten. Nach einer einzigen einstündigen EMDR-Sitzung konnte ich den Autounfall vollständig aufarbeiten und kann nun stressfrei selbst die belebteste Autobahn nutzen. Dagegen bedurfte der Verlust eines Angehörigen zwei volle Tage einer intensiven Therapie, die unter dem Namen Eingeleitete Nachtod-Kommunikation IADC, (Induced After-Death Communication) bekannt ist, bei der sich Klienten mithilfe einer Variation von EMDR wieder mit ihrem verstorbenen Angehörigen verbinden und ihre Trauer (zusätzlich zu einem Jahr Trauertherapie) verarbeiten können. Es stehen viele Arten von Therapien zur Verfügung – diese Liste ist alles andere als vollständig. Ziehen Sie eine Therapie in Betracht, die Sie anspricht und am besten für Ihre Bedürfnisse geeignet ist.

Sicherheitssignal Nr. 5: Erobern Sie durch Setzen gesunder Grenzen Ihren Raum zurück

Für manche Menschen hat das Wort „Grenze" eine negative Konnotation und suggeriert eine Mauer, die uns von den Menschen um uns herum trennt. Doch Grenzen sind vielmehr Möglichkeiten, unsere Beziehungen zu stärken, indem sie gesunde Regeln für den Umgang miteinander bieten. Wenn wir Grenzen setzen, schützen wir uns und schränken unsere Stressbelastung ein, während wir gleichzeitig respektvoll gegenüber anderen sind und sie wissen lassen, was sie von uns erwarten können. Besonders wichtig ist vielleicht, dass wir unseren Wert anerkennen und dass wir ein Recht auf unsere eigenen Gedanken, Gefühle, Meinungen, unseren persönlichen Raum, Freundschaften, auf soziale Aktivitäten, spirituelle Überzeugungen und Besitztümer (einschließlich Geld) haben. Fehlende Grenzen, insbesondere zwischen dem Arbeits- und Privatleben, fordern einen hohen körperlichen und emotionalen Tribut. Zusätzlicher Stress ist nur eine Folge. Studien haben unscharfe Grenzen mit emotionaler Erschöpfung, ungesunden Lebensgewohnheiten, vermindertem Glücksempfinden und einem größeren Risiko für familiäre Konflikte in Verbindung gebracht.

Gesunde Grenzen setzen

Wo hört der andere auf, und wo fange ich an? In der Lage zu sein, Grenzen zu setzen und ihnen Geltung zu verschaffen in Bezug darauf, was Sie sich gefallen lassen und was nicht, ist eine der nützlichsten Fähigkeiten, die man haben kann, wenn wir erst einmal beschlossen haben, loszulassen, was uns herunterzieht. Durch das Setzen und Verstärken einer Grenze hinsichtlich unserer Zeit, unseres persönlichen Raums und unseres Besitzes können wir manche der täglichen Irritationen beseitigen, die zu einer überlasteten Stressreaktion beitragen. Tatsächlich signalisieren Irritation und Voreingenommenheit häufig, dass das Setzen einer Grenze nützlich wäre. Andere Anzeichen sind zum Beispiel:

- Drama! Wo es häufig zu Aufruhr und einem Konflikt kommt, müssen Grenzen gesetzt werden.
- Das Gefühl, ausgelaugt, ängstlich oder erschöpft zu sein.
- Wenn man sich vor unangenehmen Verpflichtungen kaum retten kann und durch die Forderungen anderer überlastet wird.

Unsere aktuellen Grenzen sind das Ergebnis vieler Aspekte in unserem Leben – von Geburt an. Mit anderen Worten, unsere Grenzen entwickeln sich auf der Basis der Familiendynamik, mit der wir aufgewachsen sind, wo wir leben, aufgrund unserer Kultur und Herkunft oder ob wir uns als introvertiert, extrovertiert oder sogar ein bisschen als beides identifizieren. Doch auch wenn unsere Grenznormen im Laufe unserer Kindheit herausgebildet werden, müssen wir nicht an ihnen festhalten. Wir können sie jederzeit verändern, sodass sie unseren Bedürfnissen besser entsprechen. Zum Beispiel haben Sie vielleicht gerne die Fragen aus Ihrem Kollegenkreis in Bezug auf Ihre bevorstehende Hochzeit beantwortet, aber Sie möchten nicht über Ihre Gesundheit mit ihnen diskutieren. Es ist ganz natürlich, dass sich Ihre Grenzen mit der Zeit verändern.

Für manche von uns ist das Setzen von Grenzen ganz normal, während es für andere anstrengend ist. Die gute Nachricht ist, es ist eine Fähigkeit, die jeder von uns durch Übung entwickeln und perfektionieren kann. Hier sind einige Möglichkeiten, wie man das Setzen von Grenzen üben kann:

Sagen Sie Nein

Wussten Sie, dass „Nein“ ein vollständiger Satz ist? Sagen Sie ihn mit mir zusammen: „Nein.“ Einfach, kurz und sehr wirksam. Zu Beginn meines Genesungsweges von Hashimoto half mir das Lernen, feste Grenzen zu setzen und besonders, Nein zu sagen, dabei, aufzuhören, mich durch den Stress bei der Arbeit zu verausgaben. Anstatt durchzuarbeiten nutzte ich die Mittagessenszeiten, Pausen, freie Tage, die Gleitzeit, das Arbeiten von zu Hause aus und die Unternehmenspolitik, die „geplante“ Krankheitstage ermöglichte. Ich verließ das Büro pünktlich. Wenn Projekte mich überforderten und ich gebeten wurde, mehr zu übernehmen, sagte ich das magische Wort „Nein“ – und es fühlte sich gut an. Zum ersten Mal in meinen Erwachsenendasein hatte ich das Gefühl, dass ich mich in der mystischen Zone der „Work-Life-Balance“ befand, dem Gleichgewicht zwischen Arbeit und Leben. Es ist unser Recht Nein zu sagen; nehmen Sie es an.

Setzen Sie sich durch

Drücken Sie Ihre Forderungen nach Grenzen höflich, aber entschieden aus. Wenn wir uns durchsetzen, machen wir niemandem einen Vorwurf oder bedrohen jemanden, aber wir sagen klar und deutlich, was wir wollen, ohne Spielraum für Verhandlungen. Wie können Sie sich durchsetzen, ohne dass Sie aggressiv erscheinen und ungewollt Ihrer Beziehung schaden? Vermeiden Sie Schuldzuweisungen und machen Sie Aussagen, die sich auf Sie und Ihre Gefühle beziehen.

Zum Beispiel:

- Aggressiv: Du musst anfangen, Deinen Saustall aufzuräumen und mir mit dem Haus zu helfen. Du bist so faul!
- Durchsetzungsfähig: Ich fühle mich extrem überfordert, wenn ich das gesamte Wochenende damit verbringen muss, das ganze Haus allein zu putzen. Ich brauche Zeit zum Ausruhen und Entspannen, damit ich wieder gut in die neue Woche starten kann. Kannst Du mir am Wochenende helfen, X. Y. und/oder Z. zu putzen?

Schützen Sie Ihre Zeit

Haben Sie oft das Gefühl, dass Sie jede Sekunde des Tages zu 100 Prozent verfügbar sein müssen? Dank des heutigen „bequemen Zugangs" zu unseren Telefonen und anderen Geräten sind die meisten von uns durch eine schnelle Textnachricht oder eine E-Mail immer verfügbar, was dazu führt, dass wir wenig oder gar keine Zeit mehr für uns haben. Sie können Grenzen für Ihre Zeit festlegen – und wieder ohne Erklärung –, indem Sie die Zeit, die Sie allein verbringen möchten, festlegen, indem Sie:

- sie in Ihrem Kalender festhalten und dafür sorgen, dass Sie an einem Ort sind, wo Sie nicht durch Telefone, Computer und Besucher gestört werden,
- die Apps der Sozialen Medien und E-Mails von Ihrem Telefon löschen oder Ihre Nachrichten stumm schalten,
- den „Bitte nicht stören"-Modus auf Ihrem Telefon nutzen (Anmerkung: Dieser Modus ermöglicht Ihnen, Kontakte zu identifizieren, die Sie „stören" dürfen, sodass Sie nicht für diejenigen Menschen unerreichbar sind, die Sie vielleicht brauchen, etwa ältere Eltern und Kinder.),
- eine Vereinbarung mit sich selbst treffen, dass Sie nach einer bestimmten Tageszeit nicht mehr auf E-Mails, Textnachrichten usw. antworten,
- die Abwesenheitsbenachrichtigung nutzen, wenn Sie E-Mails in Ihrer Arbeit nutzen.

Manche Menschen in Ihrem Leben sind vielleicht schockiert, wenn Sie beginnen, Grenzen zu setzen oder zu verändern. Kommunikation ist der Schlüssel, damit sich keine Ressentiments aufbauen können. Seien Sie deutlich, entschieden und respektvoll. Vertrauen Sie mir, je mehr Sie das Setzen von Grenzen praktizieren, desto besser werden Sie darin.

Wenn Sie damit Schwierigkeiten haben oder jemand es Ihnen schwer macht, Grenzen zu setzen, vielleicht, weil eine geistige Erkrankung eine Rolle spielen könnte, dann möchte ich Sie dazu ermutigen, professionelle Hilfe zur Unterstützung zu suchen. Man kann Ihnen äußerst wirksam helfen, eine Strategie zu entwerfen, damit Ihre Grenzen respektiert werden.

Grenzen zu setzen erfordert Anstrengung, kann aber lebensverändernd sein! Es ist eine wichtige Form der Fürsorge für sich selbst, das Drama, die Wut und die Frustrationen zu beseitigen, die sich aufbauen, wenn Grenzen überschritten werden und sie gibt uns den Raum für Heilung und Wachstum.

Zum Nachdenken: Grenzen setzen

Eventuell können Sie mithilfe dieser Anregungen Ihre Praxis des Tagebuchschreibens erweitern:

Ich erlebe ein Drama an diesen Stellen in meinem Leben:

____

____

____

____

____

____

____

Ich nehme mir vor, mit dem Setzen von Grenzen zu beginnen, indem ich …

____

____

____

____

____

____

____

Ich verschaffe mir mehr Zeit für mich, indem ich diese Grenzen setze ...

____

____

____

____

____

____

____

Handlungsschritte

Um Widerstandskraft aufzubauen, sollten Sie

- Möglichkeiten finden, sich körperlich zu bewegen, sodass Sie sich ruhiger und entspannter fühlen (aber nicht erschöpft),
- versuchen, Ihre Atemfrequenz zu senken, um aus dem Kampf-oder-Flucht-Modus in einen heilsamen, entspannten Zustand zu kommen,
- ungesunde Bewältigungsstrategien durch gesündere ersetzen, die Ihnen Raum zur Genesung geben,
- loslassen, was Ihnen nicht mehr dienlich ist, indem Sie Vergebung praktizieren, aufhören, energieraubende Situationen zu tolerieren, begrenzende Überzeugungen ersetzen und sich von einem Trauma befreien. Spüren Sie, wie Ihre emotionale Last leichter wird!
- Geben Sie sich selbst den Raum, um zu wachsen und heil zu werden, indem Sie Ihre Zeit mit gesunden Grenzen schützen.

Kapitel 8

Überprüfen

Ziel

- Das ATP-Programm in Ruhe und mit Zuversicht abschließen.

Es muss nicht überfordernd oder kompliziert sein, Ihrem Körper im Laufe der nächsten paar Wochen Sicherheitssignale zu übermitteln. Nutzen Sie den Musterplan für das Vier-Wochen-Programm unter *Eine gescheiterte Planung ist ein geplantes Scheitern* in Kapitel 3 (S. 119) sowie das Instrumentarium und die Kurzanleitungen in diesem Kapitel, um die Umsetzung jedes Programmelements einfach zu gestalten.

Was steht auf dem Speiseplan?

Diese Tabelle bietet Ihnen eine Kurzanleitung dafür, welche Nahrungsmittel Sie während des Programms ausschließen und welche Sie einschließen sollten. Denken Sie bitte daran, dass die Rezepte am Ende des Buches darauf abgestimmt sind und Ihnen einfache, leicht zuzubereitende Alternativen für jede Mahlzeit und Zwischenmahlzeit bieten. Sie können sie nachkochen oder so anpassen, dass sie Ihren Vorlieben besser entsprechen (Sie aber innerhalb der Richtlinien des Programms bleiben).

Ausgeschlossene Nahrungsmittel	Eingeschlossene Nahrungsmittel
Gluten Getreide	Alle Fleischarten
alle (tierischen) Milch und Milchprodukte	niedrigglykämisches Gemüse
Soja	niedrigglykämisches Obst
hochglykämisches Gemüse	Eier
hochglykämisches Obst	Nüsse (außer Erdnüssen, die eine Hülsenfrucht sind)
Hülsenfrüchte (außer grüne Bohnen und Erbsenprotein)	Samen/Kerne
raffinierter Zucker	stärkehaltiges Gemüse (außer weißen Kartoffeln)
Meeresalgen	schwarzer Pfeffer (Piper nigrum)
Capsaicin-haltige scharfe Paprika	Paprikaschoten
Alkohol	gesunde Fette
Gemüse-, Raps-, Mais-, Soja-, Baumwollsamenöl	programmkonforme Proteinpulver
	Stevia, Ahornsirup, Mönchsfrucht, Honig (in begrenzten Mengen)

So könnte ein durchschnittlicher Tag bei der ATP-Diät aussehen:

Die Starthilfe für die Nebennieren (Seite 365): Schmeckt wie Orangencreme-Eis, hat aber den Vorteil, Ihren morgendlichen Blutzucker- und Vitamin C-Spiegel mit Bio-Orangensaft (wenig Glukose) zu steigern, den Kortisolspiegel mit Meersalz anzuheben und Sie auf einen Tag mit stabilem Blutzuckerspiegel mithilfe von Proteinpulver und fetthaltiger Kokosmilch vorzubereiten. Das Getränk nehmen Sie morgens als Erstes zu sich (oder 30 bis 60 Minuten nach der Einnahme Ihrer Schilddrüsenmedikamente, falls Sie welche nehmen).

Sättigende, leicht verdauliche Smoothies: Auch wenn Sie morgens normalerweise keinen Hunger haben, wird es Ihnen leichtfallen, Ihre Kalorienzufuhr mit diesen schmackhaften, nährstoffdichten und leicht verdaulichen Smoothie-Alternativen auf eine frühere Tageszeit zu verschieben, etwa den Ursachen-an-der-Wurzel-packen-Smoothie (Seite 371), den Smoothie mit Heidelbeerkuchengeschmack (Seite 372) oder den Smoothie als Nebennieren-Elixier (Seite 370) oder auch eigene Kreationen, die aber unbedingt die folgenden drei Komponenten enthalten sollten:

- **Ballaststoffe:** Geben Sie verschiedene niedrigglykämische Gemüse, einschließlich grünem Blattgemüse und eine kleine Portion Beeren als Antioxidantien dazu.
- **Fett:** Kokosmilch (vollfett) und Avocado sind eine großartige Wahl.
- **Protein:** Fügen Sie eine Portion programmkonformes Proteinpulver hinzu, um den Blutzuckerhaushalt zu unterstützen und Ihre tägliche empfohlene Menge aufzunehmen.

Nahrhaftes Mittagessen, das für einen ausgeglichenen Blutzucker sorgt (Salat/Suppe): Wir halten es einfach, gönnen uns einen großen Salat oder eine Suppe mit vielen gesunden Fetten, Ballaststoffen und Protein. Um möglichst wenig Stress zu haben, bereite ich meine Salate gerne für die ganze Woche vor, wie nachfolgend beschrieben, portioniere sie in Einmachgläsern und bewahre sie auf diese Weise auf.

- **Fett:** Verwenden Sie Olivenöl extra vergine, Oliven, Avocados, Nüsse, Samen/Kerne und Kokosraspeln.
- **Ballaststoffe:** Niedrigglykämisches Gemüse in den Farben des Regenbogens wie Paprikaschoten, Gurken, Brokkoli, grünes Blattgemüse, Pilze, rote Zwiebeln und Tomaten.
- **Protein:** Gekochtes Hühnchen oder Lachs, gekochtes Ei, Nüsse und Samen/Keime.

Geschichteter Salat aus dem Einmachglas

Richten Sie fünf Einmachgläser mit weiter Öffnung und etwa einem Liter Fassungsvermögen her, für jeden Wochentag eines und schichten Sie das vorbereitete Obst und Gemüse hinein.

- Schicht 1 (der Boden des Einmachglases): Salatsoße für jeden Tag (Seite 372) oder eine andere ATP-konforme Soße nach Wahl.

- Schicht 2: Festes Gemüse wie geschnittene Gurke, Paprikaschote oder Baby-Karotten.
- Schicht 3: Weicheres Gemüse und Obst wie Oliven, Kirschtomaten oder Heidelbeeren.
- Schicht 4 (oberste Schicht): Nüsse oder Samen/Kerne, etwas Blattgemüse (greens) und Kokosraspeln oder frische Kräuter.

Gut verschließen und in den Kühlschrank stellen. Nehmen Sie morgens ein Weckglas zusammen mit etwas Protein (geschnittenes Hühnchen oder gekochte Eier zum Beispiel; Avocados eignen sich großartig als Fett) zum Mittagessen mit.

Einfache, angenehme und leichtverdauliche Abendmahlzeiten, nach denen Sie auch schlafen können: Bereiten Sie ein sättigendes Abendessen aus Fleisch und Gemüse zu. Es sollte auch dasselbe Verhältnis an gesunden Fetten, Ballaststoffen und Protein haben wie das Mittagessen. Haben Sie Ihre tägliche Portion Kreuzblütler-Gemüse noch nicht gehabt, dann essen Sie sie jetzt. Blumenkohl-Püree (Seite 394) ist eine sehr beliebte Beilage zum Abendessen! Um Zeit zu sparen, spielt in vielen meiner Rezepte der Schongarer eine Rolle und sie können auch in einem Schnellkochtopf zubereitet werden.

Mahlzeiten zwischendurch: In den frühen Stadien, wenn Sie damit beschäftigt sind, Ihren Blutzuckerspiegel und den zirkadianen Rhythmus zu stabilisieren, können Sie sich vielleicht fett- oder proteinhaltige Zwischenmahlzeiten, strategisch eingesetzt, zunutze machen, auch koffeinfreie Latte, Säfte mit Fett und vielen Nährstoffen, die den Blutzuckerspiegel ausgleichen und/oder koffeinfreie Heiltees.

- Fett- und proteinhaltige Zwischenmahlzeiten
- Am Vormittag und mittags adaptogene koffeinfreie Latte (Maca Latte [Seite 367] und Tulsitee/Königsbasilikumtee Latte [Seite 370]) gegen den Energieabfall
- Nährstoffdichte, den Blutzucker stabilisierende Säfte, gemischt mit Fetten (Starthilfe für die Nebennieren [Seite 365]).
- Eine Auswahl von koffeinfreien Tees, die auf Ihre Bedürfnisse zugeschnitten sind (Ausgleichende Tees [Seite 205]).

Zwischenmahlzeiten

Es ist gut, kohlenhydratarme Zwischenmahlzeiten zur Hand zu haben, um den Blutzucker ins Gleichgewicht zu bringen und gegen den Heißhunger vorzugehen. Schauen Sie sich die Liste im Abschnitt *Rezepte* an oder bedienen Sie sich aus dieser Liste meiner bevorzugten, den Blutzucker stabilisierenden Fett- und Proteinquellen und stellen Sie Ihre eigenen köstlichen Snacks zusammen:

Avocados
Chiasamen
Hühnchen
Kokosnuss
Kokosmilch
Entenfett
Eier und Eiweißprotein (wenn Sie es vertragen)
Rindfleisch von Tieren aus Weidehaltung
hydrolysiertes Rinderprotein
Lamm
Nüsse (außer Erdnüsse)
Oliven und Olivenöl extra vergine
Erbsenprotein
Schweinefleisch
Lachs
Sardinen
Samen/Kerne
Talg
Truthahn
Weißfisch

Anpassungen für Ihre individuelle Kortisolkurve

In Kapitel 3 (Seite 79ff.) habe ich Ihnen gezeigt, wie Sie anhand Ihrer Symptome feststellen können, ob Sie einen niedrigen Kortisolspiegel haben und den Schwerpunkt auf Kortisol-fördernde Aktivitäten legen müssen, ob er hoch ist und Kortisol-senkende Aktivitäten vorzuziehen sind (und Kortisol-Verstärker weggelassen werden müssen) oder ob Sie sich irgendwo dazwischen befinden und einen schwanken Kortisolspiegel haben (Stichwort Achterbahn). Bestimmen Sie anhand Ihrer Ergebnisse, welche der folgenden Verbesserungen des Programms Ihre Genesung am besten unterstützen.

Niedriger Kortisolspiegel	Schwankender Kortisolspiegel (Achterbahn)	Hoher Kortisolspiegel
Geben Sie das Adaptogen Süßholz (als Bestandteil eines Ergänzungsmittels zur Unterstützung der Nebennieren empfohlen), Grapefruit und mehr Salz zu Ihrem Speiseplan, um den Kortisolspiegel und den Blutdruck am Morgen und am frühen Nachmittag länger ausgeglichen zu halten.	Erwägen Sie diese Maßnahmen, wenn Sie morgens/nachmittags müde sind, doch meiden Sie sie, wenn Sie einen hohen Blutdruck haben.	Meiden Sie Süßholz (das als Bestandteil eines Ergänzungsmittels zur Unterstützung der Nebennieren empfohlen wird), Grapefruit und mehr Salz in Ihrem Speiseplan, denn dadurch können Kortisolspiegel und Blutdruck weiter ansteigen.
Helles Licht am Morgen und am Nachmittag sollten Priorität haben, um den Kortisolspiegel auf natürliche Weise anzuheben.	Wahrscheinlich wird das helle Licht am Morgen und am Nachmittag sowie das Meiden von blauem Licht nach Sonnenuntergang am wichtigsten für Sie sein, um die Normalisierung Ihres Kortisolspiegels zu unterstützen.	Das Meiden von hellem Licht und blauem Licht nach Sonnenuntergang sollte Priorität haben, um einen dadurch bedingten zusätzlich erhöhten Kortisolspiegel zu verhindern.
Meiden Sie aerobes Training, da dieses bei Menschen mit einem niedrigen Kortisolspiegel zur Ermüdung führen und den Kortisolspiegel weiter senken kann.	Sie können aerobes Training eventuell tolerieren, müssen aber vielleicht eine optimale Zeit dafür finden, da es Entspannung und Gleichgewicht fördern oder Sie mehr ermüden kann, je nachdem wie hoch Ihr Kortisolspiegel zu dem Tageszeitpunkt ist, an dem Sie es durchführen.	Aerobes Training fördert eventuell Entspannung und Gleichgewicht.

Beispiel für einen Tagesablauf im Programm für die Nebennieren

Nutzen Sie diesen Musterplan, um zum optimalen Zeitpunkt Ihre Sicherheitssignale zu ergänzen und neue Energie zu bekommen.

Nahrungsmittel, Ergänzungsmittel, Flüssigkeitsversorgung und zirkadiane Sicherheitssignale

Zeit	Sicherheitssignale
7 Uhr (oder wann Sie normalerweise aufwachen)	– Starthilfe für die Nebennieren (Seite 365) – Beginnen Sie den Tag mit mindestens 30 Minuten draußen im Sonnenlicht. Machen Sie einen flotten Spaziergang, trinken Sie Tee beim Tagebuchschreiben oder entspannen Sie sich einfach draußen. – Wenn Sie nicht nach draußen gehen können, setzen Sie sich 30 Minuten unter eine Tageslichtlampe. – Wenn Sie morgens als Erstes Schilddrüsenmedikamente nehmen, warten Sie danach 30 Minuten mit dem Essen, Trinken und/oder der Einnahme von Ergänzungsmitteln.
8 Uhr Frühstück	– Smoothie mit Proteinpulver (s. Vorschläge Seiten 370–372) – Ergänzungsmittel für die Nebennieren – Carnitin, morgendliche Dosis – Elektrolyte – *Saccharomyces boulardii*, morgendliche Dosis
10 Uhr, Zwischenmahlzeit	– Latte/Grüner Saft/Snack/Kräutertee (s. Vorschläge Seiten 365–370 und 397–401)
12 Uhr Mittagessen	– Suppe/Salat (s. Vorschläge Seiten 372–378) – Essen Sie an einem lichtdurchfluteten Platz, vorzugsweise im Freien. – Gehen Sie jetzt oder später am Nachmittag spazieren. Sie sollten sich den ganzen Tag über so viel wie möglich in der Sonne aufhalten!
15 Uhr Zwischenmahlzeit	– Latte/Grüner Saft/Snack/Kräutertee (s. Vorschläge Seiten 365–370 und 397–401).
18 Uhr Abendessen	– Abendessen (s. Vorschläge Seiten 397–401) – Myo-Inositol – Carnitin, abendliche Dosis – *Saccharomyces boulardii*, abendliche Dosis
19 Uhr Entspannen	– Meiden Sie elektronische Geräte (TV, Telefon, Computer) eine bis zwei Stunden vor dem Schlafengehen (je länger desto besser!). – Wenn Sie ein Gerät nutzen müssen, erwägen Sie, den „Nacht“-Modus einzustellen oder eine Blaulichtfilter-Brille zu tragen (gibt es im Fachhandel). – Dimmen Sie das Licht in Ihrem Haus. Manche Menschen verwenden sogar Kerzen!
20 Uhr Zwischenmahlzeit	– Entspannender Tee (oder bei Bedarf ein Snack)

Zeit	Sicherheitssignale
21 Uhr Schlafens- zeit	- Ergänzungsmittel Magnesium - Schalten Sie alle Nachtlichter ab. - Nutzen Sie Verdunklungsvorhänge oder Jalousien, um Licht von draußen zu vermeiden. Kleben oder decken Sie Geräte ab, die Licht aussenden, wie Luftbefeuchter, Ladestationen und Rauchmelder. - Nachtschlaf

Zusammenfassung der Ergänzungsmittel

Diese sechs Ergänzungsmittel plus Proteinpulver empfehle ich bevorzugt für die Wiederherstellung des Gleichgewichts der Nebennieren und eine beschleunigte Genesung. Sie richten sich gegen die häufigsten Unausgewogenheiten, die bei Menschen mit Nebennierenproblemen vorkommen, enthalten die besten Nährstoffe zur Unterstützung der Nebennieren und bieten zahlreiche Vorteile für die Genesung.

Ergänzungsmittel	Beschreibung	Anwendung	Bevorzugte Produkte	Anmerkung für stillende Mütter
Mischung zur Unterstützung der Nebennieren	Eine Mischung aus adaptogenen Kräutern, Vitaminen und der Aminosäure Tyrosin, um die Nebennieren zu unterstützen. Menschen, die Nachtschattengewächse nicht vertragen, sollten Mischungen, die Ashwagandha enthalten, nicht nehmen. Menschen mit einem hohen Blutdruck und/oder einem hohen Kortisolspiegel sollten Mischungen meiden, die Süßholz enthalten.	Einmal täglich zum Frühstück. Beginnen Sie mit einer Kapsel und erhöhen Sie allmählich bis auf drei Kapseln. 30 bis 60 Minuten nach den Medikamenten für die Schilddrüse nehmen.	*Adrenal Support Blend* von Rootcology (enthält Süßholz). *Adrenotone* von Designs for Health (enthält Süßholz). *Daily Stress Formula* von Pure Encapsulations (ohne Süßholz) (Alle gelisteten Marken enthalten Ashwagandha).	Nicht empfohlen. Ziehen Sie Einzeladaptogene in Betracht, Königsbasilikum Tulsi, indischen oder wilden Spargel (Shatavari), Reishi, Rosenwurz (Rodiola), Vitamin B-Komplex (Dosierung s. unter Programm Schlaflosigkeit und Schlafprobleme auf Seite 337ff.

Ergänzungsmittel	Beschreibung	Anwendung	Bevorzugte Produkte	Anmerkung für stillende Mütter
Magnesium	Gleicht die Nebennieren aus, verringert Schmerzen und fördert erholsamen Schlaf. Das Magnesiumcitrat-Salz fördert den Stuhlgang. Verringern Sie die Dosis oder wechseln Sie zu Glycinat, falls Durchfälle auftreten.	1 Teelöffel oder zwei Kapseln zum Schlafgehen. Vier Stunden nach Medikamenten für die Schilddrüse nehmen.	*Magnesium Citrate Powder* von Rootcology, *MagCitrate Powder* von Designs for Health, Magnesium (citrate/malate) Capsules von Pure Encapsulations oder *Magnesium Glycinate* von Pure Encapsulations	Wahrscheinlich sicher, aber holen Sie bitte ärztlichen Rat ein oder sprechen Sie mit Ihrer Hebamme, bevor Sie es nehmen.
Saccharomyces boulardii	Unterstützt die Eindämmung von Darmentzündungen und stärkt das eigene Abwehrsystem des Darms. Kann „Gehirnnebel", Blutzuckerschwankungen, Angstzustände und Gelenkschmerzen verringern. Menschen mit Morbus Crohn sollten es nicht nehmen.	Zweimal täglich zum Frühstück und zum Abendessen je 1 Kapsel. 30 bis 60 Minuten nach Einnahme von Schilddrüsenmedikamenten nehmen.	*Saccharomyces boulardii* von Rootcology, *Floramyces* von Designs for Health, *Saccharomyces boulardii* von Pure Encapsulations	Wahrscheinlich sicher, aber holen Sie bitte ärztlichen Rat ein oder sprechen Sie mit Ihrer Hebamme, bevor Sie es nehmen.
Myo-Inositol	Hilft bei Blutzuckerschwankungen und kann die Entspannung fördern sowie hilfreich bei OCD (Zwangsstörung) und PCOS (Polyzystisches Ovarialsyndrom) sein. Sollte bei Menschen mit Unterzucker mit Bedacht eingesetzt werden, da es den Blutzuckerspiegel senken kann.	Einmal täglich ¼ Teelöffel nach dem Abendessen 30 bis 60 Minuten nach Einnahme von Schilddrüsenmedikamenten nehmen.	*Myo-Inositol Powder* von Rootcology, *Inositol Powder* von Designs for Health, Inositol (Pulver) von Pure Encapsulations	Wahrscheinlich sicher, aber holen Sie bitte ärztlichen Rat ein oder sprechen Sie mit Ihrer Hebamme, bevor Sie es nehmen.

Ergänzungsmittel	Beschreibung	Anwendung	Bevorzugte Produkte	Anmerkung für stillende Mütter
Elektrolyte	Gleichen den Elektrolythaushalt aus und halten die Flüssigkeitsversorgung aufrecht. Enthalten hochdosiertes Vitamin C zur Unterstützung des Immunsystems und zur Versorgung der Nebennieren sowie D-Ribose zur Unterstützung des Energiepegels.	Einmal täglich 1 Messlöffel zum Frühstück. (Ich gebe sie gerne in meinen Smoothie.) Vier Stunden nach den Schilddrüsenmedikamenten nehmen.	*Electrolyte Blend* von Rootcology, *Electrolyte Synergy* von Designs for Health, *Electrolyte Energery Blend* von Pure Encapsulations + *D-Ribose* von Pure Encapsulations	Wahrscheinlich sicher, aber holen Sie bitte ärztlichen Rat ein oder sprechen Sie mit Ihrer Hebamme, bevor Sie es nehmen.
Carnitin	Kann bei Schilddrüsenbedingter Müdigkeit/Erschöpfung helfen. Kann den Blutzuckerhaushalt, die Umwandlung von Fett in den Zellen in Energie und die Reduzierung von Ammoniak im Körper unterstützen (Ammoniak kann zu einem vernebelten Gehirn führen). Schauen Sie nach Mischungen, die sowohl L-Carnitin als auch Acetyl-L-Carnitin enthalten, wie die Produkte von Rootcology und Designs for Health.	Zweimal täglich zwei Kapseln, zum Frühstück und zum Abendessen.	*Carnitine Blend* von Rootcology, *Carnitine Synergy* von Designs for Health, *L-Carnitine* von Pure Encapsulations	Wahrscheinlich sicher, aber holen Sie bitte ärztlichen Rat ein oder sprechen Sie mit Ihrer Hebamme, bevor Sie es nehmen.

Proteinpulver

Zur Sicherstellung einer ausreichenden Proteinzufuhr ist die Zugabe von Proteinpulvern für Sie vielleicht von Nutzen.

Meine bevorzugten Marken

- *AlPaleo Protein* von Rootcology
- *Paleo Protein* (Vanilla) von Rootcology
- *Organic Pea Protein* (Vanilla) von Rootcology

- *PurePaleo Unflavored* von Designs for Health
- *PurePaleo Vanilla* von Designs for Health
- *Organic PurePea* von Designs for Health
- *Organic Pea Protein* von NOW
- *Max Protein Unsweetened Hemp Protein Powder* von Manitoba Harvest Hemp Yeah!

Proteinpulver gelten für stillende Mütter im Allgemeinen als sicher, aber holen Sie bitte ärztlichen Rat ein oder sprechen Sie mit Ihrer Hebamme, bevor Sie welche nehmen.

Die Sicherheitssignale neu beleben

Versuchen Sie, jeden Tag eine belebende Aktivität (oder mehr!) zu Ihrer täglichen Routine hinzuzufügen, Vorschläge siehe unten. Beginnen Sie mit der Umsetzung von Aktivitäten, die die Widerstandskraft aufbauen um die Wochen 3 und 4 des Programms.

Belebende Aktivitäten

- ☐ Schreiben Sie Tagebuch.
- ☐ Arbeiten Sie mit Affirmationen.
- ☐ Machen Sie etwas, was Ihnen guttut.
- ☐ Umarmen Sie sich selbst oder einen Angehörigen/einen lieben Menschen.
- ☐ Streicheln Sie ein Haustier, ein Plüschtier oder kuscheln Sie sich in eine Decke.
- ☐ Lassen Sie sich eine Massage geben.
- ☐ Machen Sie etwas, das Sie zum Lachen bringt, was immer es ist.
- ☐ Atmen Sie den Duft von Stress abbauenden ätherischen Ölen ein.
- ☐ Hören Sie aufbauende Musik.
- ☐ Entspannen Sie sich in der Sauna.
- ☐ Nehmen Sie ein warmes Bad mit Bittersalz.
- ☐ Verbringen Sie Zeit in der Natur.
- ☐ Zeichnen Sie, malen Sie, malen Sie etwas an, nähen Sie, backen Sie – kreieren Sie etwas!

- ☐ Trainieren Sie so, dass es Ihnen gut dabei geht.
- ☐ Beten Sie.
- ☐ Sagen Sie Yoga-Mantras auf, laut oder still für sich.
- ☐ Meditieren Sie.

Sicherheitssignale zum Aufbau der Widerstandskraft

Der Aufbau der Widerstandskraft erfordert eine intensivere Arbeit, die eventuell länger dauert als das Programm und das ist in Ordnung. Das Ziel im Laufe dieser vier Wochen ist, auf diesen Gebieten voranzukommen, auf welche Weise sich das auch immer für Sie gut anfühlt. Ich schlage vor, Heilarbeit, die die Widerstandskraft aufbaut, hinzuzufügen, nachdem Sie die täglichen belebenden Aktivitäten mindestens eine Woche lang durchgeführt haben.

Heilarbeit zum Aufbau der Widerstandskraft

Schritt 1: Wählen Sie eine Frage aus der folgenden Liste:

- ☐ Nützen mir meine Bewältigungsstrategien?
- ☐ Trage ich eine Verletzung mit mir herum, die vergeben werden könnte?
- ☐ Toleriere ich Verhaltensweisen oder Situationen, die mich frustrieren?
- ☐ Habe ich einen kritischen inneren Kobold, der mich mit begrenzenden Überzeugungen beschämt und beschuldigt?
- ☐ Muss ich einige gesunde Grenzen setzen?
- ☐ Belastet mich ein Trauma?

Schritt 2: Fassen Sie den Entschluss, gleich heute über dieses Thema nachzudenken, in Bezug darauf einen Plan zu machen oder etwas zu unternehmen.

- ☐ Nachdenken: Nutzen Sie Ihr Tagebuch und die Übungen sowie die Hinweise „Zum Nachdenken“ im Buch in Bezug auf Ihre Gedanken und Gefühle.
- ☐ Einen Plan machen: Entscheiden Sie über die Schritte, die Sie unternehmen könnten, um die Situation zu verändern.
- ☐ Etwas unternehmen: Machen Sie mit einem der Handlungsschritte weiter, die Sie herausgefunden haben.

Die Checkliste des Transformationsprogramms für die Nebennieren

Die Checkliste hilft Ihnen, den Überblick über alles zu behalten, was Sie in dem Programm erreicht haben – und stellt sicher, dass Sie nicht versehentlich etwas ausgelassen haben!

Im ATP-Programm
ergänze ich, indem ich

- ☐ mich an die ATP-Diät halte
- ☐ die sechs wichtigsten ATP-Ergänzungsmittel einnehme
    - ☐ Mischung zur Unterstützung für die Nebennieren
    - ☐ Magnesiumcitrat
    - ☐ *Saccharomyces boulardii*
    - ☐ Myo-Inositol
    - ☐ Elektrolytmischung
    - ☐ Carnitin

versorge ich mich wieder mit Energie durch

- ☐ einen ausreichenden Flüssigkeits- und Elektrolythaushalt als wichtigste Maßnahme
- ☐ Unterstützung meiner Mitochondrien
- ☐ Wiederherstellen meines zirkadianen Rhythmus

sorge ich für eine Neubelebung, indem ich

- ☐ mich durch positive Gedankenmuster selbst stärke
- ☐ mehr angenehme Aktivitäten dazu nehme
- ☐ den Oxytoxinspiegel erhöhe
- ☐ etwas Kreatives mache

baue ich Widerstandskraft auf, indem ich

- ☐ meinen Platz durch das Setzen gesunder Grenzen zurückerobere
- ☐ so trainiere, dass meine Genesung unterstützt wird

- ☐ meine Atemfrequenz senke, um die Stressreaktion zu beruhigen
- ☐ gesunde Bewältigungsstragien nutze, wenn ich getriggert bin
- ☐ die Schwere loslasse, die mich belastet
- ☐ Vergebung praktiziere
- ☐ keine Verhaltensweisen und Situationen mehr toleriere, die mich ärgern
- ☐ meine negativen Selbstgespräche und begrenzenden Überzeugungen ersetze
- ☐ ein Trauma loslasse

Handlungsschritte

- Machen Sie sich keine Sorgen! Kommen Sie im Zuge des 4-Wochen-Programms auf dieses Kapitel zurück, damit es leichter für Sie wird und damit Sie bei der Stange bleiben.

TEIL III

NÄCHSTE SCHRITTE UND ERWEITERTE PROGRAMME

Kapitel 9

Neu bewerten und weitermachen

Nach Abschluss des vierwöchigen ATP-Programms haben sich Ihre Symptome hoffentlich verringert – oder sind ganz verschwunden! – und Sie fühlen sich wieder mehr wie Sie selbst. Ich hoffe, Sie fühlen sich voller Energie, stark, zuversichtlich, ruhig und so, als sei schließlich Ihr wahres Ich zurückgekehrt (oder bei Ihnen angekommen)! Ich hoffe aufrichtig, dass alles, was Sie sich über das Senden von Sicherheitssignalen an Ihren Körper zur Unterstützung einer ausgeglichenen Stressreaktion und den Aufbau von Widerstandskraft angeeignet haben, dazu beigetragen hat, Ihren Gesundheitszustand zu verändern. Ich habe festgestellt, dass es etwa 80 Prozent der Menschen, die an dem Programm teilgenommen haben, allein in diesen vier Wochen um 80 Prozent besser geht.

ATP-Erfolgsgeschichten

„Das Programm hat wirklich verändert, wie es mir von der Energie her geht. Ich bin nicht müde. Ich fühle mich geistig klarer. Ich scheine widerstandsfähiger gegen Stress zu sein und fühle mich sehr viel ruhiger. Es gibt mehr Zukunftsvisionen und ich finde das Leben im Allgemeinen spannender." – Claudia G.

„Die meisten meiner Symptome sind weg. Ich habe mir schließlich erlaubt, mich wirklich zu entspannen. Es ist Jahre her, dass ich mich mal entspannt habe… [Ein paar] Wochen sind alles, was Sie brauchen, um Ihren Genesungsweg zu beginnen. Hoffnung wird zur Gewissheit. Ich dachte, all die schrecklichen Symptome würden mir für den Rest meines Lebens erhalten bleiben, aber jetzt kann ich ein Licht am Ende eines sehr langen, dunklen Tunnels sehen!" – Geraldine P.

„Das ATP-Programm hat mein Leben verändert. Ich war stolz auf mich, weil ich mit fünf bis sechs Stunden Schlaf jede Nacht ausgekommen bin. Tatsächlich habe ich festgestellt, dass die Funktionsstörung meiner Nebennieren dadurch verursacht wurde, dass ich jede Nacht nicht ausreichend geschlafen habe. Mein Gehirn ist nicht mehr vernebelt, ich schlafe mittags nicht mehr ein, habe keinen Energiemangel oder Säurereflux mehr. Mithilfe dieses Programms habe ich mein Schlafmuster und meine Ernährung umgestellt, und die Ergänzungsmittel haben mir sehr geholfen, mit meinen Problemen durch Insulinintoleranz und Flüssigkeitsmangel umzugehen. Ich empfehle dieses Programm sehr. Es hat mein Leben verändert.“ – Desirée T.

Im Idealfall ist mein Ziel, dass 100 Prozent der Menschen einen hundertprozentigen Rückgang ihrer Symptome erleben, und dass es vielen von Ihnen durch die elementaren ATP-Programme hundertprozentig besser geht und Sie mit genügend Zeit jeden Tag wieder voller Energie und Begeisterung bewältigen.

Für andere sind dies vielleicht die ersten Schritte auf dem Weg zu Gesundheit und Genesung. Wenn es Ihnen nicht sehr viel besser geht oder wenn es ein paar spezielle Bereiche gibt, für die Sie mehr Gesundheitsbedarf haben, geben Sie nicht auf! Wir können noch mehr tun, damit Sie Ihrem Wohlbefinden näherkommen.

Wie geht es Ihnen im Augenblick?

Schauen wir mal, wie es Ihnen *jetzt* geht, sodass wir herausfinden können, welcher nächste Schritt der beste für Sie ist. Sind alle Ihre Symptome besser geworden oder verschwunden? Muss an einigen Symptomen noch gearbeitet werden? Nachdem Sie das Programm vier Wochen lang umsetzen konnten, überprüfen Sie die Beurteilung der Nebennieren (S. 101ff.), das Sie (so hoffe ich!) jede Woche ausgefüllt und sich vorgenommen haben, um Ihre Symptome im Verlauf der Zeit zu verfolgen und den aktuellen Gesundheitszustand Ihrer Nebennieren einschätzen zu können. Ich hoffe, die gesamte Anzahl Ihrer Symptome ist deutlich zurückgegangen oder ganz verschwunden! Verbliebene Symptome weisen Ihnen den Weg nach vorn zu einem besseren Befinden.

- Wenn alle Ihre Symptome weg sind, bringt Ihnen ein Plan, damit das so bleibt, den größten Nutzen. Ein solcher Plan wird in diesem Kapitel vorgestellt.

- Wenn Sie immer noch Symptome einer Nebennierenfunktionsstörung haben wie Angstzustände, ein vernebeltes Gehirn, Depressionen, Müdigkeit, Schlaflosigkeit und Schlafprobleme, eine geringe Libido und Schmerzen, dann profitieren Sie am meisten von einer professionellen gesundheitlichen Unterstützung, erweiterten Testmethoden und den symptomspezifischen Programmen, die in Kapitel 10 vorgestellt werden.
- Wenn die meisten Symptome Ihrer Nebennierenfunktionsstörung weg sind, Sie sich aber noch nicht wie Sie selbst fühlen, sind für Sie vielleicht eine eingehendere Untersuchung Ihrer individuellen Ursachen, erweiterte Tests und eine professionelle gesundheitliche Unterstützung von Nutzen. Mithilfe der Tabelle *Die Ermittlung Ihres nächsten Schrittes anhand Ihrer Symptome* auf Seite 323 finden Sie heraus, wo Sie am besten nach weiteren Ursachen und Lösungen für Ihre Symptome suchen können.

Bitte beachten Sie, dass es Hoffnung gibt, egal, welcher nächste Schritt der beste für Sie ist! Die Genesung ist eine Reise, kein Rennen und es gibt immer noch viel mehr, was wir tun können, um alle Ihre Symptome in den Griff zu bekommen.

Genesung von Grund auf: Leber, Nebennieren und Darm

Die Art und Weise, wie der Körper unter Stress zusammenbricht, ist vorhersagbar. Wenn wir gestresst sind, betrifft das nicht nur unsere Nebennieren. Durch chronischen Stress steigt das Risiko einer Funktionsstörung des Darms, dazu gehört auch eine durchlässige Darmwand (Leaky Gut) und eine aus dem Gleichgewicht geratene Darmflora (Darmdysbiose), wodurch die Fähigkeit des Darms gefährdet wird, schädlichen Abfall aus dem Dickdarm zu entgiften und zu entfernen.
Das wiederum kann die Leber, das Hauptentgiftungsorgan des Körpers, belasten und zusätzliche Maßnahmen zur Verbesserung ihrer Funktion erforderlich machen. Manchmal können weiter bestehende Symptome nach einer Unterstützung der Nebennieren Anhaltspunkte dafür liefern, ob die Leber oder der Darm mehr Aufmerksamkeit brauchen, doch wenn Sie zu lange unter Stress gestanden haben, müssen Sie sich eventuell in einem umfassenden 90-Tage-Plan um beide Organe kümmern.

Sie haben das vierwöchige ATP-Programm bereits abgeschlossen, und in meinem Buch *Das Hashimoto-Programm* biete ich Ihnen die beiden restlichen Teile des gesamten Plans an: Das Programm zur Unterstützung der Leber, das zwei Wochen dauert und Das Programm für einen gesunden Darm, das sechs Wochen in Anspruch nimmt. Wie das ATP haben diese Programme ein breites Spektrum, das heißt, die selbstbestimmten Veränderungen der Lebensweise und die gezielten Ergänzungen befassen sich mit zahlreichen Ursachen und Ungleichgewichten, sodass Sie tiefgreifende Verbesserungen von zahlreichen Symptomen sofort sehen können. Je nach Ihren Symptomen bieten diese beiden Programme eventuell die Unterstützung, die Sie brauchen, damit es Ihnen deutlich besser geht.

Damit es so bleibt: Wenn Sie Ihre gesundheitlichen Ziele für die Nebennieren erreicht haben

Ob Sie sich weiterhin so großartig fühlen möchten, wie es gerade der Fall ist oder ob Sie dem ATP-Programm noch ein bisschen mehr Zeit geben wollen, um mehr Ihrer Symptome loszuwerden – es wird Ihnen langfristig nützen, wenn Sie diese Strategien in Ihren Alltag integrieren.

Viele Menschen berichten, dass es Ihnen mit dem Programm sofort besser geht, doch sogar noch mehr erzählen von mehr Energie, Optimismus und Gesundheit, wenn sie über die vier Wochen hinaus bei dem Programm bleiben. Gewohnheiten brauchen eine Weile, um sich zu verfestigen und manchmal benötigt der Körper je nach der Schwere der Symptome mehr Zeit, bis er ganz wiederhergestellt ist. Beständigkeit ist oft der Schlüssel zur Heilung, und es ist eventuell ein besserer Weg, das Programm über lange Zeit durchzuführen, damit Sie Ihre gesundheitlichen Ziele erreichen.

Nähren

Wenn es Ihnen unter der Diät gutgeht, denken Sie vielleicht daran, sie zu verlängern, bis alle Symptome verschwunden sind und erst dann weggelassene Nahrungsmittel allmählich wieder einzuführen. Folgen Sie meinem Leitfaden (So führen Sie die Nahrungsmittel wieder ein, die Sie weggelassen haben, Seite 320), um sicherzugehen, dass Sie feststellen, was Sie nicht vertragen und nicht erneut entzündungsfördernde Nahrungsmittel aufnehmen.

Wenn die sechs ATP-Ergänzungsmittel und das Proteinpulver hilfreich für Sie waren, möchten Sie sie vielleicht länger beibehalten. (Schauen Sie sich die empfohlene Einnahmedauer auf Seite 320 an.) Sie entscheiden sich eventuell auch dafür, damit aufzuhören.

Neue Energien tanken

Der Energieschub durch die Förderung eines ausreichenden Elektrolyt- und Flüssigkeitshaushalts, die Unterstützung der Mitochondrien und das Leben im Einklang mit dem zirkadianen Rhythmus sprechen für sich! Setzen Sie die Diät und die Strategien Ihrer Lebensführung fort, um den Nutzen zu verlängern. (Schauen Sie sich die empfohlene Einnahmedauer für die Elektrolyte und Carnitin auf Seite 320 an.)

Regenerieren

Wenn Sie einmal festgestellt haben, wie stark und transformativ positive Gedankenmuster, angenehme Aktivitäten und kreatives Gestalten sind, hoffe ich, dass diese regenerierenden Strategien zu einem wesentlichen Teil Ihrer täglichen Gewohnheiten werden. Versuchen Sie, sie als Teil Ihrer Routine beizubehalten und nehmen Sie zusätzliche dazu, die zu Ihnen passen.

Widerstandskraft aufbauen

Der garantierte, kontinuierliche, freundliche und mitfühlende Umgang mit uns selbst während des Aufbaus unserer Widerstandskraft braucht kontinuierliches Bestreben. Die tiefgreifende Arbeit der persönlichen Transformation kann einige Zeit dauern. Nutzen Sie, was Sie sich in den letzten paar Wochen angeeignet haben, um auf weitere Möglichkeiten zu achten, wie Sie gut mit sich selbst umgehen können und Gedanken, Menschen und Verhaltensweisen, die Entzündungen fördern, loszulassen.

Nutzen Sie *Die Checkliste des Transformationsprogramms für die Nebennieren* (Seite 311), um sicherzustellen, dass Sie auf dem richtigen Weg sind.

Einnahmedauer der empfohlenen Ergänzungsmittel für das ATP

Mischung zur Unterstützung der Nebennieren: Drei Monate bis zwei Jahre oder je nach Bedarf in Zeiten von erhöhtem Stress
Carnitin: Drei Monate oder langfristig, je nach Bedarf
Elektrolyte mit D-Ribose: Langfristig
Magnesium: Langfristig
Myo-Inositol: Sechs Monate oder langfristig, je nach Bedarf
Proteinpulver: Langfristig
Saccharomyces boulardii: Drei Monate bis zwei Jahre

So führen Sie die Nahrungsmittel wieder ein, die Sie weggelassen haben

Die Ernährung während des Transformationsprogramms für die Nebennieren beruht auf einer Paläo-Diät, einer Steinzeiternährung, bei der die häufigsten unverträglichen Nahrungsmittel, die man bei Menschen mit einer beeinträchtigten Stressreaktion und Hashimoto beobachtet hat, weggelassen werden. Diese Ernährungsweise sollten Sie beibehalten, bis alle Ihre Symptome weg sind. Dann können Sie damit beginnen, die Nahrungsmittel wieder in Ihren Speiseplan aufzunehmen.

Das geschieht am besten allmählich, wobei man mit den Nahrungsmitteln beginnt, die am wenigsten unverträglich sind. Wir nehmen die Nahrungsmittel einzeln eines nach dem anderen wieder auf und beobachten dabei jeweils Ihre Symptome auf Anzeichen einer Unverträglichkeitsreaktion. Stellen Sie sicher, dass es sich nur um einzelne vollwertige Nahrungsmittel handelt, sodass Sie eine Reaktion sofort entsprechend zuordnen können. Wenn Sie zum Beispiel Pizza wiedereinführen, dann sind das Getreide und Milchprodukte auf einmal und noch andere Beläge wie etwa Wurst. Stattdessen führen Sie am besten nur einen dieser Bestandteile ein und richten sich dabei nach der folgenden Liste. Beachten Sie bitte, dass es derzeit drei Nahrungsmittel gibt, die in der Regel für die meisten Menschen problematisch bleiben, auch wenn Sie sich nach meinen aktuellen Programmen richten. Daher empfehle ich die

Wiedereinführung von Soja, Milch/Milchprodukte oder Gluten für die meisten Menschen nicht.

Unverträgliche Nahrungsmittel können sich oft mit einem oder mehreren der folgenden Symptome zeigen:

Häufige Reaktionen auf Nahrungsmittel

Körpersystem	Symptome
Lunge	Retronasaler Schleimfluss, das heißt, flüssiges Sekret tropft aus dem Nasen-Rachenraum den Rachen hinunter, Stauung, Husten, Asthma
Darm	Verstopfung, Durchfall, Krämpfe, Blähungen, Übelkeit, Gasbildung, Säurereflux, Brennen, Aufstoßen
Herz	beschleunigter Puls, Herzstolpern
Haut	Akne, Ekzeme, Juckreiz
Muskeln	Gelenkschmerzen, Schmerzen, Schwellungen, Kribbeln, Taubheitsgefühl
Gehirn	Kopfschmerzen, Benommenheit, vernebeltes Gehirn, Angstzustände, Depressionen, Müdigkeit/Erschöpfung, Schlaflosigkeit

Schritt 1

Führen Sie ein weggelassenes Nahrungsmittel in begrenzter Menge wieder ein. Richten Sie sich nach dieser Reihenfolge, ausgehend von den am wenigsten unverträglichen zu den am stärksten unverträglichen Nahrungsmitteln:

1. Obst
2. weiße Kartoffeln
3. Getreide (Buchweizen, Hafer, Quinoa, Reis)
4. Hülsenfrüchte (z. B. Kichererbsen, Kidneybohnen, schwarze Bohnen, Pintobohnen, Erdnüsse usw.)
5. scharfe Paprika/Gewürze
6. Mais
7. Alkohol (Spirituosen, Wein, Cidre, glutenfreies Bier)
8. Fleischdelikatessen
9. Ghee (ausgelassene Butter; falls Sie Milch und Milchprodukte wieder einführen)
10. Süßungsmittel mit hohem Zuckergehalt

11. Raffinierte Öle
12. Soja (Sojabohnen, sojahaltige Nahrungsmittelzusätze)
13. Milch/Milchprodukte (falls Sie sie wieder einführen)
14. glutenhaltige Getreide (Weizen, Dinkel, Kamut, Emmer, Hartweizen, Grieß, Bulgur, Roggen, Triticale [Kreuzung zwischen Weizen und Roggen], nicht ganz glutenfreier Hafer, Bier)

Schritt 2

Notieren Sie im Laufe der nächsten vier Tage alle Symptome, die Sie eventuell feststellen.

Jedes ist ein verräterisches Zeichen dafür, dass Sie das betreffende Nahrungsmittel nicht vertragen und es Ihnen nicht guttut. Am besten wäre, es vom Speiseplan zu streichen. (Sie können es jedoch eventuell in Zukunft erfolgreich wieder einführen, wenn Ihre Genesung weiter fortgeschritten ist). Wenn Sie vier Tage nach der Einführung des Nahrungsmittels keine Reaktionen zeigen, können Sie es wieder in Ihren Speiseplan aufnehmen.

Schritt 3

Testen Sie das nächste Nahrungsmittel auf der Liste.

Wenn Sie die Liste auf diese Weise durchgehen, finden Sie alle Nahrungsmittel, die Sie nicht vertragen und die Sie zu diesem Zeitpunkt am besten meiden, um frustrierende Symptome durch den Verzehr zu verhindern. Vielleicht haben Sie ja beschlossen, manche Nahrungsmittel für immer wegzulassen, obwohl Sie vielleicht feststellen, dass es mit fortschreitender Genesung bei Nahrungsmitteln, die früher Entzündungen hervorgerufen haben, inzwischen zu milderen oder gar keinen Reaktionen mehr kommt. Als ich meine Darmflora in Ordnung brachte und andere, meine Symptome fördernde Ursachen beseitigte, konnte ich viele Nahrungsmittel wieder einführen, die ich vorher nicht vertragen habe, sodass ich jetzt nur noch Gluten und Milch sowie Milchprodukte meide. Meine Ernährung hat sich mit der Zeit verändert und bei Ihrer wird das auch so sein!

Die Ermittlung Ihres nächsten Schrittes anhand Ihrer Symptome

Symptome	Lösungen
Keine! Die Nebennierensymptome sind weg.	Programm zur Erhaltung, Seite 318ff.
Nebennieren-Leitsymptome bleiben bestehen: - Angstzustände - vernebeltes Gehirn - Depressionen - Müdigkeit/Erschöpfung - Schlaflosigkeit und Schlafprobleme - geringe Libido - Schmerzen	*Weitere Ursachen von Stresssymptomen und ihre Lösungen*, Kapitel 10
Vergiftungssymptome: - Gelenkschmerzen - Gewichtszunahme - extreme Unverträglichkeit von Ergänzungsmitteln oder Medikamenten - Chemikalienunverträglichkeit - Nachtschweiß - Hautausschläge, juckende Haut, Quaddeln, Akne - Hitzeintoleranz	Das Programm zur Unterstützung der Leber aus meinem Buch *Das Hashimoto-Programm*
Symptome eines unausgeglichenen Darms: - Gelenkschmerzen - Gewichtszunahme - Säurereflux - Blähungen - Reizdarmsyndrom (RDS) - Magenschmerzen - Es wurde eine Autoimmunerkrankung bei Ihnen diagnostiziert.	Das Programm für einen gesunden Darm aus meinem Buch *Das Hashimoto-Programm*

Weitere Unterstützung für die Nebennieren: Wenn Sie mit Nebennieren-Leitsymptomen zu kämpfen haben

Es geht Ihnen besser, aber noch nicht hundertprozentig gut, da manche Symptome einer Nebennierenfunktionsstörung bestehen bleiben, etwa Angstzustände, ein vernebeltes Gehirn, Depressionen, Müdigkeit/Erschöpfung, Schlaflosigkeit und Schlafprobleme, eine geringe Libido und Schmerzen. Lassen Sie sich nicht entmutigen! Eventuell muss bei Ihnen nur etwas tiefer geschürft werden, damit es zu weiteren Ergebnissen kommt. Hier sind drei Schritte für Sie, die Sie als nächste in Erwägung ziehen sollten. Sie können sich für einen, zwei oder alle drei entscheiden.

Nächster Schritt Nr. 1

Setzen Sie das Programm noch eine Weile fort. Lassen Sie sich nicht entmutigen! Bei manchen Menschen kann es länger dauern, bis sie die volle Wirkung des Programms zu spüren bekommen, insbesondere was die Ernährung und die Ergänzungsmittel betrifft. Das Programm noch ein wenig zu verlängern kann messbare Auswirkungen auf Ihre anhaltenden Symptome haben. Nutzen Sie das Programm zur Erhaltung (Seite 318ff.) als Unterstützung. Ich möchte Sie auch dazu ermuntern, Elemente des Programms zu integrieren, die Sie bis jetzt noch nicht ausprobiert haben und von denen Sie sich jetzt angesprochen fühlen. Ich denke, dass es dadurch zu einem weiteren Erfolg kommt! Arbeiten Sie mit den nachfolgenden elementaren ATP-Programmen und der Tabelle der von ihnen unterstützten Linderung der Symptome sowie der *Checkliste des Transformationsprogramms für die Nebennieren* (Seite 311), mit denen Sie herausfinden, welche Maßnahmen Sie eventuell ausgelassen haben.

Die elementaren ATP-Programme und die von ihnen unterstützte Linderung der Symptome

Diese Tabelle ist eine rasche Zusammenfassung, inwiefern die Methoden Ihnen bei der Veränderung Ihrer Symptome helfen können. Ich habe die Kategorien, die ich bei einem bestimmten Symptom aufgrund klinischer Erfahrung und/oder der Forschung besonders hilfreich fand, mit einem + gekennzeichnet.

Methode	Angstzustände	Vernebeltes Gehirn	Müdigkeit/ Erschöpfung	Stimmung	Libido	Schlaf	Schmerzen
Ausgleich des Blutzuckerspiegels	+	+	+	+	+	+	
Nahrungsmittelunverträglichkeiten	+	+	+	+			+
Nährstoffdichte	+	+	+	+	+	+	+

Methode	Angstzustände	Vernebeltes Gehirn	Müdigkeit/ Erschöpfung	Stimmung	Libido	Schlaf	Schmerzen
Flüssigkeitsversorgung			+	+		+	
Koffeinreduzierung	+			+		+	
Unterstützung der Nebennieren	+	+	+	+	+	+	+
Carnitin		+	+				+
Magnesium							+
Elektrolyte		+	+			+	+
Myo-Inositol	+				+	+	
Saccharomyces boulardii	+	+	+	+		+	
Unterstützung der Mitochondrien		+	+	+	+	+	+
positive Gedankenmuster	+		+	+			+
angenehme Aktivitäten	+		+	+	+		+
etwas Kreatives tun	+	+	+	+	+		
zirkadianer Rhythmus	+		+	+	+	+	
Bewegung	+	+	+	+	+	+	+
Atmen	+	+	+	+	+	+	+
gesunde Bewältigungsstrategien	+	+	+	+	+	+	+
belastende Schwere loslassen	+	+	+	+	+	+	+
Ihren Raum zurückfordern	+	+	+	+	+	+	+

Nächster Schritt Nr. 2

Suchen Sie jemanden auf, der mit funktioneller Medizin arbeitet. Sie sollten mit einer Person zusammenarbeiten, die Erfahrung im Umgang mit Nebennierenproblemen hat und Ihnen anhand der Befunde sagen kann, in welchem Stadium der Nebennierenfunktionsstörung Sie sind. Alle Protokolle in diesem Programm sind zwar für jedes Stadium und Muster von Nutzen, doch weitere Testungen können eventuell zur Feststellung zusätzlicher spezifischerer Maßnahmen beitragen, etwa in Bezug auf die Hormone, Medikamente oder Ergänzungsmittel aufgrund Ihres individuellen Hormonspiegels und Ihrer Hormonmuster. Weitere Informationen finden Sie unter *Test auf Funktionsstörungen der Nebennieren* in der *Erweiterten Liste der Stresssymptome* (Seite 408f.).

Nächster Schritt Nr. 3

Überprüfen Sie die symptomspezifischen Strategien in Kapitel 10, *Weitere Ursachen der Stresssymptome und ihre Lösungen* (Seite 407). Ihr Körper sagt uns, dass wir ein wenig tiefer schürfen sollten, um die persönlichen Ursachen zu finden, die Ihre Symptome antreiben. Wir werden uns ein Symptom nach dem anderen vornehmen und Möglichkeiten herausfinden, um die von diesem Programm bereits abgedeckten Maßnahmen zu erweitern, sowie andere potenzielle Ursachen (und wie man mit ihnen verfährt) feststellen und Labortests, Strategien der Lebensweise sowie Ergänzungsmittel, die in Betracht kommen. Beginnen Sie mit dem Symptom, das Ihnen am meisten Probleme macht. Denn unsere Körpersysteme sind miteinander verbunden; kümmert man sich um ein Symptom, so führt das oft auch zur Linderung anderer Symptome.

Weitere Suche nach Ursachen: Wenn Sie mit anderen Symptomen zu kämpfen haben

Sie haben bereits eine weite Strecke auf Ihrem Genesungsweg zurückgelegt und es geht Ihnen spürbar besser! Trotzdem haben Sie mit zusätzlichen, tieferliegenden Symptomen zu kämpfen. Das ATP-Programm kann zwar gegen die meisten Symptome einer beeinträchtigten Stressreaktion vorgehen, manche Symptome können aber ihre Wurzeln in anderen Problemen haben. In vielen Fällen stehen diese Probleme mit der

Leber und dem Darm in Zusammenhang, und meiner Erfahrung nach kommt es bei diesen Menschen zu den meisten Verbesserungen, wenn sie das Programm zur Unterstützung der Leber und das Programm für einen gesunden Darm aus meinem Buch *Das Hashimoto-Programm* durchlaufen haben. Viele Symptome bessern sich oft durch die Unterstützung von Leber und Darm, daher werden Sie wahrscheinlich feststellen, dass zusätzliche Symptome verschwinden, wenn Sie sich im nächsten Schritt darum kümmern. In manchen Fällen bedürfen Ihre Symptome eventuell professioneller Unterstützung aus dem Gesundheitswesen und weiterer Testungen.

Nächster Schritt

Gehen Sie nochmal zur Ermittlung Ihres nächsten Schrittes anhand Ihrer Symptome (Seite 323), um Hinweise zu bekommen.

Machen Sie den nächsten Schritt

Egal wo auf Ihrem Genesungsweg Sie sich befinden, ich hoffe, Sie fühlen sich in Bezug auf Ihre nächsten Schritte zuversichtlich und sind in der Lage, weiterhin die Kontrolle über Ihre Gesundheit und Ihr Leben zu übernehmen!

Kapitel 10

Weitere Ursachen von Stresssymptomen und ihre Lösungen

In den letzten paar Wochen sind wir so weit gekommen. Im ATP-Programm haben Sie über das Senden von Sicherheitssignalen an Ihren Körper ungeheuer viel an der Genesung Ihrer Nebennieren gearbeitet, mithilfe mehrerer Strategien wie dem Ausgleichen des Blutzuckerspiegels, der ausreichenden Flüssigkeitsversorgung sowie der Einnahme von Ergänzungsmitteln zur Unterstützung eines gesunden Darms und gesunder Mitochondrien, um nur einige wenige zu nennen.

Jede einzelne dieser Maßnahmen kann gegen viele Ihrer Symptome helfen, doch wenn Sie das vierwöchige ATP-Programm durchgeführt und immer noch mit Angstzuständen, einem vernebelten Gehirn, Depressionen, Müdigkeit/Erschöpfung, Schlafproblemen, einer geringen Libido und Schmerzen zu kämpfen haben, dann gibt es noch mehr, was wir tun können.

In diesem Kapitel werden wir uns Symptom für Symptom vornehmen und Möglichkeiten anbieten, um tiefer in die grundlegenden Strategien zur Reduzierung der Symptome vorzudringen, die im ATP-Programm erfasst werden sowie weitere Methoden und Programme zur Verfügung stellen, die auf potenziellen Ursachen beruhen, auch Therapien, Ernährungsweisen, Geräte, Medikamente und/oder Ergänzungsmittel und, wo angebracht, auch Testungen, die in Betracht gezogen werden können. Wo es angezeigt ist, stehen detailliertere Informationen im Anhang 1 unter *Erweiterte Liste der Stresssymptome* (Seite 407) zur Verfügung.

Beginnen Sie damit, dass Sie sich das nachfolgende Inhaltsverzeichnis ansehen und die restlichen Symptome, die Sie am meisten frustrieren, ermitteln und gehen Sie dann zum entsprechenden Abschnitt. Falls Sie mehrere Symptome haben, stellen Sie vielleicht fest, dass die anderen Symptome gelindert werden, wenn Sie eines beheben, doch wenn das nicht der Fall ist, befassen Sie sich mit den Ursachen und Lösungen so, wie es für jedes Symptom erforderlich ist.

Weitere Ursachen von Stresssymptomen und Lösungen

Inhaltsverzeichnis

Vernebeltes Gehirn und Müdigkeit/Erschöpfung

Ich habe diese beiden Symptome kombiniert, denn ihre Ursachen und Lösungen sind gleich. Sie haben vielleicht nur eines oder beide Symptome. Bei mir kam es zuerst zur Müdigkeit/Erschöpfung und dann zum vernebelten Gehirn.

Ein vernebeltes Gehirn ist eines der persönlich verheerendsten Symptome, die ich aufgrund meiner Probleme mit den Nebennieren und der Schilddrüse erlebte. Da ich akademisch stets Höchstleistungen erbracht hatte, war ich immer stolz auf die Fähigkeit meines Gehirns, sich an wichtige (und manchmal völlig skurrile) Fakten und Einzelheiten von Erlebtem zu erinnern, die viele Jahre zurücklagen. Die Müdigkeit/Erschöpfung war das zweite äußerst verheerende Symptom, denn es hinderte mich daran, all das zu erreichen, was ich erreichen wollte.

Viele der Maßnahmen, mit denen wir im ATP-Programm gearbeitet haben, können helfen, das vernebelte Gehirn und die Müdigkeit/

Erschöpfung zu verringern, etwa das Ausgleichen des Blutzuckerspiegels, das Weglassen von entzündungsfördernden Nahrungsmitteln und die Einnahme von Ergänzungsmitteln zur Unterstützung der mitochondrialen Funktion wie Magnesium, Carnitin, *Saccharomyces boulardii*, Elektrolyten mit D-Ribose und Adaptogenen für die Nebennieren.

Zu den zusätzlichen Möglichkeiten, tiefer in das Programm einzudringen, um gegen den Nebel im Gehirn und die Müdigkeit/Erschöpfung vorzugehen, gehören folgende:

- Wenn Sie den Blutzuckerspiegel ausgeglichen haben und immer noch müde/erschöpft sind, insbesondere nach dem Essen, fin den Sie im Abschnitt Unterstützung für den Blutzuckerspiegel (Seite 410f.) unter *Erweiterte Liste der Stresssymptome* zusätzliche Strategien (Anhang 1).
- Gezielte Testungen auf Nahrungsmittelunverträglichkeiten können individuelle Auslöser aufdecken, welche Entzündungsherde antreiben und oft einem unklaren Denken und einem niedrigen Energiepegel zugrunde liegen. Siehe die von mir empfohlenen Tests unter Testen auf Nahrungsmittelunverträglichkeiten (Seite 441).
- Wenn man zu viel Koffein zu sich nimmt, kann das zu einem Teufelskreis aus nicht erholsamem Schlaf, gefolgt von Müdigkeit/Erschöpfung, dem Bedarf von mehr Koffein und wiederum nicht erholsamem Schlaf und immer so weiter, führen. Wenn Sie gegenwärtig Kaffee, Kakao, Sodawasser, grünen Tee oder Schwarztee trinken, kann es hilfreich sein, Koffein ganz wegzulassen oder die Zufuhr zu reduzieren. (Mehr Einzelheiten gibt es unter *Was hat es mit Koffein auf sich?* Seite 201f.)
- Ein Mangel an B-Vitaminen kann zu einer ganzen Reihe von Nebennierensymptomen führen. Die empfohlenen Ergänzungsmittel für die Nebennieren enthalten eine Kombination von B-Vitaminen, doch vielleicht finden Sie die Unterstützung durch zusätzliche Vitamin B-Einzelmittel wie Thiamin und B_6 vorteilhaft. Weiteres siehe unter Nährstoffe (Seite 424) im Anhang 1, *Erweiterte Liste der Stresssymptome.*

- Wenn Sie die Strategien zum Ausgleich des zirkadianen Rhythmus und zur Schlafhygiene erfolglos ausprobiert haben, erwägen Sie zusätzlich die Blaulicht-Therapie, um die Regulierung Ihres Schlaf-Wachzyklus zu unterstützen und sehen Sie sich den Abschnitt *Schlaflosigkeit und Schlafprobleme* in diesem Kapitel (Seite 337) an, um weitere potenzielle Ursachen zu finden.

Andere potenzielle Ursachen von Nebel im Gehirn und Müdigkeit/Erschöpfung

Ein Ungleichgewicht der Schilddrüsenhormone

Ein Spiegel außerhalb des optimalen Bereichs kann zu einem vernebelten Gehirn und Müdigkeit/Erschöpfung führen. Mehr darüber, wie Sie Ihren Schilddrüsenhormonspiegel optimieren können, erfahren Sie unter Hormone (Seite 418) im Anhang 1 *Erweiterte Liste der Stresshormone.*

Kupfervergiftung

Ein übermäßig hoher Kupferspiegel kann zu Müdigkeit/Erschöpfung und einem vernebelten Gehirn führen; dem sollte nachgegangen werden, insbesondere, wenn Sie Probleme mit der Haut und eine schlechte Wundheilung haben. Siehe unter Kupfervergiftung (Seite 424) im Anhang 1 *Erweiterte Liste der Stresshormone.*

Umweltgifte

Verschiedene Gifte, einschließlich Schwermetalle, können zu Müdigkeit/Erschöpfung und kognitiven Schwierigkeiten beitragen. Erwägen Sie eine Unterstützung der Leber oder das Testen auf Toxine (s. Testungen, Seite 448).

Ein unausgeglichener Darm/Darminfektionen

Ein Ungleichgewicht der Darmbakterien oder eine Darminfektion kann dem Nebel in Ihrem Gehirn und Angstzuständen zugrunde liegen. Viele Darmerreger sondern neurotoxische Substanzen ab, darunter übermäßig viel Ammoniak, was zu einem vernebelten Gehirn und Müdigkeit/Erschöpfung sowie zu *Helicobacter pylori*, Clostridien, Candida und SIBO (der bakteriellen Überwucherung des Dünndarms) führen kann. Parasiten wie Giardia und *Blastocystis hominis* waren auch schon an Gehirnnebel und Müdigkeit/Erschöpfung beteiligt. Die Beseitigung von Infektionen erfordern Maßnahmen, die für jeden Erreger individuell sind. Eine umfassende Stuhluntersuchung, ein SIBO-Atemtest und das Organische-Säuren-Testprofil können häufig Infektionen, die als Auslöser wirken, identifizieren. Entsprechende Programme finden Sie in meinem Buch *Das Hashimoto-Programm* unter *Die Erweiterten Programme.*

Eisenvergiftung/Eisenüberlastung

Übermäßig viel Eisen ist extrem giftig und kann einer Müdigkeit/Erschöpfung und einer beeinträchtigten kognitiven Funktion zugrunde liegen. Mehr Informationen finden Sie unter Eisenvergiftung/Eisenüberlastung (Seite 427) im Anhang 1 *Erweiterte Liste der Stresshormone.*

Ein geringer Magensäurespiegel und zu wenig Verdauungsenzyme

Ein Mangel an Magensäure und eine schlechte Verdauungsfunktion können zu einer mangelhaften kognitiven Leistungsfähigkeit und einem geringen Energiepegel beitragen. Mehr Informationen und Alternativen siehe unter Enzyme (Seite 412) im Anhang 1 *Erweiterte Liste der Stresshormone.*

Funktionsstörung der Mitochondrien

Wenn die Mitochondrien geschädigt sind oder mangelhaft arbeiten, haben wir mit Müdigkeit und einem vernebelten Gehirn zu kämpfen. Erwägen Sie eine Testung auf die Funktionsstörung der Mitochondrien siehe das Organische-Säuren-Testprofil (Seite 448), um über weitere Programme zu entscheiden.

Schimmel

Wenn Ihre Symptome um die Zeit herum auftraten, als Sie in Ihr Haus oder Büro einzogen oder nachdem es dort einen Wasserschaden gab, ist die Wahrscheinlichkeit groß, dass Ihrem vernebelten Gehirn und der Müdigkeit/Erschöpfung Schimmel zugrunde liegt. Möglichkeiten, auf

Schimmel im Körper und/oder im Haus zu testen, finden Sie in *Testungen* unter Testen auf Schimmel (Seite 448).

Nährstoffmangel

Ein Mangel an Riboflavin, Thiamin, Folat (Vitamin B_9), Eisen, Vitamin B_{12} und Vitamin D kann einem vernebelten Gehirn und der Müdigkeit/Erschöpfung zugrunde liegen. Mehr Hinweise gibt es unter Nährstoffe (Seite 424) im Anhang 1 *Erweiterte Liste der Stresshormone.*

Das reaktivierte Epstein-Barr-Virus (EBV)

Das Epstein-Barr-Virus, die Ursache der Mononukleose (oder auch Pfeiffersches Drüsenfieber, Anm. d. Übers.), kann nach der Erstinfektion im Wirtsorganismus verbleiben und selbst viele Jahre danach wieder erwachen und sich reaktivieren. Zu den Symptomen gehören extreme Müdigkeit/Erschöpfung, Halsschmerzen, Hautausschlag sowie geschwollene Mandeln und Lymphknoten. Mithilfe von Bluttests kann festgestellt werden, ob jemand eine reaktivierte Infektion hat. Siehe Epstein-Barr-Reaktivierung unter *Testungen* (Seite 447).

Zusammenfassung der Labortests, die bei Gehirnnebel und Müdigkeit/Erschöpfung in Betracht gezogen werden können

- Umfassende Stuhlanalyse
- Kupfervergiftung
- Test auf Nahrungsmittelunverträglichkeiten
- Vollständige Schilddrüsen-Funktionsprüfung
- Organische-Säuren-Testprofil
- Profil der Grundnährstoffe
- Profil der Umweltgifte
- Schimmelmykotoxin-Profil
- Reaktiviertes Epstein-Barr-Virus
- SIBO-Atemtest

Maßnahmen, die man bei einem vernebelten Gehirn und Müdigkeit/Erschöpfung in Betracht ziehen kann

Die Toxinbelastung reduzieren

Wenn Ihre Müdigkeit/Erschöpfung nicht beseitigt ist, ist die Reduzierung der Toxinbelastung in Ihrer Umgebung besonders wichtig. Hier sind ein paar Ideen, zu denen die Verwendung eines Luftreinigers/-filters und das Trinken von gefiltertem Wasser, die Verwendung von Kosmetika ohne Petrochemikalien, die Vermeidung von Konservierungs- und Zusatzstoffen, scharfen Reinigungsmitteln und Alkoholen sowie die Schimmelbeseitigung im Haus gehören. Die tägliche Einnahme von 1800 mg N-Acetyl-Cystein, eines Ergänzungsmittels, das die Entgiftungsfähigkeiten der Leber unterstützt, kann eventuell auch hilfreich sein.

Versuchen Sie es mit einer ketogenen Diät

Manche Menschen stellen fest, dass eine fettreiche, kohlenhydratarme Ernährungsweise – bei der der Körper Fett zur Energiegewinnung abbaut anstatt sich an die Kohlenhydrate zu halten – den Blutzuckerspiegel stabilisieren, den Insulinspiegel niedrig halten und dem Gehirn gleichzeitig eine alternative Energiequelle anbieten kann, die auch entzündungshemmend ist. Richtig durchgeführt, sollte die ketogene Diät Ihnen mehr Energie liefern und Ihr Gehirn „aufwecken". Ein häufiger Grund für eine vermehrte Müdigkeit ist auch ein Mangel an Verdauungsenzymen. Mehr finden Sie unter Enzyme (Seite 412) im Anhang 1, *Erweiterte Liste der Stresshormone.*

Gehen Sie den Schlafmangel an

Dieser kann zu einem vernebelten Gehirn und Müdigkeit/Erschöpfung führen. Wenn Sie unter beidem leiden, versuchen Sie mit meinem Programm für müde Mamis (das auch bei müden Papis und bei Menschen ohne Kinder funktioniert). Diese Maßnahmen sind dafür gedacht, die Schlafqualität zu maximieren und den Energiepegel während des Tages zu steigern. Wenn Sie nicht stillen, sehen Sie sich die Information über Glycin (Seite 342) im Anhang 1 *Erweiterte Liste der Stresshormone.*

Holen Sie immer ärztlichen Rat ein und beobachten Sie Ihr Baby, doch die folgenden Empfehlungen gelten im Allgemeinen als sicher für stillende Mütter und ihre Säuglinge:

- Viel helles Tageslicht am Morgen.
- Großeltern – ihr Wert ist bestens bekannt!
- Carnitin, Cholin, Omega-3-Fettsäuren und Thiamin können Mamis Gehirn und den Energiepegel nach Schlafentzug wieder in Ordnung bringen; davon profitieren auch die Säuglinge (holen Sie vorher unbedingt kinderärztlichen Rat ein).
- B_{12}- und Ferritin-Spiegel sind nach einer Geburt und während der Stillzeit oft aufgebraucht.
- Anstatt der ABCs sollten Sie sanfte, das Stillen nicht beeinträchtigende Adaptogene und einen Vitamin B-Komplex in Betracht ziehen.
  - Reishi (Four Sigmatic Mushroom Hot Cocao mit Reishi, ein Beutel täglich. Fragen Sie in Ihrer Apotheke oder einem gut sortieren Reformhaus nach einem passenden Produkt.)
  - Rosenwurz ist ein sanftes Adaptogen, das für stillende Mütter im Allgemeinen als sicher gilt.
  - Tulsitee ist mein Adaptogen, das ich immer dabei habe. Es ist auch ein Galaktogogum (gut für die Milchbildung) und kann bei Bedarf den Kortisolspiegel erhöhen. Wählen Sie eine Biosorte, ein oder zwei Teebeutel täglich.
  - Shatavari, Indischer oder wilder Spargel: Bioqualität, zweimal täglich eine bis zwei Kapseln.
  - B-Komplex Plus (von Pure Encapsulations, eine pro Tag oder einzelne B-Vitamine nach Bedarf (meiden Sie B_6 über 50 mg).

Unterstützung für die Mitochondrien und den Schlaf

Coenzym Q10, Kupfer, Fulvosäure, Mangan, N-Acetyl-Cystein (NAC), Omega-3-Fettsäuren, Progesteron, Selen, Vitamin D_3, Vitamin E und Zink gehen mit einer verbesserten Energiebildung und Gehirnfunktion einher.

Neurotransmitter

Menschen, die unter einem vernebelten Gehirn und Müdigkeit/Erschöpfung leiden, profitieren eventuell von der Aminosäure L-Tyrosin, die Dopamin steigert und von Vitamin B_6. Mehr über den Einsatz von Aminosäuren finden Sie in dem Buch von Julia Ross *Was die Seele essen will.*

Nootropika

Dieses breite Spektrum von Medikamenten, Ergänzungsmitteln und anderen Substanzen, die manchmal als „intelligente Drogen" oder „kognitive Verstärker" bezeichnet werden, werden zur Verbesserung der kognitiven Leistungsfähigkeit genommen. Besonders gerne mag ich Benfotiamin, Cholin, Glycin, den adaptogenen Pilz, der unter den Namen Lion's Mane (Löwenmähne, Hericium erinaceus), Igelstachelbart oder Yamabushitake bekannt ist, L-Tyrosin, Omega-3-Fettsäuren und Trimethylglycin (TMG) bei einem vernebelten Gehirn.

Ich würde gerne Benfotiamin, die fettlösliche Version von Thiamin (B_1), als wichtigen Nährstoff hervorheben, der zu berücksichtigen ist. Als ich einen Artikel über die Verwendung von Thiamin bei Müdigkeit/Erschöpfung veröffentlichte, schrieb eine Leserin, die leistungsunfähig gewesen war und mehr als 10 Jahre wegen Müdigkeit/Erschöpfung und einem vernebelten Gehirn nicht arbeiten konnte. Sie begann ein Thiamin-Ergänzungsmittel zu nehmen. Nach ein paar Wochen konnte sie wieder in Teilzeit arbeiten und schließlich in Vollzeit, als ihre Erschöpfung und der Nebel im Gehirn verschwunden waren.

Siehe auch Nährstoffe (Seite 424) und Ausgewählte Kräuter (Seite 439) im Anhang 1 *Erweiterte Liste der Stresshormone.*

Schlaflosigkeit und Schlafprobleme

Ich habe ganz sicher meinen Teil an Herausforderungen in Bezug auf den Schlaf zu bewältigen gehabt, sowohl vor meiner Hashimoto-Diagnose, als auch in neuerer Zeit als junge Mutter. Ich weiß aus eigenem Erleben, wie wichtig guter Schlaf für mein Wohlbefinden ist – und für mich als Apothekerin, die im Bereich der funktionellen Medizin tätig ist, ist die Wissenschaft hier eindeutig: Schlaf ist für die Gesundheit und zur Genesung von grundlegender Bedeutung.

Viele der Maßnahmen, die wir im Rahmen des ATP-Programms durchgeführt haben, sollten dazu beitragen, Ihren Schlafzyklus zu verbessern sowie den Blutzuckerspiegel zu stabilisieren, die richtige Flüssigkeitsversorgung aufrechtzuerhalten, den zirkadianen Rhythmus ins Gleichgewicht zu bringen, Sie von einem Trauma zu befreien und Ergänzungen mit adaptogenen Kräutern, Magnesium und Myo-Inositol einzunehmen.

Mit den nachfolgenden zusätzlichen Möglichkeiten können Sie das Programm vertiefen und den Schlaf unterstützen:

- Wenn Sie Ihren Blutzuckerspiegel ausgeglichen haben, aber immer noch ängstlich zwischen 2 und 3 Uhr morgens mit dem Bedürfnis etwas zu essen aufwachen, um wieder einschlafen zu können, sollten Sie erwägen, eingehender am Ausgleich Ihres Blutzuckerspiegels zu arbeiten. Vielleicht stellen Sie fest, dass Ihnen Chrom dabei hilft (siehe Nährstoffe, Seite 424, im Anhang 1, *Erweiterte Liste der Stresshormone*. Zusätzliche Strategien finden Sie unter *Unterstützung für den Blutzuckerspiegel* (Seite 410f.) ebenfalls im Anhang 1.
- Versuchen Sie es mit einer anderen Art von koffeinfreien Entspannungstees (Ausgleichende Tees, Seite 205), wenn Sie noch keinen gefunden haben, der bei Ihnen wirkt.
- Entwöhnung von Koffein. Ich betrachtete mich immer als jemanden, der einen leichten Schlaf hat …, bis ich meine Koffeinzufuhr von sechs bis acht Tassen täglich (inklusive meiner üblichen Tasse Schwarztee zum Schlafengehen) auf zwei Tassen Schwarztee jeden Morgen reduzierte. Ich war so überrascht, als ich nicht mehr von irgendwelchen Dingen geweckt wurde!
- Ein Vitamin B-Mangel kann zu einer Reihe von Nebennierensymptomen beitragen. Die empfohlenen Ergänzungsmittel zur Unterstützung der Nebennieren enthalten eine Kombination von B-Vitaminen, aber Sie finden vielleicht zusätzliche Einzelmittel von Vitamin B, wie Thiamin und B_6 hilfreich. Mehr gibt es unter Nährstoffe (Seite 424) im Anhang 1, *Erweiterte Liste der Stresshormone.*
- Stellen Sie Ihr Magnesium um. Beachten Sie bitte, dass die Citrat-Version des Magnesiums bei manchen Menschen Schlafprobleme verursachen kann (bei anderen kann es die Glycinat-Version

sein). Mehr Informationen über Magnesium finden Sie auf Seite 167f.

- Schlaflosigkeit und Schlafprobleme, insbesondere wenn sie mit Stimmungssymptomen einhergehen, können einem Trauma geschuldet sein. Therapien zur Auflösung des Traumas können der Weg zur Beseitigung Ihrer Schlafprobleme sein.

Andere potenzielle Ursachen von Schlaflosigkeit und Schlafproblemen

Kupfervergiftung

Ein Kupferüberschuss kann zu Erregung, Gedankenrasen, Ruhelosigkeit und Schlaflosigkeit führen. Siehe Kupfervergiftung (Seite 424) im Anhang 1, *Erweiterte Liste der Stresshormone.*

Eine umgekehrte Kortisolkurve

Durch weitere Nebennierentests kann festgestellt werden, ob der erhöhte abendliche Kortisolspiegel, der nicht auf die Maßnahmen des Programms anspricht, ein Problem für Sie ist. Siehe Testen auf Funktionsstörungen der Nebennieren (Seite 408) im Anhang 1, *Erweiterte Liste der Stresshormone.*

Ein unausgeglichener Darm/Darminfektionen

Ein Ungleichgewicht der Darmbakterien oder eine Darminfektion kann die Ursache für häufiges nächtliches Aufwachen sein. Viele Darmerreger geben neurotoxische Substanzen ab, darunter Ammoniak, was zu häufigem Wachwerden führen kann, ebenso wie der *Helicobacter pylori.* Ammoniak kann mit Ornithin beseitigt werden, damit Sie die ganze Nacht gut schlafen können, bis die Infektionen vorüber sind. Zusätzliche Infektionen können nur durch individuell auf jeden Erreger zugeschnittene Maßnahmen beseitigt werden. Mithilfe einer umfassenden Stuhluntersuchung, eines SIBO-Atemtests und des Organische-Säuren-Testprofils können häufige Infektionen, die als Auslöser wirken, festgestellt werden. Programme zur Infektionsbekämpfung können Sie im Teil Die Erweiterten Programme meines Buches *Das Hashimoto-Programm* entnehmen.

Hormonelles Ungleichgewicht

Eine Östrogendominanz und/oder ein niedriger Progesteronspiegel kann bei manchen Frauen die Ursache von Schlaflosigkeit sein, insbesondere bei solchen, die älter als 35 Jahre sind. Mehr Informationen über den Ausgleich von Östrogen und Progesteron finden Sie unter Unausgeglichener weiblicher Hormonhaushalt (Seite 418) im Anhang 1, *Erweiterte Liste der Stresshormone.*

Eisenvergiftung/Eisenüberlastung

Ein Eisenüberschuss kann zu Schlaflosigkeit und Schlafproblemen führen. Mehr finden Sie unter Eisenvergiftung/Eisenüberlastung (Seite 427) im Anhang 1, *Erweiterte Liste der Stresshormone.*

Schimmel

Schimmelbelastung und Mykotoxine können zu Schlafproblemen und häufigem nächtlichen Aufwachen führen. Testmöglichkeiten auf Schimmelbelastung im Körper und Haus finden Sie in der Tabelle auf Seite 448.

Nährstoffmangel

Die Beseitigung eines Mangels an Folat (Vitamin B_9), Eisen, Vitamin B_{12} und anderen Vitaminen kann den Schlaf verbessern. Mehr darüber finden Sie unter Nährstoffe (Seite 424) im Anhang 1, *Erweiterte Liste der Stresshormone.*

Pyrrolurie

Eine Pyrrolurie ist mit mehreren Ausprägungen von Schlafstörung verbunden. Weiteres finden Sie unter Pyrrolurie (Seite 434) im Anhang 1, *Erweiterte Liste der Stresshormone.*

Schlafapnoe

Lautes Schnarchen, das Schnappen nach Luft im Schlaf, Aufwachen mit Halsschmerzen oder einem sehr trockenen Mund, morgendliche Kopfschmerzen, unruhiger Schlaf und übermäßige Schläfrigkeit während des Tages sind Symptome einer Schlafapnoe, eines chronisch eingeschränkten Gesundheitszustands, und oft die Wurzel eines nicht erholsamen, unterbrochenen Schlafes. Wenn Sie Schlafprobleme und den Verdacht auf eine Schlafapnoe haben, holen Sie ärztlichen Rat ein; Sie werden eventuell an ein Schlaflabor verwiesen. Die Standardbehandlung bei Schlafapnoe ist die CPAP-Beatmung (von engl. continuous positive airway pressure), der kontinuierliche positive Atemwegsdruck mittels eines Geräts, und manche Menschen haben über den Nutzen einer Vorrichtung zum Vorschieben des Unterkiefers berichtet. Bitte beachten Sie, dass die Schlafapnoe in manchen Fällen einem mitochondrialen Problem geschuldet sein kann; es wurde von Fällen berichtet, die durch die Unterstützung der Mitochondrien, einschließlich hoher Dosen von Thiamin, in Ordnung gebracht wurden. Auch ein reaktiviertes EBV-Virus kann eine Rolle bei der Schlafapnoe spielen. Mehr Hinweise finden Sie unter Nährstoffe (Seite 424) im Anhang 1, *Erweiterte Liste der Stresshormone.*

Ein Ungleichgewicht der Schilddrüsenhormone

Schlaflosigkeit und Ruhelosigkeit können durch eine überaktive Schilddrüse aufgrund von Morbus Basedow (Schilddrüsenüberfunktion) oder einer Überdosierung von Schilddrüsenmedikamenten verursacht werden. Unter Schilddrüsenhormone (Seite 420) im Anhang 1, *Erweiterte Liste der Stresshormone*, erfahren Sie mehr, wie Sie den Spiegel Ihrer Schilddrüsenhormone optimieren können.

Zusammenfassung der Labortests, die bei Schlaflosigkeit und Schlafproblemen in Erwägung gezogen werden können

- Nebennierenfunktionsstörung
- umfassende Stuhluntersuchung
- Kupfervergiftung
- weibliche Hormone
- gesamtes Schilddrüsenprofil
- Organische-Säuren-Testprofil
- Profil der Grundnährstoffe
- Schimmelprofil

Maßnahmen, die bei Schlaflosigkeit und Schlafproblemen in Erwägung zu ziehen sind

Stimmungssteigernde Neurotransmitter wie Dopamin (unser „Glückshormon“) und Serotonin (ein stressabbauendes Hormon) fördern die Ruhe und mindern Spannungen und Angststörungen. Ich empfehle 5HTP (5-Hydroxytryptophan) und GABA (Gamma-Aminobuttersäure). Mehr über die Nutzung von Aminosäuren erfahren Sie in dem Buch von Julia Ross *Was die Seele essen will.*

Nährstoffe, die den Schlaf unterstützen

Zur Unterstützung einer erholsameren, tieferen Entspannung sollten Sie die Ergänzungsmittel Cholin, Glycin und Omega-3-Fettsäuren in Betracht ziehen.

Melatonin

Dieses Hormon des Schlafzyklus kann Ihnen helfen, wieder in Ihren routinemäßigen zirkadianen Rhythmus zu kommen, indem es entweder für eine sofortige Freisetzung von Melatonin nur bei Einschlafstörungen sorgt oder als Melatonin mit verzögerter Freisetzung bei nächtlichem Aufwachen hilft. Ich empfehle die Einnahme zum Schlafengehen, beginnend mit der niedrigsten Dosierung, bis Sie eine Dosis zwischen 0,5 und 5 mg finden, die bei Ihnen wirkt (Melatonin von Pure Encapsulations und *Plant Melatonin* von Herbatonin).

Glycin

Wenn Sie feststellen, dass Sie nicht erholsam schlafen, sollten Sie vielleicht ein Glycin-Ergänzungsmittel zum Schlafengehen ausprobieren. Eine neuere Studie ergab, dass Glycin (eine nichtessenzielle Aminosäure, also eine, die der Körper selbst bildet) die Schlafqualität subjektiv und objektiv verbesserte und die Tagesmüdigkeit und Erschöpfung bei Menschen, die unter Schlaflosigkeit/Schlafmangel leiden, verringerte. Ziehen Sie ein Glycinpulver in einer Dosis von 3 g pro Tag in Betracht (*Glycine Powder* von Designs for Health). Mehr Informationen bekommen Sie unter Nährstoffe (Seite 424) und Ausgewählte Kräuter (Seite 439), im Anhang 1, *Erweiterte Liste der Stresshormone.*

Geringe Libido

Viele Faktoren können die Libido senken, auch etwas, wovon im ATP viel die Rede war, nämlich chronischer Stress! Alle unsere Hormonsysteme sind verbunden, daher kann eine geringe Veränderung in einem Bereich Einfluss auf die anderen nehmen.

Um auf die Theorie von der Sicherheit (die auf Seite 37ff. besprochen wurde) zurückzukommen, Geist und Körper müssen sich auch sicher fühlen, um Sex genießen zu können. Wenn es zu einer Funktionsstörung der Nebennieren kommt, glaubt der Körper, er sei im Überlebensmodus und nicht im Modus des Wachsens. Infolgedessen können die Nebennieren die Bildung von „wünschenswerten" Hormonen (wie Progesteron) von scheinbar nicht benötigten Systemen wie dem Fortpflanzungssystem des Körpers umleiten, um die Bildung von überlebenswichtigen Hormonen zu verstärken, etwa Kortisol. Das ergibt Sinn. Wenn wir im Überlebensmodus sind, ist unser Körper zu gestresst, als dass er sich um die Zeugung sorgen würde, also kein Bedarf an Libido. Alles, was Sie für die Unterstützung Ihrer Nebennieren getan haben, einschließlich der Verbesserung der Schlafqualität, der Steigerung von Oxytocin und der Entlastung durch tägliche Rituale, unterstützt auch den weiblichen Hormonhaushalt und die Libido. Die Libido ist eng mit Stimmung, Schlaf, Schmerzen und dem Energiepegel verbunden, daher wird sie oft erst ganz zuletzt besser.

Es kann zwar ein schwieriges Diskussionsthema sein, doch Sie sollten wissen, dass es Strategien gibt, die Sie zur Verbesserung der Libido in Betracht ziehen können. Wenn Sie das Gefühl haben, dass die Libido nach Abschluss der anderen Programme in diesem Buch immer noch ein Problem ist, möchte ich Sie dazu ermutigen, ein paar neue Strategien auszuprobieren.

Ziehen Sie zusätzlich zu den weiteren vertiefenden Maßnahmen dieses Programms, um eine geringe Libido zu regeln, die folgenden hinzu:

- Blutzuckerschwankungen können zu einem hormonellen Ungleichgewicht beitragen, das die Libido beeinträchtigen kann. Wenn Sie dabei sind, Ihren Blutzuckerspiegel auszugleichen, aber immer noch mit einem Ungleichgewicht des Blutzuckerspiegels kämpfen, finden Sie zusätzliche Strategien unter Unterstützung für den Blutzuckerspiegel (Seite 410f.) im Anhang 1, *Erweiterte Liste der Stresshormone.*

- Entzündungsherde sind oft eine Ursache von Schmerzen, auch Schmerzen im Beckenbereich, die zu einer geringen Libido beitragen können. Im Abschnitt *Schmerzen* (Seite 355) in diesem Kapitel finden Sie weitere Strategien zur Eindämmung von Entzündungen und zur Schmerzlinderung.
- Ein Mangel an B-Vitaminen kann zu einer Reihe von Nebennierensymptomen beitragen. Die empfohlenen Ergänzungsmittel für die Nebennieren enthalten eine Kombination von B-Vitaminen, doch Sie finden vielleicht zusätzliche Vitamin B-Einzelmittel wie Thiamin und B_6 vorteilhaft. Mehr dazu finden Sie unter Nährstoffe (Seite 424) im Anhang 1, *Erweiterte Liste der Stresshormone.*
- Ein Mangel an DHEA kann zu einer niedrigen Libido beitragen. Es kann auf natürliche Weise durch Melatonin (sehr viel Schlaf), Magnesium (Ergänzungsmittel und Bittersalzbäder), Süßholz und Meditation gesteigert werden.
- Auch Stress in zwischenmenschlichen Beziehungen und ein Trauma können zu Problemen mit der Libido führen. Sie sollten vielleicht ärztliche Hilfe in Anspruch nehmen, um die Gefühle und Erfahrungen aufzuarbeiten, die Sie verunsichern und eventuell zu einer geringen Libido beitragen.

Andere potenzielle Ursachen einer geringen Libido

Ein DHEA-Mangel

Der DHEA-Spiegel sinkt mit zunehmendem Alter. Zusätzlich zu den natürlichen Mitteln zur Steigerung von DHEA sollten Sie vielleicht auch DHEA-Ergänzungsmittel in niedriger Dosierung in Betracht ziehen. Ich bevorzuge eine mit DHEA angereicherte Creme, die direkt auf den äußeren Genitalbereich, die Klitoris und die umgebende Haut aufgetragen wird, um die Regeneration der Vagina zu fördern, die Feuchtigkeit wiederherzustellen, offene Hautstellen zu verhindern und die Empfindungsfähigkeit zu verbessern. Lassen Sie sich ärztlich beraten oder fragen Sie in Ihrer Apotheke nach einem geeigneten Präparat.

Bitte beachten Sie, dass bei manchen Menschen eventuell zu viel DHEA in Testosteron und Östrogen umgewandelt und dadurch das

Gleichgewicht dieser beiden Hormone gestört wird. Bei anderen kann sich DHEA auch zu Androsteron umwandeln und zu Symptomen wie Akne, Haarausfall, Stimmungsschwankungen und Gesichtsbehaarung führen (hier helfen eventuell Reishi und Zink, um das auszugleichen). Obwohl DHEA in den Vereinigten Staaten und ein paar anderen Ländern rezeptfrei erhältlich ist, empfehle ich, es nur unter ärztlicher Begleitung zu nehmen, damit Sie es in der richtigen Dosierung bekommen. (Laut Internet ist DHEA in Deutschland nicht offiziell zugelassen und muss importiert werden, was über jede Apotheke möglich ist und es kann rezeptfrei erworben werden; Anm. d. Übers.) Die von mir empfohlenen Tests auf eine Funktionsstörung der Nebennieren finden Sie in der Tabelle Testungen (Seite 447).

Erhöhter Prolaktinspiegel

Empfindlichkeit der Brüste, milchiger Ausfluss aus den Brüsten, ohne dass Sie stillen oder schwanger sind, vergrößerte Brüste bei Männern, Probleme mit der Libido, Akne, übermäßige Behaarung, Unfruchtbarkeit und unregelmäßige Menstruationen können alles Hinweise auf einen erhöhten Prolaktinspiegel sein. Ein solcher wird auch mit Autoimmunerkrankungen und einer Funktionsstörung der HPA-Achse in Zusammenhang gebracht. In manchen Fällen ist er eventuell einem kleinen gutartigen Tumor an der Hypophyse, einem sogenannten Prolaktinom, geschuldet. Zur Normalisierung des Prolaktinspiegels ziehen Sie bitte in Betracht:

Vitamin B_6, zweimal täglich 150 mg (kann Prolaktinome eventuell verkleinern)
Mönchspfeffer (Vitex), zweimal täglich 1 Kapsel
und in manchen Fällen L-Tyrosin, täglich 500–1500 mg

Das hormonelle Ungleichgewicht bei der Frau

Unregelmäßige Menstruationen, ständige Blähungen, häufige Stimmungsschwankungen, starke Menstruationen, ein vernebeltes Gehirn, Schlafschwierigkeiten und eine geringe Libido sind Zeichen eines hormonellen Ungleichgewichts bei der Frau. Eine Östrogendominanz und/oder ein niedriger Progesteronspiegel können in diesem Zusammenhang zu einem reduzierten sexuellen Verlangen führen. Das Testen der Hormonspiegel kann hilfreich sein und, in Fällen eines niedrigen Progesteronspiegels, auch eine Ergänzung mit oral einzunehmendem oder lokal aufzutragendem bioidentischem Progesteron. Mehr darüber finden Sie in der Tabelle Testungen (Seite 447) der von mir empfohlenen Tests unter Weibliche Hormone und unter Unausgeglichener weiblicher Hormonhaushalt (Seite 418) im Anhang 1, *Erweiterte Liste der Stresshormone.*

Eisenvergiftung/Eisenüberlastung

Zu viel Eisen kann eventuell zu einem verminderten Sexualtrieb führen, insbesondere bei Männern. Mehr dazu siehe Eisenvergiftung/Eisenüberlastung (Seite 427) im Anhang 1, *Erweiterte Liste der Stresshormone.*

Niedriger Testosteronspiegel

Die Testosteron-Therapie ist eine weitere potenzielle Behandlungsmöglichkeit für Frauen und kann zu einer erhöhten vaginalen Feuchtigkeit, verstärkter sexueller Erregung und einer gesteigerten Libido führen.

Medikamente

Antidepressiva aus der Klasse der Selektiven Serotoninwiederaufnahmehemmern (SSRI, für engl. selective serotonin reuptake inhibitors) und Empfängnisverhütungsmittel können neben anderen Medikamenten zu einer niedrigen Libido führen. Wenn Sie zu einem Antidepressivum wechseln möchten, das die Libido steigert, lassen Sie sich bitte ärztlich beraten. Sie sollten auch nichthormonelle Alternativen zur Pille in Betracht ziehen. Siehe *Es geht auch ohne Pille* von Jolene Brighten.

Nährstoffmangel

Zu einem Nährstoffmangel, der mit einer geringen Libido einhergeht, gehören Eisenmangel (Ferritin) und Zinkmangel. Siehe unter Nährstoffe (Seite 424) im Anhang 1, *Erweiterte Liste der Stresshormone.*

PCOS (Polyzystisches Ovarialsyndrom)

Viele Frauen mit einem PCOS berichten von einer geringen Libido. Mehr Informationen und Hinweise finden Sie in *PCO-Syndrom heilen* von Amy Medling.

Körperliche Veränderungen im Zusammenhang mit der Menopause

Wenn Sie in den Wechseljahren sind, sollten Sie zusätzlich zu den in diesem Buch beschriebenen Maßnahmen eine Hormontherapie, etwa mit bioidentischen Hormonen in Betracht ziehen, bei der Symptome wie Hitzewallungen und Scheidentrockenheit, die die Libido beeinflussen können, behandelt werden.

Ein Ungleichgewicht der Schilddrüsenhormone

Schilddrüsenhormone, die nicht im Gleichgewicht sind, können andere Hormone durcheinanderbringen sowie bei Männern und Frauen zu einer sexuellen Funktionsstörung und einer geringen Libido führen. Die Wiederherstellung der Schilddrüsenhormone kann die Libido verbessern. Mehr Informationen zur Optimierung des Schilddrüsenhormonspiegels finden Sie unter Schilddrüsenhormone (Seite 420) im Anhang 1, *Erweiterte Liste der Stresshormone.*

Zusammenfassung der Labortests, die bei einer geringen Libido in Betracht gezogen werden können

- gesamtes Schilddrüsenprofil
- Nährstoffprofil
- weibliche Hormone
- Schimmelprofil
- Profil bei Darminfektionen
- Testungen der funktionellen Medizin für die Nebennieren
- Nebennierenhormone
- Prolaktin

Maßnahmen, die bei einer geringen Libido in Betracht gezogen werden können

Sprechen Sie mit Ihrem Partner/Ihrer Partnerin

Es ist wichtig, dass sie verstehen, was los ist, dass eine Besserung möglich ist und dass es nichts (oder doch) mit Problemen in Ihrer Beziehung zu tun hat.

Sprechen Sie mit Ihrer Ärztin/Ihrem Arzt

Es ist für sie oder ihn wichtig zu wissen, ob Sie (oder Ihr Partner/Ihre Partnerin) unter einer geringen Libido leiden, da das ein Symptom einer Schilddrüsenerkrankung sowie anderer gesundheitlicher Probleme, zum Beispiel chronischer Schmerzen, einer Depression, eines Bluthochdrucks, Diabetes und einer Herzkreislauferkrankung sein kann.

Führen Sie eine sogenannte Seed-Rotation oder Seed-Cycling-Diät ein

Das Seed-Cycling ist eine Methode, um Östrogen und Progesteron auszugleichen.

- Während der ersten Zyklushälfte (Tag 1 bis Tag 14) essen Sie bestimme Samen und Kerne, um den Körper bei der Östrogenbildung zu unterstützen: 2 Esslöffel frischen (nicht gerösteten) gemahlenen Leinsamen oder Kürbiskerne täglich.
- Während der zweiten Zyklushälfte (Tag 15 bis Tag 28) essen Sie Samen und Kerne, die die Progesteronbildung durch Zink und Vitamin E unterstützen: 2 Esslöffel frische (nicht geröstete) Sonnenblumenkerne oder Sesamsamen täglich.

Dieses Schema kann bei Frauen in der Perimenopause (der Zeit vor der Menopause) oder in der Menopause angewendet werden, um den Hormonhaushalt zu unterstützen. Sie können Ihre eigenen Samen und Kerne dafür vorbereiten oder eine entsprechende nährstoffdichte Mischung nutzen, wie ich sie auch gerne in meinen Salaten oder Smoothies verwende.

Mönchspfeffer (Vitex)

Forscher sind der Ansicht, dass die Wirkung von Vitex darin besteht, das Hormon Prolaktin zu senken, wodurch andere Hormone, auch Östrogen und Progesteron, ins Gleichgewicht gebracht werden. Mönchspfeffer lindert nachweislich Symptome des prämenstruellen Syndroms PMS, wie Depressionen, Angstzustände, Gelüste (nach bestimmten Nahrungsmitteln), Stimmungsschwankungen, Kopfschmerzen und empfindliche Brüste.

Maca, der Peru-Ginseng

Das peruanische adaptogene Kraut Maca kann positiv auf die Stressreaktion des Körpers einwirken und die Gesundheit der Nebennieren optimieren. Es kann auch zur Verbesserung der Libido und zur Linderung von Wechseljahresbeschwerden, wie etwa Nachtschweiß und Hitzewallungen, beitragen, die eventuell das sexuelle Verlangen beeinträchtigen. Lassen Sie sich bei der Produktwahl kompetent beraten.

Shatavari (indischer Spargel)

Dies ist eines der hilfreichsten Adaptogene für die Libido.

Eindämmen von Entzündungen mithilfe von Ergänzungsmitteln

Ziehen Sie N-Acetyl-Cystein (NAC) und Kurkuma/Kurkumin zur Eindämmung von Entzündungen und Linderung von Schmerzen, auch Vaginal- und Beckenschmerzen, in Betracht.

Siehe auch unter Nährstoffe (Seite 424) sowie Ausgewählte Kräuter (Seite 439) im Anhang 1, *Erweiterte Liste der Stresshormone.*

Beeinträchtigungen der Stimmungslage: Angstzustände, Depressionen, Überforderung, Reizbarkeit und Stimmungsschwankungen

Eine instabile Stimmungslage, seien es Angstzustände, Depressionen, Überforderung, Reizbarkeit oder Stimmungsschwankungen, ist ein häufiges Symptom einer Funktionsstörung der Nebennieren. Ich weiß, wie schrecklich sich Angstzustände und Überforderung anfühlen können, und wenn man sich ängstlich fühlt, wird der Teufelskreis der Nebennierenprobleme aufrechterhalten.

Im großen Rahmen sind diese Symptome, genau wie die meisten anderen Symptome, die wir haben, ein Zeichen dafür, dass in unserem Körper oder in unserem Leben etwas aus dem Gleichgewicht geraten ist. Meiner Erfahrung nach kann die Stimmung oft durch das Ausgleichen des Blutzuckerspiegels, die Beseitigung eines Nährstoffmangels oder -überschusses, die gezielte Eindämmung von Entzündungen und/oder die Konzentration auf das hormonelle Gleichgewicht stabilisiert werden.

Wir kümmern uns im ATP um die häufigsten Gründe von Problemen mit der Stimmungslage und die meisten Menschen, die das gesamte Programm absolvieren, berichten von einem deutlichen Rückgang der durch die Stimmung bedingten Symptome im Laufe der vier Wochen.

Anmerkung: Wenn Sie gegenwärtig verschreibungspflichtige Antidepressiva oder Medikamente gegen Angstzustände nehmen, setzen Sie diese nicht ohne ärztliche oder therapeutische Überwachung ab.

Zu den zusätzlichen Möglichkeiten, tiefer in das Programm einzudringen, um die Stimmung zu unterstützen, gehören die folgenden:

- Wenn Sie Ihren Blutzuckerspiegel ausgeglichen haben, aber immer noch unter Stimmungsschwankungen, Angstzuständen und/oder Hungerärger leiden, finden Sie zusätzliche Strategien unter Unterstützung für den Blutzuckerspiegel (Seite 410f.) im Anhang 1, *Erweiterte Liste der Stresshormone*. L-Glutamin und Amino-NR (von Pure Encapsulations) können bei Angstzuständen aufgrund von Blutzuckerproblemen hilfreich sein.
- Entzündungsfördernde Nahrungsmittel können zu einer unausgeglichenen Stimmungslage beitragen. Eine Art von Nahrungsmitteln, deren Streichung Sie sofort erwägen sollten, wenn Sie Angstzustände haben, sind Nüsse. Ich bin mir nicht hundertprozentig sicher, welcher Bestandteil von Nüssen diese Reaktion hervorruft (es könnte der hohe Kupfergehalt, der hohe Gehalt an Omega-6-Fettsäuren, das enthaltene Oxalat sein oder wenn jemand an einer Fettresorptionsstörung leidet), doch ich habe bei zahlreichen Klientinnen und Klienten Reaktionen in Bezug auf die Stimmungslage gesehen, die durch Nüsse, ganz besonders durch Mandeln, hervorgerufen wurden. (Mandeln sind zwar botanisch keine

Nüsse, sondern Kerne des Mandelbaums und der gehört zu den Rosengewächsen. Aber sie können ähnliche Symptome auslösen wie Nüsse. Anm. d. Übers.) Ziehen Sie eine Ausschluss-Diät oder einen Test auf Nahrungsmittelunverträglichkeiten in Betracht, um entsprechende Nahrungsmittel festzustellen.

- Wenn Sie zurzeit koffeinhaltige Getränke zu sich nehmen, etwa Kaffee, Soda, grünen Tee oder schwarzen Tee, dann kann das Weglassen oder Reduzieren der Koffeinzufuhr bei Angstzuständen, Stimmungsschwankungen und Reizbarkeit hilfreich sein.
- Manche Menschen reagieren eventuell sogar auf Kakao.
- Ein Mangel an B-Vitaminen kann zu einer ganzen Reihe von Nebennierensymptomen beitragen. Die empfohlenen Ergänzungsmittel für die Nebennieren enthalten eine Kombination von B-Vitaminen, doch Sie finden vielleicht zusätzliche Vitamin B-Einzelmittel wie Thiamin und B_6 vorteilhaft. Mehr dazu finden Sie unter Nährstoffe (Seite 424) im Anhang 1, *Erweiterte Liste der Stresshormone.*
- Erwägen Sie die Aufnahme der Blaulicht-Therapie in Ihre Strategien zum Ausgleich des zirkadianen Rhythmus, wenn Sie das nicht schon gemacht haben. Sie kann bei saisonal bedingten affektiven Störungen hilfreich sein; sie unterstützt ganz allgemein eine positivere Stimmung und mildert Depressionen ab.
- Wir haben bereits über die Heilkraft des Gestaltens gesprochen. Wenn Sie Kunst mögen, sollten Sie vielleicht tiefer einsteigen und bei einer therapeutisch geschulten Person mit Kunsttherapie arbeiten, was nachweislich Trauma-Symptome deutlich reduzieren und Depressionen bei Erwachsenen, die ein Trauma erlebt haben, verringern kann.

Weitere potenzielle Ursachen für Beeinträchtigungen der Stimmungslage

Kupfervergiftung

Eine giftige Ansammlung von Kupfer kann die Ursache von Angstzuständen, Gedankenrasen, Stimmungsschwankungen, Müdigkeit/Erschöpfung und Schlaflosigkeit sein. Mehr dazu finden Sie unter Kupfervergiftung (Seite 424) im Anhang 1, *Erweiterte Liste der Stresshormone.*

Ein unausgeglichener weiblicher Hormonhaushalt

Eine Östrogen-Dominanz und/oder ein niedriger Progesteronspiegel kann eventuell viele Symptome wie Reizbarkeit, eine labile Stimmungslage, Depressionen und Stimmungsschwankungen verursachen. Ein Test des Hormonspiegels kann hilfreich sein. Wenn der Test einen niedrigen Progesteronspiegel ergibt, könnte die Ergänzung mit oral einzunehmendem oder lokal aufzutragendem bioidentischem Progesteron genau die „Beruhigungspille" sein, die Sie brauchen. Mehr darüber finden Sie in der Tabelle Testungen (Seite 447) unter Weibliche Hormone und unter Unausgeglichener weiblicher Hormonhaushalt (Seite 418) im Anhang 1, *Erweiterte Liste der Stresshormone.*

Ein unausgeglichener Darm/Darminfektionen

Ein Ungleichgewicht der Darmbakterien oder eine Darminfektion können zu Problemen mit der Stimmungslage beitragen; insbesondere eine Überwucherung mit Clostridien und Hefepilzen im Darm wird mit stimmungsbedingten Krankheiten in Zusammenhang gebracht, die sich so unterschiedlich zeigen können wie als Autismus, Depressionen, Angstzustände, Stimmungsschwankungen und Schizophrenie. Eine Überwucherung mit Streptokokken wird mit einer Zwangsstörung in Verbindung gebracht. Erwägen Sie, mit dem Organische-Säuren-Testprofil herauszufinden, ob Clostridien oder Hefepilze ein Problem für Sie sind oder mit einem Test auf die Gesundheit Ihres Darms, wie etwa der Stuhl- und Verdauungsanalyse GI-MAP (Gastrointestinal Microbial Assay Plus), um festzustellen, ob Streptokokken hinter Ihren Symptomen stecken könnten.

Eisenvergiftung/Eisenüberlastung

Eine Ansammlung von zu viel Eisen kann Reizbarkeit und Depressionen verursachen. Mehr dazu finden Sie unter Eisenvergiftung/Eisenüberlastung (Seite 427) im Anhang 1, *Erweiterte Liste der Stresshormone.*

Schimmel

Es gibt einen erheblichen Zusammenhang zwischen Problemen mit der Stimmungslage und einer Schimmelbelastung. Möglichkeiten, auf

Schimmel im Körper und/oder im Haus zu testen, finden Sie in *Testungen* unter Testen auf Schimmel (Seite 448).

Nährstoffmangel

Die Behebung von Mangelzuständen von folgenden Nährstoffen kann Ihre Stimmung tatsächlich bahnbrechend bessern: Omega-3-Fettsäuren, Folat (Vitamin B_9), Eisen, Vitamin B_{12} und Vitamin D. Siehe unter Nährstoffe (Seite 424) im Anhang 1, *Erweiterte Liste der Stresshormone* wegen Tests und mehr.

Pyrrolurie

Symptome von Sozialängsten werden mit Pyrrolurie in Zusammenhang gebracht. Mehr finden Sie unter Pyrrolurie (Seite 434) im Anhang 1, *Erweiterte Liste der Stresshormone.*

Ein Ungleichgewicht der Schilddrüsenhormone

Ein Spiegel außerhalb der optimalen Bereiche kann Angstzustände, Depressionen und Reizbarkeit verursachen. Unter Schilddrüsenhormone (Seite 420) im Anhang 1, *Erweiterte Liste der Stresshormone*, erfahren Sie mehr, wie Sie den Spiegel Ihrer Schilddrüsenhormone optimieren können.

Labortests, die bei Beeinträchtigungen der Stimmungslage in Betracht gezogen werden können

- gesamtes Schilddrüsenprofil
- Kupfervergiftung
- Test auf Nahrungsmittelunverträglichkeiten
- Nährstoffprofil- weibliche Hormone
- Schimmelprofil
- Profil bei Darminfektionen
- Organische-Säuren-Testprofil (Darminfektionen)
- Testungen der funktionellen Medizin für die Nebennieren
- Prolaktin
- Pyrrolurie

Maßnahmen, die bei Beeinträchtigungen der Stimmungslage in Betracht gezogen werden können

Gezielte Homöopathie

Die Bachblüten sind eine Art von homöopathischen Medikamenten. Versuchen Sie es mit Bachblüten Rescue-Tropfen, einer Blütenmischung, die nachweislich eine nervenberuhigende Wirkung hat.

Yoga

Sanfte Formen von Yoga wie Hatha- und Yin-Yoga beruhigen nachweislich das Nervensystem, entspannen den Geist und lindern Depressionssymptome.

Neurotransmitter

Menschen mit Angststörungen, Depressionen, Stimmungsschwankungen und anderen Unausgewogenheiten in der Stimmung haben oft einen Mangel an Neurotransmittern, die die Stimmung heben, etwa an Dopamin (unser „Glücks"-Hormon) und Serotonin (ein Hormon, das Stress abbaut). Ergänzungsmittel, die die Bildung von Neurotransmittern unterstützen, können hilfreich sein; dazu gehören 5HTP (5-Hydroxytryptophan), GABA (Gamma-Aminobuttersäure), L-Tyrosin und Vitamin B_6. Mehr über die Nutzung von Aminosäuren erfahren Sie in dem Buch von Julia Ross *Was die Seele essen will.*

Lithium als Nährstoff (Lithiumorotat)

Ein essenzieller Mikronährstoff mit einer langen Geschichte der klinischen Anwendung zur Unterstützung einer gesunden Stimmungslage und eines gesunden Verhaltens durch Förderung der Aktivität von Dopamin und Serotonin. Kann eventuell besonders bei Reizbarkeit hilfreich sein.

Sich mit Zwangsstörungen befassen

Wenn Ihr Darmtest eine Überwucherung mit Streptokokken ergab, ziehen Sie das Heilkraut Berberin in Betracht, um die normale Darmbesiedelung mit diesem Bakterium wiederherzustellen, wodurch sich Zwangssymptome oft auflösen können. Zusätzliche Optionen bei Zwangsstörungen umfassen die Erhöhung von Myo-Insitol (es wurden dazu sogar schon Dosierungen von 18 g pro Tag eingesetzt). Eine mögliche Anfangsdosis sind 3 g pro Tag, auf drei Gaben verteilt. Für manche Menschen kann zusätzlich N-Acetyl-Cystein hilfreich sein.

Omega-3-Fettsäuren und Zink

Beide unterstützen die Stimmung durch Eindämmung von Entzündungen.

Mehr darüber finden Sie unter Nährstoffe (Seite 424) und Ausgewählte Kräuter (Seite 439) im Anhang 1, *Erweiterte Liste der Stresshormone.*

Schmerzen

Als Apothekerin verstehe ich natürlich, welchen Wert Schmerzmedikamente und andere konventionelle Therapien im richtigen Zusammenhang haben. Ich weiß jedoch auch, dass das Ermitteln der Ursache von Schmerzen und die Behandlung des Auslösers selbst – oft mithilfe natürlicher Methoden – häufig wirksamer sein kann, um eine langfristige Beseitigung der Schmerzen zu erzielen, ohne viele der unerwünschten Nebenwirkungen, die mit den konventionellen Ansätzen einhergehen. Eine Entzündung ist bei Schmerzen oft die Ursache, und im Hinblick auf das Vorgehen gegen die Ursache der Entzündung sind mehrere natürliche Maßnahmen nachweislich wirksam, diese dämmen die Entzündung ein und lindern sie, während sie gleichzeitig die Heilung fördern.

Wo immer Sie auf Ihrem Genesungsweg gerade sind, ich möchte, dass Sie ermutigt werden, sich nicht auf ein Leben mit Schmerzen beschränken zu lassen, noch darauf, die Nebenwirkungen von Medikamenten, die Sie abhängig machen, erleiden zu müssen. Es gibt viele natürliche Lösungen für den Umgang mit Schmerzen, durch die es Ihnen besser geht, sodass Sie Ihr Leben leben können.

Viele der Maßnahmen, mit denen wir im ATP gearbeitet haben, sind dazu konzipiert, Entzündungen einzudämmen und Schmerzen zu lindern, etwa das Ausgleichen des Blutzuckerspiegels, das Weglassen von unverträglichen Nahrungsmitteln, die Unterstützung durch Magnesium und B-Vitamine und die Steigerung des Oxytocinspiegels.

Zu den zusätzlichen Möglichkeiten, tiefer in das Programm einzudringen, um die Schmerzen zu lindern, gehören die folgenden:

- Wenn Sie dabei sind, Ihren Blutzuckerspiegel auszugleichen, aber immer noch unter Blutzuckerschwankungen und Hungerärger leiden, finden Sie zusätzliche Strategien im Abschnitt Unterstützung für den Blutzuckerspiegel (Seite 410f.) im Anhang 1, *Erweiterte Liste der Stresshormone.*
- Ein Mangel an B-Vitaminen kann zu einer ganzen Reihe von Nebennierensymptomen beitragen. Die empfohlenen Ergänzungsmittel zur Unterstützung der Nebennieren enthalten eine Kombination von B-Vitaminen, aber Sie finden vielleicht zusätzliche Vitamin B-Einzelmittel, etwa Thiamin und B_6 hilfreich. Mehr finden Sie unter Nährstoffe (Seite 424) im Anhang 1, *Erweiterte Liste der Stresshormone.*
- Die Massage, eine förderliche Form der heilenden Berührung, um den Oxytocinspiegel zu erhöhen, ist gut für Ihre Stimmung und zur Linderung von Schmerzen. Ziehen Sie auch andere Formen der Körperarbeit in Betracht, die sich bei Schmerzen als hilfreich erwiesen haben, wie etwa Chiropraktik, Rolfing (eine Form von ganzheitlicher Körperarbeit mittels manueller Beeinflussung des Weichteilgewebes, um Gleichgewicht und eine harmonische Ausrichtung des Körpers zu erzeugen), Physiotherapie, Osteopathie (die Behandlung erfolgt über das Strecken, sanften Druck und Widerstand, um Muskeln und Gelenke zu bewegen) und die Kraniosakraltherapie (bei der mit sanftem Druck Schädelgelenke, Teile des Beckens und des Rückgrats beeinflusst werden).

Andere potenzielle Schmerzursachen

Ein unausgeglichener Darm/Darminfektionen

Ein Ungleichgewicht der Darmbakterien oder eine Darminfektion sind eventuell die Ursache Ihrer Schmerzen. Klebsiella, Proteus und Citrobacter sind einige potenzielle Erreger, die mit den Schmerzen in Zusammenhang stehen. Die Beseitigung von Infektionen erfordern Maßnahmen, die für jeden Erreger individuell sind. Eine umfassende Stuhluntersuchung, einen SIBO-Atemtest und das Organische-Säuren-Testprofil können häufige Infektionen, die als Auslöser wirken, identifizieren. Entsprechende Programme finden Sie in meinem Buch *Das Hashimoto-Programm* unter Die Erweiterten Programme.

Entzündungsfördernde Nahrungsmittel

Unverträgliche Nahrungsmittel können zu Schmerzen beitragen. Es folgen ein paar häufige Nahrungsmittelgruppen, die Schmerzen verursachen können; Sie sollten erwägen, sie zwei Wochen lang wegzulassen, um festzustellen, ob Sie sie eventuell nicht vertragen:

- Oxalate
- FODMAPS (Fermentierbare Oligosaccharide, Disaccharide, Monosaccharide und Polyole)
- Nachtschattengewächse (einschließlich des Adaptogens Ashwagandha [der Schlafbeere oder Winterkirsche])
- Salicylate

Mithilfe gezielter Tests auf Nahrungsmittelunverträglichkeiten können Sie Ihre individuellen Auslöser ermitteln, die chronische Entzündungsherde verursachen. Die von mir empfohlenen Tests finden Sie unter Tests auf Nahrungsmittelunverträglichkeiten (Seite 448) im Abschnitt *Testungen.*

Eisenvergiftung/Eisenüberlastung

Magen- und Gelenkschmerzen sind zwei frühe Symptome von zu viel Eisen. Mehr erfahren Sie unter Eisenvergiftung/Eisenüberlastung (Seite 427) im Anhang 1, *Erweiterte Liste der Stresshormone.*

Ein Ungleichgewicht der Schilddrüsenhormone

Eine Unterfunktion und eine Überfunktion der Schilddrüse werden mit Schmerzen in Zusammenhang gebracht. Unter Schilddrüsenhormone (Seite 420) im Anhang 1, *Erweiterte Liste der Stresshormone*, erfahren Sie mehr, wie Sie den Spiegel Ihrer Schilddrüsenhormone optimieren können.

Zusammenfassung der Labortests, die man bei Schmerzen in Erwägung ziehen kann

- Umfassende Stuhlanalyse
- Test auf Nahrungsmittelunverträglichkeiten

- Profil der Grundnährstoffe
- Organische-Säuren-Testprofil
- gesamtes Schilddrüsenprofil

Maßnahmen, die man bei Schmerzen in Betracht ziehen kann

Eine die Heilung fördernde Ernährung

Bei bestimmten Arten von Schmerzen kann eine ketogene Ernährung hilfreich sein. Bei anderen Arten werden die FODMAP-arme Ernährung, die Autoimmun-Paläo-Diät und die oxalatarme Diät mit der Schmerzlinderung in Zusammenhang gebracht.

Akupunktur

Die Forschung unterstützt die Arbeit mit Akupunktur zur Schmerzlinderung und sie wird in der westlichen Welt immer häufiger als Alternative zu den suchterzeugenden Opiaten eingesetzt. Mehrere Studienergebnisse legen nahe, dass die Akupunktur chronische Schmerzen lindern kann, wie Kreuzschmerzen, Nackenschmerzen und Arthroseschmerzen. Sie senkt auch nachweislich die Häufigkeit von Spannungskopfschmerzen und verhindert Migräne.

Kaltlaser-Therapie

Die Kaltlaser-Therapie, die auch als sogenannte Low-Level-Lasertherapie (LLLT) bekannt ist, nutzt bestimmte Wellenlängen des Lichts, um den Heilungsprozess des Gewebes zu beschleunigen, wodurch Schmerzen und Entzündungen beseitigt werden.

Recherchieren Sie über die plättchenreichen Plasma-Injektionen (PRP)

(Darunter versteht man Injektionen mit thrombozytenreichen Blutplasma, die aus den eigenen Blutplättchen eines Patienten hergestellt werden; Anm. d. Übers.) Die PRP ist in den letzten Jahren als vielversprechende Behandlung für chronische Schmerzen entstanden und wird postoperativ eingesetzt, um den Heilungsprozess zu beschleunigen. Die PRP ist eventuell für Menschen mit Arthritis, Ischiasschmerzen, Sehnenscheidenentzündung, dem Karpaltunnel-Syndrom und Schmerzen im Bewegungsapparat von Nutzen.

B-Vitamine

Thiamin (Vitamin B_1) in hohen Dosen von 600 bis 1800 mg/tgl. können bei Fibromyalgieschmerzen helfen und Vitamin B_6 kann die Schmerzen des Karpaltunnel-Syndroms lindern, wenn es in Dosen von 100 bis 200 mg/tgl. eingenommen wird.

Neurotransmitter

GABA (unser Neurotransmitter zum „Chillen", der zur Muskelentspannung beiträgt) und 5HTP, das die Serotonin-Bildung unterstützt, sind beide hilfreich gegen Schmerzen. (Ein niedriger Serotoninspiegel ist ein seit langem bekannter potenzieller Ansatzpunkt von schmerzhemmenden und pharmazeutischen Stoffen, inklusive Serotonin-Wiederaufnahmehemmern.) Mehr über die Nutzung von Neurotransmittern erfahren Sie in dem Buch von Julia Ross *Was die Seele essen will.*

Omega-3-Fettsäuren

Sie sind ein starker Verbündeter gegen Schmerzen; sie senken oxidativen Stress, der zu chronischen Entzündungen beiträgt.

Systemische Enzyme

Systemische Enzyme (das heißt solche, die nicht ausschließlich im Verdauungssystem, sondern insbesondere im Blut und im Gewebe wirken; Anm. d. Übers.) sind bei Schmerzen nachweislich ebenso wirksam wie der nichtsteroidale Entzündungshemmer (NSAID) Diclofenac bei schmerzhafter Arthritis im Knie, haben jedoch weitaus weniger Nebenwirkungen.

Trimethylglycin (TMG)

Trimethylglycin baut Protein ab, unterstützt dabei die Verdauung und dämmt Entzündungen im Darmtrakt ein. Auch beim Abbau von Homocystein, das mit Entzündungen in Zusammenhang gebracht wird, ist es hilfreich. Zudem kann es die Menge an S-Adenosylmethionin (SAMe) erhöhen, einer natürlich vorkommenden Substanz mit stimmungssteigernden und schmerzlindernden Eigenschaften im Körper.

Kurkuma

Kurkumin, der aktive Bestandteil von Kurkuma, hat nachweislich therapeutische entzündungshemmende Wirkungen bei verschiedenen Krankheiten des Magen-Darm-Trakts, einschließlich Morbus Crohn, Colitis ulcerosa und des Reizdarmsyndroms; bei rheumatoider Arthritis dämmt es Gelenkentzündungen ein.

Mehr darüber finden Sie unter Nährstoffe (Seite 424) und Ausgewählte Kräuter (Seite 439) im Anhang 1, *Erweiterte Liste der Stresshormone.*

Eine Anmerkung der Autorin

Es ist meine aufrichtige Hoffnung, dass Sie sich unbeschwerter, frischer und weniger gestresst fühlen! Durch die grundlegenden Programme des ATP und die zusätzlichen Strategien in Teil III (falls Sie sie gebraucht haben), haben Sie Ihrem Körper eine Fülle von Sicherheitssignalen gesendet, um die Erholung und Genesung zu fördern. Feiern Sie Ihren Erfolg! Und lassen Sie sich nicht entmutigen, falls Sie noch mehr daran arbeiten müssen, alle Ihre Symptome zu beseitigen. Sie brauchen vielleicht nur ein wenig tiefer zu Ihren individuellen Ursachen vorzudringen – und Geduld! –, damit Ihre Symptome verschwinden. Ich möchte, dass Sie wissen, ich bin für Sie da, wenn Sie die nächsten Schritte zu Ihrer Gesundheit und dazu, wieder Sie selbst zu sein, unternehmen.

Ich fühle mich geehrt, dass Sie mir Ihre Gesundheit anvertraut haben und mich an Ihrem Genesungsweg teilnehmen ließen. Ich hoffe, wir bleiben über meine Website und die Sozialen Medien in Verbindung. Ich freue mich immer sehr über ein Feedback von meiner Online-Gemeinschaft, lasse Sie gerne an den neuesten Forschungen und Lösungen teilhaben, um das Ungleichgewicht der Nebennieren und Hashimoto rückgängig zu machen und biete Ihnen viel Unterstützung an. Ich wünsche Ihnen weiteren Erfolg auf Ihrem Genesungsweg!

(Für einen Kontakt mit der Autorin sind gute Englischkenntnisse erforderlich.)

Dr. Izabella Wentz, FASCP
(Mitglied der Amerikanischen Gesellschaft beratender Pharmazeuten)
www.ThyroidPharmacist.com
www.facebook.com/ThyroidLifestyle
@IzabellaWentzPharmD

Rezepte

Vorbemerkung d. Übers.: 1 amerikanisches Cup-Maß hat etwa 240 ml Fassungsvermögen (236,58 ml). Es ist ein Volumenmaß, kein Gewichtsmaß.

Getränke

Smoothies

Suppen/Salate

Hauptmahlzeit

Beilagen

Snacks

Getränke

STARTHILFE FÜR DIE NEBENNIEREN

Ergibt 1 Portion

Die Starthilfe für die Nebennieren enthält Vitamin C-reichen Orangensaft und Meersalz/Elektrolyte, um Ihren morgendlichen Blutzuckerspiegel und den Kortisolspiegel anzuheben, verbindet diese jedoch mit Fett und Protein, damit den ganzen Tag über ein gleichmäßiges Energieniveau gewährleistet ist. Obendrein schmeckt das Getränk wie Orangencreme-Eis.

TL bezeichnet Teelöffel
EL bezeichnet Esslöffel

½ Tasse frisch gepresster Orangensaft
¼ Tasse vollfette Kokosmilch aus der Dose
½ Portion Proteinpulver (Ihrer Wahl)
¼ bis ½ TL Meersalz oder rosa Himalaya-Salz nach Geschmack

Orangensaft, Kokosmilch, Proteinpulver und Salz in einem Mixer verarbeiten, bis das Getränk sämig und schaumig ist.

Anmerkungen:
Beginnen Sie mit ¼ TL Meersalz. Wenn Sie das Gefühl haben, dass Sie mehr brauchen, geben Sie einen weiteren ¼ TL dazu.

Obwohl Organgensaft viel Zucker enthält, wirken die Fette, die Oxytocin freisetzen, und das reine Protein dem Zuckerschock entgegen, den man normalerweise bekommen würde, wenn man nur Orangensaft trinken würde. Der Orangensaft ist auch eine großartige Vitamin C-Quelle (einem Bestandteil des ABCs der Nebennierenunterstützung).
Wer Zitrusfrüchte nicht verträgt, kann den Orangensaft durch einen der folgenden anderen Vitamin C-reichen Säfte oder Obstsorten ersetzen:

½ Tasse Sauerkirschsaft (gibt es in den meisten Reformhäusern/Lebensmittelgeschäften – achten Sie darauf, dass er keinen zusätzlichen Zucker enthält)
½ Tasse Saft der Acerolakirsche (ist eventuell schwer zu bekommen)

1/3 Tasse Bio-Erdbeeren (gemischt mit ¼ Tasse Wasser)
1 Bio-Kiwi (gemischt mit ¼ Tasse Wasser)

Alternativen, die gut zu einer Keto-Diät passen
Ich habe ein paar Varianten kreiert, die mit ketogenen Ernährungsweisen konform gehen, falls Sie sich so ernähren sollten.

Starthilfe für die Nebennieren – Keto-Version 1

Ergibt 1 Portion

1 Portion aromatisierte Elektrolyte (die Ihren täglichen Bedarf an Elektrolyten decken, sodass Sie keine zusätzlichen Ergänzungsmittel brauchen)
½ Tasse Wasser
¼ Tasse vollfette Kokosmilch aus der Dose
½ Portion Proteinpulver Ihrer Wahl
¼ bis ½ TL Meersalz

Die Zutaten in einem Mixer verarbeiten, bis das Getränk sämig und schaumig ist.

Starthilfe für die Nebennieren – Keto-Version 2

Ergibt 1 Portion

1 TL Camu-Camu Pulver
½ Tasse Wasser
¼ Tasse vollfette Kokosmilch aus der Dose
½ Portion Proteinpulver nach Wahl

Die Zutaten in einem Mixer verarbeiten, bis das Getränk sämig und schaumig ist.

FETTHALTIGER GRÜNER SAFT

Ergibt 1 Portion

Dieser grüne Saft, der voller leicht verdaulicher Nährstoffe und energiesteigernder Fette ist, ist eine schmackhafte und sättigende Zwischenmahlzeit am Vormittag oder am Nachmittag.

6 oder 7 Baby-Karotten
1 Granny Smith Apfel
3 oder 4 Stängel Sellerie
1 kleine Salatgurke
3 Tassen fein gehackter Grünkohl
1 Bio-Limone, geschält
1 EL Kokosöl oder MTC-Öl, geschmolzen (MTC-Öl ist ein Extrakt aus Kokosöl mit mittelkettigen Fettsäuren; Anm. d. Übers.)
Meersalz oder rosa Himalaya-Salz nach Geschmack

1. Alle Obst- und Gemüsezutaten in einen Entsafter füllen und auspressen.
2. Das geschmolzene Öl und Meersalz zum gewonnenen Saft hinzufügen und durch Rühren untermischen.

Anmerkungen:
Wenn Sie keinen Entsafter haben, verarbeiten Sie die Zutaten außer Öl und Salz zusammen mit 1 bis 2 Tassen gefiltertem Wasser in einem Mixer. Dann über ein feinmaschiges Sieb oder einen Nussmilchbeutel abseihen. Öl und Salz unterrühren.

Bitte seien Sie sich bewusst, wenn Sie noch nie MCT-Öl (mittelkettige Triglyceride) benutzt haben, aber daran interessiert sind, sollten Sie vorsichtig damit anfangen. MCT-Öl kann abführend wirken, und darauf sollten wir es während des ATP-Programms bestimmt nicht ankommen lassen! Wenn Sie MCT-Öl integrieren möchten, beginnen Sie mit ¼ TL und erhöhen dann die Menge im Laufe der Zeit langsam um jeweils einen weiteren ¼ TL, bis Sie Ihre gewünschte Menge, die Sie noch vertragen, erreicht haben.

MACA LATTE

Ergibt 1 Portion

Ein wärmender Maca Latte, gewürzt mit blutzuckerausgleichendem Zimt, ist ein großartiger Start in den Tag – insbesondere, wenn Sie versuchen, sich Koffein abzugewöhnen. Eines meiner bevorzugten Adaptogene, Maca, kann dazu beitragen, die Energie, die Stimmung und das sexuelle Verlangen zu verbessern. Kein Wunder, dass sich dieses Getränk den Spitznamen „Hallo Libido-Latte" verdient hat!

1 EL Maca-Pulver
1 EL vollfette Kokosmilch aus der Dose
1 TL gemahlener Zimt und etwas mehr zum Garnieren (optional)
1 Tasse heißes Wasser
Stevia nach Geschmack (optional)

1. Mischen Sie alle Zutaten und Stevia (wenn Sie es verwenden) in einem Mixer.
2. Streuen Sie etwas Zimt darauf, wenn Sie möchten.

Anmerkung
Maca ist ein Adaptogen und kann die Nebennieren stabilisieren. Es kann sich jedoch bei verschiedenen Menschen unterschiedlich auswirken. So ist es vielleicht am besten, dass Sie erst einmal mit 1 Teelöffel beginnen, um zu sehen, wie Sie es vertragen und die Menge dann allmählich bis zum empfohlenen Esslöffel erhöhen.

HEILWASSER WIE AUS DEM SPA

Ergibt 8 Portionen

Wenn Ihnen reines Wasser zu langweilig geworden ist, peppen Sie den Geschmack durch Zugabe von Obst, Gemüse und Kräutern etwas auf. Geht ganz ohne Bademantel.

1 Krug gefiltertes Wasser
1 Tasse gewürfeltes (in etwa 1 cm große Stücke) oder in (etwa ½ cm große) Scheiben geschnittenes Obst und/oder Gemüse
frische Kräuter nach Wahl (eine Sorte oder mehrere)

Sie können die Mischungen in der Menge für 1 Tasse nach Belieben kombinieren, solange das Obst und/oder Gemüse in Ihren Speiseplan passen – die folgenden gehören zu meinen Favoriten:

Mischung 1: Erdbeeren, Salatgurke und Minze
Mischung 2: Zitrone und Limone
Mischung 3: Basilikum und Orange

1. Schneiden Sie das gewählte Obst/Gemüse/die Kräuter klein.
2. Geben Sie alle Zutaten in einen großen Krug Wasser.
3. Trinken Sie es im Laufe des Tages.

SOLE

Ergibt 3 Tassen Konzentrat

Sole ist eine flüssigkeitsspendende, hochkonzentrierte Mischung aus Salz und gefiltertem Wasser. Qualitativ hochwertiges, minimal verarbeitetes Meersalz liefert das Elektrolyt Natrium in großen Mengen sowie Spurenelemente.

1 Tasse Himalaya-Salz oder Keltisches Meersalz, mehr bei Bedarf
1 großes Einmachglas mit Deckel
3 Tassen gefiltertes Wasser

1. Geben Sie das Salz in das Einmachglas und füllen Sie mit dem gefilterten Wasser auf.
2. Verschließen Sie das Glas und schütteln Sie es sanft; lassen Sie es über Nacht stehen.
3. Wenn noch etwas Salz im Glas zurückbleibt, dann ist die Sole gebrauchsfertig. Bleibt keines zurück, geben Sie noch Salz dazu, jeweils ¼ Tasse auf einmal und lassen Sie es sich auflösen. Geben Sie so lange ¼ Tasse Salz dazu, bis sich etwas Sediment am Boden absetzt.
4. Wenn die Sole gebrauchsfertig ist, geben Sie 1 Teelöffel in ein Glas Wasser und trinken es auf leeren Magen, in 30 bis 60 Minuten Abstand zu Ihren Schilddrüsenmedikamenten.
5. Wenn Entgiftungsreaktionen auftreten, beginnen Sie mit ¼ Teelöffel und arbeiten sich zu 1 Teelöffel vor.

Anmerkungen

Bewahren Sie die Sole bei Zimmertemperatur auf. Diese Mischung hat aufgrund der antimikrobiellen und antimykotischen (gegen Pilze gerichteten) Eigenschaften von Salz eine unbegrenzte Haltbarkeit. Benutzen Sie keinen Metalllöffel, um die Sole abzuschöpfen, denn sie kann mit Metallverbindungen reagieren.

Holen Sie unbedingt ärztlichen Rat ein, wenn Sie sich Sorgen wegen des zusätzlichen Salzkonsums machen.

TULSITEE LATTE

Ergibt 1 Portion

Das ist mein Getränk zum Mitnehmen, wenn ich eine schmackhafte Möglichkeit brauche, um mich zu erholen und zu entspannen. Das Adaptogen Tulsi wirkt in Bezug auf die Stimmung und den gesamten Stress Wunder, während gute Fette und Protein diesen Tee zu einem nahrhaften und sättigenden Getränk machen – und zu einem, bei dem der Blutzucker ausgeglichen bleibt.

1 Teebeutel Tulsi-Rose Tee
1 Tasse heißes gefiltertes Wasser
2 EL vollfette Kokosmilch aus der Dose
1 TL gemahlener Zimt
1 Messlöffel Kollagenprotein
1 Prise Meersalz oder rosa Himalaya-Salz
Stevia nach Geschmack (optional)

1. Bereiten Sie den Tulsitee mit heißem Wasser zu, lassen Sie ihn 3 bis 5 Minuten ziehen und entfernen Sie dann den Teebeutel.
2. Geben Sie die Kokosmilch, den Zimt, das Kollagenprotein, Salz und Stevia (wenn Sie es dazunehmen) zusammen mit dem Tulsitee in eine Mixerschüssel.
3. Vermischen Sie alle Zutaten sorgfältig miteinander.

Smoothies

SMOOTHIE ALS NEBENNIEREN-ELIXIER

Ergibt 1 Portion

Bei diesem erfrischenden Smoothie ist eine Orange die Lieferantin von viel Vitamin C, das heilsam für die Nebennieren ist, sowie von leichtverdaulichen Ballaststoffen, während das Fett aus der Kokosmilch und das Proteinpulver

Blutzuckerschwankungen verhindern. Durch Hinzufügen von Kokoswasser, das reich an Elektrolyten ist und Salz wird der Smoothie zu einem starken hydrierenden Getränk.

½ Tasse Kokoswasser
¼ Tasse vollfette Kokosmilch aus der Dose
1 kleine Bio-Orange, geschält und kleingeschnitten
1 sehr kleine Salatgurke
1 mittelgroße Karotte
½ TL alkoholfreier Vanilleextrakt oder Vanilleschoten
Stevia nach Geschmack (optional)
¼ TL Meersalz oder rosa Himalaya-Salz
1 Portion Proteinpulver nach Wahl

Geben Sie alle Zutaten (auch Stevia, wenn Sie es verwenden) in die Schüssel eines Mixers und mixen Sie sie, bis eine geschmeidige Konsistenz erreicht ist.

SMOOTHIE MIT HEIDELBEERKUCHENGESCHMACK

Ergibt 1 Portion

Durch die Kombination von Heidelbeeren – den antioxidativen Kraftpaketen, die den Blutzucker ausgleichen – mit sättigenden guten Fetten und Protein, ballaststoff- und nährstoffreichen grünen Blattgemüsen, flüssigkeitsspendendem Kokoswasser und Salz sowie einem Hauch von wärmendem Zimt und Vanille wird aus den köstlichen Zutaten, die die Nebennieren unterstützen und zu meinen Lieblingsdesserts gehören, ein äußerst zufriedenstellender und heilsamer Smoothie für ein perfektes Frühstück oder eine Zwischenmahlzeit zu jeder Tageszeit.

½ Tasse vollfette Kokosmilch aus der Dose
¼ Tasse Kokoswasser
½ Tasse Bio-Heidelbeeren
1 Handvoll Babyspinat
1 sehr kleine Salatgurke
eine Prise Salz
eine Prise gemahlener Zimt
½ TL alkoholfreier Vanilleextrakt oder Vanilleschoten

Stevia nach Geschmack (optional)
1 Portion Proteinpulver nach Wahl

Verarbeiten Sie alle Zutaten einschließlich Stevia (wenn Sie es verwenden) in einem Hochleistungsmixer zu einer geschmeidigen Konsistenz.

URSACHEN-AN-DER-WURZEL-PACKEN-SMOOTHIE

Ergibt 1 Portion

Dieser Smoothie, der voller Nährstoffe für Ihre Nebennieren ist, gleicht den Blutzuckerspiegel aus und dämmt dank der guten Fette in der Avocado sowie der Kokosmilch Entzündungen ein. Ein energieliefterndes Frühstück für jeden Morgen!

½ Tasse gemischtes Baby-Grüngemüse
1 kleine Karotte
½ reife Avocado
½ Selleriestängel
1 Salatgurke
2 EL frisches Basilikum
2/3 Tasse vollfette Kokosmilch aus der Dose
1 Messlöffel Proteinpulver nach Wahl

Verarbeiten Sie alle Zutaten einschließlich Stevia (wenn Sie es verwenden) in einem Hochleistungsmixer zu einer geschmeidigen Konsistenz.

Suppen/Salate

SALATSOSSE FÜR JEDEN TAG

Ergibt ½ Tasse

Diese wirklich ganz einfache und doch aromatische Salatsoße ist reich an gesunden Fetten und einer Dosis Vitamin C und kann über Salate, gebratenes Gemüse und sozusagen über alles geträufelt werden!

¼ Tasse Olivenöl extra vergine
¼ Tasse frisch gepresster Zitronensaft
2 EL getrocknetes Basilikum (oder andere getrocknete Kräuter nach Wahl)

1. Die Zutaten in einer kleinen Schüssel mischen.
2. Bis zur Verwendung in den Kühlschrank stellen.

KNOCHENBRÜHE

Ergibt 8 Portionen

Knochenbrühe ist ein nährstoffdichtes, flüssigkeitsspendendes Nahrungsmittel, das eine Vielzahl von Mineralstoffen und Aminosäuren für einen gesunden Darm enthält. Ich koche gerne eine große Menge und friere den Überschuss in Einzelportionsbehältern ein (sie hält sich im Gefrierschrank bis zu drei Monaten), so habe ich immer etwas für ein warmes Getränk oder eine Suppe und einen Eintopf zur Hand.

4 oder 5 Hühnerkeulen
1 EL Apfelessig
2 Stängel Sellerie
1 Zwiebel
6 bis 8 große Karotten
gefiltertes Wasser
Meersalz oder rosa Himalaya-Salz nach Geschmack
schwarzer Pfeffer aus der Mühle nach Geschmack (wenn Sie ihn vertragen)

Zubereitung im Schongarer

1. Die Hühnerkeulen, den Essig und das Gemüse in den Schongarer geben.
2. Wasser einfüllen, Deckel auflegen und 8 bis 12 Stunden auf hoher Stufe kochen lassen.
3. Nach Geschmack mit Salz und Pfeffer (wenn verträglich) würzen.
4. Abgießen, in Weckgläser füllen und in den Kühlschrank stellen. Fest gewordenes Fett vor der Verwendung oder dem Einfrieren entfernen.

Zubereitung auf dem Herd

1. Hühnerkeulen, den Essig und das Gemüse in den Suppentopf geben.
2. Gefiltertes Wasser einfüllen.
3. Bei hoher Temperatur zum Kochen bringen, die Hitze auf unter Mittelstufe reduzieren und 8 bis 12 Stunden köcheln lassen.
4. Nach Geschmack mit Salz und Pfeffer (wenn verträglich) würzen.
5. Abgießen, in Weckgläser füllen, auskühlen lassen und in den Kühlschrank stellen. Fest gewordenes Fett vor der Verwendung oder dem Einfrieren entfernen.

Zubereitung im elektrischen Schnellkochtopf

1. Hühnerkeulen, den Essig und das Gemüse in den Schnellkochtopf geben.
2. Zu zwei Dritteln mit gefiltertem Wasser füllen.
3. Taste „Manuell“ drücken, den Druck auf hoch und die Zeituhr auf 90 Minuten einstellen.
4. Nach Geschmack mit Salz und Pfeffer (wenn verträglich) würzen.
5. Abgießen, in Weckgläser füllen und in den Kühlschrank stellen. Fest gewordenes Fett vor der Verwendung oder dem Einfrieren entfernen.

RINDERSUPPE MIT KOKOSMILCH UND BASILIKUM

Ergibt 4 Portionen

Diese aromatische, von der thailändischen Küche inspirierte Suppe hellt jeden Wochentag auf! Der Blumenkohl liefert eine Menge Ballaststoffe und Vitamin C und die Kokosmilch schafft eine leckere cremige Basis voller wohltuender Fette.

1 EL Olivenöl extra vergine
2 Knoblauchzehen, zerdrückt
500 g Rinderhackfleisch
1 großer Blumenkohl, in Röschen geteilt
4 Tassen Knochenbrühe (fertig gekauft oder nach dem Rezept auf Seite 373 zubereitet)

1 Dose (420 ml) vollfette Kokosmilch
1 Tasse Sellerie, geschnitten
¼ Tasse frisches Basilikum, gehackt
Meersalz oder rosa Himalaya-Salz nach Geschmack
schwarzer Pfeffer aus der Mühle (falls verträglich)

1. Das Olivenöl in einem großen Topf bei mittlerer Temperatur erhitzen.
2. Knoblauch zugeben. Zwei Minuten kochen lassen, dann das Rinderhackfleisch und den Blumenkohl hinzufügen. Fünf Minuten anbraten, bis das Fleisch gebräunt ist.
3. Knochenbrühe, Kokosmilch, Sellerie, Basilikum, Salz und Pfeffer (wenn verträglich) zugeben und umrühren.
4. Deckel auflegen und auf niedrige Temperatur zurückschalten. 20 Minuten köcheln lassen, bis das Fleisch gar ist und die Gemüse weich sind.
5. Warm servieren.

PUTENSUPPE MIT LAUCH UND SPINAT

Ergibt 4 Portionen

Diese Suppe ist an einem kühlen Tag, aber auch an jedem anderen Tag perfekt, wenn Sie die heilsamen Vorzüge einer einfachen, schmackhaften Suppe haben wollen. Spinat, eines meiner grünen Lieblingsgemüse, ist reich an Eisen, Vitamin C, Kalium und Magnesium, während der Lauch, der viele Antioxidantien enthält, einen süßlicheren, delikateren Zwiebelgeschmack zur nährstoffdichten Knochenbrühe für einen gesunden Darm beisteuert.

¼ Tasse Kokosöl
1 große Stange Lauch, würfelig geschnitten
4 Tassen Knochenbrühe (fertig gekauft oder nach dem Rezept auf Seite 373 zubereitet)
3 Tassen Putenhackfleisch, gebräunt
Meersalz oder rosa Himalaya-Salz nach Geschmack
schwarzer Pfeffer aus der Mühle (falls verträglich)
1 TL Salbei, gemahlen
4 Tassen Spinat

1. In einem großen Topf 2 Esslöffel vom Kokosöl bei mittlerer Temperatur erhitzen.
   Lauch zugeben und fünf Minuten lang sautieren (auf dem Herd schwenken).
2. Die restlichen beiden Esslöffel Kokosöl und dann die Knochenbrühe, das Putenhackfleisch, Salz, Pfeffer (wenn verträglich) und Basilikum zugeben. Auf hohe Temperatur schalten und die Suppe zum Kochen bringen.
3. Auf niedrige Temperatur zurückschalten und den Deckel auflegen. Die Suppe 30 Minuten lang köcheln lassen, bis das Gemüse etwas weich ist.
4. Wenn die Suppe fertig ist, Topf von der Platte nehmen und den Spinat unterrühren, bis er zusammengefallen ist.
5. Warm servieren.

PILZSUPPE MIT FLEISCHBÄLLCHEN

Ergibt 4 Portionen

Diese herzhafte Suppe ist in Bezug auf den Nährwert ein Kraftpaket, das viele Zutaten enthält, die zahlreiche Vitamine und Mineralstoffe wie Eisen, B-Vitamine, Vitamin C und Magnesium sowie Ballaststoffe liefern. Garnieren Sie sie mit Frühlingszwiebeln, sie sind eine zusätzliche Prise entzündungshemmender Antioxidantien!

500 g Rinderhackfleisch
2 EL Kokosmehl
Meersalz oder rosa Himalaya-Salz nach Geschmack
schwarzer Pfeffer aus der Mühle nach Geschmack (wenn verträglich)
½ TL Thymian, getrocknet
½ EL Kokosöl
2 Tassen Pilze, in Scheiben geschnitten
1 große Stange Sellerie, geschnitten
1 Tasse Blumenkohlröschen
¼ Tasse Frühlingszwiebeln, geschnitten und mehr zum Garnieren
4 Tassen Knochenbrühe (fertig gekauft oder nach dem Rezept auf Seite 373 zubereitet)
420 ml vollfette Kokosmilch aus der Dose
2 Tassen Babyspinat, gehackt

1. In einer großen Schüssel Rindfleisch, Mehl, Salz, Pfeffer (wenn verträglich) und Thymian mischen und zu Fleischbällchen formen.
2. Das Kokosöl in einem großen Topf bei mittlerer Temperatur erhitzen. Die Fleischbällchen zugeben und auf jeder Seite 2 Minuten anbraten, bis sie gebräunt sind.
3. Pilze, Sellerie, Blumenkohl und den größten Teil der Frühlingszwiebeln hinzufügen. Unter Schwenken auf dem Herd braten (sautieren), bis das Gemüse weich zu werden beginnt und leicht bräunt.
4. Knochenbrühe und Kokosmilch zugießen und zum Kochen bringen, dann auf mittlere Temperatur zurückschalten.
5. 20 Minuten köcheln lassen, bis die Fleischbällchen innen nicht mehr rosa sind und das Gemüse weich ist.
6. Von der Platte nehmen und den gehackten Spinat zugeben; unterrühren, bis er zusammengefallen ist.
7. Mit den restlichen beiseite gestellten Frühlingszwiebeln garnieren und warm servieren.

HÜHNERSALAT MIT GRÜNKOHL UND GURKE

Ergibt 4 Portionen

Eine gesunde Variante des traditionellen Geflügelsalats. In diesen Salat kommt ein bisschen Kokosmilch, die ihn statt der Mayonnaise cremig macht, und die Gurke sorgt für den Biss und die richtige Versorgung mit Flüssigkeit. Der Grünkohl, der viel Vitamin A und C, Kalzium, Magnesium und B-Vitamine enthält, hat seinen Platz als eines der nährstoffdichtesten Nahrungsmittel auf dem Planeten verdient. Den Salat vor dem Servieren zu kühlen oder ihn bei Zimmertemperatur ruhen zu lassen, macht den Grünkohl zart und verbindet die Aromen.

250 g Hühnerhackfleisch, gegart
2 Tassen Grünkohl, gehackt
2 EL frische Petersilie, gehackt
2 Tassen Salatgurke, geschnitten
¼ Tasse Zitronensaft, frisch gepresst
2 TL Apfelessig
2 EL vollfette Kokosmilch aus der Dose

1 EL Kokosöl, geschmolzen
¼ Tasse rote Zwiebeln, gehackt
Meersalz oder rosa Himalaya-Salz nach Geschmack
schwarzer Pfeffer aus der Mühle (wenn verträglich)

1. Hühnerfleisch, Grünkohl, Petersilie und Gurken in einer großen Schüssel mischen.
2. Aus Zitronensaft, Essig, Kokosmilch, Kokosöl, roten Zwiebeln, Salz und Pfeffer (wenn verträglich) in einer kleinen Schüssel eine Salatsoße zubereiten.
3. Die Soße über den Salat gießen und vermischen.
4. Gekühlt oder bei Zimmertemperatur servieren.

SALAT MIT LACHS UND ROSENKOHL

Ergibt 4 Portionen

Dieser leichte, helle Salat hat viel Aroma und unterstützt die Verdauung durch Zitronensaft und Dill. Lachs enthält eine Menge Omega-3-Fettsäuren und ist eine großartige Proteinquelle, der Rosenkohl liefert Vitamin C und Folat.

2 Tassen Rosenkohl, zerkleinert
2 Tassen Lachs, gekocht und zerkleinert
2 EL Zitronensaft, frisch gepresst
2 EL Olivenöl extra vergine
1 EL frischer Dill, gehackt oder 1 TL Dill, getrocknet
1 kleine Schalotte, fein gehackt
Meersalz oder rosa Himalaya-Salz nach Geschmack
schwarzer Pfeffer aus der Mühle nach Geschmack (wenn verträglich)

Alle Zutaten in einer großen Schüssel mischen, auch den Pfeffer (wenn verträglich) und sofort servieren.

Hauptmahlzeiten

BUTTERNUSSKÜRBIS-SPAGHETTI UND PUTENKLÖSSCHEN

Ergibt 4 Portionen

Probieren Sie das mal aus, wenn Sie Verlangen nach Spaghetti und Fleischklößchen haben – aber nicht nach dem Blutzuckerabsturz und dem „Fresskoma", die das herkömmliche Gericht verursachen können! Kokos Aminos aus dem Saft von Kokospalmen (eine dunkle, flüssige Sauce) ist gut für den Darm und für die Stimmung. Sie können zur Abwechslung den spiralig geschnittenen Butternusskürbis durch spiralig geschnittene Zucchini ersetzen!

500 g Putenhackfleisch
Meersalz oder rosa Himalaya-Salz nach Geschmack
schwarzer Pfeffer aus der Mühle (wenn verträglich)
½ TL Koriander oder Petersilie, gehackt
1 kleine Zwiebel, fein gehackt
1 TL frisch gepresster Limettensaft
1 EL frischer Salbei, fein gehackt
¼ Tasse Kokosöl
¼ Tasse Kokosnuss Aminos
1 großer Butternusskürbis, geschält und entkernt, spiralig geschnitten

1. Putenfleisch, Salz, Pfeffer, Koriander, Zwiebel, Limettensaft und Salbei in einer großen Schüssel mischen und zu Fleischklößchen formen.
2. In einer großen Bratpfanne bei mittlerer Temperatur 2 Esslöffel des Kokosöls erhitzen. Die Klößchen zugeben und beidseitig jeweils 2 Minuten braten, bis sie gebräunt sind.
3. Kokosnuss Aminos darübergießen. Deckel auflegen und auf niedrige Temperatur zurückschalten. Zehn Minuten köcheln lassen, bis die Klößchen innen nicht mehr rosa sind.
4. Die restlichen 2 Esslöffel Kokosöl in einer separaten Pfanne erhitzen und die spiraligen Nudeln vom Butternusskürbis 3 Minuten bissfest braten.
5. Fleischklößchen auf die Nudeln geben und warm servieren. Auf Wunsch können Sie zusätzlich noch Soße über das Gericht gießen.

HÜHNERKEULEN MIT ROSMARIN UND WARMEM GRÜNGEMÜSE

Ergibt 4 Portionen

Das ist ein köstliches, pikantes Gericht, dass in weniger als 30 Minuten fertig ist und viel Grüngemüse mit einer ganzen Reihe von Vitaminen und Mineralstoffen enthält, um das Gleichgewicht der Nebennieren und des Darms zu unterstützen. Rosmarin steuert ein zitroniges Aroma bei und steigert das Immunsystem!

500 g Hühnerkeulen, ohne Haut und ohne Knochen
2 TL Olivenöl extra vergine
Meersalz oder rosa Himalaya-Salz nach Geschmack
schwarzer Pfeffer aus der Mühle nach Geschmack (wenn verträglich)
1 EL frischer Rosmarin, fein gehackt
2 EL Kokosnuss Aminos
1 Knoblauchzehe, zerdrückt
1 EL Kokosöl
2 große Stangen Lauch, geschnitten
3 Tassen Grünkohl, gehackt
2 Tassen Blattkohl, gehackt

1. Den Herd auf 190°C vorheizen.
2. Hühnerkeulen, Olivenöl, Salz, Pfeffer (wenn verträglich), Rosmarin, Kokosnuss Aminos und Knoblauch in einer großen Schüssel mischen.
3. Auf eine große Backform geben und mit Alufolie zudecken.
4. Die Backform für 10 Minuten ins Rohr schieben.
5. Alufolie entfernen und weitere 10 Minuten im Rohr belassen, bis die Hühnerkeulen gar sind.
6. Kokosöl in einer großen Bratpfanne bei mittlerer Temperatur erhitzen. Lauch, Grünkohl und Blattkohl zugeben und Deckel auflegen. Fünf Minuten garen, bis das Grüngemüse weich ist.
7. Zusammen mit den Hühnerkeulen warm servieren.

„PASTA“-KASSEROLLE MIT WURST UND GRÜNKOHL

Ergibt 4 Portionen

Kasserollen sind eine großartige Möglichkeit, um verschiedene heilsame Nährstoffe in einem Gericht unterzubringen! Sie werden die „echte“ Pasta in dieser wohltuenden Mahlzeit gar nicht vermissen.

Der Spaghetti-Kürbis steuert eine schöne Struktur und Biss bei sowie Ballaststoffe und Pantothensäure, ein B-Vitamin, das mit einer gesunden Nebennierenfunktion in Verbindung gebracht wird.

1 mittelgroßer Spaghetti-Kürbis
1 EL Kokosöl
Meersalz oder rosa Himalaya-Salz nach Geschmack
schwarzer Pfeffer aus der Mühle (wenn verträglich)
500 g gluten- und nitratfreie Schweinswurst
½ Tasse rote Zwiebeln, in Scheiben
1 Knoblauchzehe, zerdrückt
2 TL italienisches Kräutergewürz
5 Grünkohlblätter, ohne Stiel und gehackt
1/3 Tasse Knochenbrühe (fertig gekauft oder nach dem Rezept auf Seite 373 zubereitet)
½ Tasse vollfette Kokosmilch aus der Dose

1. Herd auf 200°C vorheizen.
2. Kürbis auf einem großen Schneidebrett der Länge nach durchschneiden. Kerne entfernen und entsorgen.
3. Die Hälften mit der Schnittseite nach oben auf ein Backblech mit Rand setzen. Mit Kokosöl einreiben und mit Salz und Pfeffer (wenn verträglich) bestreuen.
4. Im Backofen 45 Minuten lang braten, bis Sie den Kürbis leicht mit einer Gabel einstechen können. Auskühlen lassen, bis er sich gefahrlos anfassen lässt. Das Innere mit einer Gabel herauskratzen und den Kürbis dann in Streifen zerteilen.
5. Die Wurst in einer großen Bratpfanne bei mittlerer Temperatur bräunen. Wenn sie durchgegart ist, beiseitestellen.
6. Die Zwiebel in dieselbe Pfanne geben und 3 Minuten unter Schwenken auf dem Herd braten (sautieren). Dann den Knoblauch, das italienische

Gewürz und den Grünkohl zugeben und weitere 3 Minuten garen, bis der Grünkohl leicht zusammengefallen ist.

7. Knochenbrühe und Kokosmilch zugießen. Nochmals 3 Minuten köcheln lassen, dann von der Platte nehmen.
8. Die Wurst und den Spaghetti-Kürbis in die Pfanne geben. Gut durchrühren.
9. Für 15 Minuten bei 200 Grad offen in den Ofen stellen, bis die Oberfläche gebräunt ist.

SHRIMPS- UND KÜRBIS-SPIESSE

Ergibt 4 Portionen

Meine Shrimps- und Kürbis-Spieße sind ein Grillfavorit. Wenn man die Shrimps und das Gemüse mindestens 15 Minuten lang mariniert (allerdings nicht länger als 30 Minuten), dann verstärkt man das Aroma. Geben Sie einen Spritzer Zitrone dazu, das steuert einen Schuss Zitrus und Vitamin C bei!

500 g Shrimps, ohne Schale und Darm
1 Tasse Zucchini, klein geschnitten
1 große Paprikaschote (egal welcher Farbe), in dicke Scheiben geschnitten
1 große rote Zwiebel, in Spalten geschnitten
1 Tasse Pilze, halbiert
2 EL Kokosnuss Aminos
1 Knoblauchzehe, zerdrückt
1 EL Olivenöl extra vergine
Meersalz oder rosa Himalaya-Salz
schwarzer Pfeffer aus der Mühle (wenn verträglich)
2 EL Avocadoöl

1. Den Grill auf mittlere Temperatur aufheizen.
2. Shrimps, Zucchini, Paprikaschoten, rote Zwiebeln und Pilze zusammen mit den Kokosnuss Aminos, Knoblauch, Olivenöl, Salz und schwarzem Pfeffer (wenn verträglich) und dem Avocadoöl in eine große Schüssel geben. Alles 15 Minuten in der Marinade ziehen lassen.
3. Die Shrimps und das Gemüse abwechselnd auf Spieße stecken. Die restliche Marinade wegschütten.

4. Die Spieße auf den vorgeheizten Grill legen und auf jeder Seite 5 Minuten (oder länger) grillen, bis die Shrimps milchig und durchgegart sind und das Gemüse weich ist.
5. Warm servieren.

Anmerkung:
Wenn Sie Holzspieße benutzen, wässern Sie sie vor dem Bestücken 30 Minuten lang.

PUTEN-AVOCADO-BURRITOS

Ergibt 4 Portionen

Grüner Blattkohl ist die perfekte nährstoffdichte und glutenfreie Möglichkeit zum Einwickeln dieser köstlichen Burritos, die, mit Vitamin B-reichem Putenfleisch und Avocado gefüllt, eine gesunde Quelle für einfach ungesättigte Fette und Folat sind.

1 EL Olivenöl extra vergine oder Kokosöl
500 g Putenhackfleisch
1 kleine Zwiebel, gewürfelt
½ Tasse Pilze, klein geschnitten
Meersalz oder rosa Himalaya-Salz nach Geschmack
schwarzer Pfeffer aus der Mühle (wenn verträglich)
1 Knoblauchzehe, zerdrückt
4 große grüne Blattkohlblätter
3 EL frischer Koriander, gehackt
1 große Avocado, in Scheiben geschnitten
1 Limette, in Spalten geschnitten

1. Das Öl in einer großen Bratpfanne bei mittlerer Temperatur erhitzen.
2. Putenfleisch, Zwiebel, Pilze, Salz, Pfeffer (wenn verträglich) und Knoblauch zugeben und 10 Minuten unter Schwenken auf dem Herd braten (sautieren), bis das Putenfleisch durchgegart und das Gemüse weich ist.
3. Die Putenmischung mit einem Löffel in die Blattkohlblätter füllen und Koriander und Avocado oben drauf geben.
4. Eine Limettenspalte über dem Fleisch und der Avocado ausdrücken.
5. Die Blätter aufrollen und servieren.

PUTEN-FRÜHSTÜCKSWURST

Ergibt 4 Portionen

Lassen Sie sich von dem Namen nicht täuschen. Meine Puten-Frühstückswurst ist auch ein einfaches, sättigendes Mittag- und Abendessen! Tauschen Sie eventuell den Babyspinat mal gegen anderes grünes Blattgemüse aus, etwa Mangold, um ein anderes Aroma zu bekommen.

500 g Putenhackfleisch
2 TL Salbei, gemahlen
1 TL frischer Rosmarin, gehackt
1 TL frischer Thymian, gehackt
½ TL Knoblauchpulver
½ TL Zimt, gemahlen
Meersalz oder rosa Himalaya-Salz nach Geschmack
schwarzer Pfeffer aus der Mühle (wenn verträglich)
2 EL Kokosöl
4 Tassen Babyspinat

1. Putenfleisch, Salbei, Rosmarin, Thymian, Knoblauchpulver, Zimt, Salz und Pfeffer (wenn verträglich) in einer mittelgroßen Schüssel mischen. 30 Minuten in den Kühlschrank stellen, damit die Fleischmischung fest wird.
2. Dann zu Bratlingen formen und auf ein beschichtetes Blech legen.
3. Kokosöl in einer großen Bratpfanne bei mittlerer Temperatur erhitzen. Die Bratlinge hineinlegen und auf jeder Seite 5 Minuten braten, bis sie innen nicht mehr rosa sind.
4. Den Babyspinat hinzufügen und garen, bis er zusammengefallen ist.
5. Warm servieren.

HERZHAFTER RINDFLEISCH-EINTOPF

Ergibt 8 Portionen

Die Zutatenmenge reicht für etwa 8 Portionen, perfekt, um für ein paar Tage oder zum Einfrieren etwas übrig zu haben. Das Besondere: Dieser Eintopf schmeckt am nächsten Tag noch besser, wenn alle Aromen mehr Zeit hatten, sich zu verbinden!

¼ Tasse Pfeilwurzmehl
Meersalz oder rosa Himalaya-Salz nach Geschmack
1 kg Rindfleisch zum Kochen, in größere Würfel/Stücke geschnitten
2 EL Kokosöl
2 große Karotten, gewürfelt
1 große Zwiebel, in Scheiben geschnitten
3 Selleriestangen, geschnitten
2 Pastinaken, geschält und geschnitten
ca. 250 g Pilze, in Scheiben geschnitten
1 TL Oregano, getrocknet
1 TL Petersilie, getrocknet
½ TL Thymian, getrocknet
3 bis 4 Tassen Knochenbrühe (fertig gekauft oder nach dem Rezept auf Seite 373 zubereitet)

1. Das Pfeilwurzmehl und das Salz in einer flachen Schale mischen und jedes Fleischstück damit bestäuben.
2. Das Kokosöl in einer großen Bratpfanne bei mittlerer Temperatur erhitzen und das Rindfleisch portionsweise anbräunen.
3. Das Fleisch in einen Schongarer geben, Karotten, Zwiebel, Sellerie, Pastinaken, Pilze, Oregano, Petersilie und Thymian zufügen.
4. Fleisch und Gemüse gut mischen, Knochenbrühe zugießen, bis die Flüssigkeit die Zutaten gerade bedeckt. (Wenn Sie Knochenbrühe übrig haben, machen Sie sie heiß und genießen Sie einen Becher!)
5. Bei geringer Hitze 8 Stunden kochen oder bis alles so weich ist, wie es gewünscht wird.
6. Alternativ das Rindfleisch in einem elektrischen Dampfdrucktopf mit der Einstellung „Sautieren" zubereiten, dann Gemüse und Brühe zugeben, bis der Topf zu zwei Dritteln gefüllt ist. Den Topf auf „Manuell" einstellen und den Druck für 45 Minuten auf „hoch" stellen.

Anmerkungen:

Reste dieses Eintopfs können problemlos eingefroren und wieder erhitzt werden.

KUBANISCHES NATIONALGERICHT ROPA VIEJA

Ergibt 8 Portionen

Traditionell wird geschnetzeltes Rindfleisch für die Zubereitung von ropa vieja (deutsch: alte Kleider) verwendet, das eines der beliebtesten Gerichte in Kuba ist.

750 g Rindfleisch, ohne Knochen
1 Tasse Zwiebeln in Scheiben
½ Tasse Tomaten, gewürfelt
1 EL Tomatenmark
1 EL Olivenöl extra vergine
1 EL Apfelessig
1 EL Knoblauch, zerdrückt
1 TL Kümmel, gemahlen (wenn verträglich)
1 Lorbeerblatt
½ TL Meersalz oder rosa Himalaya-Salz
¼ Tasse grüne Oliven, entkernt
½ Tasse frischer Koriander
1 Tasse Knochenbrühe (fertig gekauft oder nach dem Rezept auf Seite 373 zubereitet)

1. Alle Zutaten, auch den Kümmel (wenn verträglich) in einen Schongarer geben und 8 bis 10 Stunden bei niedriger Temperatur kochen, bis das Fleisch sehr weich ist. (Alternativ kann ein elektrischer Dampfdrucktopf, 50 Minuten bei Einstellung „Manuell" und hohem Druck verwendet werden.)
2. Das Fleisch aus dem Schongarer (oder dem Dampfdrucktopf) nehmen und mit zwei Gabeln zerteilen. Das Lorbeerblatt entsorgen.
3. Wenn zu viel Flüssigkeit im Topf ist, den Schongarer auf „Hoch" stellen und den Deckel entfernen, um die Flüssigkeit zu reduzieren (oder mit der Funktion „Sautieren" des elektrischen Dampfdrucktopfs).
4. Warm servieren.

BIGOS (POLNISCHER JÄGER-EINTOPF)

Ergibt 6 Portionen

Dieses Gericht gilt als polnisches Nationalgericht und wird oft während der kalten Wintermonate zubereitet, doch ich ermuntere Sie, sich diese herzhafte Mahlzeit zu gönnen, wann immer Sie zusätzlich ein paar Nährstoffe vertragen können. In Polen hat jede Familie ihre eigene Version dieses Rezepts – manche machen es mit Wildfleisch wie Kaninchen, andere geben Pflaumen dazu – aber es besteht immer aus verschiedenen Fleischsorten, Gemüsen und Gewürzen, die mit Kohl gekocht werden, einer der wichtigsten Zutaten. Traditionell wird Bigos auf dem Herd gekocht, ich verwende dafür den Schongarer; ich mag es einfach, dass ich eine große Menge für ein paar Tage zubereiten kann!

700 g Sauerkraut aus der Dose oder ein großer Kohlkopf, geschnitten (etwa 6 Tassen)
2 Tassen Gemüse, geschnitten, wie Sellerie, Brokkoli und/oder Karotten (optional)
500 g Hühnerbrust, in Würfel geschnitten
500 g Puten-, Rinder- oder Schweinehackfleisch
1 EL Basilikum, getrocknet
1 EL Paprikagewürz (wenn verträglich)
1 TL Meersalz oder rosa Himalaya-Salz
1 Lorbeerblatt
1 Tasse Wasser

1. Sauerkraut, Gemüse und die anderen Zutaten, auch Paprika (wenn verträglich), in den Schongarer geben, vermischen und bei niedriger Temperatur 6 bis 8 Stunden kochen. Das Lorbeerblatt entsorgen.
2. Warm servieren.

INDISCHES HÜHNCHEN-TANDOORI

Ergibt 4 bis 6 Portionen

Die köstliche Version dieses Gerichts aus dem Schongarer ist ein Favorit für das Abendessen unter der Woche und für eine Einladung zum Essen. Kurkumin, das in Kurkuma und Curry-Pulver vorkommt, ist heilsam für den Darm, unterstützt die Leber und wirkt entzündungshemmend.

1 Huhn, in Stücke geschnitten oder 8 Hühnerkeulen
1 TL Kurkuma
1 TL Paprika (wenn verträglich)
1 TL Curry-Pulver (wenn verträglich)
1 TL Knoblauchpulver
1 TL Meersalz oder rosa Himalaya-Salz
½ TL schwarzer Pfeffer aus der Mühle (wenn verträglich)
2 Tassen vollfette Kokosmilch aus der Dose

1. Alle Zutaten und die Gewürze, soweit sie verträglich sind, in einen Schongarer geben und bei niedriger Temperatur 6 bis 8 Stunden kochen, bis das Huhn gar ist.
2. Warm servieren.

PULLED PORK IN KIRSCHSOSSE

Ergibt 8 Portionen

Die Sauerkirschen, die reich an Antioxidantien sind und gegen Entzündungen wirken, sind die perfekte Ergänzung zum zarten Schweinefleisch. Servieren Sie dazu gebratenen Brokkoli (Seite 394) oder Blumenkohlpüree (Seite 394) und Sie haben eine ausgesprochen aromatische Mahlzeit, die ganz sicher beeindrucken wird.

750 g bis 1 kg ausgelöste Schweinerippchen oder Hühnerfleisch (dunkles/rotes Fleisch)
1 Tasse Schwarzkirschen, gefroren, entkernt
6 Knoblauchzehen
½ Tasse Kokosnuss Aminos
½ Apfelessig
1 Tasse Kirschsaft
⅓ Tasse Ahornsirup

1. Fleisch, Kirschen und Knoblauch in den Schongarer geben.
2. Kokosnuss Aminos, Essig, Kirschsaft und Ahornsirup in einer großen Schüssel mischen und über das Fleisch gießen.

3. Deckel auflegen und bei hoher Temperatur 5 bis 6 Stunden oder bei niedriger Temperatur 10 bis 12 Stunden kochen, bis das Fleisch gar und zart ist.
4. Warm servieren.

HERZHAFTE HÜHNERSUPPE

Ergibt 8 Portionen

Meine herzhafte Hühnersuppe ist wie eine „Umarmung von innen"! Mit viel Gemüse und in Würfel geschnittenem Hühnerfleisch ist diese Suppe sogar ohne Nudeln sättigend. Wenn Sie aber Nudeln mögen, geben Sie ein paar Zucchini-Nudeln dazu, sie liefern zusätzlich Ballast- und Nährstoffe.

2 EL Kokosöl
1 große Zwiebel, gehackt
1 Lorbeerblatt
2 Knoblauchzehen
Meersalz oder Himalaya-Salz nach Geschmack
schwarzer Pfeffer aus der Mühle (wenn verträglich)
8 Tassen Knochenbrühe (fertig gekauft oder nach dem Rezept auf Seite 373 zubereitet)
500 g Hühnerfleisch
3 große Rüben, klein geschnitten
1 große Knolle Sellerie, klein geschnitten
4 große Karotten, klein geschnitten

1. Das Kokosöl in einem großen Topf bei oberer Mitteltemperatur erhitzen und Zwiebel, Lorbeerblatt, Knoblauch, Salz und Pfeffer (wenn verträglich) zugeben. 5 bis 7 Minuten anbraten, bis die Zwiebel zu bräunen beginnt.
2. In den Schongarer geben und die restlichen Zutaten hinzufügen.
3. Auf niedrige Temperatur zurückschalten und 6 bis 8 Stunden kochen.
4. Das Hühnerfleisch von den Knochen lösen und wieder in die Suppe geben. Die Knochen und das Lorbeerblatt entsorgen.
5. Bei Bedarf mit Salz und Pfeffer nachwürzen und warm servieren.

ASIATISCHER RINDERBRATEN MIT SESAM

Ergibt 8 Portionen

Mit etwas Aufwand wird aus diesem Gericht eine äußerst aromatische und zarte Mahlzeit, die besser ist, als alles, was man zum Mitnehmen fertig kaufen kann. Die Sesamsamen, die das Immunsystem unterstützen, sorgen für den Knusperfaktor, der warme, würzige Ingwer unterstützt die Verdauung.

Etwa 750 g Rinderbraten
1 EL frischer Ingwer, fein gehackt
Meersalz oder rosa Himalaya-Salz nach Geschmack
schwarzer Pfeffer aus der Mühle (wenn verträglich)
2 TL Sesamsamen
2 EL Limettensaft, frisch gepresst
2 EL Limettenzesten
1 TL Sesamöl
¾ Tasse Knochenbrühe (fertig gekauft oder nach dem Rezept auf Seite 373 zubereitet)
2 Tassen Karotten, gedämpft
2 Tassen Pak Choi (chinesischer Senfkohl oder chinesischer Blätterkohl, ein naher Verwandter des Chinakohls), gedämpft

1. Das Fleisch in einen großen verschließbaren Plastikbeutel (Zipper) geben.
2. Ingwer, Salz, Pfeffer (wenn verträglich), Sesamsamen, Limettensaft, Limettenzesten, Sesamöl und Knochenbrühe in einer kleinen Schüssel gut zu einer Soße vermischen.
3. Die Soße in den Beutel geben und ihn verschließen, dabei die Luft herausdrücken. Den Beutel wenden, um die Soße gleichmäßig über das Fleisch zu verteilen.
4. Dann für zwei Stunden in den Kühlschrank legen.
5. Den Beutelinhalt in einen großen Schongarer geben. Karotten und Pak Choi hinzufügen.
6. Deckel auflegen und 6 bis 9 Stunden bei niedriger Temperatur kochen, bis das Rindfleisch sehr zart ist.
7. Fleisch mithilfe von zwei Gabeln in mundgerechte Stücke zerteilen und mit dem Gemüse servieren.

HUHN AUS DEM SCHONGARER MIT GEBRATENEN PASTINAKEN

Ergibt 8 Portionen

Nichts geht über ein Abendessen in der Familie mit einem Huhn, perfekt im Schongarer mit aromatischen Kräutern zubereitet. Die Vitamin C-reichen gerösteten Pastinaken unterstützen das Immunsystem ohne die Blutzuckerschwankungen, die mit der traditionellen Beilage von weißen Kartoffeln einhergehen.

1 ganzes Huhn, ausgenommen
3 EL Kokosöl
Meersalz oder rosa Himalaya-Salz
schwarzer Pfeffer aus der Mühle (wenn verträglich)
2 EL frischer Salbei, gehackt
2 EL frischer Rosmarin, gehackt
1 Zitrone, geviertelt
3 Tassen frische Pastinaken, klein geschnitten

1. Das Huhn auf ein großes Schneidbrett legen.
2. Die Haut mit den Fingern vom Fleisch lösen.
3. 2 EL des Kokosöls mit Salz, Pfeffer (wenn verträglich), Salbei und Rosmarin zu einer Paste vermischen.
4. Das Huhn unter der Haut mit der Paste einreiben.
5. Den Saft der Zitronenviertel ins Innere des Huhns drücken und die ausgepresste Zitrone hineinlegen.
6. Das Huhn in einen großen Schongarer legen und bei niedriger Temperatur 6 Stunden kochen, bis es sich vom Knochen löst und gar ist.
7. Etwas abkühlen lassen und die Knochen entfernen. Das Huhn zur Seite stellen und warmhalten.
8. Den Herd auf 190°C vorheizen.
9. Ein großes Backblech mit Backpapier auslegen und beiseite stellen.
10. Die Pastinaken mit dem restlichen Esslöffel Kokosöl in eine große Schüssel geben. Mit Salz und Pfeffer (wenn verträglich) würzen.
11. Die Pastinaken-Mischung gleichmäßig auf dem Backblech verteilen.
12. Für 20 Minuten im Backofen backen – die Pastinaken nach der Hälfte der Zeit wenden –, bis sie zart und knackig sind.
13. Warm zum Huhn servieren.

SALAT VON MARINIERTEM RINDFLEISCH (LONDON BROIL) AUS DEM SCHONGARER MIT RÜBEN/KOHLRABI UND RUCOLA

Ergibt 6 bis 8 Portionen

Zartes, eisenreiches Rindfleisch passt in diesem Salat voller Aroma gut zum würzigen Rucola.

750 g bis 1 kg Rindfleisch (üblicherweise wird Fleisch aus der Oberschale verwendet; Bauchlappen (bei uns weniger bekannt) oder Rinderhüfte gehen auch)
1 EL Olivenöl extra vergine
¼ Tasse Kokosnuss Aminos
1 Knoblauchzehe, zerdrückt
1 EL frischer Ingwer, gerieben
Meersalz oder rosa Himalaya-Salz nach Geschmack
schwarzer Pfeffer aus der Mühle nach Geschmack (wenn verträglich)
¼ Tasse Knochenbrühe (fertig gekauft oder nach dem Rezept auf Seite 373 zubereitet)
1 Tasse Rüben/Kohlrabi, klein geschnitten
1 Tasse Rucola, klein geschnitten
¼ Tasse frisch gepresster Limettensaft
2 EL frisches Basilikum, gehackt
2 Knoblauchzehen, geschält und zerdrückt

1. Das Fleisch in einen großen wiederverwendbaren Plastikbeutel (Zipper) legen.
2. Olivenöl, Kokosnuss Aminos, Knoblauch, Ingwer, Salz und Pfeffer (wenn verträglich) in einer mittelgroßen Schüssel zu einer Marinade mischen.
3. Die Marinade über das Fleisch gießen und den Beutel verschließen.
4. Mindestens für 2 Stunden in den Kühlschrank legen.
5. Das marinierte Fleisch, das jetzt als London Broil bezeichnet wird, und die Knochenbrühe in einen großen Schongarer geben.
6. Deckel auflegen und bei niedriger Temperatur 6 bis 8 Stunden kochen, bis das Fleisch sehr zart ist.
7. In der letzten Stunde die Rüben/Kohlrabi zugeben.
8. Das Fleisch auskühlen lassen, dann in Scheiben schneiden.

9. Fleisch und Rüben/Kohlrabi mit dem Rucola in eine mittelgroße Schüssel geben.
10. Limettensaft, Basilikum und Knoblauch in einer kleinen Schüssel zur Salatsoße verrühren, salzen und pfeffern (wenn verträglich) nach Geschmack.
11. Die Soße über den Salat gießen, vermischen und servieren.

Beilagen

APFEL-ZIMT-KOHL-SAUTÉ

Ergibt 4 Portionen

Kurzgebratenes ist eine schnelle, einfache Beilage zu jedem Gericht, und Kohl eine wunderbar vielseitige Grundlage – und ein entgiftendes Gemüse aus der Familie der Kreuzblütler! Hier wird er mit wärmendem, den Blutzucker ausgleichendem Zimt und ballaststoffreichen Äpfeln kombiniert.

1 EL Kokosöl
1 kleiner Kohlkopf (beliebiger Art), entkernt und dünn geschnitten
2 Karotten, geschält und in dünne Scheiben geschnitten
2 große Zwiebeln, geschält und in dünne Scheiben geschnitten
1 Apfel, entkernt und in Stücke von Streichholzgröße geschnitten
1 TL Kurkuma, gemahlen
1 TL Zimt, gemahlen
½ TL Ingwer, gemahlen
Meersalz nach Geschmack
schwarzer Pfeffer aus der Mühle (wenn verträglich)
frisch gepresster Saft einer halben Bio-Zitrone

1. Das Kokosöl in einer großen Bratpfanne bei mittlerer Temperatur erhitzen.
2. Kohl, Karotten und Zwiebeln zugeben. 15 Minuten kochen oder bis der Kohl zusammengefallen ist.
3. Den Apfel, Kurkuma, Zimt, Ingwer, Salz und Pfeffer (wenn verträglich) zugeben und weitere 5 bis 7 Minuten sautieren, bis der Apfel weich ist.

4. Zitronensaft unterrühren.
5. Warm oder kalt servieren.

GEBRATENER BROKKOLI

Ergibt 4 Portionen

Brokkoli ist ein Kraftpaket in Bezug auf den Nährwert, voller Ballaststoffe, Vitamin C und Folat und gehört zu den Möglichkeiten, mit denen ich die Vitamine und Mineralstoffe in einer Mahlzeit aufpeppe. Durch das Braten wird das Aroma verstärkt und es sorgt für köstlich knackige Spitzen!

1 Brokkoli-Kopf, entstielt und in Röschen geteilt
2 EL Olivenöl extra vergine
Meersalz oder rosa Himalaya-Salz nach Geschmack
schwarzer Pfeffer aus der Mühle nach Geschmack (wenn verträglich)
frisch gepresster Saft einer Bio-Zitrone

1. Den Ofen auf 175°C vorheizen.
2. Ein Backblech mit Rand mit Backpapier auslegen (Sie brauchen eventuell zwei Bleche).
3. Den Brokkoli in die Mitte des Blechs/der Bleche geben und mit dem Olivenöl beträufeln.
4. Mit Salz und Pfeffer (wenn verträglich) bestreuen und mit den Händen mischen.
5. Den Brokkoli gleichmäßig auf dem Blech oder den Blechen verteilen.
6. Für zwanzig Minuten in den Ofen schieben, bis die Brokkoliröschen braun werden.
7. Aus dem Ofen nehmen und mit Zitronensaft beträufeln.

BLUMENKOHLPÜREE

Ergibt 4 Portionen

Wenn Sie nach einer gesünderen Alternative für Kartoffelpüree suchen, dann haben Sie sie mit diesem cremigen Blumenkohlpüree gefunden! Kokosmilch sorgt für gesunde Fette und eine reichhaltige, sämige Struktur; der Blumenkohl selbst ist eine ausgezeichnete Quelle für Ballaststoffe sowie Vitamin C und B-Vitaminen zur Entgiftung und sein mildes Aroma passt gut zu jedem Gewürz oder Heilkraut.

1 Kopf Blumenkohl
1/3 Tasse vollfette Kokosmilch aus der Dose
Meersalz oder Himalaya-Salz (oder schwarzes Trüffel-Meersalz, falls Sie zufällig einen Händler in der Nähe haben)
¼ Tasse Schnittlauch, Petersilie oder Dill, frisch, gehackt und etwas mehr zum Bestreuen

1. Den Blumenkohl sehr weichkochen.
2. In kleinere Röschen zerteilen und in die Schüssel eines Hochleistungsmixers geben oder in einer Schüssel mit dem Kartoffelstampfer pürieren.
4. Kokosmilch, Salz und Kräuter einrühren.
4. Mit frischen Kräutern garnieren.

GURKEN-TOMATEN-SALAT

Ergibt 4 Portionen

Der leichte und erfrischende Gurken-Tomaten-Salat hat einen festen Platz auf jedem sommerlichen Picknick-Tisch, wenn die Tomaten am aromatischsten sind.

1 große Salatgurke, geviertelt und in Scheiben geschnitten
2 Tassen Kirsch-Tomaten, in Scheiben geschnitten (vorher vierteln, wenn sie groß sind)
¼ Tasse Olivenöl extra vergine
1/8 Tasse Apfelessig
Meersalz oder rosa Himalaya-Salz nach Geschmack
schwarzer Pfeffer aus der Mühle (wenn verträglich)
1 EL gemischte getrocknete Kräuter nach Wahl (wie Petersilie, Oregano und Rosmarin)

1. Gurke und Tomaten in eine mittelgroße Schüssel geben.
2. Olivenöl, Essig, Salz, Pfeffer (wenn verträglich) und die Kräuter zu einer Salatsoße gut vermischen.
3. Über den Salat gießen und servieren.

GEBRATENES WURZELGEMÜSE

Ergibt 8 Portionen

Da Sie Gemüse und Kräuter unendlich kombinieren können, wird diese klassische Beilage niemals langweilig. Braten ist simpel und man kann so eine große Menge Gemüse unkompliziert zubereiten – die Reste eignen sich hervorragend zum Verbrauch im Laufe der Woche.

1 Bund Radieschen, geputzt und geschnitten
4 kleine Süßkartoffeln, gründlich gewaschen und geschnitten
4 mittelgroße Rote Bete, geschält und geschnitten
1 kleiner Butternusskürbis, geschält, entkernt und geschnitten
1 Kopf Brokkoli, geschnitten
250 g Rosenkohl, halbiert
2 EL Kokos- oder Avocadoöl, geschmolzen
1 EL getrocknete Kräuter nach Wahl
Meersalz oder rosa Himalaya-Salz nach Geschmack
schwarzer Pfeffer aus der Mühle nach Geschmack (wenn verträglich)

1. Herd auf 200°C vorheizen.
2. Radieschen, Süßkartoffeln, Bete, Butternusskürbis, Brokkoli und Rosenkohl mit dem geschmolzenen Kokosöl in einer großen Schüssel gut mischen.
3. Die Kräuter, Salz und Pfeffer (wenn verträglich) zugeben und ebenfalls gleichmäßig untermischen.
4. Das Gemüse gleichmäßig auf einem Backblech mit Rand (Sie brauchen vielleicht zwei) verteilen und im Ofen lassen, bis es gar ist. (Anmerkung: Das kann eine oder zwei Stunden dauern, je nachdem, wie weich Sie Ihr Gemüse mögen.)

Anmerkung

Sie können andere Gemüse dazugeben oder welche weglassen und sie kombinieren, wie Sie es möchten.

SAUTIERTER (KURZGEBRATENER) SPINAT

Ergibt 2 Portionen

Sautierter Spinat ist eine nahrhafte, schmackhafte Beilage, die im Handumdrehen fertig ist. Achten Sie bitte darauf, dass der Spinat nicht verkocht und lassen Sie den Zitronensaft nicht weg – er liefert einen Schuss Vitamin C und unterstützt die Entgiftung!

1 EL Olivenöl extra vergine
2 Knoblauchzehen, zerdrückt
ca. 300 g Babyspinat
Meersalz oder rosa Himalaya-Salz nach Geschmack
schwarzer Pfeffer aus der Mühle nach Geschmack (wenn verträglich)
frisch gepresster Saft von einer halben Zitrone

1. Das Olivenöl bei mittlerer Temperatur in eine große Pfanne geben.
2. Knoblauch hinzufügen und 1 Minute sautieren.
3. Spinat zugeben und zwei Minuten rühren oder bis er zusammengefallen ist.
4. Den Spinat mit Salz, Pfeffer (wenn verträglich) bestreuen und mit Zitronensaft beträufeln und warm servieren.

Zwischenmahlzeiten

MUFFINS MIT SCHINKEN, PILZEN UND EI

Ergibt 6 Portionen

Eier sind nicht nur für das Frühstück gedacht! Proteinreiche Eier und Schinken sowie die Pilze, die viel Selen enthalten, ergeben zu jeder Tageszeit eine sättigende Zwischenmahlzeit und können leicht für unterwegs mitgenommen werden.

250 g Schinken, zerkleinert
1 ½ Tassen Pilze, geschnitten
2 EL Frühlingszwiebeln, geschnitten
½ TL frischer Thymian, gehackt
6 große Eier, geschlagen
Meersalz oder rosa Himalaya-Salz nach Geschmack
schwarzer Pfeffer aus der Mühle nach Geschmack (wenn verträglich)

1. Den Ofen auf 180 °C vorheizen.
2. Schinken, Pilze, Frühlingszwiebeln und Thymian bei mittlerer Temperatur in eine große Bratpfanne geben.
3. Fünf bis 10 Minuten braten, bis der Schinken knusprig und das Gemüse weich ist.
4. Eine Muffinform für 10 bis 12 Muffins mit Muffin-Papierförmchen auslegen und jeweils mit 1 Esslöffel der Schinkenmischung füllen.
5. Die geschlagenen Eier gleichmäßig darauf verteilen. Mit Salz und Pfeffer (wenn verträglich) würzen.
6. Für 10 Minuten in den Ofen schieben, bis die Eier fest sind.
7. Warm servieren.

CHIA-PUDDING

Ergibt 4 Portionen

Eine cremige und einfach zuzubereitende Zwischenmahlzeit, die viel Protein, Ballaststoffe und gesunde Fette enthält.

1 Tasse vollfette Kokosmilch aus der Dose
2 EL Chia-Samen
½ Tasse Erdbeeren und Himbeeren (oder anderes gewünschtes Obst), geschnitten
Stevia nach Geschmack (optional)

1. Kokosmilch, Chia-Samen, Erdbeeren und Himbeeren sowie Stevia (wenn Sie es benutzen) in ein kleines Einweckglas oder 4 Auflaufförmchen geben.
2. Vier Stunden kühlen, bis die Masse fest ist.

LECKERE WRAPS/PAPRIKA-SANDWICH

Ergibt 1 Portion

Manchmal möchte man einfach ein Sandwich! Blattkohl und rote Paprikaschoten ergeben ein nahrhaftes, glutenfreies „Brot“, das sättigt und knuspert.

1 großes grünes Kohlblatt oder 1 eine große Paprikaschote
gemischter Aufschnitt, ohne Nitrat und Zusatzstoffe oder Hühner-, Puten- oder Rindfleisch, frisch zubereitet, in Scheiben geschnitten
grünes Gemüse nach Wahl, wie Sprossen
Würzmittel nach Wahl, wie Senf oder Guacamole

Blattkohl-Wrap

1. Ein großes grünes Kohlblatt mit Fleisch, grünem Gemüse füllen und Würzmittel zugeben.
2. Zu einem Wrap aufrollen.

Rotes Paprikaschoten-Sandwich

1. Eine rote Paprikaschote halbieren, Kerne entfernen.
2. Eine Hälfte mit Fleisch, grünem Gemüse und Würzmittel füllen.
3. Die andere Hälfte daraufsetzen und flach zusammendrücken. (Denken Sie sich nichts, wenn die Paprikaschote ein bisschen einreißt!)

GEFÜLLTE EIER – FÜR DIE NEBENNIEREN

Ergibt 6 Portionen

Wenn Sie dicke, cremige Mayonnaise mögen, dann werden Sie die Version lieben, die zur Paläo-Diät passt und mit Fetten wie Avocadoöl anstatt mit Pflanzenöl gemacht wird. Man kann viele Alternativen kaufen oder selbst machen, um diese gefüllten Eier gehaltvoller und aromatischer zu machen. Streuen Sie Kurkuma drüber, das bringt ein bisschen Farbe und tut dem Darm etwas Gutes!

3 große Eier, hartgekocht, geschält und halbiert
1 EL Mayonnaise, die zur Paläo-Diät passt
½ TL Kurkuma, gemahlen
Meersalz oder rosa Himalaya-Salz nach Geschmack
schwarzer Pfeffer aus der Mühle nach Geschmack (wenn verträglich)
gehackter Schnittlauch zum Garnieren

1. Das Eigelb aus den hart gekochten Eiern in eine kleine Schüssel geben. Die Eiweiß-„Becher" zur Seite stellen.
2. Mayonnaise, Kurkuma, Salz und Pfeffer (wenn verträglich) mit einem Löffel unter die Eigelbe mischen und zu einer geschmeidigen Masse verrühren.
3. Die Eigelb-Mischung in die Eiweiße füllen und mit Schnittlauch garnieren.
4. Kalt servieren.

GUACAMOLE UND ROHES GEMÜSE

Ergibt 4 Portionen

Dieses weiche und doch knusprige Gericht ist reich an guten Fetten und eignet sich ausgezeichnet als Zwischenmahlzeit, um den Blutzuckerspiegel stabil zu halten.

½ Tasse Avocado, in Würfel geschnitten
⅛ Tasse rote Zwiebeln, in Würfel geschnitten
2 EL frisch gepresster Limettensaft
2 EL Olivenöl extra vergine
Verschiedene Gemüse (wie Karotten, Salatgurke, Stangensellerie und Paprikaschoten)

1. Avocado, Zwiebeln, Limettensaft und Olivenöl in eine große Schüssel geben und zu Guacamole pürieren.
2. Das Gemüse schneiden und zur Guacamole servieren.

LEBERTERRINE

Ergibt 8 Portionen

Leber gehört zu den Nahrungsmitteln, die am meisten Eisen zur Unterstützung der Nebennieren und Vitamin A enthalten, ist aber nicht das Lieblingsgericht der meisten Menschen. Auch wenn Sie früher Leber nicht gemocht haben, hoffe ich, dass Sie dieses Rezept für Leberterrine ausprobieren, die ich zuhause zubereite – sie ist voller kräftiger Aromen, die den kräftigen Eigengeschmack der Leber ausgleichen.

500 g Rinder-, Hühner- oder Schweineleber, in Stücke geschnitten
1 Zwiebel gehackt
1 EL Entenfett oder Kokosöl
1 EL Kokosfett aus der Kokosmilch
1 Knoblauchzehe, zerdrückt
¼ Tasse frisches Basilikum, gehackt
4 TL Apfelessig
frisch gepresster Saft einer halben Zitrone
1 EL Zimt, gemahlen
Meersalz oder rosa Himalaya-Salz nach Geschmack
schwarzer Pfeffer aus der Mühle (wenn verträglich)
eingelegtes Gemüse zum Garnieren

1. Leber und Zwiebeln mit Entenfett in einer Pfanne braten, bis sie gar ist. Das sollte etwa 5 bis 7 Minuten dauern.
2. Fleisch und Zwiebeln zusammen mit dem Kokosfett, Knoblauch, Basilikum, Essig, Zitronensaft, Zimt, Salz und Pfeffer in eine Küchenmaschine geben und zu einer geschmeidigen Masse verarbeiten.
3. Die Mischung zu einer Kugel formen und eine Stunde kühlen.
4. Diese in Scheiben schneiden und mit eingelegtem Gemüse garnieren.

Danksagungen

Ich habe festgestellt, dass Heilung aus der Gemeinschaft erwächst und bin den wunderbaren Menschen in meinem Leben, die mich im Laufe der letzten Jahre unterstützt haben, so dankbar!

Meinem Mann Michael – ich habe so viel Glück, dass Du mein Seelengefährte bist und liebe Dich und das Leben mit Dir. Danke, dass Du immer an mich geglaubt hast und für all die „Abenteuer", die Du mit Dimitry vor den nahenden Abgabeterminen im Zusammenhang mit meinem Buch unternommen hast.

Meinem Sohn Dimitry – dafür, dass Du mein größter Lehrer bist und so viel Kuscheln, Spaß, Freude und Lachen in unser Leben bringst!

Meinen Eltern Marta und Adam, die mein ganzes Leben immer für mich da sind – Ihr seid das, was man unter unterstützenden Eltern versteht, und ich hoffe, ich kann das auch für meinen Dimitry sein! Ich kann Euch gar nicht genug danken!

Meinem Bruder und meiner Schwägerin, Robert und Amanda Nowosadzki – danke für Eure erdende Präsenz in meinem Leben! Ich liebe Euch beide!

Julia Pastore – danke, dass Du dieses Buch mit Deiner Magie dazu gemacht hast, dass es wirklich verändern kann und für alle zugänglich ist. Ich schätze Deinen brillanten Verstand, Deine Beratung, Deine Geduld, Deine Aufmerksamkeit in Bezug auf Details und die Liebe und Sorgfalt, die Du in die Realisierung dieses Buches gesteckt hast. Eins haben wir hinter uns – und noch viele weitere vor uns.

Ich schätze mich glücklich, die besten Heilkundigen der Welt persönlich zu kennen und viele von ihnen haben mir geholfen, selbst zu der Heilkundigen zu werden, die ich heute bin.

Carter Black, welcher approbierter Apotheker ist, danke, dass Du einer skeptischen Apotheker-Kollegin gezeigt hast, dass eine Nebennierenschwäche langfristig behandelt werden kann und dass Du mich auf einen Weg zur Unterstützung meiner Nebennierennieren geschickt hast. Ich schätze auch unsere Zusammenarbeit!

Den Pionieren der gesunden Nebennieren, die mich an ihrem Wissen teilhaben ließen, auch meinem Mentor Dan Kalish und dem verstorbenen William G. Timmins, James L. Wilson, Marcelle Pick, Thomas Guillams, Alan Christianson und Carrie Jones. Danke, dass Ihr Euer Wissen weitergebt und andere schult.

Den beiden Menschen, die mir als Mentoren und in unternehmerischen Fragen zur Seite standen – JJ Virgin und Karl Krummenacher – danke, dass Ihr mir gezeigt habt, wie ich ein Unternehmen gründe, mit dem ich Menschen helfen und selbst dabei gesund bleiben kann!

Meinem Kollegen- und Freundes- und Expertenkreis aus den Bereichen Gesundheit und Wellness, Steve Wright, Magdalena Wszelaki, Debbie und Roy Steinbock, Sheila Kilbane, Christine Maren, Pejman Katerei, Jill Carnahan, David Tusek, Elena Koles, Nicole Beurkens, Christa Orecchio, Katie Wells, James Maskell, Dave Asprey, Trudy Scott, Jolene Brighten, Amy Medling, Brian Mowll, Robyn Openshaw, Elisa Song, Ben Lynch, Mariza Snyder, Ritamarie Loscalzo, Ari Whitten, Courtney Hunt, Oscar Sellerach und Donna Gates. Einige von Euch haben mir dabei geholfen, in beängstigenden und unsicheren Zeiten mir und meiner Familie Gesundheitsberatungen anzubieten, einige haben mich mit ihrer Erfahrung und ihrer Freundschaft unterstützt und andere haben sich vielleicht mit mir unterhalten oder sogar etwas in den Sozialen Medien gepostet, was mir sehr viel bedeutete! Eure Klugheit half mir, während der schwierigen Zeit, als ich Mutter wurde, aus dem Überlebensmodus in den Modus des Wachsens zu kommen und meine Gedanken über die Transformation der Nebennieren zu festigen. Bitte, schickt mir weiter Euer Licht, ich möchte Euch sagen, dass Ihr sehr viel bewirkt!

Meinem wundervollen Team:

Brittany – danke für Deine Hilfe beim Ordnen des Puzzles für das Genesungsprogramm in meinem Kopf, sodass daraus umsetzbare Lösungen wurden und danke, dass Du jedes Projekt, sei es groß oder klein, mit so viel Charme, Mut und Entschlossenheit anpackst!

Stephanie – danke, dass Du Deine Kompetenz bei der Erarbeitung der Rezepte für das Programm und die Speisepläne zur Verfügung gestellt hast, obwohl einige verrückte Fristen einzuhalten waren – und das alles mit einem Lächeln im Gesicht!

Tina – danke, dass Du Deine vielfältigen Talente eingebracht hast, vom entschlossenen Projektmanagement bis zu Deinen künstlerischen Fähigkeiten.

Christine, Robin, Katie und Mindy – danke für Eure Arbeit in Bezug auf den Kundenservice, die Sozialen Medien und die Website, mit der Ihr sicherstellt, dass der Inhalt den Menschen zugänglich ist, die ihn am meisten brauchen!

Tiziana – danke, dass Du Dich mit so viel Liebe und Fürsorge um alle kümmerst, die am ATP-Programm teilnehmen.

Renée – danke, dass Du bei den Änderungen eingestiegen bist, für Deine großartigen Vorschläge zugunsten des Leseflusses und für Deine Flexibilität.

Sarah, Diane und Christin – ich schätze Euren Umgang mit Sprache, Eure Recherche und das inspirierende Verfassen von Texten.

Dave – danke für Deine Bilder, die unseren Inhalt interessanter und einprägsamer machen!

Meiner Literaturagentin Celeste Fine und ihrem männlichen Kollegen John Maas sowie dem gesamten hervorragenden Team von Park & Fine. Danke für Eure ständige Unterstützung und Beratung.

Dem gesamten begabten Team von Avery, insbesondere Lucia Watson und Suzy Swartz. Danke, dass Ihr diesem Buch ans Licht der Welt verholfen habt!

Deanna („Durda"), Dimitrys Kinderfrau, die sich mit Spaß und Fürsorge um ihn kümmert, die mich dazu inspirierte, wieder etwas mit Kunsttherapie zu machen und es mir ermöglichte, in Colorado das ATP-Programm auszuarbeiten sowie Dimitrys wunderbaren Vorschulerzieherinnen, die es mir ermöglichten, aus dem „Halb-Ruhestand" herauszukommen und die ihm Spanisch und Mandarin beibrachten, während ich an dem Manuskript arbeitete. Danke dafür, dass Ihr meinem Kleinen etwas beigebracht und Euch um ihn gekümmert habt, sodass ich mich um die Welt kümmern und ihr etwas beibringen kann!

Meinen Klientinnen und Klienten und meiner Leserschaft – danke, dass Sie mir Ihre Gesundheit anvertraut haben! Ich bin so stolz darauf, dass ich Teil Ihrer Genesungsreise sein darf, und jede Erfolgsgeschichte treibt mir immer noch die Tränen in die Augen! Denken Sie daran, es kann Ihnen besser gehen!

Anhang 1

Erweiterte Liste der Stresssymptome

Tests auf Funktionsstörungen der Nebennieren

Die Programme in diesem Buch sind zwar für jedes Stadium und jedes Muster einer Nebennierenfunktionsstörung von Nutzen, doch wenn Sie immer noch mit Symptomen zu kämpfen haben oder Teile des Programms nicht vertragen oder genutzt haben, können weitere Testungen hilfreich sein, um andere potenzielle Maßnahmen für Ihren individuellen Hormonspiegel und Ihr Hormonmuster festzulegen.

Der DUTCH-Test (Dried Urine Test for Comprehensive Hormones), ein umfassender Hormontest mittels Urin-Teststreifen

Damit wird die Funktion Ihrer Nebennieren durch einen Urintest beurteilt. Ich finde diesen Test gut, denn dabei werden während des Tages vier oder fünf Proben genommen, um den Kortisolspiegel zu bestimmen, was einen guten Überblick über den täglichen Kortisol-Rhythmus bietet. Ein weiterer Vorteil ist, dass Sie die Einnahme von Ergänzungsmitteln oder die Durchführung von Programmen nicht stoppen müssen, um diesen Test zu machen.

(Dieser Test bietet z. B. das IFU Institut für Functional Medicine und Umweltmedizin in Wolfhagen an, s. Internet; Anm. d. Übers.)

Nebennieren-Stressprofil

Bei diesem Test werden im Laufe des Tages vier Speichelproben genommen, um Kortisol und DHEA-Werte zu bestimmen. Sie müssen eventuell Koffein und manche Ergänzungsmittel absetzen, um korrekte Testwerte zu bekommen.

Weitere Maßnahmen in Bezug auf die Stadien der Nebennierenfunktionsstörung

Wenn Sie eine Einnahme dieser Ergänzungsmittel in Betracht ziehen, holen Sie bitte vorher kompetenten medizinischen Rat ein, da einige für Sie eventuell nicht passend und die richtige Dosierung und Überwachung entscheidend sind.

Pregnenolone

Das sogenannte „Mutterhormon" Pregnenolon ist der Vorläufer aller anderen Hormone, die in den Nebennieren gebildet werden und kann den Kortisolspiegel unterstützen. Kontraindikationen: Wenn Sie eine hormonabhängige Krebserkrankung oder Tumore oder eine Schilddrüsenüberfunktion haben oder hatten (Marke: BioMatrix Pregnenolon Tropfen, unter die Zunge geben).

Progesteron

Ein wichtiges weibliches Sexualhormon, das den Körper auf eine Schwangerschaft vorbereitet und sie zu erhalten hilft, Fett verstoffwechselt und für eine stabile Stimmungslage sorgt. Es wirkt beruhigend auf das Gehirn und fördert den Schlaf. Frauen mit einem niedrigen Progesteronspiegel profitieren eventuell von bioidentischem oder natürlichem Progesteron. Der Hormonspiegel sollte ermittelt und die richtige Dosierung fachkompetent bestimmt werden. *Progest-Avail Topical Serum* von Designs for Health enthält eine besonders mikronisierte Form von Progesteron in Triglycerid für eine leichtere Resorption im Gegensatz zu konventionellen Cremes oder hergestelltes Progesteron zur äußerlichen Anwendung (verschreibungspflichtig).

DHEA oder 7-Keto

DHEA wird als „Hormon der Jugend" beworben und ist der Vorläufer der Hormone Östrogen und Testosteron. Kontraindikationen: Hormonabhängige Krebsarten, Tumore, Östrogendominanz, hoher DHEA-Spiegel, hoher Testosteronspiegel oder eine Schilddrüsenüberfunktion. Eine Überdosierung oder die Umwandlung in andere Androgene können Akne verursachen; in diesem Fall sollten Sie die Dosis reduzieren oder das Präparat absetzen. (Marke: BioMatrix DHEA Tropfen, unter die Zunge geben).

Hydrocortison

Dieses verschreibungspflichtige Medikament kann verwendet werden, wenn mehr Kortisol gebraucht wird, da sich Hydrocortison im Körper zu Kortisol umwandelt. Hydrocortison kann bei einer Nebennierenfunktionsstörung im späten Stadium III hilfreich sein, wenn der Gesamtkortisolspiegel unter 15 nmol/l liegt (flache Kortisolkurve). Zahlreiche Vorsichtsmaßnahmen sind notwendig wegen möglicher Nebenwirkungen, einschließlich einer Unterdrückung der Nebennierenfunktion und der Hypophyse.

Drüsenextrakte aus den Nebennieren und der Hypophyse

In manchen Fällen können eventuell Drüsenextrakte aus den Nebennieren und der Hypophyse eingesetzt werden, um weitere Unterstützung und Ausgleich zu bieten. Extrakte aus der gesamten Drüse enthalten Adrenalin. Risiko einer Unterdrückung der Nebennieren/Hypophyse. (Zu den qualitativ hochwertigen Marken gehören die von Standard Process, Biotics Research und Allergy Research Group.)

Süßholzwurzel-Tropfen (deglycyrrhiziniertes Süßholz)

Kann niedrige Kortisolwerte steigern, denn dadurch wird Kortisol langsamer abgebaut Kontraindikationen: Bluthochdruck. Marke: *Licorice Root Extract* von BioMatrix.

Phosphatidylserin

Es fördert die Entfernung von Kortisol aus dem Körper und kann bei überaktiven Nebennieren eingesetzt werden, die zu viel Kortisol bilden. Kontraindikationen: Stadium III der Nebennierenschwäche.

Unterstützung für den Blutzuckerspiegel

Stressbedingte Symptome

- Vernebeltes Gehirn und Müdigkeit/Erschöpfung
- Schlaflosigkeit und Schlafprobleme
- Libido
- Stimmung
- Schmerzen

Unterstützung durch Ergänzungsmittel

Myo-Inositol wird in Dosen von 18 g täglich bei Zwangsstörungen eingesetzt. Eine Ausgangsdosis liegt eventuell bei 3 g täglich, in drei Teildosen.

Die Hinzunahme von zusätzlichen Aminosäuren kann einigen Menschen beim Ausgleichen des Blutzuckerspiegels und der damit verbundenen Angststörungen helfen. *Amino-NR* (von Pure Encapsulations) werden dreimal täglich genommen. Andere profitierten auch von *L-Glutamin* (von Pure Encapsulations) bei einem niedrigen Blutzuckerspiegel (beginnen Sie mit 500 mg pro Tag).

Berberin und Chrom haben sich zur Stabilisierung des Blutzuckerspiegels ebenfalls als hilfreich erwiesen. Mehr unter Ergänzungsmittel zur Unterstützung für den Blutzuckerspiegel (Seite 412).

Test auf reaktive Hypoglykämie (Unterzucker)

Sie können sich problemlos selbst auf einen reaktiven Unterzuckerspiegel testen; was Sie dazu brauchen, eine Blutzucker-Messausrüstung, gibt es rezeptfrei in der Apotheke. Für einen Blutstropfen zum Testen stechen Sie sich in den kleinen Finger. Richten Sie sich nach den folgenden Vorgaben für den Test:

- Nach mindestens zehn Stunden Fasten (etwa als Erstes am Morgen) überprüfen Sie Ihren Blutzucker vor der ersten Mahlzeit des Tages.
- Essen Sie wie immer, also auch Ihre gewohnte Portion an Kohlenhydraten.
- Schreiben Sie auf, was Sie gegessen haben.
- Wiederholen Sie den Test vier Stunden lang alle 30 Minuten.
- Wiederholen Sie ihn, wenn andere Nahrungsmittel getestet werden sollen.

Im Laufe der Jahre habe ich etwas Überraschendes gelernt, nämlich, dass unterschiedliche Nahrungsmittel zu unterschiedlichen Reaktionen führen können. Ich vermute, das hängt hauptsächlich mit unserer individuellen genetischen Ausstattung, unserem Gesundheitszustand, den Verdauungsenzymen und den Nährstoffen zusammen, die bestimmen, wie wir jedes einzelne Molekül von Nahrungsmitteln „verarbeiten".

Wenn der Blutzucker irgendwann während dieser vier Stunden unter 70 mg/dl fällt, könnte das ein Hinweis auf eine reaktive Hypoglykämie sein. Holen Sie in diesem Fall ärztlichen Rat ein und besprechen Sie die Behandlungsoptionen.

Für genauere Echtzeitwerte bekommen Sie eventuell ein Blutzucker-Dauermessgerät, das, über einen Sensor unter der Haut alle fünf bis 15 Minuten den Blutzuckerspiegel misst oder man misst ohne zu stechen und bringt dafür einen Sensor auf dem Oberarm an. Die Messung geht dann nicht automatisch, sondern man muss dafür das kleine Messgerät an den Sensor halten. Die Ergebnisse werden auf einen Monitor zur ärztlichen und Ihrer eigenen Kontrolle übertragen, um die Ursachen der Schwankungen festzustellen und damit entsprechende Maßnahmen dagegen in Erwägung gezogen werden können. Für viele Menschen, die Probleme hatten, ihren Blutzuckerspiegel mit anderen Maßnahmen zu stabilisieren, war das eine Wende.

Ergänzungsmittel zur Unterstützung des Blutzuckerspiegels

Ergänzungsmittel	Symptome	Empfohlenes Produkt, Dosis und Anmerkungen
Aminosäuren	Stimmung	*Amino-NR* von Pure Encapsulations, dreimal täglich
Berberin	Schlaflosigkeit und Schlafprobleme, Stimmung	*Berberin* von Rootcology, *Berb-Evail* von Designs for Health, nach Packungsangabe
Chrom	Schlaflosigkeit und Schlafprobleme, Stimmung	*ChromeMate GTF* von Pure Encapsulations, 600 mcg täglich
L-Glutamin	Stimmung	*L-Glutamin* von Pure Encapsulations, mit 500 mg täglich beginnen

Enzyme

Stressbedingte Symptome

- Vernebeltes Gehirn und Müdigkeit/Erschöpfung
- Schmerzen

Ein Enzymmangel kann die Verdauung verschiedener Nahrungsmittel und Stoffwechselprodukte sowie die Zellfunktion erschweren, was eine Kettenreaktion an Verdauungsproblemen, einschließlich eines Leaky Gut, Nahrungsmittelunverträglichkeiten, einen Nährstoffmangel und ausgedehnte Entzündungen auslösen kann, die mit zahlreichen Nebennierensymptomen wie einem vernebelten Gehirn, Müdigkeit/Erschöpfung, Schlaflosigkeit und Schlafproblemen einhergehen.

Die Entdeckung, dass ich zu wenig Magensäure hatte, war ein großes Aha-Erlebnis für mich. Nachdem ich begonnen hatte, Betain mit Pepsin zu nehmen, verschwand meine zehn Jahre dauernde lähmende Müdigkeit praktisch über Nacht und statt elf oder zwölf Stunden schlief ich nur noch acht Stunden. Ich fühlte mich sofort ausgeruhter und hatte mehr Energie – nur weil ich mein Essen besser verdaute. Die folgenden sechs Typen von Enzymen sind eventuell für die Unterstützung einer guten Verdauung besonders hilfreich:

Breitband-Enzyme

Zur Eindämmung von Entzündungen und gegen Schmerzen: Systemische Enzyme

Systemische Enzyme, die auch als proteolytische Enzyme bekannt sind, beschleunigen die Gewebereparatur, wirken als natürliche Immunmodulatoren und unterstützen den Abbau von Darmerregern und Antikörpern gegen das eigene Gewebe, die bei Autoimmunerkrankungen vorliegen und zu Entzündungen führen.

Sie dürfen nicht zusammen mit Nahrungsmitteln, sondern müssen auf nüchternen Magen genommen werden, mindestens 45 Minuten vor einer Mahlzeit oder eineinhalb Stunden danach. Andernfalls geraten sie in den Verdauungsprozess, anstatt dass sie in den Blutstrom gelangen, um ihre Wirkung auf die zirkulierenden Immunkomplexe auszuüben.

Meist lautet die Einnahmevorschrift für systemische Enzyme sechs Kapseln täglich mit einem Glas Wasser (mindestens ¼ Liter).

Bleibt eine Reaktion aus, geben Kliniker manchmal in der akuten Phase dreimal täglich fünf bis zehn Kapseln, um das Immunsystem wirksam zu modulieren. Ich empfehle Ihnen, höhere Dosierungen ärztlich klären zu lassen, wenn Sie mit der Ausgangsdosis keinen Erfolg haben.

Breitband-Verdauungsenzyme

Sie enthalten verschiedene Wirkstoffe, die den Abbau eines breiten Spektrums von Nährstoffen fördern, darunter Ballaststoffe, Stärke, Fett und Protein.

Sie enthalten eventuell Enzyme von Pflanzen, Tieren oder Kräutern zur Unterstützung der Aktivität der natürlichen Verdauungsenzyme und des Gallenflusses.

Kräuterrezepturen bieten eventuell den Vorteil einer sanften, aber umfassenden Unterstützung der Verdauung und sind vielleicht eine großartige Alternative für Menschen, die durch die Salzsäure (als Bestandteil der Magensäure) Reizungen bekommen oder keine tierischen Enzyme nehmen können.

Nahrungsspezifische Enzyme

Zur Proteinverdauung: Betain mit Pepsin

Ein niedriger Magensäurespiegel erschwert die Proteinverdauung und trägt zu einer Menge von Symptomen bei, unter anderem zu einem vernebelten Gehirn, Depressionen, Müdigkeit/Erschöpfung, Schlaflosigkeit und Schlafstörungen und Schmerzen sowie zur Entwicklung von Nahrungsmittelunverträglichkeiten und einer unausgeglichenen Darmflora.

Ein geringer Magensäurespiegel kann auch die Folge von Problemen mit den Nebennieren sein, die unseren Chlorid-Speicher aufbrauchen (ein Teufelskreis!) sowie eines Nährstoffmangels (etwa Thiamin), einer vegetarischen oder veganen Ernährung und von Infektionen wie *Helicobacter pylori*, der die Magensäure zugunsten seines eigenen Überlebens neutralisiert.

Zur Unterstützung bei einem geringen Magensäurespiegel sowie zur Förderung einer guten Verdauung und Nährstoffresorption empfehle ich, mit Betain und Pepsin zu ergänzen. Betain HCL (vollständiger Name Betain-Hydrochlorid) und Pepsin sind natürliche Bestandteile des Magensaftes, die Protein abbauen, um Nährstoffe und Aminosäuren aus unseren proteinhaltigen Nahrungsmitteln besser bioverfügbar zu machen.

Betain mit Pepsin sollte zu einer proteinreichen Mahlzeit genommen werden, beginnend mit einer Kapsel pro Mahlzeit.

Die Dosis sollte jeweils um eine Kapsel pro Mahlzeit erhöht werden, bis es zu Symptomen von zu viel Magensäure kommt (Aufstoßen, Brennen, Wärme in der Magengegend usw.). Dann wissen Sie, dass Ihre Dosierung eine Kapsel weniger beträgt als die Menge, die die Symptome verursacht hat.

Durch das Trinken von einem Teelöffel Backpulver in einem Glas Wasser können diese vorübergehenden Symptome verringert werden.

Dosierungsbeispiel:
Mahlzeit 1: Eine Kapsel genommen, keine Symptome.
Mahlzeit 2: Zwei Kapseln genommen, keine Symptome.
Mahlzeit 3: Drei Kapseln genommen, keine Symptome.
Mahlzeit 4: Vier Kapseln genommen, Symptome bekommen.
Zieldosis: Drei Kapseln

Zur Fettverdauung: Bauchspeicheldrüsen-Enzyme und/oder Enzyme zur Unterstützung der Galle

Zu den Symptomen einer mangelhaften Fettverdauung/einer Fettmalabsorption gehören häufige Durchfälle, Gasbildung und Blähungen nach dem Essen, Magenschmerzen, Krämpfe, übelriechende und fettige Stühle, Gewichtsverlust sowie eine geringe fäkale Elastase in der Stuhluntersuchung (ein Pankreas-spezifisches Enzym, das im Stuhl nachweisbar ist; Anm. d. Übers.).

- Sie haben eventuell auch Symptome, die mit einem Mangel an essentiellen Fettsäuren sowie einem Schwund von fettlöslichen Vitaminen (A, D, E und K) einhergehen.
- Ein Mangel an Bauchspeicheldrüsen-Enzymen (Amylase, Lipase und Protease) oder Galle kann zu einer Fettmalabsorption führen.
- Bauchspeicheldrüsen-Enzyme und/oder Enzyme mit Ochsengalle und/oder solche, die auf die Unterstützung der Gallenblasenfunktion ausgerichtet sind, können verwendet werden.
- Zur Unterstützung der Fettverdauung können die folgenden Enzyme hilfreich sein: *Liver & Gallbladder Support* (Leber- und Gallenblasenunterstützung) von Rootcology, *Digestion GB* von Pure Encapsulations oder *LV-GB Complex* von Designs for Health.
- Zur Unterstützung der Bauchspeicheldrüsen-Enzyme in leichten Fällen einer Insuffizienz sind eventuell Bauchspeicheldrüsen-Enzyme in niedriger Dosierung plus Ochsengalle hilfreich.
  - *Pancreatic Enzymes Plus* von Rootcology sowie *PaleoZyme* von Designs for Health können hilfreich sein.
- Liegt eine fortgeschrittene Insuffizienz vor, sind vielleicht höher dosierte Ergänzungsmittel erforderlich wie *Pancreatic Enzymes Formula* von Pure Encapsulations oder das Medikament *Kreon*, das in Deutschland nicht verschreibungspflichtig, aber apothekenpflichtig ist.
- Bei Menschen mit Gallenblasenproblemen oder solchen, die keine Gallenblase mehr haben, ist eventuell eine unterstützende Mischung für die Galle mit Ochsengalle angezeigt.
  - *Liver & Gallbadder Support* von Rootcology
  - *LV-GB Complex* von Designs for Health
  - *Digestion GB* von Pure Encapsulations

Zur Ballaststoff-Verdauung: Gemüse-Enzyme

Symptome einer gestörten Ballaststoff-Verdauung: Blähungen und Bauchschmerzen nach Verzehr von Gemüse und Obst, unverdaute Pflanzenfasern im Stuhl.

- Kann eventuell die Gasbildung und Blähungen nach Mahlzeiten reduzieren (insbesondere nach Mahlzeiten mit viel Rohkost), Verstopfung und ein Völlegefühl schon nach kleinen Nahrungsmengen sowie Symptome eines Nährstoffmangels – einschließlich Müdigkeit/Erschöpfung, Haarausfall, Muskelschmerzen und auch Autoimmunprobleme –, die eventuell auftreten, wenn der Körper die Nährstoffe in faserigem Gemüse nicht abbauen kann.

Verdauungsenzyme für Gluten/Milch- und Milchprodukte: Auf Gluten/Milch und Milchprodukte ausgerichtete Proteasen +/– Laktase

Eine Mischung von Verdauungsenzymen, die Gluten abbauen, das hauptsächliche unverträgliche Protein im Weizen, und Kasein, das hauptsächliche unverträgliche Protein in Milch und Milchprodukten. Sie kann die Unverträglichkeitsreaktionen minimieren, wenn versehentlich kleine Mengen verzehrt werden.

- Laktose kann Reaktionen durch Laktose in Milch und Milchprodukten bei Menschen mit einer Laktoseintoleranz verhindern.

Enzyme	Anwendungsweise	Empfohlenes Ergänzungsmittel
Systemische Enzyme (proteolytische Enzyme), natürliche Immunmodulatoren	Auf leeren Magen nehmen, mindestens 45 Minuten vor einer Mahlzeit oder eineinhalb Stunden danach.	*Systemic Enzymes* von Rootcology, *Wobenzym N* und *Wobenzym PS* von Douglas Laboratories, *Systemic Enzyme Complex* von Pure Encapsulations, *Inflammato*ne von Designs for Health
Breitband-Verdauungsenzyme, unterstützen die Verdauung von Ballaststoffen, Stärke und Fett	Einnahme zu den Mahlzeiten	*Herbal Bitters* von Rootcology, *Digestive Enzymes Ultra* von Pure Encapsulations, *CarminaGest* von Designs for Health

Enzyme	Anwendungsweise	Empfohlenes Ergänzungsmittel
Betain mit Pepsin, Enzyme zur Proteinverdauung	Einnahme zu proteinreichen Mahlzeiten	*Betaine with Pepsin* von Rootcology, *Betaine HCl Pepsin* von Pure Encapsulations, *Betaine HCl* von Designs for Health
Bauchspeicheldrüsen-Enzyme, unterstützen die Fettverdauung und die gesunde Resorption von Nährstoffen	Einnahme zu fetthaltigen Mahlzeiten. In fortgeschrittenen Stadien einer Bauchspeicheldrüseninsuffizienz können hohe Dosierungen notwendig sein, und je nach Körpergewicht müssen eventuell zu jeder Mahlzeit und Zwischenmahlzeit zahlreiche Tabletten genommen werden.	*Pancreatic Enzymes* Plus von Rootcology, *PaleoZyme* (bei milden Fällen) von Designs for Health – enthalten Bauchspeicheldrüsen-Enzyme und Ochsengalle; *Pancreatic Enzymes Formula* (für fortgeschrittenere Stadien) oder *Creon (Rx)* von Pure Encapsulations – enthalten nur Bauchspeichdrüsen-Enzyme
Unterstützung der Gallenblase mit Ochsengalle	Einnahme zu fetthaltigen Mahlzeiten	*Liver & Gallbladder Support* von Rootcology, *Digestion GB* von Pure Encapsulations, *LV-GB Complex* von Designs for Health
Gemüse-Enzyme, unterstützen die Verdauung von Obst und Gemüse	Zu gemüse- und ballaststoffreichen Mahlzeiten	*Veggie Enzymes* von Rootcology, *Plant Enzyme Digestive Formula* von Designs for Health
Verdauungsenzyme für Gluten/Milch und Milchprodukte, minimieren Unverträglichkeitsreaktionen auf geringe Mengen von Gluten sowie Milch und Milchprodukten	Bei Verzehr von Gluten und/oder Milch und Milchprodukten oder bei versehentlichem Kontakt	*Gluten/Dairy Digest* von Pure Encapsulations, *AllerGzyme* von Designs for Health

Hormone

Unausgeglichener weiblicher Hormonhaushalt

Stressbedingte Symptome:

- Vernebeltes Gehirn und Müdigkeit/Erschöpfung
- Schlaflosigkeit und Schlafprobleme
- Libido
- Stimmung

Östrogen, das wichtigste weibliche Sexualhormon, reguliert die sexuelle Entwicklung, die reproduktive Gesundheit sowie den Menstruationszyklus und spielt gleichzeitig eine entscheidende Rolle für die optimale Funktionsfähigkeit von fast jedem Organ im Körper, auch des Gehirns. Östrogen unterstützt auch die Regulierung mehrerer Wohlfühl-Neurotransmitter wie Serotonin und Dopamin.

Progesteron, ein weiteres wichtiges weibliches Sexualhormon, unterstützt den Körper bei der Vorbereitung auf eine Schwangerschaft sowie bei ihrer Erhaltung, verstoffwechselt Fett und hält eine stabile Stimmungslage aufrecht. Es wirkt beruhigend auf das Gehirn und fördert den Schlaf. Diese beiden Hormone arbeiten am besten in Synergie miteinander – wie Tanzpartner –, um das Gleichgewicht zu erhalten.

Eines der häufigsten Ungleichgewichte tritt auf, wenn nicht genügend Progesteron vorhanden ist, um das Östrogen auszugleichen. In einem solchen Fall kann es zu einem starken Entzündungszustand im Körper kommen, der sogenannten Östrogendominanz, die mit Symptomen wie den folgenden verbunden ist:

- Angstzuständen, Reizbarkeit und Stimmungsschwankungen
- Myomen
- Hitzewallungen
- Knoten in der Brust und fibrozystischen Brüsten/einer fibrozystischen Mastopathie (häufigste gutartige Gewebeveränderung in der Brust)
- starken Menstruationen oder Blutungen nach der Menopause

- unregelmäßigen, sporadischen oder ausbleibenden Menstruationen
- verschlimmerten Symptomen von PMS (des prämenstruellen Syndroms) oder von PMDS (einer prämenstruellen, dysphorischen, das heißt, mit einer bedrückten, depressiven Grundstimmung einhergehenden Störung)

Viele Faktoren tragen zu einer Östrogendominanz bei, dazu gehört auch Stress, eine gestörte Funktion der Leber und ein nicht gesunder Darm, doch Frauen besonders während der Perimenopause (der Übergangsphase vor der Menopause und dem völligen Ausbleiben der Menstruationsblutungen über einen Zeitraum von mindestens einem Jahr) und der Menopause sind dafür anfällig, wenn der Progesteronspiegel auf ganz natürliche Weise sinkt.

Wenn Sie aufgrund von Hormontests wissen, dass Sie einen niedrigen Progesteronspiegel haben (siehe unter Testungen), kann äußerlich angewendetes bioidentisches oder natürliches Progesteron, etwa als Creme, Gel oder Öl, direkt in die Haut eingerieben, die Symptome einer Östrogendominanz lindern und zu einer entspannteren Denkweise und besserem Schlaf führen.

Ergänzungsmittel	Symptome	Empfohlenes Produkt, Dosis und Anmerkungen
Progesteron	Vernebeltes Gehirn und Müdigkeit/Erschöpfung, Schlaflosigkeit und Schlafstörungen, Libido, Stimmung	*Progest-Avail Topical Serum*, zusammengestelltes Progesteron zur äußerlichen Anwendung (Rx) von Designs for Health, holen Sie für die richtige Dosierung ärztlichen Rat ein

Für weitere Hinweise sehen Sie sich bitte *Cooking for Hormone Balance* (zu Deutsch etwa: Kochen für das hormonelle Gleichgewicht) sowie *Overcoming Estrogen Dominance* (zu Deutsch etwa: Die Überwindung der Östrogendominanz) von Magdalena Wszelaki an (beide Bücher sind nur in englischer Sprache erhältlich)

Schilddrüsenhormone

Stressbedingte Symptome

- Vernebeltes Gehirn und Müdigkeit/Erschöpfung
- Schlaflosigkeit und Schlafprobleme
- Libido
- Stimmungslage
- Schmerzen

Ein gestörtes Gleichgewicht bei den Schilddrüsenhormonen kann zu einer ganzen Reihe von Problemen führen, auch zu einem vernebelten Gehirn, Müdigkeit/Erschöpfung, Schlaflosigkeit und Schlafproblemen, einer geringen Libido, Stimmungsschwankungen und Schmerzen. Die beiden häufigsten Erkrankungen der Schilddrüse sind:

- Die Basedowsche Krankheit, wenn die Schilddrüse zu viele Schilddrüsenhormone bildet (die häufigste Ursache einer Schilddrüsenüberfunktion),
- Hashimoto, wenn die Schilddrüse zu wenige Hormone bildet (die häufigste Ursache einer Schilddrüsenunterfunktion).

Häufige Symptome der Schilddrüsenunterfunktion	Häufige Symptome der Schilddrüsenüberfunktion
Kälteintoleranz	Angstzustände
Verstopfung	Exophthalmus, pathologisches Hervortreten des Augapfels aus der Augenhöhle
Depressionen	Müdigkeit/Erschöpfung
trockene Haut	Haarausfall
Müdigkeit/Erschöpfung	Herzstolpern
Vergesslichkeit	Hitzeintoleranz
Haarausfall	Vermehrter Appetit
Gelenkschmerzen	Reizbarkeit
Mangelnde Entschlossenheit	Menstruationsstörungen
Geringe Libido	Muskelschwund und Muskelschmerzen
Unregelmäßige Menstruationen	Schlafstörungen
Muskelkrämpfe	Zittern
Steifigkeit	Gewichtsverlust

Symptome einer Schilddrüsenüberfunktion (wie Reizbarkeit, Schlaflosigkeit und Herzstolpern) werden zwar gewöhnlich der Basedowschen Krankheit zugeschrieben, doch es sollte beachtet werden, dass sie auch bei einer Übermedikation mit Schilddrüsenhormonen und in den Frühstadien von Hashimoto auftreten können.

In diesen Frühstadien von Hashimoto, wenn die Schilddrüse vom Immunsystem angegriffen wird, werden die Schilddrüsenzellen zerstört und setzen ihre Hormone in den Blutstrom frei. Dadurch kommt es zu einer Anflutung von Schilddrüsenhormonen (oder einer vorübergehenden Schilddrüsenüberfunktion, auch als thyreotoxische Krise, Synonym Thyreotoxikose, „Schilddrüsenhormonvergiftung" oder Hashitoxikose bezeichnet) sowie zu Veränderungen der Stimmungslage, gefolgt vom Beginn einer Schilddrüsenunterfunktion.

Die Unterfunktion ist dagegen mit einem vernebelten Gehirn, Depressionen, Müdigkeit/Erschöpfung, einer geringen Libido und Schmerzen verbunden.

Ferner gilt, auch wenn der Spiegel der Schilddrüsenhormone normal ist, können Schilddrüsenantikörper und Entzündungen zu zahlreichen Symptomen führen, da sowohl Morbus Basedow als auch Hashimoto eine entzündliche Autoimmunerkrankung ist.

Es ist nicht ungewöhnlich, dass meine Klientinnen und Klienten mit Schilddrüsenproblemen berichten, dass sie sich launisch, depressiv, ängstlich und reizbar fühlen, wenn der Spiegel ihrer Schilddrüsenhormone und die Schilddrüsenantikörper nicht im Gleichgewicht sind.

Ärztlicherseits werden nicht immer alle Schilddrüsenfunktionstests gemacht und die Laborwerte nicht immer richtig interpretiert.

Ich habe nachfolgend eine Liste an Tests aufgenommen, die alle Schilddrüsenfunktionstests umfasst sowie die optimalen Normwerte angibt.

Test	Standard-Normwert	Optimaler Normwert
TSH	0,4–5,5 µIU/ml	0,5–2 µIU/ml 0,5–2,5 µIU/ml bei Älteren
Freies T4	9–23 pmol/l	15–23 pmol/l
Freies T3	3–7 pmol/l	5–7 pmol/l
Reverses T3	11–21 ng/dl	11–18 ng/dl

Test	Standard-Normwert	Optimaler Normwert
TPO Antikörper (Thyreoperoxidase Antikörper)	<35 IU/ml	<2 IU/ml
TG (Thyreoglobin) Antikörper	<35 IU/ml	<2 IU/ml

Damit Sie Ihre Laborwerte verstehen

TSH (Thyreoidea stimulierendes Hormon). Wenn Ihr TSH-Wert erhöht ist, bedeutet das eventuell, dass Sie mit der Einnahme von Schilddrüsenhormonen beginnen oder die Menge erhöhen müssen. Klären Sie das ärztlicherseits ab.

Ist Ihr TSH-Wert niedrig und Sie nehmen Schilddrüsenhormone, muss die Dosis eventuell verringert werden. Klären Sie auch das ab.

Ist Ihr TSH-Wert unter 0,4 µlU/ml und/oder haben Sie Symptome einer Schilddrüsenüberfunktion (und nehmen keine Schilddrüsenmedikamente), sollten Sie sich eventuell auf Basedow-Antikörper testen lassen: TSI (Thyreoidea stimulierende Immunglobulin-Antikörper, manchmal auch als TSH-Rezeptor-Antikörper bezeichnet) und TBII (Thyreotropin-Bindung hemmende Immunglobuline).

T3 und reverse T3. Unzureichende oder übermäßige Mengen des aktiven Schilddrüsenhormons T3 können auch zu Problemen mit der Stimmung, Müdigkeit/Erschöpfung, einem vernebelten Gehirn und Schmerzen führen.

Ist Ihr T3-Wert zu niedrig oder der Wert von reversem T3 zu hoch, sollten Sie ärztlich abklären lassen, ob die Medikamente nicht getauscht werden sollten (oder die Dosis angepasst).

Die am häufigsten verschriebenen Schilddrüsenmedikamente enthalten nur T4, einen Hormonvorläufer, der im Körper zu T3 umgewandelt wird. Leider geht diese Umwandlung bei manchen Menschen aus verschiedenen Gründen, manche davon sind genetischer Art, nicht richtig vonstatten. Zum Glück gibt es Medikamentenalternativen, die T3 enthalten. Bei manchem Menschen verschwindet eine lebenslange Depression einfach dadurch, dass sie zu ihrem Einnahmeplan ein T3-haltiges Medikament hinzufügen.

Ein hoher T3-Wert kann Schmerzen verursachen, auch ein Karpaltunnel-Syndrom, und das kann eventuell bedeuten, dass Sie die Dosis

Ihrer Schilddrüsenmedikamente (unter ärztlicher Begleitung) verringern müssen.

Erhöhte Schilddrüsen-Antikörper-Werte. Eine Ergänzung mit Selen kann den Antikörperspiegel senken und hilfreich bei Angstzuständen und Zwangsstörungen sein. In einer Studie wurde festgestellt, dass diese Antikörper innerhalb von drei Monaten um 40 Prozent reduziert werden können. Aus meinem Klientenkreis höre ich von Gefühlen einer neu gewonnenen Ruhe.

Eine andere kleine Studie von 2013 und eine Nachfolgestudie von 2017 ergaben, dass ein erhöhter TSH-Wert durch eine Kombination von Selen und Myo-Inositol deutlich gebessert werden konnte.

Wenn Sie die im ATP-Programm empfohlenen Ergänzungsmittel nehmen, können Sie Ihr Myo-Inositol gegen das Ergänzungsmittel von Rootcology austauschen, das Selen und Myo-Inositol enthält, Selen plus Myo-Inositol von Rootcology, oder einfach 200–400 mcg Selen (Selenmethionin) täglich von Pure Encapsulations zu Myo-Inositol, das ohnehin zum Programm gehört, dazunehmen.

Ich habe eine Website, die dafür gedacht ist, Menschen bei der Optimierung ihrer Hormone zu helfen und ihren Hashimoto zur Remission zu bringen – www.thyroidpharmacist.com (gute Englischkenntnis erforderlich) – und ich habe ein ganzes eBook über die Optimierung der Schilddrüsenhormone geschrieben, *Optimizing Thyroid Hormones* (nur in englischer Sprache), das kostenlos von meiner Website http://thyroidpharmacist.com/atpboolbonus heruntergeladen werden kann. (Ebenfalls gute Englischkenntnisse erforderlich).

Außerdem möchte ich Ihnen meine drei Bücher zum Thema Hashimoto empfehlen, in denen Sie weitere Hinweise zu den Hashimoto-Programmen sowie weitere Paläo-Rezepte finden, sodass Sie die Verantwortung für die Gesundheit Ihrer Schilddrüse übernehmen können.

Izabella Wentz, *Hashimoto im Griff*. Endlich beschwerdefrei mit der richtigen Behandlung,

Izabella Wentz, *Das Hashimoto-Programm*. Gesund in 90 Tagen,

Izabella Wentz, *Das Hashimoto-Kochbuch*. Ernährungspläne und über 125 heilende Rezepte für eine gesunde Schilddrüse, Kindle Ausgabe

Nährstoffleitfaden

Kupfervergiftung

Stressbedingte Symptome

- Vernebeltes Gehirn und Müdigkeit
- Schlaflosigkeit und Schlafstörungen
- Stimmung

Unser Körper braucht eine bestimmte Menge Kupfer für seine Gesundheit. Zu wenig Kupfer ist schädlich und kann dem Umstand geschuldet sein, dass wir nicht genug aufnehmen oder es nicht gut resorbieren. Andererseits ist zu viel Kupfer ebenfalls schädlich; eventuell nehmen wir zu viel auf oder entgiften es nicht gut.

Das meiste Kupfer nimmt unser Körper aus der Nahrung auf. Zu den Nahrungsmitteln mit einem hohen Kupfergehalt gehören Schalentiere, Austern, Nüsse, Samen/Kerne und Schokolade. Wir können Kupfer auch über das Wasser aufnehmen (aus dem Trinkwasser und sogar aus dem Badewasser) und aus Metallrohren sowie von Metallgegenständen (Kochgeschirr aus Kupfer). Bestimmte Medikamente (orale Empfängnisverhütungsmittel, Antazida [Säureblocker], stark kupferhaltige Multivitamine), übermäßig viel Östrogen (aufgrund des natürlichen Hormonspiegels, einer Östrogendominanz oder durch Belastung mit künstlichen Östrogenen im Fleisch, Plastikwaren und Pflegeprodukten), Verhütungsmittel aus Kupfer (Intrauterinpessar) und Zink können die Belastung erhöhen.

Wenn jemand zu viel Kupfer aufnimmt oder es nicht gut entgiftet (aufgrund einer Gallenblasen- und Leberschädigung oder anderer Probleme wie einer Nebenniereninsuffizienz oder eines Zinkmangels), kann eine Kupfervergiftung auftreten. Viele Menschen mit einer Funktionsstörung der Nebennieren haben eine Stauungsleber, sodass das wahrscheinlich einer der Gründe für eine häufige Kupfervergiftung ist.

Häufige Symptome einer Kupfervergiftung sind:

- Angstzustände
- Müdigkeit/Erschöpfung

- Reizbarkeit, Depressionen, Wutausbrüche
- Emotionale Labilität, Neigung zu raschen Veränderungen von emotionalen Höhen und Tiefen, mit übertriebenem Wechsel der Stimmungslage (Lachen in einer Minute, Weinen oder ein Wutausbruch in der nächsten)
- die Gedanken rasen
- Schlaflosigkeit (sogar bei extremer Müdigkeit/Erschöpfung)
- Das Haar verfärbt sich orange oder bekommt einen rötlichen Farbton
- Akne
- mangelnde Konzentrationsfähigkeit
- Hautausschläge
- schlechte Wundheilung
- häufige Erkältungen/Grippe
- PMS-Symptome
- weiße Flecken auf den Fingernägeln
- Verlangen nach allem, was viel Kupfer enthält (wie Schokolade)
- dunkle Flecken im Gesicht, insbesondere in der Schwangerschaft (wenn der Östrogenspiegel hoch ist)

Testungen

Es gibt ein paar Testoptionen. Der Zink- und Kupfertest aus dem Serum ist meist am leichtesten zugänglich, man sollte aber die Ergebnisse interpretieren können.

Bluttests:

- CMP (Comprehensive Metabolic Panel, Umfassendes Stoffwechselprofil): Eine niedrige alkaline Phosphatase kann auf einen potenziellen Zinkmangel hinweisen.
- Zink, aus Plasma oder Serum
- Kupfer, aus dem Serum

Test	Referenzbereich	Idealbereich
Zink, aus Plasma oder Serum	56–134 µg/dl	120–130 µg/dl
Kupfer, aus dem Serum	72–166 µg/dl	70–120 µg/dl

Urintest

Genova Diagnostics gibt es auch in Deutschland. Der entsprechende Test „Urine Element Profile", durch den mithilfe von DMPS/DMSA ein erhöhter Kupferspiegel bestimmt werden kann, ist in Ihrer behandelnden Praxis wahrscheinlich bekannt. Eventuell besteht sogar bereits eine Zusammenarbeit mit diesem Labor. Auch eine Nachfrage in der Apotheke ist eine Möglichkeit.

Haartest/Haarmineralanalyse

Ein erhöhter Kupferspiegel kann sich direkt zeigen oder versteckt sein, wobei der Kupferspiegel normal aussieht, aber die Ergebnisse einen hohen Kalziumwert und ein niedriges Verhältnis von Zink:Kupfer zeigen (unter 6:1) oder einen hohen Kalzium- und einen hohen Quecksilber-Wert.

Ernährungsempfehlungen

Im Allgemeinen sollte Ihre Ernährung wenig Kupfer und viel Zink enthalten. Zink senkt die Kupfermenge, die Ihr Körper resorbiert und nutzt.

- Stark kupferhaltige Nahrungsmittel (meiden): Innereien wie Leber, Austern, Spirulina, Shiitake-Pilze, Nüsse und Samen/Kerne, Tofu, Süßkartoffeln, Hummer, grünes Blattgemüse, Schokolade, Avocados, Bier, schwarzer Tee, Kaffee.
- Nahrungsmittel, die Zink verbrauchen/verringern (meiden): Milch und Milchprodukte, Weizen, Getreide, Trockenobst, Bier, Alkohol.
- Stark zinkhaltige Nahrungsmittel: Fleischarten, die keine Innereien sind, Eier, Geflügel.

Ergänzungsmittel-Empfehlungen

Lassen Sie sich bitte bei der Auswahl der richtigen Ergänzungsmittel und den Dosierungen für Ihre individuellen Bedürfnisse wie immer ärztlich beraten. Empfohlene Ergänzungsmittel (in der Reihenfolge ihrer Priorität):

Kupferfreies Multivitamin: Nutrient 950 von Pure Encapsulations, frei von Kupfer, Jod und Eisen, 6 pro Tag.

Zinkpicolinat: Von Pure Encapsulations, 30–60 mg pro Tag, um Kupfer zu entfernen.

Molybden: Von Douglas Laboratories, 100–500 mcg pro Tag, um Kupfer aus dem Blut zu entfernen.

Mangan: Von Pure Encapsulations, 5–15 mg täglich, um Kupfer aus der Leber zu entfernen.

Ferritin/Eisen: Testen und ergänzen, wenn ein Mangel vorliegt, wie auf Seite 164ff., 448 angegeben. Eisen kann Kupfer aus der Leber entfernen.

Vitamin C: NOW Foods Chewable C-500, 500–3000 mg pro Tag, um Kupfer zu chelatieren (zu binden und der Ausscheidung zuzuführen).

B6 (Pyridoxin): Von Douglas Laboratories, 50–200 mg pro Tag oder von Rootcology P_5P (aktiviertes B_6), 50–200 mg bei Symptomen einer Kupfervergiftung.

Alpha-Liponsäure: Von Pure Encapsulations, 50–150 mg pro Tag, um Kupfer zu chelatieren.

Nachtkerzenöl: Von Pure Encapsulations, 500 mg zweimal täglich zur Verbesserung der Zinkresorption.

Magnesiumcitrat: Magnesium Citrate Powder von Rootcology, *Mag-Citrate Powder* von Designs for Health oder *Magnesium Citrate Capsules* von Pure Encapsulations, 400 mg pro Tag bei Angstzuständen, die mit einer Kupfervergiftung einhergehen.

Weitere Anleitungen gibt es in *Why Am I So Tired* von Ann Louise Gittleman (Zu Deutsch etwa: Warum bin ich so müde? – Nur in englischer Sprache erhältlich).

Eisenvergiftung/Eisenüberlastung

Stressbedingte Symptome

- Vernebeltes Gehirn
- Schlaflosigkeit und Schlafstörungen
- Libido
- Stimmung
- Schmerzen

Ein Ferritinwert über 200 ng/ml bei Frauen (300 ng/ml bei Männern) kann ein Hinweis auf eine Eisenvergiftung/Eisenüberlastung sein.

- Zu den Symptomen gehören extreme Müdigkeit/Erschöpfung, Schwäche, Herzflimmern oder unregelmäßiger Herzschlag, Gelenk- und Magenschmerzen, Reizbarkeit, Depressionen.
- Kommt häufiger bei Männern, Frauen nach der Menopause, Menschen mit Genen vom Hämochromatose-Typ 1, 2, 3, 4 sowie bei Menschen vor, die in einer Höhe von mehr als 1500 m leben.
- Kann auch auf eine Entzündung hinweisen. Die Beseitigung der Entzündungsursache kann hilfreich sein.
- Ein lebenslanger therapeutischer Aderlass alle paar Monate, um den Ferritinspiegel auf optimale Mengen zu senken, ist Therapiestandard.
- Bei höhenbedingten Fällen kann ein Umzug auf Meereshöhe innerhalb von drei bis sechs Monaten danach zur Heilung führen.
- Das Ergänzungsmittel IP6 (Inositol-Hexaphosphat von Pure Encapsulations) kann eventuell den Ferritinwert senken und den Bedarf an therapeutischen Aderlässen verringern (eventuell müssen auch Kalzium und Zink ergänzt werden, da IP6 diese beiden Mineralstoffe auch senken kann). Die Dosierungen können variieren.
- Mariendistel kann helfen, die Leber vor Schäden durch übermäßiges Eisen zu schützen (Silymarin [Mariendistel-Extrakt] von Pure Encapsulations, 250 mg, ein- bis viermal täglich).
- Weniger Zufuhr von Eisen über die Ernährung und der Verzehr von Phytaten und Oxalaten zusammen mit stark eisenhaltigen Nahrungsmitteln kann für manche Menschen hilfreich sein, zu einer Heilung kommt es dadurch aber meist nicht. Dadurch kann aber auch die Resorption von anderen Nährstoffen wie Zink und Kalzium verhindert werden.

Nährstoffe
Anzeichen und Symptome eines Nährstoffmangels

Nährstoff	Nebennieren-Symptom	Symptome
Vitamin A	Libido	Trockene, juckende Haut, Nachtblindheit, Probleme mit der Fruchtbarkeit, häufige Infektionen

Nährstoff	Nebennieren-Symptom	Symptome
B_1 (Thiamin)	Vernebeltes Gehirn und Müdigkeit/Erschöpfung, Schmerzen	Müdigkeit/Erschöpfung, niedriger Blutdruck, Nebennierenprobleme
B_2 (Riboflavin)	Vernebeltes Gehirn und Müdigkeit/Erschöpfung, Schmerzen, Schlaflosigkeit und Schlafprobleme	Risse in den Mundwinkeln, rissige Lippen, Entzündung der Zunge und der Mundschleimhaut, Geschwüre im Mund, Müdigkeit/Erschöpfung, Migräne, Angstzustände, Eisenmangelanämie
B_6/P_5P	Stimmung, Libido, Schmerzen	Hautausschläge, rissige und wunde Lippen, entzündete Zunge, Angstzustände, Depressionen, Reizbarkeit, Müdigkeit/Erschöpfung, Schmerzen an Händen und Füßen
B_{12}	Vernebeltes Gehirn und Müdigkeit/Erschöpfung, Schlaflosigkeit und Schlafprobleme, Stimmung	Müdigkeit/Erschöpfung, Depressionen, neurologische Probleme, vernebeltes Gehirn, Kribbeln in den Extremitäten, Nervenschäden, Verdauungsstörungen, Anfälle, Anämie
Vitamin C	Vernebeltes Gehirn und Müdigkeit/Erschöpfung, Schlaflosigkeit und Schlafprobleme	Schlechte Immunfunktion, mangelhafte Entgiftung
Kupfer	Vernebeltes Gehirn und Müdigkeit/Erschöpfung	Müdigkeit/Erschöpfung, Schwäche, häufige Erkrankungen, schlechtes Gedächtnis
Vitamin D	Vernebeltes Gehirn und Müdigkeit/Erschöpfung	Niedriger Spiegel im Test, Autoimmunität, Müdigkeit/Erschöpfung, Knochenschmerzen, häufige Erkrankungen oder Infektionen, Muskelschmerzen und Schwäche, Depressionen
Ferritin/Eisen	Vernebeltes Gehirn und Müdigkeit/Erschöpfung, Schlaflosigkeit und Schlafprobleme, Stimmung	Niedriger Spiegel im Test, Haarausfall, Kurzatmigkeit, Müdigkeit/Erschöpfung, Anämie, Stimmungsschwankungen
Folat (Vitamin $B_{9)}$	Vernebeltes Gehirn und Müdigkeit/Erschöpfung, Schlaflosigkeit und Schlafprobleme, Stimmung	Erhöhter Homocysteinwert, angeborene Fehlbildungen, Rillen in der Zunge, Anämie, vernebeltes Gehirn, Depressionen, Müdigkeit/Erschöpfung, Schlaflosigkeit, Energiemangel, Muskelschwäche, starke Menstruationen, mehrfache Fehlgeburten, leuchtend roter Hautausschlag unter der Nase
Magnesium	Vernebeltes Gehirn und Müdigkeit/Erschöpfung, Schmerzen, Schlaflosigkeit und Schlafprobleme	Kopfschmerzen, Verstopfung, Schmerzen, Schlaflosigkeit, Muskelkrämpfe, Angstzustände, Säurereflux

Nährstoff	Nebennieren-Symptom	Symptome
Omega-3	Stimmung, vernebeltes Gehirn und Müdigkeit/Erschöpfung, Schmerzen	Trockene Haut, Ekzeme, Stimmung, Schuppen, Steifigkeit
Selen	Stimmung, vernebeltes Gehirn und Müdigkeit/Erschöpfung	Angstzustände, Haarausfall, erhöhte Schilddrüsen-Antikörper
Zink	Stimmung	Gewichtsverlust, vernebeltes Gehirn, schlechte Wundheilung, Durchfälle, Appetitverlust

Nährstoffe, für die Tests erforderlich sind

Viele Nährstoffe können aufgrund der Beurteilung von Symptomen eingenommen werden und erfordern aufgrund ihres hohen Sicherheitsstandards keine Labortests.

Ich empfehle, Ihren Bedarf an den fettlöslichen Vitaminen A, D, E und K sowie an Kupfer und Ferritin ärztlich feststellen zu lassen, da sich diese Substanzen zu toxischen Mengen aufbauen können. Es ist wichtig, den Spiegel von Vitamin B_{12} testen zu lassen, da dieser ein Signal für Ursachen sein kann, um die man sich kümmern muss (perniziöse Anämie, Ernährung, SIBO, Helicobacter pylori) und um sicherzugehen, dass die orale Resorption ordnungsgemäß erfolgt.

Tests auf die Vitamine A, E und K werden nicht routinemäßig gemacht, doch Bluttests auf B_{12}, Kupfer, Ferritin und Vitamin D können ärztlicherseits in Auftrag gegeben werden. Bitte klären Sie, ob Ihre Versicherung die Kosten dafür übernimmt. Ein Test von Homocystein oder auf das MTHFR (Methylentetrahydrofolat-Reduktase)-Gen vor der Einnahme von Folat (als Methylfolat, die am besten bioverfügbare Version) wird zwar nicht verlangt, doch können diese Tests eventuell bei der Bestimmung der Dosierung und für einen weiteren Bedarf an zusätzlichen Maßnahmen hilfreich sein.

Wenn die Beauftragung mit den Labortests durch Ihre medizinische Praxis nicht möglich ist, können Sie das auch selbst tun, jeweils die einzelnen Nährstoffe oder das gesamte Nährstoffpaket, siehe auch nachfolgende Tabelle. Entsprechende Labors finden Sie im Internet.

Nährstoff	Test	Empfohlene Produkte, Dosierungen und Anmerkungen
B_{12}	Vitamin B_{12} (Cobalamin) Standard-Referenzbereich: 200–900 pg/ml Optimaler Referenzbereich: 700–800 pg/ml	B_{12} von Pure Encapsulations, sublingual, 5000 mcg 10 Tage lang täglich unter die Zunge geben; dann vier Wochen lang einmal pro Woche 5000 mcg unter die Zunge geben; dann monatlich 5000 mcg als Erhaltungsdosis unter die Zunge geben. (Wenn Sie die COMT V158M-Genmutation oder Probleme mit den Mitochondrien haben, wirkt Adenosyl/Hydroxy B_{12} flüssig von Pure Encapsulations vielleicht besser.)
Eisen	Ferritin (Eisenspeicherprotein) Standard-Referenzbereich: 12–150 ng/ml Optimaler Referenzbereich: 90–110 ng/ml.	Bei einem niedrigen Ferritinspiegel: Iron Bisglycinate von Thorne Research; Ferrochel-Chelated Ferrous Iron von Designs for Health; Opti-Ferin-C von Pure Encapsulations. Richten Sie sich nach den Anweisungen auf der Packung oder nach dem ärztlichen Rat. Eisen-Ergänzungsmittel gehören zu den Ergänzungsmitteln, die am häufigsten zu einerÜberdosierung führen
Vitamin D	25-Hydroxyvitamin D, Standard-Referenzbereich: 30–100 ng/ml Optimaler Referenzbereich: 60–80 ng/ml	Vitamin D von Pure Encapsulations, 5000–10 000 IE täglich, innerhalb von drei bis sechs Monaten nach Beginn der Einnahme erneut testen lassen.

Nährstoffe, für die keine Tests erforderlich sind

Ergänzungsmittel	Symptome	Empfohlene Produkte, Dosierungen und Anmerkungen
B-Komplex	Vernebeltes Gehirn und Müdigkeit/Erschöpfung, Stimmung, Schmerzen	B-Complex Plus von Pure Encapsulations, 1 pro Tag
Cholin	Vernebeltes Gehirn und Müdigkeit/Erschöpfung, Schlaflosigkeit und Schlafprobleme	*Citicoline* von Vital Nutrients, 500–2000 mg täglich
Chrom	Schlaflosigkeit und Schlafprobleme	*ChromeMate GTF* von Pure Encapsulations, 600 mcg pro Tag
Coenzym Q_{10}	Vernebeltes Gehirn und Müdigkeit/Erschöpfung, Schmerzen	CoQ_{10} von Pure Encapsulations, 200–500 mg pro Tag

Ergänzungsmittel	Symptome	Empfohlene Produkte, Dosierungen und Anmerkungen
D-Ribose	Vernebeltes Gehirn und Müdigkeit/Erschöpfung, Schmerzen	Ribose von Pure Encapsulations, 250 mg–15 g pro Tag
Nachtkerzenöl	Stimmung, Libido	E.P.O. (für engl. Evening primrose oil, Nachtkerzenöl) von Pure Encapsulations, 500 mg zweimal täglich
Fulvosäure	Vernebeltes Gehirn und Müdigkeit/Erschöpfung	*Fulvic Acid Complex* von Jarrow Shilajit, eine Kapsel, ein- oder zweimal täglich zu einer Mahlzeit
Glycin	Vernebeltes Gehirn und Müdigkeit/Erschöpfung, Schlaflosigkeit und Schlafprobleme	*Glycine Powder* von Designs for Health, 3 g pro Tag
Mangan	Vernebeltes Gehirn und Müdigkeit/Erschöpfung	Manganese von Pure Encapsulations, 5–15 mg pro Tag
Methylfolat mit Co-Faktoren	Stimmung	*MTHFR Pathways*, 1 oder 2 täglich *Homocysteine Factors* von Pure Encapsulations, 1 oder 2 täglich *Homocysteine Supreme* von Designs for Health, 1 oder 2 täglich
Molybdän	Stimmung	Molybdenum von Douglas Laboratories, 100–500 mcg pro Tag
N-Acetyl-Cystein (NAC)	Vernebeltes Gehirn und Müdigkeit/Erschöpfung, Libido, Stimmung, Schmerzen	*Pure N-Acetyl-Cysteine* von glykämisch, NAC von Pure Encapsulations, N-Acetyl-Cysteine von Designs for Health, 1800 mg täglich zu einer Mahlzeit
Nahrungsergänzungsmittel Lithium*	Stimmung	*Lithium (orotate)* von Pure Encapsulations. Empfohlene Dosierungen von 400 mcg bis 10 mg. (Erarbeiten Sie die richtige Dosierung mit Ihrer Ärztin oder Ihrem Arzt.) Pharmazeutisches Lithium kann zwar für die Schilddrüse toxisch sein, als Nahrungsergänzungsmittel scheint es besser vertragen zu werden. Trotzdem sollten Sie nach Einnahmebeginn die Schilddrüsenfunktion überprüfen lassen.

* Bei uns und in der EU nur als rezeptpflichtiges Medikament erhältlich, Anm. d. Verlags

Ergänzungsmittel	Symptome	Empfohlene Produkte, Dosierungen und Anmerkungen
Omega-3-Fettsäuren	Vernebeltes Gehirn und Müdigkeit/Erschöpfung, Stimmung, Schmerzen	*EPA/DHA Essentials* von Pure Encapsulations oder OmegAvai Synergy von Designs for Health, 1–4 g täglich *Arctic Cod Liver Oil* (Lebertran) von Nordic Naturals, 1 Teelöffel täglich
Selen	Vernebeltes Gehirn und Müdigkeit/Erschöpfung, Stimmung	Selenium + *Myo-Inosit*ol von Rootcology, 1 Kapsel täglich Selenium (Selenomethionine) von Pure Encapsulations, 200–400 mcg täglich: Selen ist ein Nährstoff mit einer geringen therapeutischen Breite, daher muss die Dosierung genau richtig sein, um die Wirksamkeit sicherzustellen und eine Toxizität zu verhindern. Dosierungen zwischen 200–400 mcg täglich gelten als sicher und für die meisten Menschen vorteilhaft, während solche über 800 mcg als toxisch angesehen werden.
Thiamin (Vitamin B_1)	Vernebeltes Gehirn und Müdigkeit/Erschöpfung, Schlaflosigkeit und Schlafprobleme, Schmerzen	BenfoMax von Pure Encapsulations, 600 mg täglich. Wenn Sie mehr als 60 kg wiegen, müssen Sie eventuell Ihre Thiamin-Dosierung erhöhen. 600 mg ist zwar eine gute Einstiegsdosis, doch eine Studie über die Wirkung von Thiamin bei von Morbus Crohn und Colitis ulcerosa Betroffenen, die im *Journal of Alternative and Complementary Medicine* veröffentlicht wurde, ergab, dass sich wirksame Dosierungen in einem Bereich von 600 bis 1500 mg täglich bewegten, je nach Körpergröße der betreffenden Person. Höhere Dosierungen gehen eventuell mit reversiblen Dosis-bedingten unerwünschten Nebenwirkungen einher, dazu gehört auch ein beschleunigter Herzschlag (Tachykardie). Lassen Sie sich in Bezug auf die Dosierung für Ihre Bedürfnisse bitte ärztlich beraten.
Trimethylglycin (TMG)	Vernebeltes Gehirn und Müdigkeit/Erschöpfung, Schmerzen	TMG von Allergy Research Group, 2,5 g täglich

Ergänzungsmittel	Symptome	Empfohlene Produkte, Dosierungen und Anmerkungen
Vitamin B_6	Vernebeltes Gehirn und Müdigkeit/Erschöpfung, Schlaflosigkeit und Schlafprobleme, Libido, Stimmung, Schmerzen	Pyridoxine: von Douglas Laboratories B_6 P_5P (die aktive Form): P_5P von Rootcology P-5-P von Designs for Health P_5P 50 von Pure Encapsulations Vitamin B_6 von Klaire Labs, 50–200 mg/tgl. Nehmen Sie nicht mehr als 300 mg/tgl. von B_6 in der Pyridoxin-Form.
Vitamin C	Vernebeltes Gehirn und Müdigkeit/Erschöpfung, Schlaflosigkeit und Schlafprobleme, Libido, Stimmung	*C500 Chewable Tablets* (Kautabletten, mit Kirsch- oder Orangen-Aroma) von NOW Foods, 500–3000 mg täglich
Vitamin E	Vernebeltes Gehirn und Müdigkeit/Erschöpfung	Vitamin E von Integrative Therapeutics oder Sun-E 400 von NOW, 1 täglich
Zink	Libido, Stimmung	*Zinc Picolinate* von Pure Encapsulations, 30 mg täglich (Höhere Dosierungen müssen ärztlich überwacht werden.)

Pyrrolurie

Stressbedingte Symptome

- Vernebeltes Gehirn und Müdigkeit/Erschöpfung
- Schlaflosigkeit und Schlafprobleme
- Stimmung

Die Pyrrolurie ist eine durch die Lebensweise bedingte Anomalie in der Synthese des Hämoglobins, des Proteins, das Eisen in roten Blutkörperchen bindet, die in der Folge zur Bildung von zu viel Hydroxyhämopyrrolin-2-on (HPL), auch als „Pyrrole" bekannt, führt. Die aktuelle wissenschaftliche Literatur zeigt, dass Pyrrole an Zink und Vitamin B_6 binden und dafür sorgen, dass diese in großen Mengen über den Urin ausgeschieden werden und ersetzt werden müssen.

Eine Pyrrolurie kann verursachen:

- Schüchternheit
- Introversion
- Sozialangst
- Müdigkeit/Erschöpfung
- Depressionen
- Kalte Hände oder Füße
- Rückgang der Kopfhaardichte oder vorzeitiges graues Haar
- morgendliche Verstopfung
- morgendliche Übelkeit oder Appetitmangel
- schlechte Traumerinnerung
- seltsame Träume oder Albträume
- Depressionen
- ein aufgedunsenes, geschwollenes Gesicht
- eine Eisenmangelanämie oder einen niedrigen Ferritinspiegel

Urintests können hilfreich sein. Laut der Pyrrolurie-Expertin Trudy Scott können Tests jedoch falsch negative Ergebnisse liefern, daher verlässt sie sich immer auf die Einschätzungen und die Reaktion auf Ergänzungsmittel.

Ernährungsempfehlungen

Im Allgemeinen sollten Sie Nahrungsmittel mit einem hohen Kupfergehalt meiden (da der Zinkspiegel bei Menschen mit einer Pyrrolurie oft so niedrig ist, dass die Kupferwerte steigen) sowie auch solche, die Zink und Vitamin B_6 verbrauchen. Nehmen Sie Nahrungsmittel zu sich, die viel Arachidonsäure enthalten, eine essenzielle Omega-6-Fettsäure. Viele Menschen mit einer Pyrrolurie haben wenig Omega-6. (Unter dem Stichwort Arachidonsäure finden Sie im Internet entsprechende Nahrungsmittel; halten Sie sich an die, die zu Ihrem Programm passen und die Sie vertragen; Anm. d. Übers.)

- Meiden Sie Nahrungsmittel mit einem hohen Kupfergehalt; dazu gehören Innereien wie Leber, Austern, Spirulina, Shiitake-Pilze, Nüsse und Samen/Kerne, Tofu, Süßkartoffeln, Hummer, grünes

Blattgemüse, Schokolade, Avocados, Bier, Schwarztee, Kaffee.
- Meiden Sie Nahrungsmittel, die Zink und Vitamin B_6 verbrauchen; dazu gehören Milch und Milchprodukte, Weizen, Getreide, Trockenobst, Bier, Alkohol.

Ergänzungsmittel-Empfehlungen
Beginnen Sie mit:

- Zinkpicolinat: von Pure Encapsulations, 30 mg beim Frühstück (zum Essen).
- B_6 (Pyridoxin): B_6 von Douglas Laboratories, 100 mg; oder P_5P von Rootcology, 50 mg (aktiviertes B_6).
- Nachtkerzenöl: *E.P.O.* von Pure Encapsulations, 1300 mg, zur Unterstützung der Zinkresorption.

Bewerten Sie in den nächsten vier Wochen jede Woche die Reaktion Ihres Körpers neu. Wenn es Ihnen mit der Anfangsdosis sehr gut geht und Ihre Sozialängste verschwunden sind, sollten Sie diese Dosierung beibehalten.

- Steigt Ihr Zinkspiegel nicht an (beruhend auf dem Test mit flüssigem Zinksulfat), erhöhen Sie bitte auf 60 mg.
- Bewerten Sie wöchentlich Ihre Traumerinnerung und erhöhen Sie, falls nötig, B_6 jede Woche um 100 mg, bis zu 500 mg. Ihr Ziel sollten angenehme Träume sein, zu denen Sie beim Aufwachen gerne zurückkehren möchten und an die Sie sich auch später am Tag noch erinnern.
- Bessern sich weder Befinden noch Traumerinnerung, wenn Sie bei 300 mg B_6 angekommen sind, dann gehen Sie bitte zu P_5P (Pyridoxal-5-phosphat), die aktive Form von B_6, über.

Mehr Informationen bekommen Sie bei *The Antianxiety Food Solution* von Trudy Scott (zu Deutsch etwa: Mit Nahrungsmitteln gegen die Angst; nur in englischer Sprache erhältlich.)

Probiotika

Stressbedingte Symptome:

- Vernebeltes Gehirn und Müdigkeit/Erschöpfung
- Schlaflosigkeit und Schlafprobleme
- Stimmung

Ein Ergänzungsmittel der heilsamen Hefe *Saccharomyces boulardii* wird als Teil des ATP-Programms empfohlen. Folgende andere Probiotika können ebenfalls hilfreich sein.

Hochdosierte mehrstämmige Probiotika auf der Basis von Lactobacillus
Ich empfehle die Einnahme eines mehrstämmigen Probiotikums mit verschiedenen Stämmen von Lactobacillus, Bifidobakterien und in manchen Fällen der heilsamen Streptokokken-Bakterien anstelle eines Einzelstamm-Probiotikums, das nur eine Art von Lactobacillus enthält.

- Meiden Sie hochdosierte mehrstämmige Probiotika, wenn Sie eine SIBO, also eine bakterielle Überwucherung des Dünndarms haben, die durch verschiedene Bakterien verursacht werden kann, auch von Laktobazillen und Streptokokken.
- Wenn Sie unter Zwangsgedanken leiden, meiden Sie Probiotika, die probiotische Streptokokken-Stämme enthalten – sie können die Zwangssymptome theoretisch steigern.
- Es ist wichtig zu beachten, dass Probiotika aus der Apotheke oder Drogerie oft zu niedrig dosiert sind, um Veränderungen für die Gesundheit zu bewirken; es werden daher eventuell höhere Dosierungen benötigt, doch man kann vielleicht mit niedrigen beginnen und sie langsam steigern.
- Wenn Sie noch nie Probiotika genommen haben, sollten Sie mit einem Probiotikum vom 10 Milliarden CFU (koloniebildenden Einheiten) beginnen und sich mit der Zeit zu einer höheren Dosierung wie etwa 50 Milliarden CFU vorarbeiten.
  - *ProB 50* von Rootcology
  - *50B* von Pure Encapsulations
  - *ProbioMed 50* von Designs for Health

Probiotika auf Sporenbasis
Sie kommen natürlicherweise vor, können Sporen bilden und haben einen einzigartigen Aktionsmechanismus, der es ihnen ermöglicht, das Darmmikrobiom direkt zu verändern.

- Probiotika auf Sporenbasis sind nachweislich vielversprechend bei verschiedenen Autoimmunerkrankungen sowie in der Reduktion von Allergien und Asthma.
- Sie können auch die Lactobacillus-Kolonien fördern, sodass sie gleichzeitig zusammen mit sowie auch anstatt von Lactobacillus-Probiotika eingesetzt werden können.
- Im Gegensatz zu den Lactobacillus-Probiotika können Probiotika auf Sporenbasis eine SIBO verringern und die Vielfalt im Darm steigern, indem sie das Wachstum anderer nützlicher Bakterien fördern.
- Zu den Optionen gehören:
  - *Spore Flora* von Rootcology: Eine einzigartige Rezeptur mit fünf verschiedenen Bazillus-Stämmen, die Enzyme, sekretorische Proteine, antimikrobielle Verbindungen, Vitamine und Carotinoide bilden können, welche dem niedrigen pH-Wert der Magensäure standhalten und eine verbesserte Abgabe von Magensäure ermöglichen. Die Anfangsdosis ist ½ Kapsel täglich, nach einer Woche auf 1 Kapsel täglich erhöhen.
  - *MegaSporeBiotic* von Microbiome Labs: Die Anfangsdosis ist eine Kapsel jeden zweiten Tag, die therapeutische Dosis zwei Kapseln täglich. Wenn die gewünschte Wirkung erzielt ist, wird ärztlicherseits empfohlen, die Dosis auf eine Erhaltungsdosis von 1 Kapsel täglich zu senken.

Bitte denken Sie daran, beginnen Sie bei Probiotika immer mit geringen Dosierungen und steigern Sie sie langsam. Zu rasche Veränderungen der Darmflora können eventuell zu vermehrten Symptomen führen.

Ausgewählte Kräuter

Ergänzungsmittel	Symptome	Empfohlenes Produkt, Dosierung und Anmerkungen
Mönchspfeffer (Vitex)	Schlaflosigkeit und Schlafprobleme	*Chaste Tree (Vitex)* von Pure Encapsulations, 1 Kapsel zweimal täglich
Igel-Stachelbart (Hericium erinaceus), auch Affenkopfpilz, Löwenmähne	Vernebeltes Gehirn und Müdigkeit/Erschöpfung	*Lion's Mane Mushroom Elixier* von Four Sigmatics, ein Beutel pro Tag
Maca	Vernebeltes Gehirn und Müdigkeit/Erschöpfung, Libido	*Femmenessence*, richten Sie sich nach den Anweisungen auf der Packung
Rhodiola	Vernebeltes Gehirn und Müdigkeit/Erschöpfung	*Rhodiola Rosea* von Pure Encapsulations, 100 mg, ein- oder zweimal am Tag
Indischer oder Wilder Spargel (Shatavari)	Vernebeltes Gehirn und Müdigkeit/Erschöpfung, Libido	*Organic India Shatavari*, 1 oder 2 Kapseln, zweimal täglich
Kurkuma	Libido, Stimmung, Schmerzen	*Curcumin Absorb* von Rootcology, 1 Kapsel täglich *Curcum-Evail* von Designs for Health, 1 Kapsel täglich *Curcumin 500* mit Bioperin, 1 bis 3 Kapseln täglich

Anhang 2

Wie man das Programm anpassen kann

Leitfaden für die Substitution bei Nahrungsmittelunverträglichkeiten

Wenn Sie wissen, dass Sie irgendwelche im ATP-Ernährungsprogramm empfohlenen Nahrungsmittel nicht vertragen, gibt es nachfolgend eine Liste potenzieller Ersatzmöglichkeiten:

Häufige Nahrungsmittel oder Inhaltsstoffe, die eventuell eine Unverträglichkeitsreaktion auslösen können	Zugelassene Ersatzmöglichkeiten
Avocado	Chiasamen, Kokosöl, Olivenöl extra vergine
Chiasamen	Gelatine, Avocado (Smoothies)
Kokosmehl (zum Andicken)	Pfeilwurzmehl, Tapiokamehl
Kokosmilch	Milch aus Nüssen und Samen/Kernen (ohne Zusatzstoffe)
Kokosöl	Avocadoöl, Olivenöl extra vergine, Schmalz von Weidetieren, Pflanzenfett aus Palmöl (nachhaltig)
Eier	Hydrolysiertes Rinderprotein, Erbsenprotein, Leinsamen, Chiasamen
Kokoskefir	Kokoswasser, Sprudelwasser
Zitrone	Limette oder 1 Teelöffel Apfelessig (in 1 Tasse Wasser)
Verschiedene Arten von Nussmilch	Kokosmilch

Häufige Nahrungsmittel oder Inhaltsstoffe, die eventuell eine Unverträglichkeitsreaktion auslösen können	Zugelassene Ersatzmöglichkeiten
Orangensaft in der *Starthilfe für die Nebennieren* (Seite 365) (alternative Optionen mit hohem Vitamin C-Gehalt)	½ Tasse Sauerkirschsaft, ½ Tasse Saft der Acerolakirsche (eventuell schwer zu bekommen), 1/3 Tasse Bio-Erdbeeren (gemischt mit ¼ Tasse Wasser), 1 Bio-Kiwi (gemischt mit ¼ Tasse Wasser). Das ganze Rezept gibt es auf Seite 365.
Stevia	Honig, Ahornsirup, Mönchsfrucht (kleine Mengen).

Testen auf Nahrungsmittelunverträglichkeiten

Sprechen Sie mit Ihrer Ärztin oder Ihrem Arzt darüber. Die üblichen Tests wie PRICK sind nicht geeignet. Es gibt inzwischen Labors, die IgG4-Tests anbieten, allerdings von der Versicherung nicht übernommen werden, zumindest nicht von der gesetzlichen. Siehe zum Beispiel auch https://ifu-wolfhagen.de/weitere-analysen-und-tests-ifu-institut-wolfhagen/. Vielleicht kennt Ihre Praxis ja noch andere Möglichkeiten und Anbieter. (Anm. d. Übers.)

Anleitung zur langsamen Einführung von Ergänzungsmitteln für empfindliche Menschen

Wenn Sie zu Unverträglichkeitsreaktionen auf Ergänzungsmittel neigen, empfehle ich, immer nur jeweils ein Ergänzungsmittel einzuführen und zwar alle drei bis sieben Tage, um sicherzugehen, dass Sie sie vertragen (oder auch nicht). Beginnen Sie mit dem ersten Ergänzungsmittel in der niedrigsten Dosierung und erhöhen Sie sie täglich langsam, bis Sie die Zieldosierung oder die, die Sie problemlos vertragen, erreicht haben. Sie sollten drei ganze Tage die volle Dosis oder Ihre Zieldosis einnehmen, bevor Sie mit dem nächsten Ergänzungsmittel weitermachen. Daher kann es bis zu sieben Tagen dauern, bevor ein neues Ergänzungsmittel (auf dieselbe Weise) eingeführt wird.

Ein Proteinpulver, das mit der ATP-Diät konform geht

- Beginnen Sie mit einer halben Portion und bleiben Sie drei Tage dabei.

- Wenn es Ihnen damit nicht gutgeht, nehmen Sie es aus dem Plan; versuchen Sie ein anderes Protein zu finden, das Sie vertragen. Richtlinien finden Sie unter *Die Auswahl eines Proteinpulvers* (Seite 149).
- Geht es Ihnen damit gut, erhöhen Sie am nächsten Tag die Menge auf eine Portion.
- Wenn es Ihnen damit nicht gutgeht, gehen Sie am nächsten Tag wieder zur halben Portion zurück.

Elektrolyt-Mischung

- Beginnen Sie mit ½ Messlöffel und bleiben Sie drei Tage dabei.
- Wenn es Ihnen damit nicht gutgeht, nehmen Sie sie aus dem Plan.
- Geht es Ihnen gut damit, erhöhen Sie am nächsten Tag die Menge auf einen Messlöffel.
- Wenn es Ihnen damit nicht gutgeht, gehen Sie am nächsten Tag wieder zu ½ Messlöffel zurück.

Magnesiumcitrat

Wenn Sie ein Pulver nehmen,

- beginnen Sie mit ¼ Teelöffel zum Schlafengehen und bleiben Sie drei Tage dabei.
- Wenn es Ihnen damit nicht gutgeht, nehmen Sie es aus dem Plan.
- Geht es Ihnen gut damit, erhöhen Sie am nächsten Tag die Menge auf ½ Teelöffel.
- Geht es Ihnen gut damit, erhöhen Sie am nächsten Tag die Menge auf 1 Teelöffel.
- Wenn es Ihnen damit nicht gutgeht, gehen Sie am nächsten Tag wieder zu ½ Teelöffel zurück.

Wenn Sie Kapseln nehmen,

- beginnen Sie mit 1 Kapsel zum Schlafengehen und bleiben Sie drei Tage dabei.

- Wenn es Ihnen damit nicht gutgeht, nehmen Sie sie aus dem Plan.
- Geht es Ihnen gut damit, erhöhen Sie am nächsten Tag die Menge auf 2 Kapseln.
- Wenn es Ihnen damit nicht gutgeht, gehen Sie am nächsten Tag wieder zu 1 Kapsel zurück.

Carnitin-Mischung

- Beginnen Sie mit 1 Kapsel zum Frühstück und bleiben Sie drei Tage dabei.
- Wenn es Ihnen damit nicht gutgeht, nehmen Sie sie aus dem Plan.
- Geht es Ihnen gut damit, nehmen Sie am nächsten Tag 1 Kapsel zum Abendessen dazu.
- Geht es Ihnen gut damit, nehmen Sie am nächsten Tag 2 Kapseln zum Frühstück und 1 zum Abendessen.
- Geht es Ihnen gut damit, nehmen Sie am nächsten Tag 2 Kapseln zum Frühstück und 2 zum Abendessen.
- Wenn es Ihnen damit nicht gutgeht, gehen Sie am nächsten Tag zur letzten Dosis zurück, bei der es Ihnen gutging.

Ergänzungsmittel zur Unterstützung der Nebennieren

- Beginnen Sie mit 1 Kapsel zum Frühstück und bleiben Sie drei Tage dabei.
- Wenn es Ihnen damit nicht gutgeht, nehmen Sie sie aus dem Plan und gehen zu Ergänzungsmittel im Blickpunkt Nr. 1: Mischung zur Unterstützung der Nebennieren (Seite 155) zurück, um alternative Mischungen zu finden, die bei Ihnen eventuell besser wirken.
- Geht es Ihnen gut damit, nehmen Sie am nächsten Tag 2 Kapseln zum Frühstück.
- Geht es Ihnen gut damit, nehmen Sie am nächsten Tag 3 Kapseln zum Frühstück.
- Wenn es Ihnen damit nicht gutgeht, gehen Sie am nächsten Tag zur letzten Dosis zurück, bei der es Ihnen gutging.

Myo-Inositol

- Beginnen Sie mit ⅛ Teelöffel zum Abendessen und bleiben Sie drei Tage dabei.
- Wenn es Ihnen damit nicht gutgeht, nehmen Sie das Mittel aus dem Plan.
- Geht es Ihnen gut damit, nehmen Sie am nächsten Tag ¼ Teelöffel zum Abendessen.
- Wenn es Ihnen damit nicht gutgeht, gehen Sie am nächsten Tag zu ⅛ Teelöffel zum Abendessen zurück.

Saccharomyces boulardii

- Beginnen Sie mit ½ Kapsel zum Frühstück und bleiben Sie drei Tage dabei.
- Wenn es Ihnen damit nicht gutgeht, nehmen Sie das Mittel aus dem Plan.
- Geht es Ihnen gut damit, erhöhen Sie am nächsten Tag auf 1 Kapsel zum Frühstück.
- Geht es Ihnen gut damit, nehmen Sie am nächsten Tag zusätzlich 1 Kapsel zum Abendessen.
- Wenn es Ihnen damit nicht gutgeht, gehen Sie am nächsten Tag zur letzten Dosis zurück, bei der es Ihnen gutging.

Die Zeichen einer Unverträglichkeitsreaktion

Im Allgemeinen sollten alle Veränderungen, die sich durch Ergänzungsmittel zeigen, positiv sein. Eventuell kann es zu einigen, ein wenig unangenehmen Symptomen kommen, während sich Ihr Körper anpasst, aber diese sollten erträglich und innerhalb weniger Tage weg sein. Bitte hören Sie auf Ihren Körper. Lassen die Symptome nicht nach, setzen Sie das Ergänzungsmittel ab.

Wenn Sie eine der folgenden Nebenwirkungen haben, setzen Sie das oder die Ergänzungsmittel sofort ab und werden Sie in Ihrer Praxis vorstellig:

- Erbrechen
- Ausschlag oder Jucken
- Bluten, Nasenbluten
- Kurzatmigkeit, Keuchen
- plötzliche/schwere Kopfschmerzen
- plötzliche/schwere Schwellungen

Anhang 3

Testungen

Testen auf	Empfohlene Tests
Addison Krankheit	– Natrium, Kalium, Kortisolspiegel, ACTH-Stimulations-Tests, 21-Hydrolase-Antikörper (Nebennieren-Antikörper) – Betrachten der Nebennieren mittels bildgebender Verfahren
Funktionsstörung der Nebennieren	– DUTCH – der große IFU- Hormon-Test (IFU Institut für Functional Medicine und Umweltmedizin, Wolfhagen) Nebennieren-Speicheltest: Fragen Sie in der Apotheke nach Selbsttests oder sprechen Sie bitte mit Ihrer Ärztin oder Ihrem Arzt.
Umfassende Stuhlanalyse mit Tests auf Dysbiose, pathogene Bakterien wie den *Helicobacter pylori* und Parasiten wie *Blastocystis hominis*	– Labor Dres. Hauss, Elmshorn – Genova Diagnostics,
Kupfervergiftung	– Kupfer aus dem Serum – Zink aus dem Plasma oder Serum
Epstein-Barr-Reaktivierung	– EBV Early Antigen-Test
Weibliche Hormone	DUTCH – der große IFU- Hormon-Test (IFU Institut für Functional Medicine und Umweltmedizin, Wolfhagen)
Tests auf Nahrungsmittelunverträglichkeit	z. B. IgG4-Nahrungsmitteltest, wird von den gesetzlichen Krankenkassen nicht übernommen. Sprechen Sie bitte mit Ihrer Praxis.

Testen auf	Empfohlene Tests
Tests auf Nährstoffmängel	Im Rahmen eines vollständigen Blutbildes. Beachten Sie bitte, dass eine niedrige alkalische Phosphatase in diesem Test auf einen niedrigen Zinkspiegel hinweisen kann. - Umfassendes Stoffwechselprofil - Ferritin - Homocystein - Vitamin B_{12} - Vitamin D, 1,25-Dihydroxy Sprechen Sie bitte mit Ihrer Praxis.
Schimmel	- Test auf Schimmel im Körper - Test auf Schimmel im Haus Sprechen Sie bitte mit Ihrer Praxis und für Selbsttests mit Ihrer Apotheke
Tests auf organische Säuren können Belastungen mit Hefe-, Schimmel-, Candida- und Clostridien-Metaboliten, einen erhöhten Ammoniakwert, Neurotransmitter- Metaboliten, einen Mangel an Riboflavin, Mitochondrienprobleme und viele andere Ursachen ans Licht bringen.	Sprechen Sie bitte mit Ihrer Praxis.
SIBO	Zum Beispiel Genova Diagnostics
Vergiftungen	Sprechen Sie bitte mit Ihrer Praxis über ein umfassendes Toxizitätsprofil, falls ein solcher Verdacht besteht, sowie einen Glyphosattest und eine Haarmineral-Analyse.

Eventuell können Sie viele der Labortests über Ihre Ärztin oder Ihren Arzt bestellen. Ansonsten stehen auch Apotheken und das Internet zur Verfügung.

Sachwortregister

Vita

Izabella Wentz ist klinische Pharmakologin und eine international renommierte Schilddrüsen-Spezialistin. Seitdem im Jahr 2009 bei ihr Hashimoto-Thyreoiditis diagnostiziert wurde, erforscht sie die Ursachen für Autoimmunerkrankungen der Schilddrüse. Sie ist u. a. Autorin der New York Times-Bestseller „Hashimoto im Griff" und „Das Hashimoto-Programm". Izabella Wentz lebt mit ihrem Mann und ihrem Sohn Dimitry in Los Angeles.

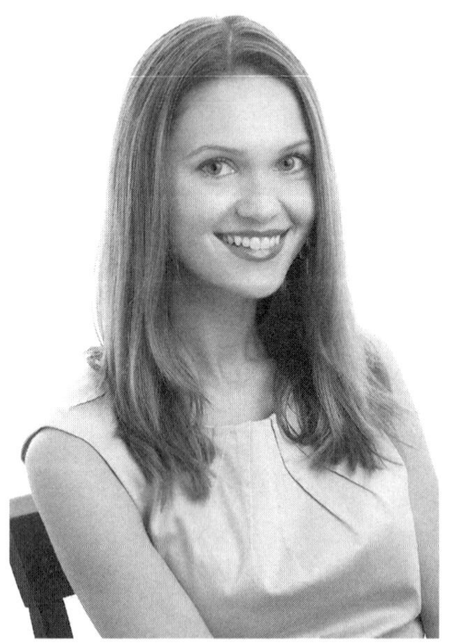

© Izabella Wentz